常见病诊治与护理实践

主编 单 强 韩 霞 李洪波 张 爱 蔺香云

科学技术文献出版社
SCIENTIFIC AND TECHNICAL DOCUMENTATION PRESS
·北京·

图书在版编目（CIP）数据

常见病诊治与护理实践 / 单强等主编. —北京：科学技术文献出版社，2018.5
（2019.8重印）

ISBN 978-7-5189-4317-3

Ⅰ.①常⋯　Ⅱ.①单⋯　Ⅲ.①常见病—诊疗 ②常见病—护理　Ⅳ.① R4

中国版本图书馆 CIP 数据核字（2018）第 090324 号

常见病诊治与护理实践

策划编辑：薛士滨　责任编辑：薛士滨　张　波　责任校对：文　浩　责任出版：张志平

出　版　者	科学技术文献出版社	
地　　　址	北京市复兴路15号　邮编 100038	
编　务　部	（010）58882938，58882087（传真）	
发　行　部	（010）58882868，58882870（传真）	
邮　购　部	（010）58882873	
官 方 网 址	www.stdp.com.cn	
发　行　者	科学技术文献出版社发行　全国各地新华书店经销	
印　刷　者	北京虎彩文化传播有限公司	
版　　　次	2018 年 5 月第 1 版　2019 年 8 月第 3 次印刷	
开　　　本	787×1092　1/16	
字　　　数	546千	
印　　　张	23.75	
书　　　号	ISBN 978-7-5189-4317-3	
定　　　价	98.00元	

《常见病诊治与护理实践》编委会

主　编　单　强　韩　霞　李洪波　张　爱
　　　　蔺香云
副主编　祁洪凯　于少棠　张玉枝　赵彦明
　　　　杨佳慧　孙春莲　王　宇　侯　云
　　　　朱晓慧　马维娟　王晓梅　陈　超
　　　　张　静　王树云　姬晓蕾
编　委　（按姓氏拼音排序）
　　　　陈　梅　陈丽青　陈韦如　迟晓婷
　　　　崔　萌　崔　艳　崔璐璐　戴　云
　　　　方家琪　姜振田　焦珊珊　李　甜
　　　　李爱华　刘　莹　刘　欢　刘婷婷
　　　　刘文娟　刘新月　芦　鑫　吕雪娜
　　　　马雪梅　孟　新　秦　峰　任文丽
　　　　宋丽霞　田沙沙　王　洋　王彩莲
　　　　王凤娇　王慧敏　王君妍　王元元
　　　　王真真　夏晶晶　辛　蕾　燕丽萍
　　　　杨倩雯　杨青玉　姚　榆　殷晓艳
　　　　于莉莉　于晓文　张　杰　张冰洁
　　　　张春歌　张苹苹　张倩倩　赵娜娜
　　　　赵圣丽　朱秋芳　左程成

编者及所属单位

单 强（山东省滨州市中医医院）

韩 霞（滨州医学院附属医院）

李洪波（山东省滨州市中心血站）

张 爱（山东省滨州市中医医院）

蔺香云（滨州医学院附属医院）

祁洪凯（滨州医学院附属医院）

于少棠（烟台龙口市中医医院）

张玉枝（滨州医学院附属医院）

赵彦明（滨州医学院附属医院）

杨佳慧（四川大学华西医院）

孙春莲（山东省滨州市中心血站）

王 宇（山东中医药大学附属医院）

侯 云（青岛市中心血站）

朱晓慧（山东省滨州市中心血站）

马维娟（青岛市中心血站）

王树云（滨州医学院附属医院）

姚 榆（青岛医学院附属医院）

于莉莉（青岛医学院附属医院）

杨青玉（青岛医学院附属医院）

吕雪娜（青岛医学院附属医院）

任文丽（青岛医学院附属医院）

辛 蕾（青岛医学院附属医院）

王慧敏（青岛医学院附属医院）

崔璐璐（青岛医学院附属医院）

宋丽霞（青岛医学院附属医院）

迟晓婷（青岛医学院附属医院）

姜振田（青岛医学院附属医院）

崔 艳（青岛医学院附属医院）

陈 梅（青岛医学院附属医院）

张 杰（胜利油田中心医院）

王真真（胜利油田中心医院）

孟 新（胜利油田中心医院）

陈丽青（胜利油田中心医院）

崔 萌（胜利油田中心医院）

李 甜（胜利油田中心医院）

王元元（胜利油田中心医院）

刘新月（胜利油田中心医院）

刘 莹（胜利油田中心医院）

赵娜娜（胜利油田中心医院）

马雪梅（胜利油田中心医院）

于晓文（胜利油田中心医院）

王 洋（胜利油田中心医院）

刘文娟（胜利油田中心医院）

左程成（胜利油田中心医院）

张苹苹（胜利油田中心医院）

王君妍（胜利油田中心医院）

方家琪（胜利油田中心医院）

田沙沙（胜利油田中心医院）

夏晶晶（胜利油田中心医院）

焦珊珊（胜利油田中心医院）

朱秋芳（胜利油田中心医院）

王凤娇（胜利油田中心医院）

燕丽萍（胜利油田中心医院）

张春歌（胜利油田中心医院）

芦 鑫（胜利油田中心医院）

陈韦如（胜利油田中心医院）

戴 云（青岛市中心血站）

李爱华（青岛市中心血站）

秦 峰（胜利油田中心医院）

张倩倩（胜利油田中心医院）

刘婷婷（胜利油田中心医院）

张冰洁（胜利油田中心医院）

赵圣丽（胜利油田中心医院）

杨倩雯（胜利油田中心医院）

王彩莲（滨州医学院附属医院）

殷晓艳（胜利油田中心医院）

刘 欢（胜利油田中心医院）

王晓梅（中国人民解放军第八十八医院）

陈 超（中国人民解放军第八十八医院）

张 静（中国人民解放军第八十八医院）

姬晓蕾（上海市杨浦区四平社区卫生服务中心）

　　当前，医学科学技术飞速发展，广大群众对医疗卫生服务的需求不断提高，在医药卫生体制改革的重要时期，医疗质量和医疗安全尤为重要。随着医学的发展和疾病谱系的变化，医学的学术地位日趋重要。面对患者，能否及时无误地做出诊断和救护，直接关系到患者的安危和治疗的成败。同时，中医药学是一个伟大的宝库，在长期的医疗实践活动中积累了丰富的经验，对某些疾病有独特的疗效，随着中医现代化研究的不断深入，中西医结合治疗内科疾病的研究也在不断进步，为此，我们编写了此书。

　　本书主要介绍了疾病的诊断、治疗要点和护理措施，采用中西医结合的方式，以西医疾病体系为纲，融合中医对该病的认识及治疗方法，充分体现了本书内容的实用、可操作性强的特点。本书注重临床应用，将常见病的诊治及护理内容突出显示，读者能够对疾病有一个系统全面的了解。

　　全书共十章内容，分别为呼吸系统、消化系统、循环系统、泌尿系统、血液系统、内分泌系统、神经系统、风湿免疫系统、眼科以及妇儿常见疾病的诊治与护理。本套书的编写突出"全面、创新、务实"的特点，力求理论联系实际，服务于临床。

　　本书编写过程中，得到了多位同道的支持和关怀，他们在繁忙的医疗、教学和科研工作之余参与撰写，在此表示衷心的感谢。

　　由于时间仓促，专业水平有限，书中存在的不妥之处和纰漏，敬请读者和同道批评指正。

编　者

目 录

第一章　呼吸系统疾病

第一节　急性上呼吸道感染

一、定义

急性上呼吸道感染（简称上感）是鼻腔、咽或喉部急性炎症的总称，是最常见的一种急性呼吸系统感染性疾病。上感大多数（90%以上）由病毒感染引起，仅少数为细菌感染所致，或继发细菌感染。

急性上呼吸道感染全年皆可发病，冬、春季节及气候多变时好发，且患者不分年龄、性别、职业和地区。本病多数为散发性，各种可导致全身或呼吸道局部防御功能降低的原因，如受凉、淋雨、疲劳等均可诱发急性上呼吸道感染，尤其是年老体弱者和儿童，一般病情较轻，病程较短，预后良好。本病亦可局部流行，通过含有病原体的飞沫或被污染的用具传播，具有较强的传染性。引起本病的病毒种类较多，由于人体对各种病毒感染产生的免疫力较弱且短暂，又无交叉免疫，同时在健康人群中有病毒携带者，故一个人一年内可多次发病。

急性上呼吸道感染者属中医"感冒""温病"等范畴，局部流行者属中医"时行感冒""瘟疫""疫病"等范畴。

二、病因

（一）中医病因病机

中医学认为，感冒是由六淫之邪、时行病毒侵袭人体，导致肺卫失和、肺失清肃而发病。其病因病机为：

1. 六淫侵袭

（1）风邪为主因：风为六淫之首，风邪从口鼻皮毛而入，首先犯肺，肺卫失和，肺失宣降，而发病。故《素问·骨空论篇》："风者百病之始也，……风从外入令人振寒，汗出头痛，身重恶寒。"

（2）风邪常夹其他病邪伤人：风邪虽为六淫之首，但在不同季节往往与当令之时气相合而伤人致病。如冬季多属风寒，春季多属风热，夏季多夹着湿，秋季多兼燥气，梅雨季节多夹湿邪。

（3）非时之邪伤人：由于四时六气的反常、太过或不及而伤人，如春应温而反寒，夏应热而反凉，秋应凉而反热，冬应寒而反温，即所谓"非其时而有其气。"失常之气风寒暑湿可浸淫机体而致感冒。

2. 时行病毒　具有传染性的时行病毒袭人更易致病，其特点为发病快、病情重、无季节性。

3. 肺卫失调　①生活起居失常，寒温不调，或过度劳累致腠理疏懈，卫气不固，易为外邪乘袭而发病；②禀赋偏弱，卫外不固，稍有不慎，感受风阳。内外因相引而发病。正如《证治汇补·伤风》所说："有平昔元气虚弱，表疏腠松，略有不谨，即显风证者，此表里两因之虚证也。"

4. 肺有宿疾　肺有痰热、伏火，或痰湿内蕴，肺卫失于调节者，每易招致外邪侵袭而发病。如《证治汇补·伤风》所说："肺家素有痰热，复受风邪束缚。内火不得舒泄，谓之寒暄，此表里两因之实证也。"

总之外邪侵袭人体，发病与否，往往与正气的强弱及感邪的轻重有关。《素问·生气通天论》说："清静则肉腠闭拒，虽有大风苛毒，弗之能害。"外邪从口鼻、皮毛而入，肺卫首当其冲，致肺卫失和，肺失清肃，故见卫表及上焦肺系症状。

（二）西医病因病理

1. 病因

（1）病毒：90%以上为病毒所致，主要为鼻病毒、呼吸道合胞病毒、流感病毒、副流感病毒、腺病毒、柯萨奇病毒和冠状病毒等。

（2）细菌：病毒感染后可引起细菌感染，少数为原发感染，最常见的为溶血性链球菌，其次为肺炎链球菌、流感嗜血杆菌和肺炎支原体。亦可为病毒与细菌混合感染。

2. 病理　一般表现为鼻腔及咽喉黏膜的充血、水肿、上皮细胞破坏及浆液性和黏液性的炎性渗出，伴有细菌感染时可有中性粒细胞浸润，并有脓性分泌物。不同病毒可以引起不同程度的细胞增生及变性，鼻病毒及肠道病毒较黏液病毒引起的改变严重。严重感染时，连接呼吸道的鼻旁窦和中耳道可形成阻塞，发生继发性感染。

儿童呼吸道的解剖生理和免疫特点决定了其易患本病。患维生素 D 缺乏性佝偻病、营养不良、贫血、锌缺乏症等疾病时易反复感染，使病程迁延。空气污浊、气候骤变及护理不当等容易诱发本病。

三、临床表现

1. 症状和体征　根据病因和临床表现不同，可分为不同的类型。

（1）普通感冒：又称急性鼻炎或上呼吸道卡他，俗称"伤风"。起病较急，以鼻咽部卡他症状为主要表现。成人多为鼻病毒所致，好发于冬春季节。初期出现咽痒、咽干或咽痛，或伴有鼻塞、喷嚏、流清水样鼻涕，2～3 天后变稠。如有咽鼓管炎可引起听力减退，伴有味觉迟钝、流泪、声嘶和少量黏液痰。全身症状轻或无症状，可仅有低热、轻度畏寒、头痛、不适感等。检查可见鼻腔黏膜充血、水肿、有分泌物，咽部轻度充血。如无并发症，

5～7 天后痊愈。

（2）病毒性咽炎和喉炎：急性病毒性咽炎常由鼻病毒、腺病毒、副流感病毒和呼吸道合胞病毒等引起。表现为咽部发痒、不适和灼痛感，咽痛不明显，可伴有发热、乏力等。当出现吞咽疼痛时，常提示有链球菌感染；腺病毒感染时常合并眼结膜炎。体格检查可见咽部充血、水肿，颌下淋巴结肿大和触痛等。

（3）疱疹性咽峡炎：主要由柯萨奇病毒 A 所致。表现为明显咽痛，常伴有发热，病程 1 周左右。好发于夏季，多见于儿童。体检可见咽充血，软腭、腭垂（悬雍垂）、咽和扁桃体表面有灰白色疱疹及浅表溃疡，周围有红晕。

（4）咽结膜热：常为腺病毒和柯萨奇病毒引起。夏季好发，儿童多见，游泳传播为主。病程 4～6 天，表现为咽痛、畏光、流泪、发热和咽、结膜明显充血。

（5）细菌性咽 - 扁桃体炎：多由溶血性链球菌引起，其次由流感嗜血杆菌、肺炎链球菌和葡萄球菌等引起。起病急，咽痛明显，伴畏寒、发热，体温超过 39℃。可见咽部明显充血，扁桃体肿大、充血，表面有黄色点状渗出物，颌下淋巴结肿大伴压痛。肺部检查无异常体征。

2. 并发症　本病如不及时治疗，可并发急性鼻窦炎、中耳炎、气管 - 支气管炎。部分患者可继发病毒性心肌炎、肾小球肾炎和风湿热等。

四、诊断

根据鼻黏膜的症状、体征和流行情况，血常规以及胸部 X 线检查无异常表现可做出临床诊断。病毒分离、血清学检查和细菌培养等，可明确病因诊断。

1. 血常规　病毒感染者，白细胞计数正常或偏低，淋巴细胞比例升高。细菌感染者，可见白细胞计数和中性粒细胞增多，并有核左移现象。

2. 病原学检查　病毒分离、病毒抗原的血清学检查等，有利于判断病毒类型。细菌培养可判断细菌类型和药物敏感试验。

3. 免疫荧光技术检测　取患者鼻洗液中的鼻黏膜上皮细胞涂片，或用咽漱液接种于细胞培养管内，用免疫荧光技术检测，阳性者有助于早期诊断。

4. 血清学检查　取患者急性期与恢复期血清进行补体结合试验、中和试验和血凝抑制试验。双份血清抗体效价递增 4 倍或 4 倍以上者有助于早期诊断。

五、治疗

目前尚无特异抗病毒药物，多以对症和中医治疗为主。

（一）中医治疗

1. 辨证论治

（1）风寒束表

主症：恶寒重，发热轻，无汗，头痛，肢体酸痛，鼻塞声重，喷嚏，时流清涕，喉痒，咳嗽，口不渴或喜热饮，舌苔薄白而润，脉浮或浮紧。

治法：辛温解表。

方剂：荆防败毒散加减。

基本处方：荆芥 12g，防风 12g，川芎 9g，羌活 10g，独活 10g，柴胡 12g，紫苏 6g（后下），前胡 12g，枳壳 10g，茯苓 12g，桔梗 12g，甘草 6g。每日 1 剂，水煎服。

方解：风寒袭表，邪正相争，表阳被遏，故恶寒重，发热轻，头痛无汗；寒滞经络，则肢体酸痛，风寒犯肺，肺气不宣，则鼻塞声重，咳嗽咳痰。治宜解表散寒，祛风除湿。予荆防败毒散原方加独活、紫苏、生姜。方中荆芥、防风、紫苏、生姜辛温散寒，发汗解表；柴胡解表退热，辛散解肌；川芎行血祛风，加强疏风止痛之效；枳壳降气，桔梗开肺，前胡祛痰，加茯苓宣肺理气除痰湿，化痰止咳；羌活、独活辛温发散，祛风散寒，兼能除湿，通治一身上下之风寒湿邪，为治肢体痛之要药；甘草调和诸药。现代药理研究证实荆防败毒散对流感病毒原甲型及亚洲甲型有一定的抑制作用。

加减：若风寒重者，加麻黄、桂枝以增强辛温散寒之力；若风寒夹湿，兼见身热不扬，头重胀如裹，肢节酸重疼痛，舌苔白腻，脉濡者，加羌活、独活祛风除湿，或用羌活胜湿汤加减治疗。

（2）风热犯表

主症：身热较著，微恶风寒，汗出不畅，头胀痛，目胀，鼻塞，流浊涕，口干而渴，咳嗽，痰黄黏稠，咽燥，或咽喉肿痛，舌苔薄白微黄，边尖红，脉浮数。

治法：辛凉解表。

方剂：银翘散加减。

基本处方：金银花 15g，芦根 20g，连翘 15g，牛蒡子 10g，荆芥 10g，淡竹叶 10g，甘草 6g，薄荷 6g（后下），土牛膝 15g，岗梅根 15g，苍耳子 10g，桔梗 12g。每日 1 剂，水煎服。

方解：风热袭表，邪在卫分，卫气被郁，开合失司，则发热、微恶风寒，无汗或汗出不畅，风热犯肺则咳嗽咽痛，热邪伤津，故口渴，舌尖红。治宜疏散凉解。方以金银花、连翘、薄荷、芦根、牛蒡子清热解毒，透散表邪；淡竹叶、芦根清热生津；桔梗、岗梅根、土牛膝宣肺利咽止咳；苍耳子通鼻窍；荆芥辛温不燥，能助邪外达，又能防止寒性药物致表邪难解之弊；甘草调和诸药。现代药理研究表明，银翘散具有较强的解热、抗感染和抗过敏作用，还能增强机体炎性细胞对异物的吞噬。

加减：头胀痛较重者，加桑叶 12g、菊花 12g 以清利头目；咳嗽痰多者，加浙贝母 12g、前胡 12g、杏仁 12g 以化痰止咳；咳痰稠黄者，加黄芩 15g、鱼腥草 20g、瓜蒌皮 15g 以清化痰热；咽喉红肿疼痛者，酌配蒲公英 20g、射干 12g、玄参 12g 以解毒利咽；如风热化燥伤津，或秋令感受温燥之邪，痰稠难咳，舌红少津等燥象者，可配沙参 12g、天花粉 15g 以清肺润燥。

（3）暑湿伤表

主症：身热，微恶风，汗少，肢体酸重或疼痛，头昏重胀痛，咳嗽痰黏，鼻流浊涕，心烦口渴，渴不多饮，口中黏腻，胸脘痞闷，泛恶，小便短赤，舌苔薄黄而腻，脉濡数。

治法：清暑祛湿解表。

方剂：新加香薷饮加减。

基本处方：香薷 10g（后下），白扁豆花 10g，厚朴 12g，金银花、连翘各 15g，青蒿 9g

（后下），藿香 12g（后下），滑石 30g，芦根 15g，甘草 6g。每日 1 剂，水煎服。

方解：暑热外感，卫阳被遏，故见身热、微恶风，汗出少；暑多夹湿，湿滞膀胱，则见肢体酸重疼痛，头昏重；肺气失宣，发为咳嗽；暑湿内郁，胸阳不振，故胸闷，呕恶。方用金银花、连翘清解暑热；青蒿清暑化湿；香薷芳香解表，兼化湿；藿香、厚朴、白扁豆花化湿和中；滑石、芦根清热化湿利小便，使暑湿从小便而出；甘草调和诸药。暑多夹湿而湿需苦温芳化，此方为寒温同用，共治暑湿之证。

加减：若兼暑湿泄泻，可加黄连 9g、薏苡仁 24g 以清暑化湿止泄；若胃纳不佳者，加布渣叶 10g、谷麦芽各 20g；若兼肺热咳嗽者，加浙贝母 12g、桔梗 12g 以清热化痰止咳；若头重身痛较甚者，加羌活 10g、秦艽 12g 以疏风祛湿止痛。

（4）气虚感冒

主症：素体虚弱，外感之后，恶寒较甚，发热，自汗出，身楚倦怠，短气乏力，咳嗽，咳痰无力，舌淡，苔白，脉浮无力。

治法：益气解表。

方剂：参苏饮加减。

基本处方：人参 6g（另煎），紫苏 10g，前胡 12g，法半夏 10g，茯苓 12g，桔梗 10g，陈皮 6g，枳壳 12g，葛根 20g，大枣 5 枚，生姜 3 片，炙甘草 3g。每日 1 剂，水煎服。

方解：气虚之人，外感风寒，肺气闭郁，则恶寒发热，咳嗽咳痰；气虚不固，则短气乏力，脉浮无力。方用人参、茯苓、甘草、大枣补气健脾，扶正祛邪；紫苏、葛根、前胡、生姜疏风解表；法半夏、枳壳、桔梗宣肺理气，化痰止咳；陈皮理气和中。诸药合用，共奏益气解表，理气化痰之效。

加减：方中人参通常可采用吉林参或高丽参，若无人参可改用参须 10g 代替。若表虚自汗，可加用黄芪 20g、防风 10g 以益气固表；若风寒头痛较甚，可加用羌活 12g、川芎 9g 以疏风散寒止痛。

（5）阴虚感冒

主症：素体阴虚，感受外邪后，身热，微恶风寒，汗少，头昏，心烦，口干，干咳少痰，舌红少苔，脉细数。

治法：滋阴解表。

方剂：加减葳蕤汤加味。

基本处方：玉竹 12g，葱白 6g，桔梗 12g，桑叶 12g，沙参 12g，杏仁 10g，白薇 6g，淡豆豉 10g，薄荷 6g（后下），大枣 3 枚，炙甘草 1.5g。每日 1 剂，水煎服。

方解：素体阴虚，复感外邪，不可专事解表，否则表邪不为汗解，反有劫阴耗液之虞。治法以滋阴解表为宜。方中玉竹滋阴生津，以助汗源，兼能润燥止咳；甘草、大枣甘润和中；桑叶疏风解表而不伤阴；淡豆豉、薄荷、葱白、桔梗疏散表邪；白薇清热和阴。诸药合用，共奏养阴解表之效。

加减：表证较重者，可加银柴胡 10g、葛根 20g 以祛风解表；口渴明显，可加麦门冬、玄参以养阴生津；咽干较甚，咳痰不利者，可加牛蒡子 12g、射干 10g、瓜蒌皮 15g；若咳嗽胸痛，痰中带血者，可加鲜茅根 15g、侧柏叶 12g、仙鹤草 20g 以清热凉血止血。

（6）阳虚感冒

主症：素体阳虚，头痛，恶寒，身热，热轻寒重，无汗肢冷，倦怠嗜卧，面色苍白，语声低微，咳痰稀薄，舌淡胖苔白，脉沉无力。

治法：助阳解表。

方剂：再造散加减。

基本处方：黄芪15g，人参6g（另煎），桂枝9g，甘草3g，制附子3g，细辛5g，羌活10g，防风10g，川芎10g，生姜3片。每日1剂，水煎服。

方解：本方用治阳气虚弱，外感风寒之证。风寒束表，故头痛、身热、无汗；阳气虚弱，故面色苍白，语声低微，脉沉无力。方用参芪补元气、固肌表，既助药势祛邪外出，又可预防阳随汗脱；桂枝、附子、细辛助阳散寒解表，佐以羌活、川芎、防风加强解表散寒之功；生姜温胃散寒解表；甘草甘缓和中。共奏助阳益气、发汗解表之功。

加减：方中人参通常采用吉林参或高丽参，如无人参可改用党参20g代替。若兼咳嗽者，加杏仁12g；如感受风寒湿邪而症见肢体酸重、疼痛者，可加苍术12g、薏苡仁12g、秦艽12g、独活9g以散寒祛湿止痛；若为肢体屈伸不利，喜暖畏寒者，可加当归12g、防己12g以补益气血，祛风通络。

（7）血虚感冒

主症：平素阴血亏虚，感受外邪，身热头痛，微寒无汗，面色不华，唇甲色淡，心悸头晕，舌淡苔白，脉细或浮而无力。

治法：养血解表。

方剂：葱白七味饮加减。

基本处方：葱白连根9g，葛根15g，防风12g，淡豆豉9g，生姜3片，生地黄10g，麦门冬10g，川芎9g，白芍12g，甘草6g。每日1剂，水煎服。

方解：素体血虚，又感表邪，不汗则表不解，汗之又恐重伤阴血，故治宜养血以资汗源，发表以解外邪，标本兼顾。方中用葱白、淡豆豉、生姜温通助阳，发汗解表；防风祛风解表；葛根生津解表，祛风透邪；川芎养血祛风；生地黄、白芍、麦门冬养血滋阴，以资汗源，使汗出表解而血不伤，共奏养血解表之效；甘草生津和中，调和诸药。

加减：恶寒较重者，加紫苏10g、荆芥10g以散寒解表；身热较甚者，加金银花15g、连翘12g、黄芩15g以清热解毒；胃纳不佳者，加陈皮10g以理气健胃。

2. 常用中药制剂

（1）板蓝根冲剂：适用于风热感冒。每次15g，每日3次，温开水冲服。预防时行感冒，每日15g，连服5日。

（2）银黄口服液：适用于风热袭表者。每次10~20ml，每日3次。

（3）银翘解毒片：适用于风热感冒。每次4~8片，每日3次。

（4）正柴胡饮冲剂：适用于风寒感冒。每次10g，每日3次，开水冲服。

（5）抗病毒口服液：适用于风热感冒。每次10~20ml，每日3次。

（6）小柴胡冲剂：适用于外感邪在少阳。每次1~2包，每日3次。

（7）新癀片：适用于急性扁桃体炎。每次4片，每日3次。

（8）十味龙胆花颗粒：适用于急性扁桃体炎属风热者。每次 3g，每日 3 次。

（9）连花清瘟胶囊：适用于治疗流行性感冒属热毒袭肺。每次 4 粒，每日 3 次。

（10）穿琥宁注射液：适用于风热感冒。每次 40～80mg，肌内注射，每日 3 次；或每次 400mg，加入 5% 葡萄糖注射液 250～500ml 中静脉滴注，每日 1～2 次。

（11）双黄连粉针剂：适用于风热感冒者。按每次每千克体重 60mg 稀释后加入 5% 葡萄糖注射液 500ml，静脉滴注，每日 1 次。

（12）清开灵注射液：适用于上呼吸道感染见有发热者。每日 2～4ml，肌内注射；重症患者静脉滴注，每日 20～40ml，用 10% 葡萄糖注射液 250ml 或生理盐水注射液 250ml 稀释后使用。

（13）莪术油葡萄糖注射液：适用于小儿急性上呼吸道感染。静脉滴注，6 个月以上患儿每日用量 250ml；6 个月以下婴儿 150ml，疗程 3～5 天。

（14）热毒宁注射液：适用于上呼吸道感染（外感风热证）所致的高热、微恶风寒、头身痛、咳嗽、痰黄等症。每次 20ml，以 5% 葡萄糖注射液或 0.9% 生理盐水注射液 250ml 稀释后静脉滴注，每日 1 次。

（15）喜炎平注射液：适用于急性上呼吸道感染、流感、扁桃体炎等。成人每次 50～100mg，肌内注射，每日 2～3 次；或每日 250～500mg，加入 5% 葡萄糖注射液或氯化钠注射液中静脉滴注。

3. 针灸治疗

（1）辨证治疗

1）风寒感冒

取穴：列缺、迎香、支正、风门、风池。

手法：列缺沿皮刺 1 寸，针尖向上，平补平泻；风门斜刺 1 寸，针尖对准对侧眼球，平补平泻，并可加灸；风池直刺 2 寸，针用泻法；迎香斜刺 1 寸，针尖对准鼻尖，平补平泻；支正直刺 1 寸，捻转补法。

加减：风寒夹湿者，加阴陵泉、尺泽；兼气滞者，加肝俞、阳陵泉，均用泻法；气虚兼感风寒者，加膏肓、足三里；背身疼痛者，加肺俞、大杼用平补平泻法。

2）风热感冒

取穴：尺泽、鱼际、曲池、内庭、大椎、外关。

手法：尺泽、曲池、外关直刺 2 寸，针用泻法；鱼际、内庭、大椎浅刺 1 寸，针用泻法，或用三棱针点刺放血。

加减：咽喉肿痛者，加少商，用三棱针点刺出血；夹暑热者，加中脘、足三里。

3）暑湿感冒

取穴：孔最、合谷、中脘、足三里、支沟。

手法：孔最、支沟直刺 2 寸，合谷直刺 1 寸，均用泻法；中脘、足三里直刺 3 寸，均用补法。

加减：高热者，加曲池、外关、大椎；恶心欲呕者，加内关；痰多者，加丰隆。

4）气虚感冒

取穴：大椎、肺俞、足三里、气海。

手法：大椎、肺俞艾灸；足三里、气海直刺2～3寸，补法，或用温针灸。

加减：夹痰者，加丰隆；恶寒者，加肾俞、关元。

（2）耳针疗法：取肺、气管、内鼻、耳尖、胃、脾、三焦。每次选2～3穴，强刺激，留针10～20分钟。

（3）腹针疗法：取穴中脘、下脘、上风湿点（双侧）。诸穴位均为浅刺。加减：咽痛者加下脘下（浅刺）；高热不退加气海、关元。留针30～60分钟，留针期间采用轻捻转、徐提插的方法，针毕按进针顺序依次出针，起针过程中不提插、不捻转。

（4）平衡针疗法：取咽痛穴（第二掌骨桡侧缘的中点）、感冒穴（半握拳，中指与无名指指掌关节之间凹陷）。针刺方法采用一次性1寸无菌毫针，平衡穴位局部常规消毒，快速针刺，不过于强调针刺手法，也不强调补泻，只要求通过提插或滞针手法获得针感即可。

4. 其他治疗

（1）穴位注射：取双侧曲池穴，每穴注入0.5～1ml柴胡注射液，每日2次，3日为一个疗程。适用于外感风热，热势较高者。

（2）穴位敷贴：涌泉敷贴膏：白芥子、栀子、桃仁各20g，吴茱萸、樟脑各10g。研末，和匀，与鸡蛋清、面粉调成饼状，分贴于双侧涌泉穴，用布包扎，再用热水袋加温片刻。一日后取下，如不效，续贴一次。适用于感冒咳嗽较甚者。

（3）拔罐疗法

1）取大椎、风门、肺俞，用三棱针点刺后以闪火法将中号罐吸附于穴位上，出血1～2ml，留罐15分钟，每日1次。适用于风热感冒。

2）走罐：患者俯卧，将液状石蜡油涂于背部，取3号火罐，沿督脉、膀胱经内侧循行线背俞穴、夹脊穴，从上至下刮拉数次，以皮肤潮红，皮下微见出血点为度；亦可在肺俞、中府处留罐，还可据辨证加用针刺相应穴位。每日1次。适用于感冒属实证者。

3）取大椎、中府（双）、肺俞（双），如患者伴有烦躁、嗜睡或者谵语时，加用灵台、神道。上述每个穴位拔5～15分钟，灵台、神道两穴用一罐拔，每日1次。适用于急性上呼吸道感染引起的高热者。

（4）推拿疗法

1）拿风池，按风府、风门穴，推风池、肩井、肺俞穴，时间约8分钟；推印堂、太阳、头维、迎香穴，时间约6分钟；然后抹额部。若鼻塞较甚者，再按迎香；继之拿合谷、手三里穴。从脊柱的大椎到命门穴及其两侧的背部用平推法治之。最后用单手拿颈部，按脊柱两侧及双手拿肩井穴结束，每日1次。适用于各型感冒。

2）推拿风池、风府、天柱穴，时间约5分钟；推印堂，向上沿前额发际至头维、太阳穴，往返3～4遍，按印堂、鱼腰、太阳；百会穴用抹法从印堂起向上循发际至太阳穴，往返3～4遍，时间约8分钟；再推拿风池、风府、天柱穴，配合按肺俞、风门穴，拿肩井穴。适用于感冒轻证。

（5）刮痧疗法：取生姜、葱白各10g，切碎和匀布包，蘸热酒先刮擦前额、太阳穴，然后刮背部脊柱两侧，也可配刮肘窝、腘窝。适用于风寒感冒。

（二）西医治疗

1. 对症治疗　头痛、发热、全身肌肉酸痛者可给予解热镇痛药；鼻塞可用1%麻黄碱滴鼻；频繁喷嚏、流涕给予抗过敏药物；咳嗽明显可使用镇咳药。

2. 抗感染治疗　如有细菌感染，临床上常用青霉素类、头孢菌素、大环内酯类或喹诺酮类抗菌药物。广谱抗病毒药利巴韦林对流感病毒、呼吸道合胞病毒等均有较强的抑制作用；吗啉胍对流感病毒、腺病毒和鼻病毒有一定疗效。

3. 抗病毒治疗　目前尚无有效的特异性抗病毒药物，可试用下列药物：①金刚烷胺：口服0.1g，每日2次，对甲型流感病毒有效；②吗啉胍（ABOB）：口服0.1～0.2g，每日3次，可能对甲、乙型流感病毒、副流感病毒、鼻病毒、呼吸道合胞病毒及腺病毒有效；③利巴韦林：有比较广谱的抗病毒作用，每日400～1000mg，分3次口服，或加入液体中静脉滴注；④干扰素：能抑制多种DNA病毒和RNA病毒，肌内注射或滴鼻均可。

六、护理

1. 一般护理

（1）保持病室空气新鲜、流通，温、湿度适宜，症状较轻者应适当休息，病情较重或年老者卧床休息为主。

（2）密切观察生命体征及主要症状，尤其是体温、咽痛、咳嗽等的变化。

（3）加强口腔护理，进食后漱口，避免口腔感染。可用生理盐水或金银花甘草水漱口。

（4）注意隔离患者，减少探视，以避免交叉感染。指导患者咳嗽或打喷嚏时应避免对着他人，预防传播。

（5）患者因热盛或气虚，汗出过多，湿透衣裤时，应及时擦干皮肤并更换衣衫，避免受凉重感。

（6）中药汤剂需热服，服后饮热汤或热水，以助药力。应以微汗为宜，禁防汗出过多而发生虚脱。

（7）高热患者每4小时测量一次体温，准确记录，体温超过38.5℃可采取物理降温，如温水擦浴、冰毯、冰帽等物理降温，效果不明显者，可遵医嘱使用退热药，并观察效果，及时记录。

（8）遵医嘱用药且注意观察药物的不良反应，特别对有头晕、嗜睡等不良反应者，指导在临睡前服用。

2. 饮食护理

（1）选择清淡易消化、富含维生素食物，热食热饮，多饮水，保障足够热量。

（2）宜食温性食物，如辣椒、大蒜、米粥、赤小豆、黄豆芽、洋葱、白菜、萝卜等。忌食油腻和不易消化食品。

（3）鼓励患者多饮水，保持二便通畅，对高热伴有便秘者，可遵医嘱使用缓泻药。

3. 情志护理　给予心理疏导，保持情绪乐观、稳定，避免忧郁，保证机体气机调畅、气血充和等。

4. 健康教育

（1）避免交叉感染：帮助患者及家属掌握上呼吸道感染的常见诱因，避免受凉、过度疲劳，注意保暖；保持室内空气清新、阳光充足；在高发季节少去人群密集的公共场所；戒烟；防止交叉感染。

（2）增强免疫力：注意劳逸结合，加强体育活动，提高机体抵抗能力；必要时，注射疫苗预防，如流感疫苗。

（3）识别并发症：并及时就诊药物治疗后症状不缓解；或出现耳鸣、耳痛、外耳道流脓等中耳炎症状；或恢复期出现胸闷、心悸、眼睑浮肿、腰酸或关节痛者，应及时就诊。

（刘　欢　殷晓艳　张　爱）

第二节　慢性支气管炎

一、定义

慢性支气管炎，简称慢支，是指气管、支气管黏膜及其周围组织的慢性非特异性炎症。患者每年咳嗽、咳痰达 3 个月以上，连续 2 年或更长，并排除其他已知原因的慢性咳嗽，即可诊为慢性支气管炎。以慢性咳嗽、咳痰或伴有喘息及反复发作为临床特征。多发生于中老年人。长期反复发作可发展为慢性阻塞性肺疾病和肺源性心脏病。

慢性支气管炎中医学称"久嗽"。久嗽的病名见于宋《圣济总录·咳嗽门》："肺主皮毛，易感风邪，寒邪伤于肺，则为咳嗽。……久不已，传于六腑。六腑不已，三焦受之，是为久嗽。"该病是肺系疾病的主要证候之一，以咳嗽反复发作，伴咳痰或喘促为特征。病位在肺，有肺脏自病者，亦有因脾、肾、肝等脏腑病变而累及于肺者。病性多为虚实夹杂，发作时以邪实为主，缓解时以正虚为主。

二、病因

（一）中医病因病机

中医学认为，慢性支气管炎的发生和发展，多因外邪侵袭、内脏亏损，导致肺失宣降。

1. 外邪侵袭　六淫之邪侵袭肌表，或从口鼻而入，或从皮毛而入，或因吸入烟尘、异味气体，内合于肺，肺失肃降，肺气不宣，痰浊滋生，阻塞胸肺，故可引起咳喘、咳痰。由于外邪性质的不同，临床又有寒、热的差异。

2. 肺脏虚弱　久咳伤肺，肺气不足，复因外邪侵袭，清肃失职而发病。肺气不足，气失所主，清肃无权，气不化津，积液成痰，痰湿阻肺，致使咳喘缠绵不愈。

3. 脾虚生痰　"脾为生痰之源，肺为贮痰之器。"久病不愈，耗伤脾气，脾阳不足，脾失健运，水谷无以化生精微，聚湿生痰。痰浊上渍于肺，壅塞气道，肺失宣降，而致咳嗽痰多。

4. 肾气虚衰　肾主纳气，助肺以行气。肾气虚弱，吸入之气不能经肺下纳于肾，气失归藏，则肺气上逆而表现为咳嗽喘促，动则愈甚。久病不愈，必伤于阴，肾阴亏耗，津液不能上润肺金，或虚火上扰，灼伤肺阴，肺失滋润，而致咳喘。

总之，本病常因暴咳迁延未愈，邪恋伤肺，使肺脏虚弱，气阴耗伤，肺气不得宣降，故长期咳嗽、咳痰不愈，日久累及脾肾。病情多为虚实夹杂，正虚多以气虚为主或兼阴虚，邪实多为痰饮停聚，或偏寒，或偏热，日久夹瘀。其病位在肺，涉及脾、肾。

(二) 西医病因病理

1. 病因　西医认为支气管能够清除吸入的尘埃及细菌，吸气时混入的杂物，一部分由淋巴细胞带走，一部分被白细胞吞噬，还有一部分被支气管内的纤毛上皮细胞纤毛运动逐渐推送到咽喉而咳出。因此，正常状态下，喉以下的气管内无细菌存在，如果清除能力下降，细菌可侵入支气管导致炎症的发生。受凉和过度疲劳可削弱上呼吸道的生理防御功能，使感染有发展的机会，所以慢性支气管炎发病多见于寒冷季节，其发病病因有如下几个方面：

(1) 感染：慢性支气管炎最常见的病因是感染，包括病毒感染、细菌感染、支原体、衣原体、真菌。其中病毒感染最常见，如鼻病毒、副流感病毒、呼吸道合胞病毒、腺病毒等，先引起上呼吸道炎症，如感冒、咽炎、流感，向下蔓延引起喉、气管、支气管炎。细菌感染常在病毒感染基础上发生，最常见的有肺炎链球菌、流感嗜血杆菌、金黄色葡萄球菌和卡他莫拉菌等。鼻旁窦炎或扁桃体感染后的分泌物吸入后也可引起本病。支原体、衣原体、真菌亦可入呼吸道而致本病的发生。

(2) 理化因素的刺激：如过冷空气、粉尘、二氧化硫、氯等刺激气体都易引起发病。寒冷空气刺激呼吸道，除减弱上呼吸道黏膜现有防御功能外，还能通过反射引起支气管平滑肌收缩，黏膜血液循环障碍和分泌物排出困难等，导致继发感染。现今公认吸烟为慢性支气管炎最主要的发病因素之一，吸烟能使支气管上皮纤毛变短，不规则，纤毛运动发生障碍，降低局部抵抗力，削弱肺泡吞噬细胞功能，为细菌的入侵提供了有利条件，促使了本病的发生。

(3) 过敏因素：据调查，喘息性支气管炎往往有过敏史，在患者痰液中嗜酸性粒细胞数量与组胺含量都有增高倾向，说明部分患者与过敏因素有关，尘埃、尘螨、细菌、真菌、寄生虫、花粉以及化学气体等，都可以成为过敏原而致病。

(4) 吸烟：国内外研究均证明吸烟与慢性支气管炎的发生有密切关系。吸烟时间越长，烟量越大，患病率也越高，戒烟后可使症状减轻或消失，病情缓解，甚至痊愈。

(5) 气候：寒冷常为慢性支气管炎发作的重要原因和诱因，慢性支气管炎发病及急性加重常见于冬天寒冷季节，尤其是在气候突然变化时、寒冷空气刺激呼吸道，除减弱上呼吸道黏膜的防御功能外，还能通过反射引起支气管平滑肌收缩、黏膜血液循环障碍和分泌物排除困难等，有利于继发感染。

2. 病理　慢性支气管炎早期主要累及管径小于 2mm 的小气道，表现为不同程度的上皮细胞变性、坏死、增生，鳞状上皮化生，杯状细胞增生，黏膜及黏膜下层炎症细胞浸润，管壁黏膜水肿，分泌物增多，管壁有不同程度的炎性改变。

病变继续发展，气管、支气管腺体由正常浆液腺泡占多数逐渐发展成黏液腺泡占多数，甚至全为黏液腺泡，浆液腺泡及混合腺泡所占比例甚少。支气管黏膜上皮表面的纤毛被炎症反复刺激而受到破坏，纤毛变短，其修复功能下降，失去了正常的清除功能，从而使痰液不易排出。支气管壁被炎症细胞反复浸润，导致充血、水肿，纤维组织增生，支气管平滑肌增厚，弹力纤维遭破坏，管腔狭窄，支气管软骨萎缩变性，部分被结缔组织所取代。

电镜检查可见Ⅰ型细胞肿胀、变厚，其中线粒体肿胀，内质网扩张呈空泡状。Ⅱ型细胞增生，肺泡纤维组织弥散性增生，毛细血管基膜增厚，内皮细胞损伤，血栓形成和管腔纤维化闭塞。

三、临床表现

1. 症状　部分患者在起病前有急性支气管炎、流感或肺炎等急性呼吸道感染史。患者常在寒冷季节发病，出现咳嗽、咳痰，尤以晨起为著，痰呈白色黏液泡沫状，黏稠不易咳出。在急性呼吸道感染时，症状迅速加剧。痰量增多，黏稠度增加或为黄色脓性，偶有痰中带血。慢性支气管炎反复发作后，支气管黏膜的迷走神经感受器反应性增高，副交感神经功能亢进，可出现过敏现象而发生喘息。随着病情发展，终年咳嗽，咳痰不停，秋冬加剧。喘息型支气管炎患者在症状加剧或继发感染时，常有哮喘样发作，气急不能平卧。呼吸困难一般不明显，但并发肺气肿后，随着肺气肿程度增加，则呼吸困难逐渐增剧。

2. 体征　本病早期多无体征。有时在肺底部可听到湿和干啰音。喘息型支气管炎在咳嗽或深吸气后可听到哮喘音，发作时，有广泛哮鸣音。长期发作的病例可有肺气肿的体征。

3. 常见并发症

（1）阻塞性肺气肿：为慢性支气管炎最常见的并发症。因终末细支气管狭窄阻塞，肺泡壁破裂，相互融合所致。症见气急，活动后加重，伴有肺气肿的体征，如桶状胸，肺部叩诊呈过清音，X线检查示肺野透亮度增加。

（2）支气管扩张症：慢性支气管炎反复发作，支气管黏膜充血、水肿，形成溃疡，管壁纤维增生，管腔变形、扩张或狭窄，扩张部分呈柱状改变，形成支气管扩张，症见咳嗽、痰多或咯血。

（3）支气管肺炎：慢性支气管炎蔓延至周围肺组织中导致感染，患者有寒战、发热、咳嗽增剧，痰量增加且呈脓性。白细胞总数及中性粒细胞增多。X线检查两下肺野有沿支气管分布的斑点状或小片状阴影。

四、诊断

本病诊断主要依靠病史和症状。在排除其他心、肺疾患（如肺结核、尘肺、支气管哮喘、支气管扩张、肺癌、心脏病、心功能不全等）后，临床上凡有慢性或反复的咳嗽，咳痰或伴喘息，每年发病至少持续 3 个月，并连续 2 年或以上者，诊断即可成立。如每年发病持续不足 3 个月，而有明确的客观检查依据（如 X 线、肺功能等）亦可诊断。

五、治疗

（一）中医治疗

1. 辨证论治

（1）实证（多见于急性加重期）

1）风寒犯肺

主症：咳喘气急，胸部胀闷，痰白量多，伴有恶寒或发热，无汗，口不渴，舌苔薄白而滑，脉浮紧。

治法：宣肺散寒，化痰止咳。

方剂：三拗汤合止嗽散加减。

基本处方：麻黄9g，杏仁12g，甘草6g，生姜6g，荆芥12g，桔梗12g，白前12g，紫菀12g，百部12g。每日1剂，水煎服。

方解：本方中麻黄宣肺平喘；白前、杏仁、紫菀、百部化痰止咳；荆芥疏风散寒解表；桔梗化痰利气；甘草调和诸药。诸药合用以达宣肺散寒，化痰止咳之功。

加减：若寒痰阻肺、痰多、胸闷者，加半夏、橘红、紫苏子等化痰顺气；若表解而喘不平者，可用桂枝加厚朴杏子汤以顺气解表。

2）风热犯肺

主症：咳嗽频剧，气粗或咳声嘶哑，痰黄黏稠难出，胸痛烦闷，伴有鼻流黄涕，身热汗出，口渴，便秘，尿黄，舌苔薄白或黄，脉浮或滑数。

治法：清热解表，止咳平喘。

方剂：麻杏石甘汤加减。

基本处方：麻黄9g，杏仁9g，甘草6g，石膏18g。每日1剂，水煎服。

方解：本方中以麻黄发汗解表平喘，杏仁止咳平喘，石膏以清热止渴。

加减：若肺热重者，加黄芩、知母、鱼腥草以清肺热；若风热较盛者，加金银花、连翘、桑叶、菊花以解表清热；若痰热壅盛者，加瓜蒌、贝母、海浮石以清化痰热。

3）痰浊阻肺

主症：咳嗽，咳声重浊，痰多色白而黏，胸满窒闷，纳呆，口黏不渴，甚或呕恶，舌苔厚腻，色白，脉滑。

治法：燥湿化痰，降气止咳。

方剂：二陈汤合三子养亲汤加减。

基本处方：法半夏15g，陈皮6g，茯苓20g，白芥子10g，甘草6g，莱菔子12g，苏子15g，香附12g，砂仁6g（后下），紫菀12g，款冬花12g，杏仁10g。每日1剂，水煎服。

方解：茯苓健脾燥湿；法半夏燥湿化痰；陈皮、香附理气宽胸；杏仁、款冬花、紫菀祛痰止咳；苏子、白芥子、莱菔子降气化痰，平喘；砂仁和胃止呕；甘草调和诸药。

加减：咳逆胸闷者，加前胡以宣肺止咳、厚朴以燥湿化浊；脾虚便溏者，加党参、白术以健脾化湿；形寒肢冷者，加干姜、细辛以温肺散寒。

4）痰热郁肺

主症：咳嗽，喘息气促，胸中烦闷胀痛，痰多色黄黏稠，咳吐不爽，或痰中带血，渴喜冷饮，面红咽干，尿赤便秘，苔黄腻，脉滑数。

治法：清热化痰，宣肺平喘。

方剂：苇茎定喘汤。

基本处方：黄芩15g，苇茎15g，麻黄8g，桑白皮12g，款冬花12g，苏子10g，枳壳

10g，法半夏 10g，川贝母 10g，桃仁 10g，天竺黄 10g，杏仁 12g，甘草 6g。每日 2 剂，水煎服，每剂煎 2 次，每 3 小时服药 1 次。

方解：方中黄芩、苇茎、桑白皮清肺泄热，麻黄宣肺定喘，杏仁、苏子、法半夏、款冬花降气化痰平喘，浙贝母、天竺黄化痰止咳，枳壳宽胸利气，桃仁祛痰化瘀，甘草调和诸药。共奏清热化痰，宣肺平喘之效。

加减：高热者，去法半夏、苏子，加青蒿 6g（后下）、石膏 30g（先煎）、柴胡 12g、鱼腥草 30g 以清热泻火，解表退热；喉痒者，加防风 12g、白僵蚕 10g 以宣肺祛风。

5）寒饮伏肺

主症：咳嗽，喘逆不得卧，咳吐白沫痰，量多，遇冷空气刺激加重，甚至面浮肢肿，常兼恶寒肢冷，微热，小便不利，舌苔白滑或白腻，脉弦紧。

治法：温肺化饮，散寒止咳。

方剂：小青龙汤加减。

基本处方：麻黄 9g，白芍 15g，细辛 3g，干姜 9g，炙甘草 9g，桂枝 12g，五味子 6g，半夏 12g。每日 1 剂，水煎服。

方解：麻黄、桂枝宣肺散寒平喘为主药，半夏、细辛、干姜温肺化饮，五味子温敛肺气以止咳，甘草调和诸药。

加减：若饮多寒少，外无表证，喘咳饮盛者，可加葶苈子、白术、茯苓以健脾逐饮；痰壅气阻者，配白芥子、莱菔子豁痰降气。

（2）虚证（多见于缓解期及慢性迁延期）

1）肺虚

主症：咳嗽气短，痰涎清稀，反复易感，倦怠懒言，声低气怯，面色㿠白，自汗畏风，舌淡苔白，脉细弱。

治法：补肺益气，化痰止咳。

方剂：玉屏风散加味。

基本处方：防风 10g，黄芪 30g，白术 6g，款冬花 12g，紫菀 12g，党参 15g，麦门冬 12g，甘草 6g。每日 1 剂，水煎服。

方解：黄芪益气固表，辅以白术健脾，防风祛风邪，三药合用益气固表而不留邪，祛邪而不伤正；款冬花、紫菀有止咳祛痰作用；党参、麦门冬益气养阴；甘草调和诸药。

加减：痰多者，加陈皮 5g、法半夏 15g、桑白皮 12g；燥邪盛者，加桑叶 9g、杏仁 12g、天花粉 12g；表虚汗多者，加浮小麦 30g、牡蛎 24g（先煎）。

2）脾虚

主症：咳嗽，咳痰，面色少华，肢体软弱而无力，纳少、脘腹胀满，大便溏，舌质淡胖，边有齿印，苔薄白，脉缓或濡弱。

治法：健脾化痰，培土生金。

方剂：六君子汤加减。

基本处方：党参 30g，茯苓 15g，白术 10g，法半夏 15g，陈皮 5g，紫菀 12g，款冬花 12g，甘草 6g。每日 1 剂，水煎服。

方解：方中党参、白术益气补中为主药，辅以陈皮、法半夏、茯苓健脾化湿，款冬花、紫菀祛痰止咳；甘草调和诸药。

加减：咳喘者，加苏子15g、杏仁12g；痰多、苔白腻者，加苍术9g、厚朴9g、桔梗9g；如腹痛便溏，肢末欠温，属脾阳不振者，加干姜6g以温补脾阳；若舌红口干，痰难咳出者，去陈皮、法半夏，加麦门冬12g、沙参15g。

3）肾气虚

主症：动则气促、头昏眼花，耳鸣、腰膝疲软，下肢乏力，手足欠温，夜尿频数，舌淡薄白，脉沉细。

治法：补肾纳气。

方剂：肾气丸加味。

基本处方：桂枝8g，制附子12g，熟地黄15g，山茱萸12g，山药12g，茯苓15g，牡丹皮12g，泽泻15g，补骨脂12g，细辛2g，五味子10g，紫河车9g（研末冲服）。每日1剂，水煎服。

方解：方中熟地黄滋补肾阴，山茱萸滋补肝脾，辅助滋补肾中之阴；并以桂枝、制附子温补肾中之阳；泽泻、茯苓利水渗湿，山药健脾，牡丹皮清泻肝火，与温补肾阳药相配，意在补中寓泄，以使补而不腻；紫河车为血肉有情之品，大补精血；补骨脂、细辛补肾散寒；五味子则收敛耗散之肺气。

加减：痰白清稀者，加陈皮5g、法半夏15g燥湿化痰；下肢浮肿甚者，加生姜6g、大腹皮9g化气利水；小便夜多者，加桑螵蛸9g、肉苁蓉12g温涩肾精。

4）肺脾气虚

主症：咳嗽气短，倦意、乏力，咳痰量多易出，面色㿠白，食后腹胀，便溏或食后即便，舌体胖边有齿痕，舌苔薄白或薄白腻，脉细弱。

治法：补肺健脾，止咳化痰。

方剂：玉屏风散合陈夏六君子汤加减。

基本处方：防风10g，黄芪30g，白术10g，茯苓20g，陈皮6g，杏仁10g，浙贝母15g，黄精20g，炙甘草6g，法半夏12g，鹿衔草15g。每日1剂，水煎服。

方解：本方以黄芪、白术、防风3药共用以益肺固表；党参、茯苓健脾益气；陈皮、杏仁、浙贝母以化痰止咳；黄精以补肺气；法半夏化痰止咳；鹿衔草以化痰利气；甘草调和诸药。诸药合用以健脾益肺，化痰止咳。

加减：若咳痰稀薄，畏寒肢冷，为肺虚有寒，可加干姜、细辛温中散寒；若中焦阳虚，气不化水，湿聚成饮而见咳嗽反复发作，痰涎清稀者，治宜温阳化饮，配合苓桂术甘汤。

5）肺肾阴虚

主症：喘促，气短，动则喘甚，咳嗽，少痰，或痰黏难出，五心烦热，潮热，盗汗，舌质红，苔少，脉细数。

治法：补肺滋肾。

方剂：生脉散合六味地黄丸加减。

基本处方：党参24g，麦门冬15g，五味子10g，生地黄12g，熟地黄12g，白芍15g，山茱萸 10g，山药 15g，牡丹皮 10g，茯苓 20g，沙参 15g。每日 1 剂，水煎服。

方解：本方中党参、麦门冬、五味子以益气养阴；生地黄、熟地黄、白芍、山茱萸滋阴补肾；牡丹皮配生地黄泻肝肾之相火以治五心烦热，潮热，盗汗；沙参润肺止咳；山药、茯苓健脾化痰。诸药合用以益肺养阴补肾。

加减：手中心热加知母 15g 以滋阴退热；咽干口燥，加玄参 15g、天花粉 12g 以养阴利咽生津；痰黏难出加川贝母 10g 以润肺止咳。

6）肺肾阳虚

主症：喘促日久，呼长吸短，咳声低微，动则喘甚，痰多清稀，腰膝酸软，汗出，肢冷，夜尿多，舌青唇暗，舌质淡苔白脉沉细。

治法：益气补肺，温肾纳气。

方剂：玉屏风散合金匮肾气丸加减。

基本处方：黄芪 30g，白术 12g，防风 12g，甘草 6g，肉桂 3g（焗服），熟地黄 12g，苏子 9g，制附子 12g，茯苓 20g，泽泻 18g，补骨脂 10g。每日 1 剂，水煎服。

方解：本方以黄芪、白术、防风益肺补气固表，肉桂、制附子温肾壮阳；熟地黄、补骨脂补肾纳气，苏子降气定喘；泽泻通利小便；茯苓健脾益气；甘草调和诸药。诸药合用以益气补肺，温肾纳气。

加减：喘促重者，加白果 10g 以宣肺定喘；痰多者，加法半夏 10g 以燥湿化痰；水肿者，可加车前子 15g、茯苓皮 30g 以利水消肿。

2. 中药制剂

（1）蛇胆川贝液：祛风止咳，除痰散结。适用于风热咳嗽。用法：口服，一次 10ml，每日 2 次；小儿酌减。

（2）急支糖浆：清热化痰，宣肺止咳。适用于外感风热所致的咳嗽。用法：口服，一次 20~30ml，每日 3~4 次；小儿酌减。

3. 针灸治疗

（1）体针：取肺俞、定喘、膻中，中等度刺激，用平补平泻法，留针 30 分钟，每日 1 次。表寒里热者，加尺泽、合谷、大椎；痰热壅肺者，加尺泽、合谷、丰隆；痰湿阻肺者，加中脘、丰隆、脾俞、足三里；虚喘者，加膏肓、足三里、脾俞、肾俞、关元、气海。

（2）耳针：取屏尖、平喘、脑、下脚端、屏间等穴，以毫针直刺，中等度刺激，留针 20 分钟，每日 1 次，适用于本病各辨证分型。

（3）电针：取肺俞、定喘、膻中、天突、足三里、丰隆，选用疏密波，电针 30 分钟，每日或隔日 1 次，10 次为一个疗程，每个疗程间隔 1 周。

4. 其他治疗

（1）磁穴疗法

取穴：天突、定喘、膻中、肺俞为主穴。

配穴：痰多有热配大椎、丰隆；肾虚配肾俞或足三里。

功能：消炎，祛痰，止咳，改善一般情况，缩短疗程。

适应证：支气管炎，包括急性支气管炎、迁延性支气管炎、慢性支气管炎和哮喘性支气管炎。

用法：①旋磁疗法：用旋磁疗机，每分钟转速 1500～3000 转，旋转磁场强度为 500～900GS，用同名极或异名极磁头对准所取穴位旋转治疗，每天 1 次，15 次为一个疗程；②贴敷法：取直径 8mm 的锶铁氧体，磁场强度 300～900GS，辨证取穴，用胶布将其固定在穴位上，3 天后复查 1 次，15 天为一个疗程，每穴 5～10 分钟，每日 1 次，每次 30 分钟。

（2）穴位注射

1）胎盘注射液 4ml，在双侧肺俞穴分别注入胎盘注射液 2ml，每日 1 次，15 天为一个疗程。适用于反复咳喘，素体虚弱者。

2）补骨脂注射液 4ml，在双侧肺俞穴上分别注入补骨脂注射液 2ml，每日 1 次，15 天为一个疗程。适用于喘咳日久，痰色稀白，腰膝酸软，小便清长者。

3）穴位敷贴：麻黄、甘草、五味子、朱砂各等份，烘干，共研为细末。过筛，用适量酒调膏贴定喘、肺俞、天突穴，外盖大小适中的灸片、纱布，再用胶布固定，24 小时换药 1 次，10 次为一个疗程，每个疗程间隔 1 周。本法贴后 2 分钟左右，灸片上即产生灸霜（药膏与灸片产生化学反应后，生成一种氧化铝末），所贴穴位逐渐出现温感，灸 5～20 分钟，如热量不足，可外加热敷。适用于痰喘咳嗽、发热、夜不得眠者。

党参、炙甘草、干姜各 3g，白术 6g，共研为末，加华山参浸膏 20mg，调匀研细，用酒调膏，纱布包裹，敷神阙穴，外用胶布固定，3 日换药 1 次，连敷 4～5 次。适用于虚喘。

4）穴位拔罐

药物：海龙、红参、白芥子、细辛、甘遂、吴茱萸、苍术、木香、川芎、雄黄、丁香、肉桂、皂角刺等量共研细末（红参、海龙，夏天用等量的 1/10，冬天用中量，其他季节适当加减）。使用前加适量麝香、冰片窖封保存。

主穴：肺俞（双）、心俞（双）、膈俞（双）、天突、膻中、神阙。

配穴：大椎、曲池（双）、定喘（双）、丰隆（双）。

每穴拔罐 5～10 分钟（7 岁以下儿童只拔神阙穴，其他各穴只贴药）。将备用药物用鲜姜汁调成糊状，做成直径 1cm 的圆饼贴到穴上，用胶布固定。一般 20 小时取下，个别患者痒甚，可 2 小时取下。

疗程：一般隔日 1 次，个别患者每日 1 次。

（二）西医治疗

1. 预防为主 吸烟是引起慢性支气管炎的重要原因，要教育杜绝吸烟。同时，针对慢性支气管炎的发病因素，加强个人卫生，包括体育、呼吸和耐寒锻炼，以增强体质，预防感冒。改善环境卫生，处理"三废"，消除大气污染，以降低发病率。

2. 缓解期的治疗 应以增强体质，提高抗病能力和预防复发为主。

3. 急性发作期及慢性迁延期的治疗 应以控制感染和祛痰、镇咳为主；伴发喘息时，加用解痉平喘药物。

六、护理

1. 护理措施

（1）环境：保持室内空气新鲜、流通，避免对流，温度以 18～20℃，湿度以 50%～60% 为宜，以充分发挥呼吸道的自然防御功能。

（2）休息：慢支缓解期患者可适当活动，以不感到疲劳为宜；急性发作期患者应卧床休息，以减少机体氧耗。

（3）饮食：鼓励患者多饮水，利于气道黏膜湿润，痰液稀释，便于咳出。进清淡易消化食物，保证摄入足够的热量、蛋白质、维生素，避免油腻、辛辣刺激及产气食物。

（4）有效咳嗽、咳痰：指导患者有效咳嗽、咳痰。患者取坐位或立位，先进行深而慢的呼吸 5～6 次，再深吸一口气后屏气 3～5 秒，身体前倾，从胸腔进行 2～3 次短促有利的咳嗽，咳嗽同时收缩腹肌，或用手按压上腹部，帮助痰液咳出。

（5）雾化吸入：患者痰液黏稠不易咳出时，可遵医嘱给予雾化吸入。

（6）必要时还可辅以胸部叩击、振动排痰、体位引流、机械吸痰等。

（7）慢支患者急性期缺氧时，可遵医嘱给予相应的氧气吸入，并观察患者的氧疗效果。

2. 健康教育

（1）患者往往因缺乏慢支相关知识而认识不到疾病的严重性。根据患者的知识结构，给患者讲解慢支的诱发因素、疾病发生和发展过程及并发症。引起患者对本病的重视，并积极预防慢支反复急性发作。

（2）告知患者良好的生存环境、健康的生活习惯对预防慢支反复急性发作起着重要的作用。

（3）介绍烟草对呼吸等系统的危害，戒烟可延缓肺功能的进一步损害，劝导患者戒烟。

（4）教会患者进行呼吸功能锻炼的方法，如深呼吸、缩唇呼吸、腹式呼吸等；缓解期患者可进行呼吸功能的锻炼以改善肺功能。

（5）增强体质，加强体育锻炼应循序渐进，以患者不感到疲劳为宜。气候变化，注意保暖，预防感冒。

（杨佳慧　王　宇　姬晓蕾）

第三节　肺　炎

一、定义

肺炎系细菌、病毒、支原体、衣原体、立克次体以及真菌等致病微生物的原发性或继发性感染引起的呼吸系统疾病。其临床主要特征为畏寒、高热、咳嗽、胸痛、气急或咯铁锈色痰，甚至出现发绀或休克，多发于冬春两季。

本病属中医"温病"范畴。一般多见于"风温""冬温""春温"，也可见于"厥脱"。

二、病因

（一）中医病因病机

肺炎的中医病因主要是正虚抗邪能力下降和感受风热病邪。多因素禀正气不足，肺气失于固密，或寒温失调，起居不慎而致肺的卫外功能减弱时，均可导致外邪乘虚侵入而发病。肺炎属于中医"风温""肺热病"范畴。《温热经纬·陈平伯外感温病篇》说："风温为病，春月与冬季居多，或恶风，或不恶风，必身热，咳嗽，烦渴"。《素问·刺热篇》："肺热病者，先淅然，厥起毫毛，恶风寒，舌上黄，身热。热争则喘咳，痛走胸膺背，不得太息，头痛不堪，汗出而寒"。肺热病与风温病症状相似，因此，常合称风温肺热病。

1. 病因

（1）寒温失调、劳倦或醉后当风，或素体虚弱，或病后体虚，正气不足，肺卫不固者，最易感受风热病邪。

（2）风热病邪从口鼻而入，乘虚侵犯肺经。

2. 病机按其病变过程，有以下几种变化：

（1）邪犯肺卫，卫气被遏，肺失宣降。可见畏寒、寒战、高热、头痛、身痛、咳嗽、咳黏液性痰等。

（2）痰热壅肺，肺气不利。可见身热不恶寒，咳嗽，气促，鼻煽，痰黄，或痰中带血或铁锈痰，胸痛等。

（3）邪气过盛，正不胜邪，邪气入里，内传营血。可见面唇青紫或衄血发斑，甚至邪热内陷、逆传心包、蒙闭心窍，出现神昏谵语或昏聩不语。

（4）邪热郁闭不宣，热深厥深，四肢厥冷。邪热太盛，正气不支，或汗出太过，阴液骤耗，正不胜邪则汗出肢冷，脉微欲绝。

（5）气虚阴伤，余邪未清。可见低热，手足心热或口舌干燥，神疲体倦，气短懒言之证候。

本病病位主要在肺，病因为风热病邪，病机以痰热交阻、肺失宣肃为主要变化。在一般情况下，经过卫、气分阶段，病邪即可逐渐解除。若邪气过盛，则内传营血，或正不胜邪，出现阴竭阳脱。若治疗得当，邪退正复，可见热病恢复期气虚阴伤之象。

（二）西医病因病理

1. 病因　肺炎的病因繁多，如前所述有细菌、病毒、支原体、真菌、衣原体、立克次体、寄生虫等引起。在各种病因中细菌为最常见。在院内感染的肺炎中，肺炎球菌约占30%，葡萄球菌占10%，而革兰阴性杆菌约50%，且病死率高，其余为金黄色葡萄球菌、真菌和病毒。免疫功能低下、抗癌治疗、免疫抑制剂和抗生素应用不恰当等常导致机会感染。而院外感染仍以肺炎球菌为主（约40%），金黄色葡萄球菌、嗜肺军团菌、流感嗜血杆菌、肺炎克雷伯杆菌、病毒性肺炎和支原体肺炎亦常见。机体免疫力低下者容易伴发卡氏肺孢子虫、军团菌、鸟型结核分枝杆菌、结核菌、弓形虫、巨细胞病毒等感染。

2. 病理　正常的呼吸道防御机制使气管隆突以下呼吸道无菌，当人体防御功能低下时，病原体到达下呼吸道滋生繁殖，引起肺泡毛细血管充血、水肿，肺泡内有纤维蛋白渗出和细胞浸润，气体交换出现不同程度的障碍。以下根据解剖分类详述肺炎的病理。

（1）大叶性肺炎：病原菌先在肺泡引起炎症，以后蔓延至其他肺泡以致部分肺段或整个肺段、肺叶发生炎性改变。典型表现为肺实变，病理改变有充血期、红色肝变期、灰色肝变期和消散期。肺组织充血水肿，肺泡内浆液渗出和红、白细胞浸润吞噬细菌，继而纤维蛋白渗出物溶解、吸收，肺泡重新充气。但实际上四个病理阶段并无绝对分界，在使用抗生素情况下，这种典型的病理分期已不多见。致病菌多为肺炎球菌、葡萄球菌及一些革兰阴性杆菌。金黄色葡萄球菌和克雷伯杆菌所致肺炎常呈坏死改变，且容易引起空洞。

（2）小叶性（支气管性）肺炎：病原体经支气管侵入，引起细支气管、终末细支气管和肺泡的炎症。常继发于支气管炎、支气管扩张、上呼吸道病毒感染及长期卧床的危重患者。可由肺炎球菌、葡萄球菌、腺病毒、流感病毒以及肺炎支原体引起。支气管管腔内有分泌物，病变常累及下叶。

（3）间质性肺炎：以肺间质炎症为主。多并发于小儿麻疹和成人慢性支气管炎，致病微生物以支原体、衣原体、卡氏肺囊虫、病毒为主。可由细菌或病毒引起。支气管壁和支气管周围组织受累，有肺泡壁增生和间质水肿。

三、临床表现

1. 症状

（1）前驱症状或诱因：多数患者在发病前常有受凉、淋雨、疲劳、酗酒、精神刺激、上呼吸道病毒感染史。半数左右的病例有上呼吸道感染的先驱症状。

（2）全身感染中毒症状：发病急骤、寒战、高热，体温在数小时内可升到 39～40℃，高峰在下午或傍晚，亦可呈稽留热型，与脉率相平行。全身肌肉酸痛，口角或鼻周出现单纯疱疹。

（3）呼吸系统症状：呼吸困难，如实变广泛，呼吸面积减少可因缺氧引起气急和发绀。咳嗽、咳痰，初起无痰或痰量不多，后逐渐变成带脓性、血丝或"铁锈"痰液。患侧胸痛，炎症波及胸膜所致，呈针刺样痛，咳嗽或深呼吸时加重，迫使患者取患侧卧位，可放射至肩部、腹部。有时被误诊为急腹症、心绞痛或心肌梗死。

（4）其他症状：食欲减退，可有恶心、呕吐、腹痛、腹泻，累及脑膜时可表现为意识模糊、烦躁不安、嗜睡、谵妄等。

2. 体征　典型的肺实变体征，患侧呼吸运动减弱，语颤增强，叩诊浊音或实音，听诊呼吸音减低，有湿啰音或支气管呼吸音，并发胸腔积液量较多时，可有患侧胸廓饱满。病变累及胸膜时，局部胸壁可有压痛，并可闻及胸膜摩擦音。部分病例有唇周疱疹。

3. 常见并发症　肺炎常见并发症主要有肺水肿、肺脓肿、脓气胸、呼吸衰竭、中毒性心肌炎、脑膜炎。

四、诊断

1. 有典型的肺炎症状和体征。

2. 胸部 X 线征象　早期仅见肺纹理增粗或受累的肺段、肺叶稍模糊。随着病情进展，肺泡内充满炎性渗出物，显示大片炎症浸润阴影或实变，如呈叶状或段分布的阴影高度提示为细菌性肺炎，非均匀性浸润如斑片状或条索状阴影多与细菌或病毒引起的支气管肺炎有关，空洞性浸润常见于葡萄球菌或真菌感染，多数病例在起病3～4周后才完全消散。老年人病灶消散较慢，容易出现吸收不完全而发展为"机化性肺炎"。

3. 实验室检查

（1）血象：白细胞总数明显增高（10～30）×10^9/L，中性粒细胞增多，超过80%且呈核左移现象，或胞质内有毒性颗粒。年老体弱、酗酒、免疫低下者的细胞计数常不增高，但中性粒细胞百分比仍高。

（2）痰细菌检查：痰涂片或培养可见肺炎球菌。为减少唾液污染，应在漱口后采集深咳痰液，也可经支气管镜防污染毛刷或支气管肺泡灌洗采样。因系侵袭性检查，仅限于少数重症感染。

（3）血和胸腔积液培养：如合并胸腔积液，应抽取胸液进行细菌培养。10%～20%合并菌血症、重症感染，不应忽视血培养的临床意义。微生物标本必须在抗菌药物使用前留取，否则明显影响培养阳性率。

五、治疗

肺炎由于病原菌不同，临床症状轻重不一，治疗有所选择。对体质较好、病情较轻者，特别是病毒性肺炎，一般可单纯用中医药进行治疗，但对年老体弱、免疫力较低、感染较重和重症肺炎者，除密切注意病情变化外，由于病情较危重，应积极予以中西医结合治疗，肺炎后期可使用中医药调理，促进病灶吸收，防止机化，增强机体免疫力，使患者早日康复。

（一）中医治疗

肺炎多系风热之邪袭肺所致，病变部位在肺，传变规律及辨证治疗大多遵循温病的卫气营血。卫气营血辨证是本病提高治愈率，防止变证的关键。风热与痰热是本病中心环节，故疏风清热化痰是基本治疗大法。若见阳明腑实证，当肺胃同治；若逆传心包，当凉营清心，豁痰开窍；若正不胜邪，热毒内陷，阴竭阳脱，亟当回阳救阴，益气固脱。后期阶段，邪热已退而肺胃津伤未复，则宜甘寒清养肺胃之阴。

1. 辨证论治

（1）邪袭肺卫

主症：发病急骤，发热，恶寒，无汗或少汗，咳嗽，痰白或黄，口渴，舌边尖红，苔薄白或微黄，脉浮数。

治法：辛凉解表，宣肺化痰。

方剂：桑菊饮合银翘散加减。

基本处方：金银花15g，连翘15g，桑叶10g，菊花10g，薄荷6g（后下），桔梗10g，牛蒡子10g，芦根15g，杏仁12g，生甘草6g。每日1剂，水煎2次，分2次服；病重者每日2剂，每隔6小时服1次。煎药时间不宜过长，以汤药"香气"大出为度。

加减：肺热内盛者，加鱼腥草、大青叶、黄芩以清泄肺热；口渴明显者，加天花粉、南沙参以清热生津；痰黄黏稠者，加浙贝母、天竺黄以清热化痰；咽痛明显者，加板蓝根、山豆根以清热利咽。

（2）痰热壅肺

主症：发热，咳嗽，痰多痰鸣，痰黏或黄或带血，胸痛，气粗而喘，口渴烦躁，小便黄赤，大便干燥，舌红苔黄腻，脉弦滑数。

治法：清热化痰，宣肺平喘。

方剂：麻杏石甘汤合苇茎汤加减。

基本处方：麻黄 9g，生石膏 30g，苇茎 18g，杏仁 12g，桃仁 12g，薏苡仁 20g，冬瓜仁 15g，甘草 6g，虎杖 20g，全瓜蒌 15g，黄芩 15g。每日 2 剂，水煎服，每隔 6 小时服 1 次。

加减：痰热壅盛者，加鱼腥草、桑白皮、金银花、浙贝母以加强清热化痰解毒之力；咯血者，加侧柏叶、白茅根以凉血止血；胸痛者，加郁金、丝瓜络以活络止痛；腑实便秘者，加生大黄（后下）、玄明粉冲服以通腑泄热；表证未解，仍有恶寒、发热者，则用生麻黄，若表证已解，可用炙麻黄。

（3）热入心包

主症：灼热夜甚，烦躁，神昏谵语，气促，痰鸣肢厥，舌红绛，脉弦滑数。

治法：清心泄热，豁痰开窍。

方剂：清营汤合菖蒲郁金汤加减。

基本处方：水牛角 30g（先煎），生地黄 30g，牡丹皮 12g，玄参 20g，黄连 10g，金银花 30g，连翘 20g，浙贝母 12g，石菖蒲 10g，郁金 15g，鲜竹沥 50ml（冲服），人工牛黄粉 1g（冲服）。每日 2 剂，水煎服，分 4 次服。

加减：高热烦躁为主，可加安宫牛黄丸 1 丸，化开，冲服，以清心解毒开窍安神；神昏谵语为主，可服至宝丹 1 丸，以化痰开窍；高热痉厥为主，可加服紫雪丹 1 丸，以镇痉开窍，清热解毒；兼腑实便秘者，加大黄（后下）、玄明粉冲服，以通腑泄热醒神。

（4）正虚欲脱

主症：体温骤降，额出冷汗，面色苍白，口唇青紫，呼吸短促，脉微细。

治法：回阳救逆，益气养阴。

方剂：参附汤合生脉散。

基本处方：高丽参 9g（另煎），制附子 15g，麦门冬 12g，五味子 9g，山茱萸 15g。每日 2 剂，水煎服，分 4 次服。

加减：大汗淋漓者，加煅龙骨、煅牡蛎以敛汗固脱。临床上即可用参附注射液 20ml 加入 5% 葡萄糖注射液 20ml 或 0.9% 生理盐水 20ml，静脉推注。

（5）正虚邪恋

主症：低热不退，咳嗽减而未止，痰少黏稠不爽，神疲乏力，气短懒言，或口渴烦躁，舌红而裂，少苔，或舌淡而少津，脉细数或无力。

治法：益气养阴，润肺化痰。

方剂：麦门冬汤合泻白散加减。

基本处方：太子参 30g，沙参 15g，麦门冬 15g，生地黄 20g，石斛 15g，杏仁 12g，川贝母 10g，桑白皮 15g，地骨皮 15g。每日 1 剂，水煎服。

加减：低热不退者，加白薇、银柴胡以清虚热；纳呆者，加生谷芽、生麦芽、炙鸡内金以消导开胃；痰黏难咯者，加瓜蒌皮以清化痰热；腹胀者，加佛手、香橼皮以行气消胀。

2. 中药制剂

（1）银翘解毒片：疏风解表，清热解毒。适用于肺炎初期，邪在肺卫者。每次 4 片，每日 2~3 次，3~5 天为一个疗程。

（2）羚羊清肺丸：清肺利咽，清瘟止嗽。适用于痰热郁肺之肺炎。每次 1 丸，每日 3 次，5~7 天为一个疗程。

（3）金荞麦片：清热解毒，排脓祛瘀，祛痰止咳平喘。适用于痰热壅肺之肺炎。每次 5 片，每日 3 次，7 天为一个疗程。

（4）蛇胆川贝液：祛风止咳，除痰散结。适用于风热咳嗽，痰多之肺炎。每次 10ml，每日 2 次，7 天为一个疗程。

（5）蛇胆陈皮液：顺气，止咳，化痰。适用于痰浊阻肺，咳喘痰多之肺炎。每次 10ml，每日 3 次，7 天为一个疗程。

（6）清开灵注射液：清热解毒，化痰通络，醒神开窍。适用于肺炎之痰热盛或热入心包者，症见：发热、咳嗽、咳痰不爽、口渴、舌红、苔黄等。可予清开灵注射液，一日20~40ml，以 5% 葡萄糖注射液 250ml 或氯化钠注射液 250ml 稀释后静脉滴注，每日 1 次，5~7 天为一个疗程。

（7）痰热清注射液：清热，解毒，化痰。适用于急性肺炎、痰热阻肺证。每次 20~30ml 加入 5% 葡萄糖注射液 250ml 或 0.9% 氯化钠注射液 250ml，静脉滴注，每日 1 次，5~7 天为一个疗程。

（8）热毒宁注射液：清热，疏风，解毒。适用于肺炎属于风热者。每次 20ml，以 5% 葡萄糖注射液或 0.9% 氯化钠注射液 250ml 稀释后使用，滴速为每分钟 30~60 滴，每日 1 次。

（9）醒脑静注射液：清热泻火，凉血解毒，开窍醒脑。适用于肺炎热盛或热入营血神昏者。可予醒脑静注射液 20ml 加入 5% 葡萄糖注射液 250ml 中，静脉滴注，每日 1 次，7 天为一个疗程。

（10）血必净注射液：化瘀解毒。适用于温热类疾病，症见：发热、喘促、心悸、烦躁等瘀毒互结证。适用于因感染诱发的全身炎症反应综合征，也可配合治疗多器官功能失常综合征的脏器功能受损期。全身炎症反应综合征：50ml 血必净注射液加 0.9% 氯化钠注射液 100ml，静脉滴注，在 30~40 分钟滴毕，每日 2 次；病情重者，每日 3 次。多器官功能失常综合征：100ml 血必净注射液 0.9% 氯化钠注射液 100ml 静脉滴注，在 30~40 分钟滴毕，每日 2 次；病情重者，每日3~4 次。

（11）丹参注射液：活血化瘀。适用于肺炎见有瘀血者，特别肺炎后期，炎症吸收不良者。10~20ml 加入 5% 葡萄糖注射液 250ml 中静脉滴注，每日 1 次，7 天为一个疗程。

（12）参麦注射液：益气固脱，养阴生津，生脉。适用于肺炎气阴欲脱者或后期气阴两虚者。以 50ml 加入 5% 葡萄糖注射液 250ml 静脉滴注，每日 1 次，7~10 天为一个疗程。

（13）黄芪注射液：益气养元，扶正祛邪，养心通脉，健脾利湿。适用于肺炎后期以气虚为主者。以 10～20ml 加入 5% 葡萄糖注射液 250ml 中静脉滴注，每日 1 次，7～10 天为一个疗程。

（14）参附注射液：回阳救逆，益气固脱。适用于肺炎出现阳气暴脱的厥脱证和气阳虚者。一次 20～100ml，用 5%～10% 葡萄糖注射液 250～500ml 稀释后使用，或静脉推注，一次 10～20ml（用 5%～10% 葡萄糖注射液 20ml 稀释后使用）。

3. 针灸

（1）风温犯肺

1）取穴：合谷、曲池、外关、大椎。热甚加外关、合谷；咽痛加少商。

2）操作：用泻法。留针 20 分钟，5 次为一个疗程。

（2）痰热壅肺

1）取穴：合谷、曲池、尺泽、少商、肺俞。若热郁胸膈而烦躁者，加膈俞；痰热结胸者，加丰隆；大便不通者，加天枢、上巨虚。

2）操作：用泻法。留针 20 分钟，5 次为一个疗程。

（3）热毒内陷

1）取穴：郄门、神门、曲泽、膈俞、血海，若邪甚蒙闭心包，神昏者加水沟，也可刺水沟、十宣、曲池、委中放血。

2）操作：用泻法。留针 20 分钟，5 次为一个疗程。

（4）正气暴脱

1）取穴：水沟、内关、百会、气海、关元。

2）操作：水沟、内关，用补法，百会、气海、关元用大艾炷灸。留针 30 分钟，5 次为一个疗程。

（5）正虚邪恋

1）取穴：肺俞、膏肓俞、太渊、太溪、三阴交。低热不退加内关；痰多纳呆加足三里、中脘。

2）操作：用平补平泻法。留针 20 分钟，5 次为一个疗程。

4. 穴位注射　适用于大叶性肺炎。

方法：取双侧肺俞、大椎穴，用 4.5～5 号皮试针头吸入注射用水，常规消毒后，快速刺入穴位肌层，上下提插，待局部有酸麻胀感，回抽无血时分层推注，初次注射肺俞穴 1ml，1 小时后再注 1 次 2～3ml，大椎穴 1ml，以后每日 2 次至痊愈为止。

疗程：7 次为一个疗程。

5. 拔罐法　适用于肺炎恢复期病灶吸收不良者。

方法：取风门、肺俞、膏肓俞、肺部有湿啰音处，按拔火罐常规操作，每日治疗 1 次。

疗程：5 次为一个疗程。

6. 药熨法

（1）适应证一：迁延性肺炎。

方法：二子莫附方：苏子、白芥子、芫荽、香附各 30g，细辛 10g，食盐 30g，食醋少许。上药用铁锅在炉上翻炒至芳香灼手，装入柔软布袋内，立即在脊柱及两旁或啰音密集处来回推熨。开始可隔衣而熨，待温度下降，再直接熨于皮肤上，每日 2 次。

疗程：7 天为一个疗程。

（2）适应证二：肺炎之痰浊阻肺者。

方法：三子养亲方：苏子、莱菔子各 60g，白芥子 30g，各药混合炒热，布包熨背部。每日 2 次。

疗程：7 天为一个疗程。

7. 灌肠疗法　适用于肺炎之痰热壅肺者。

方法：麻杏石甘汤灌肠液：麻黄 10g，石膏 50g，杏仁 10g，甘草 5g。水煎取汁约 200ml 灌肠，药温 30℃ 左右，每日灌肠 1～2 次。

疗程：5 天为一个疗程。

（二）西医治疗

1. 抗生素治疗

（1）肺炎球菌肺炎：首选青霉素 G，用药途径及剂量视病情轻重及有无并发症而定：对于成年轻症患者，可用 240 万～480 万 U/d，分 3～4 次肌内注射或静脉滴注；对青霉素过敏者，或耐青霉素或多重耐药菌株感染者，可用头孢噻肟 2～4g/d，每日 2～3 次，或头孢曲松钠 2g/d；氟喹诺酮类药物亦可选用，如左氧氟沙星 0.4～0.5g/d，莫西沙星 0.4g/d。

（2）金黄色葡萄球菌肺炎：院外感染轻症患者可以选用青霉素 G 240 万～480 万 U/d，分 3～4 次肌内注射或静脉滴注，病情较重或院内感染者宜选用耐青霉素酶的半合成青霉素或头孢菌素，如苯唑西林钠 6～12g/d，分次静脉滴注，或 4～8g/d，分次静脉滴注等，联合氨基糖苷类如阿米卡星 0.4g/d 等亦有较好疗效。阿莫西林、氨苄西林与酶抑制剂组成的复方制剂对产酶金黄色葡萄球菌有效，亦可选用。对于 MRSA 感染者，则应选用万古霉素 1～2g/d 分次静脉滴注，或替考拉宁首日 0.4g 静脉滴注，以后 0.2g/d，或利奈唑胺 0.6g，每 12 小时 1 次静脉滴注或口服。

（3）肺炎克雷伯杆菌性肺炎：常选用第二、三代头孢菌素，如头孢呋辛 3～6g/d，头孢哌酮 2～4g/d，分次静脉滴注或肌内注射，病情较重者可联合氨基糖苷类或氟喹诺酮类。但目前随着 3 代头孢的广泛使用，部分地区肺炎克雷伯杆菌产 ESBLs 多见，常呈多重耐药，故选择时常选用含 β－内酰胺酶的复合制剂，如头孢哌酮舒巴坦钠 4～6g/d，分 2～3 次静脉滴注，对于危重症患者可选用碳青霉烯类药物，如亚胺培南西司他丁 1.0～1.5g/d，分 2～3 次静脉滴注。

（4）铜绿假单胞菌性肺炎：哌拉西林 2～3g，每日 2～3 次肌内注射或静脉滴注，或头孢他啶 1～2g/d，每日 2～3 次，或庆大霉素 16 万～40 万 U/d，分次肌内注射，或环丙沙星 0.4～0.8g/d，分 2 次静脉滴注。对于顽固或重症病例，可用哌拉西林舒巴坦钠 9～13.5g/d，分 2～3 次静脉滴注，或头孢哌酮舒巴坦钠 6～9g/d，分 2～3 次静脉滴注。必要时多种抗生素联合应用以增加疗效。

（5）军团菌肺炎：阿奇霉素或克拉霉素 500mg 静脉滴注或口服，或左氧氟沙星 0.5g 静脉滴注或口服，或莫西沙星 0.4g 静脉滴注或口服。

（6）肺炎衣原体肺炎：首选红霉素，1.0～2.0g/d，分次口服，亦可选用多西环素或克拉霉素，14~21 天为一个疗程。或阿奇霉素 0.5g/d，连用 5 天。氟喹诺酮类也可选用。

（7）肺炎支原体肺炎：大环内酯类抗菌药物为首选，如红霉素 1.0~2.0g/d，分次口服，或罗红霉素 0.15g，每日 2 次，或阿奇霉素 0.5g/d。氟喹诺酮类以及四环素类也用于肺炎支原体肺炎的治疗。疗程一般 2~3 周。

（8）病毒性肺炎

1）利巴韦林：0.8~1.0g/d，分 3~4 次服用；静脉滴注或肌内注射每日 10~15mg/kg，分 2 次，连续 5~7 天。

2）阿昔洛韦：每次 5mg/kg，静脉滴注，每日 3 次，连续给药 7 天。

3）更昔洛韦：7.5~15mg/（kg·d），连用 10~15 天。

4）奥司他韦：75mg，每日 2 次，连用 5 天。

5）阿糖腺苷：5~15mg/（kg·d），静脉滴注，10~14 天为一个疗程。

（9）传染性非典型肺炎：一般性治疗和抗病毒治疗同病毒性肺炎。重症患者可酌情使用糖皮质激素，具体剂量及疗程应根据病情而定，甲泼尼龙一般剂量为 2~4mg/（kg·d），连用 2~3 周。

2. 抗休克治疗　重症肺炎可以并发感染性休克，此时在应用强有力的抗生素同时还需要尽快进行抗休克治疗，使生命体征恢复正常。

（1）液体复苏：补充血容量是抗休克的重要抢救措施，一旦临床诊断感染性休克，应尽快积极液体复苏，可先给予低分子右旋糖酐 500~1000ml，继而补充各种浓度的葡萄糖注射液、林格液或平衡盐液等。最好监测中心静脉压以指导输液，尽快使中心静脉压达到 8~12mmHg；尿量 >0.5ml/（kg·h）。

（2）纠正酸中毒：动脉血 pH<7.25 者，可适当应用 5% 碳酸氢钠溶液静脉滴注处理。所需补碱剂量（mmol）= 目标 CO_2 结合力 – 实测 CO_2 结合力（mmol/L）× 0.3 × 体重（kg）。

（3）糖皮质激素应用：严重感染和感染性休克患者往往存在有相对肾上腺皮质功能不足，应用肾上腺糖皮质激素，可稳定机体受累部分的细胞膜，保护细胞内的线粒体和溶酶体，防止溶酶体破裂等。对于经足够的液体复苏仍需升压药来维持血压的感染性休克患者，推荐静脉使用糖皮质激素，氢化可的松 200~300mg/d，分 3~4 次或持续给药。因使用大剂量肾上腺皮质激素，常能引起体内感染的扩散以及水与电解质的紊乱，故休克一经改善，则应尽快撤除。

（4）应用血管活性药物：在补足血容量及纠正酸中毒的基础上，若血压仍不能恢复正常范围，休克症状仍为改善者可以给予血管活性药物。多巴胺作为感染性休克治疗的一线血管活性药物，多巴胺兼具多巴胺能与肾上腺素能 α 和 β 受体的兴奋效应，在不同的剂量下表现出不同的受体效应。一般先用多巴胺 10~20μg/（kg·min），静脉滴注；如无效可改用去甲肾上腺素 0.03~1.5μg/（kg·min），静脉滴注；如果仍无效则可以考虑加用小剂量血管加压素（0.01~0.04U/min），无须根据血压调整剂量。必要时，可选用山莨菪碱 10~20mg，每15~30分钟 1 次，静脉滴注；待面色转红，眼底血管痉挛和毛细血管血充盈好转，微循环改善，脉差加大，血压回升后，逐渐延长给药间期。但要注意，血管活性药用药时间不宜超过 10 小时，休克控制后，应逐渐减缓滴速，乃至撤除。同时，补液应控制速度，不宜过速，以免引起肺水肿。

（5）防治心肺功能不全：心力衰竭者，可用毛花苷丙 0.2～0.4mg 或毒毛旋花子苷 K 0.125～0.25mg 加 50% 葡萄糖注射液 20～40ml，缓慢静脉滴注，若应用后症状不能改善，可以考虑应用多巴酚丁胺 2～20μg/（kg·min）增加心排血量；同时应用祛痰剂以保持呼吸道通畅，呼吸困难及发绀明显者应予吸氧，若吸氧后仍不能纠正低氧血症者应当使用呼吸兴奋剂或者机械通气治疗。

六、护理

（一）护理措施

1. 体温过高　与细菌感染有关。

（1）卧床休息：高热患者由于新陈代谢率增快，消耗大，而进食少，体质虚弱，故应卧床休息，减少活动，以减少组织对氧的需要，帮助机体组织修复。在临床应尽量将治疗和护理集中在同一时间内完成，以保证患者有足够的休息时间。

（2）降温处理：高热时予以物理降温，或药物降温，降温半小时后测体温。患者寒战时注意保暖，适当增加盖被，大量出汗者应及时更换衣服和盖被，并注意保持皮肤的清洁干燥。

（3）监测体温：每天测量体温 4～6 次或根据病情变化而进行监测，待体温恢复正常 3 天后可减至每日测 2 次，同时密切观察其他生命体征，如有异常情况，立即通知医生并协助处理。

（4）补充营养和水分：高热时，一方面由于迷走神经兴奋降低，使胃肠活动及消化吸收降低，而另一方面，分解代谢增加，营养物质大量消耗，引起消瘦、衰弱和营养不良。因此，应供给高热量、高蛋白、高维生素，易消化的流质或半流质饮食。并鼓励患者进食。对不能进食者，必要时用鼻饲补充营养，以弥补代谢之消耗。需静脉补液者，滴速不宜过快，以免引起肺水肿。发热可使机体丧失大量水分，因此，应鼓励患者多饮水或选择喜欢的饮料，每日摄入量在 1～2L，并且可加快毒素排泄和热量散发。

（5）口腔护理：高热患者，唾液分泌减少，口腔黏膜干燥，口腔内食物残渣易于发酵，促使细菌繁殖。同时机体抵抗力下降及维生素缺乏，易引起口唇干裂、口唇疱疹、口腔炎症、溃疡，故应加强口腔护理。应在清晨、餐后及睡前协助患者漱口，或用漱口液清洁口腔，口唇干裂可涂润滑油保护。

（6）抗生素治疗的护理：应密切观察抗生素的毒副反应，发现异常及时报告。例如：①过敏：即使皮试阴性，仍可能发生过敏反应，而用药过程中应密切观察，并做好抢救准备，迟发反应如药疹出现时应立即停药并报告医生；②大量抗生素的应用，可能诱发真菌感染及维生素缺乏，因而必须注意检查口腔中有无鹅口疮，痰中找真菌，并及时采取相应措施，补充维生素 B_2 与 B_6，鼓励患者从口中进食，以调整菌丛抑制真菌生长；③用氨基苷类抗生素时应注意前庭功能和肾功能，定期留尿检查。

2. 清理呼吸道无效　与肺部炎症、大量脓痰、咳嗽无力有关。

（1）病情观察：详细观察咳嗽、咳痰的情况，准确记录痰量和痰的外观，及时正确采集痰标本送检以提供可靠的诊断指标。

（2）环境舒适：室内空气新鲜、洁净。室温保持 18～20℃，相对湿度 55%～60% 为宜。室内通风每日 2 次，每次 15～30 分钟，但避免患者受到直接吹风，以免受凉，以充分发挥上呼吸道自然防御功能。避免因空气干燥降低气管纤毛运动的功能，使痰液黏稠不易咳出。

（3）促进排痰

1）对卧床患者嘱其定期进行深呼吸，并协助其翻身、拍背；或震动排痰机协助排痰。

2）将无效咳嗽变为有效咳嗽，首先进行 5～6 次深呼吸，再深吸气后保持张口，然后浅咳一下将痰咳至咽部，再迅速将痰咳出。

3）对痰液黏稠的患者进行超声雾化或蒸气吸入，使痰液化而易于咳出。

4）有大量脓痰者，认真做好体位引流工作。

5）必要时协助医生通过纤维支气管镜、气管插管甚至气管切开等解除严重、顽固的痰液阻塞，以解除其痛苦甚至挽救其生命。

6）遵医嘱给予祛痰、止咳药。

（4）补充营养与水分：咳嗽消耗热量，因而必须充分供给营养物质，给以高蛋白、高维生素膳食，少量多餐。为保证营养物质的摄入，必须保持口腔卫生，及时清理痰杯、痰液。为保证呼吸道黏膜的湿润与黏膜病变的修复，有利痰液的排出，在病情允许情况下应适当补充营养和水分。

（5）防止并发症：剧烈咳嗽要防止发生晕厥等并发症。为减轻患者咳嗽，遵医嘱给予镇咳药，帮助患者采取适当的体位等，湿性咳嗽患者不宜单独使用强止咳药，尤其对年迈体弱者，以免造成窒息。

3. 气体交换功能受损　与气道内黏液的积累、肺部感染等因素致呼吸面积减少有关。

（1）环境：参见"清理呼吸道无效"的环境要求。

（2）体位：协助患者取半坐卧位，以增强肺通气量，减轻呼吸困难。

（3）氧疗与机械通气治疗：气急发绀者，应给予氧气吸入，4～6L/min，以提高血氧饱和度，纠正组织缺氧，改善呼吸困难。严重呼吸困难患者要做好机械通气的准备工作，必要时进行机械通气并做好相关的护理工作。

（4）正确使用呼吸技术：教会患者掌握呼吸技术，即包括缩拢嘴唇呼吸和膈肌呼吸。

1）缩拢嘴唇呼吸的方法：让患者用鼻吸气，然后通过半闭的口唇慢慢呼出，边呼气边数数，数到第七后做一个"扑"声。

2）用膈肌呼吸方法：护士应将双手放在患者腹部肋弓之下，同时嘱患者用鼻吸气，吸气时患者将其腹部向外膨起，顶着护士双手，屏气 1～2 秒以使肺泡张开。呼气时护士用手在患者肋弓下方轻轻施加压力，同时让患者用口慢慢呼出气体。患者和护士一起练习几次后，然后由患者将自己的手放在肋弓下进行练习。每日锻炼 2 次，每次 10～20 分钟，每分钟 7～8 次。

（5）心理护理：呼吸困难者心情都较紧张，甚至出现焦虑与恐惧，应给予精神上的安慰，根据呼吸困难程度用恰当的沟通方式，及时了解病情。

4. 潜在并发症　感染性休克。

（1）病情观察：将患者安置在监护室，专人护理。取抬高头胸部约20°、抬高下肢约30°的仰卧凹位，以利于呼吸和静脉回流，增加心排出量，尽量减少搬动，并注意保暖。密切观察患者的神志、生命体征、皮肤、黏膜、尿量等变化。及时发现早期休克征象，协助医生及时采取救治措施。准确记录出入液量，估计患者的组织灌流情况。

（2）氧疗：迅速给予高流量吸氧，有助于改善组织器官的缺氧状态。

（3）建立静脉通道：迅速建立两条静脉通道，遵医嘱输液以扩充血容量，使用糖皮质激素、抗生素、碳酸氢钠溶液及血管活性药物，以恢复正常组织灌注，改善微循环功能。按医嘱执行导尿术及做中心静脉压测定。

（4）抗休克药物的应用及护理

1）扩充有效循环血容量：扩容是抗休克最基本的措施，补液要早期、及时、充足。一般先输低分子葡萄糖酐，以降低血液黏稠度，改善微循环，扩充血容量，防止DIC。生理盐水、葡萄糖盐水、复方氯化钠溶液等与低分子葡萄糖酐合用效果更好。低分子葡萄糖酐每天用量不宜超过1000ml。要注意观察有无出血倾向、过敏反应等不良反应。重症者可加用血浆或输血。补液速度原则上先快后慢，但也要根据患者心脏情况、病情及血压、心率决定。补液量一般根据中心静脉压水平，若血压低，中心静脉压低<5cmH_2O应迅速补液。要注意观察尿量、尿比重，若尿比重>1.018及尿量每小时<30ml，说明补液不足。扩容治疗要求达到收缩压>90mmHg、脉压差>30mmHg、中心静脉压≥10cmH_2O、尿量每小时>30ml、脉率每分钟<100次，患者口唇红润、肢端温暖。

2）纠正酸中毒：酸中毒是由于组织缺氧所致。纠正酸中毒可以加强心肌收缩力，增强血管对升压药的反应，改善微循环，碱性药物因配伍禁忌较多，可集中先行输入，后给其他药物。常用5%碳酸氢钠溶液静脉滴注。

3）血管活性药物的应用：在补充血容量和纠正酸中毒后，末梢循环仍无改善时可应用血管活性药物，常用血管活性药物有两种：一种是血管收缩药物，如间羟胺、多巴胺；另一种是血管舒张药物，如酚妥拉明等。血管活性药物应由单独一路静脉输入，以便随时根据血压的变化调整滴速。并注意用药后的反应。滴注多巴胺时，要防止药液外渗，以免局部组织缺血坏死。

4）糖皮质激素：使用糖皮质激素能稳定溶酶体膜，保护细胞膜的完整性，解除血管痉挛改善微循环，从而达到抗休克的作用。另外，有抗炎、抗过敏作用。一般主张短期大剂量使用，但要注意皮质激素易引起感染扩散、胃溃疡、电解质紊乱等不良反应。

5）强心药的应用：重症休克或休克时间较长患者及老年人易发生心功能不全，可应用强心剂，如毛花苷丙等。

（二）健康教育

1. 疾病知识宣教　向患者宣传有关肺炎的基本知识；注意锻炼身体，加强耐寒锻炼；天气变化时随时增减衣服，避免受凉、淋雨、酗酒以及吸烟，预防上呼吸道感染。

2. 保证充足的休息时间，增加营养摄入，以增加机体对感染的抵抗能力。

3. 做好个人卫生　咳嗽时要轻捂嘴，不随地吐痰，将痰吐在纸上或痰杯中，防止病菌污染空气而传染给他人。

4. 注射流感疫苗或肺炎球菌疫苗　适宜接种人群为肺炎球菌易感的 2 岁以上儿童和成人，包括 65 岁以上的老年人、慢性心肺疾病患者、脾功能不全或脾切除者、HIV 感染、器官移植及其他与免疫抑制有关疾病的患者，注射疫苗可使人体保持 3～5 年免疫力。

5. 出院指导　出院后继续用药者，应做好用药指导，告之随诊的时间及准备有关资料如 X 线胸片等。出现发热、心率增快、咳嗽、咳痰、胸痛等症状时，应及时就诊。

（姜振田　崔　艳　陈　梅　赵圣丽　王真真）

第四节　支气管哮喘

一、定义

支气管哮喘是机体对抗原性或非抗原性刺激发生的支气管反应性过度增高的疾病。其临床特点是反复发作、伴有哮鸣音的呼气性呼吸困难。持续数分钟至数小时或更长时间。据有关文献报道，我国局部地区发病率高达 5.29%。可发生于任何年龄，但 12 岁以前始发者居多，约 20% 的患者有家族史。好发于秋冬季节，春季次之。

本病属中医哮证范畴，多为时邪外袭、痰饮伏肺；或饮食不慎，烦恼等精神因素；或对某种物质过敏而诱发。痰气搏击于气道，是支气管哮喘发病的基本病理机制。

哮喘反复发作，可并发慢性支气管炎和阻塞性肺气肿，进而发展成肺源性心脏病，成为痼疾。本病重在预防发作。

二、病因

哮喘的病因还不十分清楚，大多认为是多基因遗传有关的变态反应性疾病，环境因素对发病也起重要的作用。

（一）中医病因病机

1. 外邪侵袭　外感风寒或风热之邪，未能及时表散，邪蕴于肺，壅阻肺气，气不布津，聚液生痰，或因吸入烟尘、花粉、动物毛屑、异体气味等，影响气体的宣降，津液凝聚，痰浊内生而致哮。

2. 饮食不当　过食生冷，寒饮内停，或嗜食肥甘厚味，积痰蒸热，或进食海膻发物，以致脾失健运，痰浊内生，上干于肺，壅塞气道，而致诱发。

3. 体虚病后　肺气不足，阳虚阴盛，气不化津，痰饮内生，或阴虚阳盛，热蒸液聚，痰热胶固，均可致哮。一般而言，体质不强者多以肾为主，而病后所致者多以肺为主。

病理因素以痰为主，如朱丹溪说："哮喘专主于痰"，痰的产生主要由于人体津液不归正化，凝聚而成，如伏藏于肺，则成为发病的潜在"夙根"，因各种诱因如气候、饮食、情志、劳累等诱发。如《景岳全书·喘促》曰："喘有夙根，遇寒即发，或遇劳即发者，亦名哮喘。"发作时的基本病理变化为"伏痰"遇感引触，痰随气升，气因痰阻，相互搏结，壅塞气道，气道狭窄，通畅不利，肺气宣降失常，引动停积之痰，而致痰鸣如吼，气息喘促。若长期反复发作，寒痰伤及脾肾之阳，痰热耗灼肺肾之阴，则可从实转虚，在平时表现为肺、脾、肾等脏气虚弱之候。如长期不愈，反复发作，病由肺脏影响及脾、肾、心，可导致肺气胀满，不能敛降的肺胀重证。

（二）西医病因病理

1. 病因

（1）遗传因素：许多调查资料表明，哮喘患者亲属患病率高于其他群体患病率，并且亲缘关系越近，患病率越高；患者病情越严重，其亲属患病率也越高。目前，对哮喘的相关基因尚未完全明确，但有研究表明，有多位点的基因与变态反应性疾病相关。这些基因在哮喘的发病中起着重要作用。

（2）促发因素：环境因素在哮喘发病中也起到重要的促发作用。相关的诱发因素较多，包括：吸入性抗原（如尘螨、花粉、真菌、动物毛屑等）和各种非特异性吸入物（如二氧化硫、油漆、氨气等）、感染（如病毒、细菌、支原体或衣原体等引起的呼吸系统感染）；食物性抗原（如鱼、虾蟹、蛋类、牛奶等）、药物（如普萘洛尔、阿司匹林等）、气候变化、运动、妇女的月经期、妊娠等都可能是哮喘的诱发因素。

2. 病理　疾病早期，肉眼观解剖学上很少见器质性改变。随着疾病发展，病理学变化逐渐明显。肉眼可见肺膨胀及肺气肿，肺柔软疏松有弹性，支气管及细支气管内含有黏稠痰液及黏液栓。支气管壁增厚、黏膜肿胀充血形成皱襞，黏液栓塞局部可出现肺不张。

显微镜下，支气管哮喘气道的基本病理改变为气道炎症和气道重构。气道炎症表现为上皮下多种炎症细胞，包括肥大细胞、巨噬细胞、嗜酸性粒细胞、淋巴细胞与中性粒细胞浸润。气道黏膜下组织水肿，微血管通透性增加，支气管内分泌物潴留，支气管平滑肌痉挛，纤毛上皮细胞脱落，基膜露出，杯状细胞增生及黏液分泌增加等病理改变。若哮喘长期反复发作，则出现气道重构的改变，表现为支气管平滑肌层增厚，气道上皮下纤维化、气道与血管周围胶原沉积增加、基膜增厚和透明样变、血管增生等。

三、临床表现

1. 症状　典型的哮喘发作可有黏膜过敏的先兆症状，如鼻痒、打喷嚏、流泪、干咳等。与哮喘相关的症状有咳嗽、喘息、呼吸困难、胸闷、咳痰等。典型的表现是发作性伴有哮鸣音的呼气性呼吸困难。严重者可被迫采取坐位或呈端坐呼吸，干咳或咳大量白色泡沫痰，甚至出现发绀等。哮喘症状可在数分钟内发作，经数小时至数天，用支气管扩张药或自行缓解。早期或轻症的患者多数以发作性咳嗽和胸闷为主要表现。

2. 体征　缓解期可无异常体征。发作期胸廓膨隆，叩诊呈过清音，多数有广泛的呼气相为主的哮鸣音，呼气延长，如合并感染时可有湿啰音。严重哮喘发作时常有呼吸费力、大汗淋漓、发绀、胸腹反常运动、心率增快、奇脉等体征。当支气管极度痉挛或广泛的痰栓阻塞，或全身衰竭而呼吸浅慢时哮鸣音反而减少甚至消失即"沉默肺"，不应误认为病情好转，应是病情恶化的表现。

3. 常见并发症　哮喘发作时可并发气胸、纵隔气肿、肺不张。长期反复发作和感染可并发慢性支气管炎、肺气肿、支气管扩张和慢性肺源性心脏病。

四、诊断

1. 反复发作喘息、气急、胸闷或咳嗽，多与接触变应原、冷空气、物理、化学性刺激、病毒性上呼吸道感染，运动等有关。

2. 发作时双肺可闻及散在或弥漫性，以呼气为主的哮鸣音，呼气相延长。

3. 上述症状可经治疗缓解或自行缓解。

4. 除外其他疾病所引起的喘息、气急、胸闷和咳嗽。

5. 临床表现不典型者（如无明显喘息或体征）至少应有下列三项中的一项：①支气管激发试验或运动试验阳性；②支气管舒张试验阳性FEV$_1$增加≥12%，且FEV$_1$增加绝对值≥200ml；③昼夜PEF变异率≥20%。

符合1~4条或4、5条者，可以诊断为支气管哮喘。

五、治疗

（一）中医治疗

1. 辨证论治　哮喘发作时以邪实为主，未发时以正虚为主。发时宜祛邪豁痰，降气平喘。若反复日久，正虚邪实者，又当兼顾，不可单纯拘泥于祛邪。平时以扶正固本，益肺健脾补肾为宜，以减轻、减少或控制发作。

（1）发作期

1）寒哮

主症：呼吸急促，喉中痰鸣，胸中满闷如窒，难以平卧，咳嗽，痰色白清稀多泡沫，小便清长，口不渴，初起可伴有恶寒、发热、头痛，舌质淡或淡红，苔白或腻，脉浮紧。

治法：温肺散寒，豁痰平喘。

方剂：射干麻黄汤合小青龙汤加减。

基本处方：麻黄8g，苏子12g，杏仁12g，法半夏12g，细辛6g，五味子10g，生姜3片，紫菀12g，款冬花12g，射干15g，白芍15g，炙甘草8g。每日1剂，水煎服。

方解：方中麻黄、细辛、生姜温肺散寒定喘，射干、苏子、杏仁佐麻黄、细辛平喘；法半夏、紫菀、款冬花止咳化痰；白芍、五味子、甘草酸甘敛阴，以防麻黄、细辛辛散太过，制约其不良反应。全方合用，收温肺散寒、豁痰平喘之效。

加减：若风寒较盛、恶寒头痛、全身骨节疼痛者，加羌活12g、桂枝9g、威灵仙12g以解外束之风寒；若痰多、气逆不得息者，加橘红9g、葶苈子12g、制南星12g以祛痰定喘。

2）热哮

主症：发热头痛，汗出，气促胸闷，喉中痰鸣，不得平卧，口干口苦，痰色黄稠，咳出困难，或大便秘结，小便黄，舌质红，苔黄或黄腻，脉浮滑数。

治法：清热宣肺，涤痰平喘。

方剂：清肺定喘汤加减。

基本处方：鱼腥草30g，苇茎20g，麻黄8g，黄芩15g，桑白皮15g，杏仁12g，蒲公英15g，瓜蒌皮12g，冬瓜仁15g，地龙12g。每日1剂，水煎服。

方解：本方以鱼腥草、麻黄、苇茎清热宣肺平喘为主药；杏仁、瓜蒌皮、地龙宣肺涤痰；黄芩、蒲公英助鱼腥草、苇茎宣清肺热。共奏清热宣肺，涤痰平喘之功。

加减：高热烦渴，痰多，色黄稠，难咳出者，加生石膏30g、青天葵15g、薄荷6g（后下）清肺热，解表里之热邪；大便不通，腹胀满，舌苔黄厚而干者，加大黄9～12g、枳壳12g以清里热，通腑气；如患者对地龙过敏或服后有恶心、呕吐、胃肠不适者，可去地龙加葶苈子12g。

3）风哮

主症：时发时止，发时喉中痰鸣有声，反复发作，未发时如常人，或伴咽痒，喷嚏，咳嗽，舌淡苔白，脉浮紧或弦。

治法：祛风宣肺，解痉平喘。

方剂：桂枝加厚朴杏子汤加减。

基本处方：炙麻黄8g，桂枝10g，杏仁10g，白芍10g，防风10g，蝉蜕10g，乌梅10g，地龙10g，五味子10g，薄荷6g（后下），甘草6g。每日1剂，水煎服。

加减：急躁易怒，胁肋隐痛者，加钩藤、牛膝以息风解痉，降逆；痰热胶固者，加葶苈子、黄芩、桑白皮以清痰化热；顽痰者，加皂荚、胆南星、磁石以清化顽痰。

4）痰瘀交阻

主症：气息喘促，喉中痰鸣，咳痰黏腻难出，或咳白色泡沫痰，面色晦暗，口唇肢末青紫，舌边紫黯，舌苔白腻，脉弦或涩。

治法：涤痰祛瘀，宣肺平喘。

方剂：蠲哮汤加减。

基本处方：葶苈子10g，青皮12g，陈皮12g，川芎12g，赤芍15g，大黄10g，生姜10g，牡荆子15g，卫矛10g。每日1剂，水煎服。

方解：方中葶苈子、青皮、陈皮、槟榔、牡荆子泻肺除痰，疏通气机；大黄通腑气，川芎、赤芍、卫矛活血祛瘀；生姜外散表寒、内除痰饮。共奏涤痰祛瘀定喘之效。

加减：顽痰胶结者，加海蛤壳、礞石、皂荚清肺热，蠲顽痰；瘀结重者，加水蛭、桃仁活血化瘀；郁痰化热者，加黄芩、鱼腥草、青天葵清化热痰；风寒束肺者，加麻黄、细辛宣肺解表；大便溏薄者，去大黄，以免再伤脾胃正气。

5）阳气暴脱

主症：喘息鼻扇，张口抬肩，神疲气短，面色青紫，四肢厥冷，汗出如油，舌色紫黯，舌苔白滑，脉微欲绝。

治法：回阳定喘，扶正固脱。

方剂：回阳定喘汤。

基本处方：制附子15g，干姜9g，炙麻黄12g，杏仁12g，党参30g，肉桂3g（焗服），炙甘草10g。每日1～2剂，水煎服。

方解：方中以制附子、干姜、肉桂、党参为主药，取其温补肺、脾、肾三脏之阳气，以救欲脱之元阳；佐以炙麻黄、杏仁宣肺祛痰定喘；炙甘草除佐党参补益肺气外，还可缓解麻黄散表之烈性。共收回阳救脱定喘之功。

加减：重证者，可以高丽参12g（另煎）代替党参，以加强益气固脱之效，回元气于无有之乡；若汗多气逆者，加生牡蛎24g、生龙骨24g、五味子9g、麻黄根12g以加强敛汗固脱之效。

（2）缓解期

1）肺气虚

主症：咳嗽，咳痰清稀色白，面色㿠白，气短，语声低微，自汗畏风，易患感冒，舌质淡红，苔薄白，脉细弱。

治法：益气固表，补肺平喘。

方剂：玉屏风散加减。

基本处方：黄芪30g，防风15g，白术10g，桂枝10g，白芍15g，生姜10g，大枣10g，沙参15g，麦门冬15g。每日1剂，水煎服。

方解：方中熟地黄补肾纳气，党参补肺益气；法半夏、陈皮理气化痰；白术、茯苓、炙甘草益气健脾；当归养血。共收益肺补肾纳气之功。

加减：咳嗽气逆，加杏仁、桔梗以宣降肺气；汗多表虚不固，重用黄芪，另加糯稻根、麻黄根、五味子、生牡蛎以固表敛汗。

2）肺肾两虚

主症：咳嗽气短，自汗畏风，动则气促，腰膝酸软，遗精盗汗，脑转耳鸣，舌淡，脉弱。

治法：肺肾双补。

方剂：金水六君煎合四君子汤。

基本处方：熟地黄15g，当归12g，党参15g，陈皮9g，法半夏12g，茯苓12g，白术12g，炙甘草6g。每日1剂，水煎服。

方解：方中熟地黄补肾纳气，党参补肺益气；法半夏、陈皮理气化痰；白术、茯苓、炙甘草益气健脾；当归养血。共收益肺补肾纳气之功。

加减：肺气虚明显者，加黄芪30g、五味子9g、龙骨24g、牡蛎24g以益气固表；肾气虚明显者，加补骨脂15g、制附子12g、淫羊藿12g、杜仲12g以补肾壮阳，纳气平喘；咳嗽咳痰者，配川贝母9g、杏仁12g、款冬花12g、苏子9g以宣降肺气。

3）肺脾肾虚

主症：哮喘缓解期，咳嗽气短，动则气促，痰色稀白，自汗乏力，食少纳呆，形寒肢冷，大便溏薄，舌淡红，苔白滑，脉细缓。

治法：益气，健脾，补肾。

方剂：补芪六君子汤。

基本处方：补骨脂15g，黄芪30g，党参30g，茯苓12g，白术12g，陈皮6g，法半夏12g，炙甘草6g。每日1剂，水煎服。

方解：方中以黄芪、党参、补骨脂分别补肺、脾、肾三脏之虚损为主药；茯苓、白术益气健脾，陈皮、法半夏燥湿化痰。本方既可调补后天，亦能调补先天，达到平肺、脾、肾三脏阳气。

加减：本方药性平和，可供哮喘缓解期患者长期服用。自汗者，加五味子9g、防风6g、牡蛎24g以固表敛汗；气虚纳少便溏者，加炒麦芽15g、鸡内金9g、砂仁6g（后下）芳香化湿健脾醒胃；痰湿素盛者，加葶苈子12g、莱菔子9g、苏子12g以蠲顽痰；肾阳不足者，加制附子12g、巴戟天12g、紫河车6g共研细末，每日2次，每次3g冲服，增强补骨脂补肾之功效。

4）肺脾气虚

主症：咳嗽气短，痰液清稀，面色㿠白，自汗畏风，食少纳呆，大便溏，舌淡有齿印，苔白，脉濡弱。

治法：益气健脾，培土生金。

方剂：六君益肺汤。

基本处方：党参20g，黄芪20g，茯苓12g，白术12g，炙甘草6g，防风9g，法半夏12g，陈皮9g。每日1剂，水煎服。

方解：方中党参、茯苓、白术、炙甘草健脾益气，补中土；法半夏、陈皮助党参健脾、开胃、燥湿；黄芪、防风配白术有补肺益气固表作用。全方合用可收益气健脾、培土生金功效。

加减：咳嗽痰多者，可加杏仁、桔梗以宣通肺气；汗多者，加麻黄根、牡蛎、五味子，加强益气固表之效；纳少便溏者，加谷芽、麦芽、山药、砂仁（后下）健脾化湿。

5）肾不纳气

主症：喘促日久，呼多吸少，动则喘息更甚，消瘦神疲，心悸，腰酸，或畏寒，自汗或盗汗，舌质淡红，脉沉细。

治法：补肾纳气。

方剂：金匮肾气丸加味。

基本处方：熟地黄15g，山茱萸12g，山药15g，制附子12g，桂枝6g，补骨脂15g，冬虫夏草6g（另煎），茯苓12g，牡丹皮9g，泽泻9g，五味子6g。每日1剂，水煎服。

方解：方中制附子、桂枝、补骨脂功专补肾气，壮元阳，纳气平喘，为方中主药；熟地黄、牡丹皮、山药、茯苓、山茱萸、泽泻主补肾阴，所谓善补阳者，必从阴中求阳之意；冬虫夏草、五味子能益肺肾之阴精，敛耗散之肺气。共收补肾纳气之功。

加减：喘息甚者，可加蛤蚧6g、巴戟天12g固肾纳气；形寒肢冷、腰膝酸软者，去桂枝加肉桂3g（焗服）、淫羊藿15g温补肝肾。

6）脾虚痰阻

主症：咳喘痰多而黏稠，咳吐不爽，痰鸣胸脘满闷，恶心纳呆，大便不实，舌苔白滑或白腻，脉滑。

治法：健脾化痰，降逆平喘。

方剂：六君子汤合三子养亲汤。

基本处方：党参24g，白术15g，茯苓15g，炙甘草6g，陈皮6g，法半夏12g，苏子12g，白芥子9g，莱菔子15g。每日1剂，水煎服。

方解：方中党参、白术、茯苓、甘草益气健脾补中土，运化水湿，以绝痰之生化之源；陈皮、法半夏助党参、茯苓、白术健脾燥湿化痰；苏子、白芥子、莱菔子涤痰降逆平喘。全方合用可达健脾祛痰平喘目的。

加减：若纳呆，恶心明显，或大便溏泄者，可加苍术12g、藿香12g、砂仁6g（后下）以芳香化湿，温运脾土，同时苏子、莱菔子减量（因植物种子均有油性，增强肠蠕动，故减少苏子、莱菔子的用量有利患者症状的改善）；咳嗽痰多者，宜加川贝母9g、桔梗12g以宣肺行痰。

缓解期虽可见肺、脾、肾虚单独出现，但临床上更多的是多证并见，包括虚实夹杂，治疗上当具体辨证施治。

2. 中药制剂

（1）珠贝定喘丸：理气化痰，镇咳平喘，补气温肾。适用于治疗支气节哮喘、慢性支气管炎等久病喘咳，痰涎壅盛等症。含服或用温开水送服，每次6粒，每日3次。2周为一个疗程。

（2）痰咳净：通窍顺气，止咳，化痰。适用于支气管炎、咽炎等引起的咳嗽多痰、气促、气喘。含服，每次0.2g（一小药匙），每日3~6次，2周为一个疗程。

（3）蛤蚧定喘丸：滋阴清肺，止咳平喘。适用于肺肾两虚、阴虚肺热所致的虚劳咳喘，气短烦热，胸满郁闷，自汗盗汗。口服。每次1丸，每日2次，2周为一个疗程。

（4）河车大造丸：滋阴清热，补肾益肺。适用于肺肾两亏，虚劳咳嗽，骨蒸潮热，盗汗遗精，腰膝酸软。口服，每次6g，每日2次，8周为一个疗程。

（5）固本咳喘片：益气固表，健脾补肾。适用于脾虚痰盛、肾气不固所致的咳嗽、痰多、喘息气促、动则喘剧。口服，一次3片，每日3次，12周为一个疗程。

（6）玉屏风颗粒：益气，固表，止汗。适用于表虚不固，自汗恶风，面色㿠白，或体虚易感风邪者。开水冲服，每次5g，每日3次，2~4周为一个疗程。

（7）百令胶囊：补肺肾，益精气。适用于肺肾两虚引起的咳嗽、气喘、咯血、腰背酸痛。口服，5~15粒/次，每日3次，8周为一个疗程。

（8）喘可治注射液：温阳补肾，平喘止咳，有抗过敏、增强体液免疫与细胞免疫的功能。适用于哮证属肾虚夹痰，症见喘促日久，反复发作，面色苍白，腰酸肢软，畏寒，汗多，发时喘促气短，动则加重，喉有痰鸣，咳嗽，痰白清稀不畅，以及支气管炎、哮喘急性发作期间见上症者。肌内注射，每次4ml，每日1次或隔日1次，发作期2周为一个疗程，缓解期12周为一个疗程。

（9）止喘灵注射液：平喘，止咳，祛痰。适用于哮喘，咳嗽，胸闷痰多。肌内注射，每次2ml，每日2~3次，1~2周为一个疗程。

3. 针灸

（1）体针

1）哮喘反复

取穴：定喘、膏肓、肺俞、太渊。

操作：补法或补泻兼施。每日 1 次，1 个月为一个疗程。

2）哮喘发作

取穴：鱼际。

操作：直刺或针尖向掌心斜刺，深 5 分左右，留针 20 分钟，每隔 5 分钟捻转行针 1 次。每次针一侧，每日 1 次，左右交替，10 次为一个疗程。

3）虚证哮喘

取穴：中府、云门、天府、华盖、肺俞。

操作：采用补法或补泻兼施法针刺。每日 1 次，10 次为一个疗程。

4）肺脾两虚

取穴：脾俞、肺俞、章门、足三里为主穴，可配用膻中、膏肓、中脘。

操作：补法为主或平补平泻，背俞穴可用温针法或针罐法。隔日 1 次，1 个月为一个疗程。

5）肺肾两虚

取穴：肾俞、肺俞、关元、章门为主穴，可配用太溪、气海、志室、定喘、足三里。

操作：以补法为主，背俞穴用温针或针后加灸。隔日 1 次，1 个月为一个疗程。

（2）眼针：适用于哮喘发作。

取穴：肺区（双），上焦区（双）。

操作：用 5 分针，45°角进针达到眼骨以得气为度（注意不要损伤眼球），留针 15 分钟，每 5 分钟运针 1 次，通常 10 分钟可缓解。

（3）耳针：适用于咳嗽变异性哮喘。

取穴：肝、肺、气管、神门、皮质下、风溪。

操作：用 30 号 1 寸长毫针针刺一侧耳穴，行中等刺激。留针 40 分钟，两耳交替，隔日 1 次，10 次为一个疗程。

4. 灸法

（1）寒哮

取穴：大椎、肺俞、膏肓、定喘。

操作：每次悬灸 20 分钟，每日 1 或 2 次，7 天一个疗程。

（2）虚哮

取穴：大椎、肺俞、膈俞、肾俞、中府、天突、膻中、气海、关元、足三里。

操作：悬灸或隔姜灸法。每日 1 次，每次取穴 3～5 个，轮流使用，7 天一个疗程。

5. 穴位敷贴　适用于哮喘缓解期，体质偏虚寒的患者。

取穴：①双肺俞、双胃俞、双志室、膻中；②双脾俞、双风门、双膏肓、天突；③双肾俞、双定喘、双心俞、中脘。

操作：取白芥子、细辛、甘遂、延胡索按 4:4:1:1 比例共研细末，取药末 10g，以老姜汁（生姜去皮绞汁过滤）10ml 调和成 1cm×1cm×1cm 大小的药饼，用 5cm×5cm 胶布贴于穴位上。背部穴位均取双侧。每次 1 组，3 组交替使用。每次贴药 1 小时，10 天贴 1 次，共治疗 9 次，疗程 3 个月。

6. 推拿按摩

（1）气喘不能平卧：患者取坐位，医生先用双手拇指按压在大椎穴左右旁开1.5寸的位置，随着患者呼吸，双手拇指同时向下按压。患者呼气时用力稍重，吸气时用力略轻。按压时间2~3分钟。然后双手拇指同时向下移动按压，直到第七胸椎位置为1遍，可反复操作2~3遍。

（2）痰鸣哮喘：患者取坐位，医生以双手拇指分别按压在肩峰前下方凹陷处，其余4指分布于腋窝部位，随患者呼吸向其肺尖方向用力。呼气时用力稍重，吸气时用力略轻。待患者呼吸4~5次后，两手拇指移至第1~2肋软骨，向胸内方向按压，其余4指分布于胸肋部位。然后，沿胸正中线旁开2寸的地方，依次向下移动，按压到胸骨剑突联结处，自上而下反复3~5遍。

（二）西医治疗

1. 脱离变应原　立即脱离变应原是防治哮喘最有效的方法。

2. 药物治疗

（1）支气管舒张剂

1）β_2受体激动剂作为激素的补充治疗，是缓解轻中度急性哮喘症状的首选药物，也可用于运动性哮喘的预防。

沙丁胺醇、特布他林、非诺特罗等，属短效β_2受体激动剂，作用时间为4~6小时。丙卡特罗、沙美特罗和福莫特罗等属长效β_2受体激动剂，作用时间为10~12小时。长效β_2受体激动剂尚具有一定的抗气道炎症、增强黏液－纤毛运输功能的作用，适用于夜间哮喘。长期应用β_2受体激动剂可导致患者β_2受体功能下调，气道反应性增高，会增加哮喘发作次数，因此不宜长期应用。

2）茶碱类：是我国第一线夜间发作首选药。本品与β_2受体激动剂联合应用时易诱发心律失常，应慎用，并适当减少剂量。与糖皮质激素合用具有协同作用。

3）抗胆碱药物：异丙托溴铵可阻断气道平滑肌上M胆碱受体，抑制胆碱能神经对气道平滑肌的控制，使气道平滑肌松弛，气道扩张。其与β_2受体激动剂联合吸入具有协同作用，尤其适用于夜间哮喘。选择性M_1、M_3受体拮抗剂，如泰乌托品（噻托溴铵）作用更强，持续时间更长，不良反应更少。

（2）抗感染药：此类药物主要治疗哮喘的气道炎症，故称为抗感染药。

1）糖皮质激素：是最有效的抗变态反应炎症的药物。给药途径包括吸入、口服和静脉应用等。

A. 吸入剂：吸入治疗是目前推荐长期抗感染治疗哮喘的最常用方法之一，包括倍氯米松（BDP）、氟替卡松和布地奈德等，轻症哮喘吸入量为200~500μg/d，中度持续者500~1000μg/d，重度持续者一般每日超过1000μg（不宜超过每日2000μg，氟替卡松剂量宜减半）。吸入药物全身不良反应少，少数可引起口腔念珠菌感染、呼吸道不适和声音嘶哑，吸药后应用清水漱口。长期使用较大剂量（每日超过1000μg）者，应注意预防全身不良反应，如骨质疏松、肾上腺皮质功能抑制等。为减少吸入大剂量糖皮质激素的不良反应，可与长效β_2受体激动剂、控释茶碱或白三烯受体拮抗剂等联合用药。

B. 口服剂：泼尼松、泼尼松龙。用于吸入糖皮质激素无效或需要短期加强的患者，可大剂量短疗程（每日 30 ~ 60mg）。

C. 静脉用药：重度至严重哮喘发作时应及早应用琥珀酸氢化可的松（每日 100 ~ 400mg），注射后 4 ~ 6 小时起作用，亦可用地塞米松（每日 10 ~ 30mg）。甲泼尼龙（每日 80 ~ 160mg）起效时间更短（2 ~ 4 小时）。症状缓解后逐渐减量，然后改口服和吸入雾化剂维持。

2）色甘酸钠：为非激素类吸入性抗感染药，作用机制还不完全了解，已知的作用是以剂量依赖形式抑制人类部分 IgE 介导的肥大细胞释放介质，对肺泡巨噬细胞、嗜酸性粒细胞、中性粒细胞和单核细胞等炎症细胞具有细胞选择性和介质选择性抑制作用。色甘酸钠雾化吸入 3.5 ~ 7mg 或干粉吸入 20mg，每日 3 ~ 4 次，经 4 ~ 6 周治疗后无效者可停用。

3）其他药物：白三烯拮抗剂扎鲁司特 20mg，每日 2 次，或孟鲁司特 10mg，每日 1 次。白三烯抑制剂是目前治疗哮喘应用较为广泛的药物。酮替酚和新一代组胺 H_1 受体拮抗体阿司咪唑、曲尼司特、氯雷他定对轻症哮喘和季节性哮喘有一定的效果，也可以与 β_2 受体激动剂联合用药。

3. 急性发作期的治疗

（1）轻度哮喘：吸入短效 β_2 受体激动剂，如特布他林、沙丁胺醇。可选用手控定量气雾剂（MDI）或干粉剂吸入（每日 200 ~ 500μg），显效快（5 ~ 10 分钟），因维持时间不长（4 ~ 6 小时），可间断吸入。效果不佳时，可选用 β_2 受体激动剂控释片（每日 10mg）或茶碱控释片（每日 200mg），或雾化吸入异丙托溴铵。

（2）中度哮喘：吸入 BDP 每日 500 ~ 1000μg，规则吸入 β_2 受体激动剂（沙丁胺醇或特布他林）或口服长效 β_2 受体激动剂。氨茶碱是目前治疗哮喘的有效药物，可用 0.25 ~ 0.5g 加入 5% ~ 10% 葡萄糖注射液稀释后缓慢静脉滴注，若仍不能缓解，可加用异丙托溴铵雾化吸入，加服白三烯拮抗剂，或口服糖皮质激素（泼尼松，每日 <60mg）。

（3）重度至危重度哮喘

1）氧疗：一般吸入氧浓度为 25% ~ 40%，并应注意湿化，可用鼻导管或面罩吸氧，使其保持 $PaO_2 > 60mmHg$，$SaO_2 \geqslant 90\%$，监测血氧，注意预防氧中毒。

2）糖皮质激素：常用琥珀酸氢化可的松（每日 100 ~ 400mg 静脉滴注）、地塞米松（每日 10 ~ 30mg）或甲泼尼龙（每日 80 ~ 160mg，静脉注射）。病情好转（3 ~ 5 日）后可改为口服泼尼松（每日 30 ~ 40mg），吸入糖皮质激素二丙酸倍氯米松（BPP，每日 300mg），也可用超声雾化吸入布地奈得。

3）支气管扩张剂的应用：雾化吸入沙丁胺醇（0.5% 沙丁胺醇 1ml 用适量的 0.9% 氯化钠注射液稀释）；皮下或肌内注射沙丁胺醇每次 500μg（每次 8μg/kg），可重复注射；静脉注射沙丁胺醇每次 250μg（每次 4μg/kg 体重）；氨茶碱静脉推注或静脉滴注（5mg/kg）；250 ~ 500μg 溴化异丙托品加入 2ml 0.9% 氯化钠注射液雾化吸入，每日 4 ~ 6 次。

4）维持水、电解质平衡：纠正酸碱失衡，纠正呼吸衰竭。

5）抗生素的应用：并发感染者，选择有效抗生素，积极控制感染是治疗危重症哮喘的有效措施。

6）其他：及时处理严重气胸。并发气胸时，机械通气应在胸腔引流气体条件下进行。

7）机械通气：如病情恶化缺氧不能纠正时，应进行无创或有创机械通气。

4. 哮喘非急性发作期的治疗　制订哮喘的长期治疗方案，其目的是防止哮喘再次急性发作。根据哮喘非急性发作期的病情评价，并按病情不同程度选择适当的治疗方案。

（1）间歇至轻度：按个体差异吸入 β_2 受体激动剂或口服 β_2 受体激动剂以控制症状。口服小剂量茶碱，也可定量吸入小剂量糖皮质激素（每日 ≤500μg）。

（2）中度：按患者情况吸入 β_2 受体激动剂，疗效不佳时改用口服 β_2 受体激动剂控释片，口服小剂量控释茶碱，口服白三烯拮抗剂，如孟鲁司特、扎鲁司特和 5 - 脂氧酶抑制剂等；亦可加用抗胆碱药，定量吸入糖皮质激素（每日 500~1000μg）。

（3）重度：应规律吸入 β_2 受体激动剂或口服 β_2 受体激动剂及茶碱控释片，或 β_2 受体激动剂联用抗胆碱药或加用白三烯拮抗剂口服，吸入糖皮质激素量每日超过100μg。若仍有症状，需规律口服泼尼松或甲泼尼龙，长期服用者，尽可能将剂量维持于每日不超过 10mg。

以上方案为基本原则，但必须个体化，联合运用，以最小量、最简单的联合，不良反应最少，达到最佳控制症状为原则。

5. 免疫疗法　包括特异性和非特异性两种，前者又称脱敏疗法。脱敏疗法即采用特异性变应原（如花粉、螨、猫毛等）作定期反复皮下注射，剂量由低至高，以产生免疫耐受性，使患者脱敏。脱敏治疗可产生局部反应（皮肤红肿、瘙痒、皮疹等）、全身反应（包括荨麻疹、喉头水肿、支气管痉挛以致过敏性休克），因此，脱敏疗法应在具有抢救措施的医院进行。非特异性免疫疗法，如注射转移因子、卡介苗、疫苗等生物制品，以抑制变应原反应的过程，有一定的疗效。

六、护理

（一）护理措施

1. 气体交换受损　与支气管痉挛、气道阻力增加有关。

（1）环境与休息：避免接触环境中的过敏源，患者对气体的温度和气味很敏感，应保持室内空气流通、新鲜，温度、湿度适宜，不宜摆放花草及使用羽毛枕头，避免尘埃飞扬。发作时，协助患者取半卧位或坐位，并给予床旁小桌伏案休息以减轻体力消耗。教会、鼓励患者缩唇呼吸或缓慢深呼吸，以改善通气量，缓解症状和有利于痰液排出。

（2）饮食护理：发作期间以营养丰富，高维生素的流质或半流质为主，忌食易过敏的食物，痰多黏稠者，多饮水，少食油腻食物，保持大便通畅。

（3）氧疗护理：重症哮喘患者常伴有不同程度的低氧血症，应遵医嘱给予鼻导管或面罩吸氧，吸氧流量为 2~4L/min，吸氧时应注意呼吸道湿化、保暖和通畅，避免气道干燥和寒冷气流的刺激而导致气道痉挛，如哮喘严重发作，经一般药物治疗无效，或患者神志改变，PaO_2 <60mmHg，$PaCO_2$ >50mmHg 时，应准备进行机械通气，以缓解患者呼吸困难，使呼吸肌得到休息，维护呼吸功能。

（4）口腔与皮肤护理：病情危重时，应协助患者的生活起居和卫生处置，保持整洁，满足患者的需要。保持皮肤的清洁、干燥和舒适。患者哮喘发作时，常会大量出汗，应每天以温水擦浴，勤换衣服和床单，协助并鼓励患者咳嗽后用温水漱口，保持口腔清洁。

（5）心理护理：缓解紧张情绪，哮喘新近发生和重症发作的患者，通常感到情绪紧张，甚至惊恐不安，护士应多巡视患者，耐心解释病情，治疗和护理措施，给予心理疏导和安慰，消除过度的紧张状态，对减轻哮喘发作的症状和控制病情有重要意义。

（6）病情观察：注意观察哮喘发作的前驱症状，如鼻咽痒、喷嚏、流涕、眼痒等黏膜过敏症状。哮喘发作时，应注意观察患者意识状态，呼吸频率、节律、深度及辅助呼吸肌是否参与呼吸运动等，监测呼吸音、哮鸣音、动脉血气分析和肺功能情况，了解病情、治疗和护理效果。如经治疗病情无缓解，应做好机械通气的准备工作，哮喘在夜间和凌晨易发作，应多巡视、观察有无病情变化。

（7）用药护理：观察用药疗效和不良反应。

1）β_2受体激动剂：①指导患者按医嘱用药；②指导患者正确使用雾化吸入器，以保证药物的疗效；③注意观察此类药物的不良反应如头晕、头痛、心悸、手指震颤等。

2）茶碱类：氨茶碱用量过大或静脉注射（滴注）速度过快可引起恶心、呕吐、头痛、失眠、心律失常，严重者可引起室性心动过速、癫痫样症状、昏迷甚至心搏骤停等。茶碱缓释片（舒弗美）或氨茶碱控释片由于药片内有控释材料，必须整片吞服。

3）糖皮质激素：激素吸入的主要不良反应为口咽部真菌感染、咳嗽和局部皮肤变薄等。应指导患者喷药后立即漱口、洗脸；口服激素宜在饭后服用，以减少对胃肠道的刺激；静脉滴注激素时，应密切观察是否有消化道出血，监测血电解质，以防止水、电解质紊乱。激素的用量应按医嘱进行阶梯式逐渐减量，患者不得自行停药或减量。

4）其他：色甘酸钠及尼多酸钠，少数患者吸入后可有咽喉不适、胸闷，偶见皮疹，孕妇慎用。抗胆碱药吸入后，少数患者有口苦或口干感。酮替芬有镇静、头晕、口干、嗜睡等不良反应。白三烯调节剂主要是胃肠道症状，少数有皮疹、血管性水肿、转氨酶升高，停药后可恢复正常。

2. 清理呼吸道无效　与无效咳嗽、痰液增加和黏稠有关。

（1）病情观察：观察患者咳嗽情况，痰液性状、颜色和量。肺部听诊情况，尤其啰音部位。

（2）促进排痰：教会患者掌握深呼吸和有效咳嗽、咳痰的技巧，协助患者拍背。遵医嘱给予痰液稀释剂或雾化治疗，以促进痰液排出。必要时经鼻腔或口腔吸痰，出现呼吸困难，严重发绀、神志不清时，做好气管插管或气管切开的准备，建立人工气道以清除痰液。

（3）补充水分：哮喘发作的患者，应注意补充液体，有利于痰液的稀释和补充水分，应鼓励患者每天饮水 2500～3000ml。若重症哮喘应遵医嘱静脉补液，以纠正水、电解质和酸碱平衡紊乱。

（4）用药护理：遵医嘱给予支气管舒张剂、激素等药物以缓解气道炎症和水肿，观察用药疗效和不良反应。

3. 知识缺乏　缺乏正确使用解痉气雾剂的有关知识。

（1）评估患者：使用吸入器的情况，针对患者存在的问题，根据患者文化层次、学习能力，提供雾化吸入器的学习资料。

（2）正确使用吸入器：医护人员演示吸入器的正确使用方法。与患者及家属讨论吸入器装置的主要结构，使用方法及正确使用的意义。指导患者反复练习，直至患者完全掌握。

（3）定量雾化吸入器（MDI）使用方法：打开盖子，摇匀药液，深呼气至不能再呼时张口，将 MDI 喷嘴置于口中，双唇包住咬口，以慢而深的方式经口吸气，同时以手指按压喷药，至吸气末屏气 10 秒，使较小的雾粒沉降在气道远端，然后缓慢呼气，休息 3 分钟后可再重复使用 1 次。

（4）特殊 MDI 的使用：对不易掌握 MDI 吸入方法的儿童或重症患者，可在 MDI 上加储药罐，可以简化操作，增加吸入到下呼吸道和肺部的药物量，减少雾滴在口咽部沉积引起刺激，增加雾化吸入疗效。

（5）吸入器的保洁：学习有关吸入器的清洗、保存、更换等知识与技能。

（二）健康教育

由于支气管哮喘是一种反复发作性疾病，所以在发作间歇期要进行系统的治疗，出院前加强健康教育，对防止复发至关重要。

1. 疾病知识指导　帮助患者及其家人获得和了解与哮喘有关的知识，如哮喘的概念、诱因，怎样控制发作及治疗，使患者了解到哮喘虽不能彻底治愈，但只要坚持充分的正规治疗，哮喘是可以控制的，即患者可达到没有或仅有轻度症状，能坚持日常工作和学习。

2. 避免诱发因素　针对个体情况，学会有效的环境控制，如减少与空气中抗原的接触、戒烟、避免被动吸烟和预防呼吸道感染，教会患者建立良好的生活方式。

3. 用药指导　哮喘患者应了解自己所用的每一种药的药名，用法及使用时的注意事项，了解药物的主要不良反应及如何采取相应的措施来避免，减少不良反应。患者应与医生共同制订有效、可行的个人治疗计划。一般先用支气管扩张剂，后用抗感染气雾剂。教会患者正确掌握用药技术，尤其是吸入治疗技术。

4. 监测症状　教会患者利用峰流速仪监测最大呼气流速（PEF），做好哮喘日记，为疾病预防和治疗提供参考资料。记录哮喘日记就是最好的方法之一，分析日记可以帮我们找到引发哮喘的可疑因素和危险状态。哮喘记录卡实际上就是一本哮喘日记，在这里面记录了患者的一些相关的内容，其中包括症状、有哮喘的症状评分、日间和夜间的记录。

5. 及时获得医疗指导　与医生共同制订出防止复发，保持长期稳定的方案。教会患者深呼吸、有效咳嗽、缩唇腹式呼吸方法。

6. 心理社会指导　哮喘患者的心理反应可有抑郁、焦虑、恐惧、性格改变等，给予心理疏导。使患者保持有规律的生活和乐观情绪，向患者说明发病与精神因素和生活压力有关，动员与患者关系密切的人员，如家人或朋友参与对哮喘患者的管理，为其身心健康提供各方面的支持，并充分利用社会支持系统。

（孟　新　陈丽青　崔　萌　刘婷婷　杨倩雯）

第五节　慢性阻塞性肺部疾病

一、定义

慢性阻塞性肺疾病（chronic obstructive pulmonary disease，COPD）是可以预防和治疗的常见病，其特征是持续存在的气流受限。气流受限呈进行性发展，伴有气道和肺对有害颗粒或气体所致慢性炎症反应的增加。急性加重和并发症影响患者整体疾病的严重程度。该病在全球是一种发病率和死亡率较高的重要疾病，是全世界范围内引起死亡的第四大病因。COPD 最主要的危险因素是吸烟，大气污染、职业粉尘和燃烧生物燃料所致的室内空气污染也是 COPD 的主要危险因素。在中国，COPD 同样是严重危害人民健康的重要慢性呼吸系统疾病。其发病率高，病程长，严重影响患者生活质量，最终因呼吸致残，造成沉重的社会经济负担。COPD 以慢性咳嗽、咳痰、呼吸困难为主要表现，病程可分为急性加重期与稳定期。急性加重期是指在疾病过程中，患者短期内咳嗽、咳痰、气短和（或）喘息加重，痰量增多，呈脓性或黏液脓性，可伴发热等炎症明显加重的表现。稳定期则指患者咳嗽、咳痰、气短等症状稳定或症状轻微。

COPD 属于中医学的"咳嗽""喘病""肺胀"等范畴，其急性加重期可分为风寒袭肺、外寒内饮、痰热壅肺、痰湿阻肺、痰蒙心窍等证，稳定期可分为肺气虚、肺脾气虚、肺肾气虚、肺肾气阴两虚等证。血瘀既是 COPD 的主要病机，也是常见兼证，故急性加重期应采用清热、涤痰、活血、宣肺降气、开窍等治法，稳定期以益气、养阴为主，兼祛痰活血。

二、病因

（一）中医病因病机

慢性阻塞性肺疾病因肺脏长期反复遭受多种外邪侵袭，或烟毒伤肺，导致肺脏宣肃功能失常，日久肺气受损，子盗母气，肺脾两虚，病势深入，耗伤肾气，最终导致肺脾肾三脏俱虚。肺虚不能输布水精，脾虚不能散精上归于肺，肾虚膀胱气化失司，水津代谢失常，痰浊内蕴；正气亏虚，无力推动血行，瘀阻心脉。痰瘀互结，阻遏气机，肺气郁闭，故纳新受碍，见咳、痰、喘。正如《症因脉治》谓："肺胀之因，内有郁结，先伤肺气，外复感邪，肺气不得发泄，则肺胀作矣。"后期水饮迫肺凌心，则出现咳逆上气、心悸等症状。

1. 病因

（1）外感六淫：六淫之邪侵犯人的肌表肺卫，或从口鼻而入。皮毛为肺之外合，肺开窍于鼻，外邪袭入，表卫闭塞，肺失于宣发，气壅于肺，不能肃降，肺气上逆而为咳、为喘。

（2）痰饮聚肺：饮食不节，损伤脾胃，或情志不畅，肝木克脾土，致脾失健运，痰浊内生，贮于肺中。痰饮阻塞气道，气道不畅，肺失宣肃，则见咳嗽、咳痰、呼吸急促。

（3）脾胃虚弱：脾胃虚弱，不能运化水谷，酿生痰浊，痰浊贮于肺，影响肺的宣肃，致咳嗽、痰多、气喘。

（4）脾肾亏虚：久病体虚，肺肾不足，或肺病日久及肾，母病及子，致肺肾亏虚，肺虚不主气，肾虚不纳气，气失主纳，以致呼吸短促，动则加重；肾不主水，水液代谢失常，则见水肿。

2. 病机　COPD 是一种慢性疾病，总属于本虚标实，其临床演变经历早、中、晚期较长的过程，在不同的阶段，其病机表现各有特点。病变初期，病位在肺，多表现为六淫外浸，痰邪阻肺；中期影响脾肾，病程迁延，病机重点在于肺脾肾虚，痰浊潴留；后期病及于心（脑），病机特点为气阳虚衰，痰瘀内阻，水饮外溢，蒙蔽清窍。

（二）西医病因病理

1. 病因

（1）吸烟：是主要的发病因素，烟草中含焦油、尼古丁和氢氰酸等化学物质，可损伤气道上皮细胞，使纤毛运动减退和巨噬细胞吞噬功能降低；支气管黏液腺肥大、杯状细胞增生，黏液分泌增多，使气道净化能力下降；支气管黏膜充血水肿、黏液积聚，易继发感染，烟雾刺激黏膜下感受器，使副交感神经功能亢进，引起支气管平滑肌收缩，气流受限。吸烟者肺功能的异常率较高，FEV_1 的年下降率较快，吸烟者死于 COPD 的人数较非吸烟者为多。被动吸烟也可能导致呼吸道症状以及 COPD 的发生。孕期妇女吸烟可能会影响胎儿肺脏的生长及在子宫内的发育，并对胎儿的免疫系统功能有一定影响。

（2）职业性粉尘和化学物质：当职业性粉尘及化学物质，如工业废气、过敏源及室内空气污染等，浓度过大或接触时间过长，均可能产生与吸烟无关的 COPD。接触某些特殊的物质、刺激性物质、有机粉尘及过敏源能使气道反应性增加。

（3）空气污染：大气中的有害气体，如二氧化硫、二氧化氮、氯气等损伤气道黏膜和其细胞毒作用，使纤毛清除功能下降，黏液分泌增加，为细菌感染增加条件。空气中的烟尘或二氧化硫明显增加时，COPD 急性发作显著增多。其他粉尘，如二氧化硅、煤尘、棉尘、蔗尘等也刺激支气管黏膜，使气道清除功能遭受损害，为细菌入侵创造条件。烹调时产生的大量油烟和生物燃料产生的烟尘与 COPD 发病有关，生物燃料所产生的室内空气污染可能与吸烟具有协同作用。

（4）感染：是 COPD 发生发展的重要因素之一。细菌、病毒和支原体是本病急性加重的重要因素；细菌以肺炎链球菌、流感嗜血杆菌、卡他莫拉菌及葡萄球菌为多见；病毒多为流感病毒、鼻病毒、腺病毒和呼吸道合胞病毒等。儿童期重度下呼吸道感染和成年时的肺功能降低及呼吸系统症状发生有关。

（5）蛋白酶 - 抗蛋白酶失衡：蛋白水解酶对组织有损伤、破坏作用；抗蛋白酶对弹性蛋白酶等多种蛋白酶具有抑制功能，其中，α_1 - 抗胰蛋白酶（α_1 - AT）是活性最强的一种，蛋白酶和抗蛋白酶维持平衡是保证肺组织正常结构免受损伤和破坏的主要因素，蛋白酶增多或抗蛋白酶不足均可导致组织结构破坏产生肺气肿。

（6）其他：如机体的内在因素、自主神经功能失调、营养等都有可能参与 COPD 的发生、发展。COPD 的发病也与患者社会经济地位相关，这也许与室内外空气污染的程度不同、营养状况或其他和社会经济地位等差异有一定内在的联系。

2. 病理　COPD 的病理改变主要表现为慢性支气管炎及肺气肿的病理变化。支气管黏膜上皮细胞变性、坏死、增生，黏膜及黏膜下层炎症细胞浸润。急性发作期可见到大量中性粒细胞，严重者为化脓性炎症，黏膜充血、水肿、变性坏死和溃疡形成，基底部肉芽组织和机化纤维组织增生导致管腔狭窄；纤毛倒伏、变短、不齐、粘连，部分脱落。缓解期黏膜上皮修复、增生、鳞状上皮化生和肉芽肿形成，杯状细胞数目增多肥大，分泌亢进，腔内分泌物潴留，基膜变厚坏死，支气管腺体增生肥大，腺体肥厚，与支气管壁厚度比值常为 0.55 ~ 0.79（正常小于 0.4）。炎症导致气管壁的损伤 – 修复过程反复发生，进而引起气管结构重构、胶原含量增加及瘢痕形成，这些病理改变是 COPD 气流受限的主要病理基础之一。

肺气肿的病理改变可见肺脏容积过度膨大，可达正常的 2 倍，弹性减退。外观灰白或苍白，表面可见多个大小不一的大泡。镜检见肺泡壁变薄，肺泡腔扩大、破裂或形成大泡，血液供应减少，弹力纤维网破坏。细支气管壁有炎症细胞浸润，管壁黏膜腺及杯状细胞增生、肥大，纤毛上皮破损，纤毛减少。有的管腔纤细狭窄或扭曲扩张，管腔内有痰液存留。细支气管的血管内膜可增厚或管腔闭塞。按累及肺小叶的部位，可将阻塞性肺气肿分为小叶中央型、全小叶型及兼有两种病变的混合型三类，其中以小叶中央型为多见。小叶中央型是由于终末细支气管或一级呼吸性细支气管炎症导致管腔狭窄，其远端的二级呼吸性细支气管呈囊状扩张，其特点是囊状扩张的呼吸性细支气管位于二级小叶的中央区。全小叶型是呼吸性细支气管狭窄，引起所属终末肺组织即肺泡管、肺泡囊及肺泡的扩张，其特点是气肿囊腔较小，遍布于肺小叶内混合型肺气肿是指以上两型同时存在，多在小叶中央型基础上，并发小叶周边区肺组织膨胀。

三、临床表现

1. **症状**　起病缓慢、病程较长，随病程发展可终身不愈。

（1）慢性咳嗽：为首发症状。咳嗽初期呈间歇性，晨起较重，以后早晚或整日均有咳嗽，但夜间咳嗽并不显著。少数病例咳嗽不伴咳痰，也有部分病例虽有明显气流受限但无咳嗽症状。

（2）咳痰：咳嗽后可咳少量黏液性痰，部分患者在清晨较多；合并感染时痰量增多，常有脓性痰，合并感染时可咳血痰或咯血。

（3）气短和（或）呼吸困难：为 COPD 的标志性症状，是使患者焦虑不安的主要原因，早期仅见于劳动时出现，以后逐渐加重，甚至日常活动和休息时也感气短。

（4）喘息和胸闷：不是 COPD 的特异性症状。部分患者特别是重度患者有喘息，胸部紧闷感，通常于劳动后发生。

（5）全身性症状：在疾病的过程中，会发生全身性症状，如体重下降、食欲减退、外周肌肉萎缩和功能障碍、精神抑郁和焦虑等。

2. **体征**　COPD 早期体征可不明显。随疾病发展，常有以下体征：

（1）视诊及触诊：胸廓形态异常，包括胸部过度膨胀、前后径增大、剑突下胸骨下角（腹上角）增宽及腹部膨凸等；常见呼吸变浅，频率增快，辅助呼吸肌如斜角肌及胸锁乳突肌参加呼吸运动，重症可见胸腹矛盾运动；患者常采用缩唇呼吸增加呼出气量；呼吸困难常采取前倾坐位；低氧血症者可出现黏膜及皮肤发绀，伴右心衰竭者可见下肢水肿、肝脏增大。

（2）叩诊：由于肺过度充气使心浊音界缩小，肺肝界降低，肺叩诊呈过清音。

（3）听诊：两肺呼吸音减低，呼气相延长，平静呼吸时可闻干性啰音，两肺底或其他肺野可闻湿啰音；心音遥远，剑突部心音较清晰响亮。

3. 常见并发症 COPD 的常见并发症有自发性气胸、呼吸衰竭、肺部感染、慢性肺源性心脏病和右心衰竭、胃溃疡、睡眠呼吸障碍、继发性红细胞增多症等。

四、诊断

COPD 的诊断应根据临床表现、危险因素接触史、体征及实验室检查等资料综合分析确定。考虑 COPD 的主要症状为慢性咳嗽、咳痰和（或）呼吸困难及危险因素接触史；存在不完全可逆性气流受限是诊断 COPD 的必备条件。肺功能测定指标是诊断 COPD 的金标准。用支气管舒张剂后 $FEV_1/FVC < 70\%$ 可确定为不完全可逆性气流受限。凡具有吸烟史、环境职业污染接触史和（或）咳嗽、咳痰或呼吸困难史者均应进行肺功能检查。COPD 早期轻度气流受限时可有或无临床症状。胸部 X 线检查有助于确定肺过度充气的程度及与其他肺部疾病鉴别。

五、治疗

（一）中医治疗

1. 辨证论治

（1）外寒里饮

主症：咳逆喘满不得卧，气短气急，咳痰白稀量多，呈泡沫状，胸部膨满，口干不欲饮，面色青暗，周身酸楚，头痛，恶寒，无汗，舌体胖大，舌质暗淡，舌苔白滑，脉浮紧。

治法：温肺散寒，涤痰降逆。

方剂：小青龙汤加减。

基本处方：麻黄 8g，桂枝 10g，白芍 12g，干姜 10g，射干 15g，葶苈子 15g，款冬花 12g，紫菀 12g，细辛 3g，五味子 6g，甘草 6g。每日 1 剂，水煎服。

加减：饮邪内阻见痰多者，加杏仁、炒莱菔子以止咳化痰；饮邪化热者，去干姜、细辛、桂枝，加桑白皮、黄芩、知母以清热化痰。

（2）痰浊阻肺

主症：胸满，咳嗽痰多，色白黏腻或呈泡沫，短气喘息，稍劳即著，怕风易汗，脘腹痞胀，纳少，泛恶，便溏，倦怠乏力，或面色紫黯，唇甲青紫，舌质偏淡或淡胖，或舌质紫黯，舌下青筋显露，苔薄腻或浊腻，脉小滑或带涩。

治法：化痰降逆。

方剂：二陈汤合三子养亲汤加减。

基本处方：法半夏 15g，陈皮 6g，茯苓 20g，白芥子 10g，甘草 6g，莱菔子 12g，苏子 15g，香附 12g，砂仁 6g（后下），紫菀 12g，款冬花 12g，杏仁 10g。每日 1 剂，水煎服。

加减：咳逆胸闷者，加前胡以宣肺止咳、厚朴以燥湿化浊；脾虚便溏者，加党参、白术以健脾化湿；形寒肢冷者，加干姜、细辛以温肺散寒。

（3）痰热郁肺

主症：咳逆喘息气粗，胸满，咳痰黄或白，黏稠难咳，身热，烦躁，目睛胀突，溲黄，便干，口渴欲饮，或发热微恶寒，咽痒疼痛，身体酸楚，出汗，舌红或边尖红，舌苔黄或黄腻，脉数或滑数或浮滑数。

治法：清肺化痰，降逆平喘。

方剂：定喘汤加苇茎汤加减。

基本处方：麻黄8g，桑白皮12g，苏子10g，枳壳10g，法半夏10g，黄芩15g，苇茎15g，川贝母10g，桃仁10g，天竺黄10g，杏仁12g，甘草6g。每日1剂，水煎服。

加减：热邪壅盛见高热者，去法半夏、苏子，加青蒿、石膏、柴胡、鱼腥草以清热泻火，解表退热；喉痒者，加防风、白僵蚕以宣肺祛风。

（4）痰蒙神窍

主症：意识朦胧，表情淡漠，嗜睡，或烦躁不安，或昏迷，谵妄，撮空理线，肢体瞤动，抽搐，咳逆喘促，咳痰黏稠或黄黏不爽，或伴痰鸣，唇甲青紫，舌质黯红或淡紫或紫绛，苔白腻或黄腻，脉细、滑数。

治法：涤痰，开窍，息风。

方剂：涤痰汤加减。

基本处方：胆南星6g，半夏12g，枳实9g，茯苓9g，橘红12g，石菖蒲9g，人参9g，竹茹9g，甘草6g。每日1剂，水煎服。

（5）肺肾气虚

主症：呼吸浅短难续，甚则张口抬肩，倚息不能平卧，咳嗽，痰白如沫，咳吐不利，胸满闷窒，声低气怯，心悸，形寒汗出，面色晦暗，或腰膝酸软，小便清长，或尿后余沥，或咳则小便自遗，舌淡或紫黯，苔白润，脉沉细、虚数无力，或有结代。

治法：补肺纳肾，降气平喘。

方剂：补虚汤合参蛤散加减。

基本处方：黄芪9g，茯苓9g，干姜6g，半夏12g，厚朴9g，五味子9g，陈皮12g，炙甘草6g，人参9g，蛤蚧粉3g（冲服）。每日1剂，水煎服。

加减：若肺虚有寒、怕冷，痰清稀如沫者，加肉桂、干姜、钟乳石以温肺化饮；如兼阴伤，见低热、舌红少苔者，加麦门冬、玉竹以养阴清热；气虚血瘀，如口唇发绀，面色黧黑者，加当归、丹参、苏木以活血通脉；如见喘脱危象，急用参附汤送服蛤蚧粉或黑锡丹补气纳肾，回阳固脱。

（6）阳虚水泛

主症：喘咳不能平卧，咳痰清稀，胸满气憋，面浮，下肢肿，甚则一身悉肿，腹部胀满有水，尿少，脘痞，纳差，心悸，怕冷，面唇青紫，舌胖质暗，苔白滑，脉沉虚数或结代。

治法：温肾健脾，化饮利水。

方剂：真武汤合五苓散加减。

基本处方：制附子15g（先煎），白术12g，茯苓12g，芍药12g，生姜12g，泽泻9g，猪苓9g，桂枝12g。每日1剂，水煎服。

2. 中药制剂

（1）证属痰热郁肺者，可使用痰热清注射液清热化痰。用法：痰热清注射液20～30ml，静脉滴注，每日1次，7～10天为一个疗程。

（2）痰蒙神窍证：若为痰热内盛者，可予醒脑静注射液静脉滴注清热泻火、开窍醒神。用法：醒脑静注射液10～30ml，静脉滴注，每日1次，7～10天为一个疗程。

（3）有瘀血见证者，可予注射用灯盏花素等活血化瘀中成药静脉滴注，以活血化瘀。用法：注射用灯盏花素30～50mg，静脉滴注，每日1次，7～14天为一个疗程。

（4）若病情加重，出现四肢厥逆，神衰欲寐，甚或大汗淋漓，喘促气急，虚阳欲脱，脉微者，可予参附注射液静推或静脉滴注以益气温阳固脱、回阳救逆。用法：参附注射液20～50ml静推，或参附注射液30～50ml加入0.9%氯化钠注射液或5%葡萄糖注射液100～250ml中静脉滴注。

3. 针灸治疗

（1）体针

1）表寒里热

取穴：肺俞、膻中、定喘、尺泽、合谷、大椎。

操作：用平补平泻法，留针30分钟，每日1次。

2）痰热壅肺

取穴：肺俞、膻中、定喘、尺泽、合谷、丰隆。

操作：用平补平泻法，留针30分钟，每日1次。

3）痰湿阻肺

取穴：肺俞、膻中、定喘、中脘、丰隆、脾俞、足三里。

操作：用平补平泻法，留针30分钟，每日1次。

4）虚喘

取穴：肺俞、膻中、定喘、膏肓、足三里、脾俞、肾俞、关元、气海。

操作：用平补平泻法，留针30分钟，每日1次。

（2）耳针

取穴：屏尖、平喘、脑、下脚端、屏间。

操作：以毫针直刺，中等度刺激，留针20分钟，每日1次，适用于本病各型。

（3）电针：取肺俞、定喘、膻中、天突、足三里、丰隆，选用疏密波，电针30分钟，每日或隔日1次，10次为一个疗程，每个疗程间隔1周。

（4）穴位注射治疗

1）有气虚兼证者，可予黄芪注射液穴位注射，以益气扶正。

取穴：双肺俞或双足三里。

操作：取黄芪注射液4ml，每穴2ml穴位注射。

疗程：每日1次，7～14天为一个疗程。

2）有血瘀兼证者，可予丹参注射液穴位注射，以活血化瘀。

取穴：双定喘或双肺俞或双足三里。

操作：丹参注射液 4ml，每穴 2ml 穴位注射。

疗程：每日 1 次，7～14 天为一个疗程。

（5）穴位埋线

取穴：急性加重期：大椎、定喘、风门、膻中、丰隆、足三里、肺俞。

稳定期：肾俞、脾俞、肺俞、足三里、关元、膻中、丰隆、太溪。

配穴：以喘为主者加鱼际，以咳为主者加孔最，瘀血明显者加膈俞。

操作方法：穴位常规消毒后，局麻，左手持镊子，夹备用羊肠线，置局麻点上，右手持埋线针，缺口向下压线，以 15°～45°将羊肠线埋入穴位内，深度基本同针刺深度，躯干部穴位不可深刺，不宜刺激出血，退针，针眼处放酒精棉球，用创可贴固定 1～3 天即可。一个半月埋线 1 次为一个疗程，6 疗程后统计疗效。治疗期间忌生冷、肥腻及刺激性食物，勿过饱。1 周内禁止重体力劳动。

（6）施氏砭术疗法　适用于本病各型。

取穴及操作步骤如下：

针刺：启动先天经络：以脐为中心，向八个方向行八卦针，共 28 针，针尖朝脐部。

针刺方法：取 40mm×0.35mm 针灸针，任脉上的穴位向神阙方向平刺，两侧的穴位向腹正中线平刺，取补法，后留针 30 分钟。

砭石热熨：在背部以及腹部针上覆以温热砭石，热敷 30 分钟。

疗程：7～10 天为一个疗程，可连续治疗 2～3 疗程

配穴：纳差、消瘦、便溏者，加针刺双足三里；心悸者，加内关；双下肢水肿者，加太溪、三阴交、阴陵泉，或可加鼻针心区；瘀血明显者，可加点刺舌下脉络放血，针刺双悬钟；气血不足者，可加行间透太冲，调肝补血。

（二）西医治疗

1. 教育与管理　通过教育与管理可以提高患者对 COPD 自身处理疾病的能力，减少反复加重，维持病情稳定，提高生活质量。

2. 控制职业性或环境污染，避免或防止粉尘、烟雾及有害气体吸入。

3. 稳定期治疗

（1）支气管舒张药：短期应用以缓解症状，长期规律应用可预防和减轻症状。常选用受体激动剂如沙丁胺醇气雾剂。

（2）祛痰药：对痰不易咳出者可选用盐酸氨溴索或羧甲司坦。

（3）长期家庭氧疗（LTOT）：持续低流量吸氧，1～2L/min，每日 15 小时以上，对 COPD 慢性呼吸衰竭者可提高生活质量和生存率。LTOT 的指征：①$PaO_2 \leq 55mmHg$ 或 $SaO_2 \leq 88\%$，有或没有高碳酸血症；②PaO_2 55～60mmHg 或 $SaO_2 \leq 89\%$，并有肺动脉高压、心力衰竭所致的水肿或红细胞增多症。

4. 急性加重期治疗

（1）根据病情严重程度决定门诊或住院治疗。

（2）支气管舒张药的使用同稳定期。有严重喘息症状者可给予较大剂量雾化吸入治疗。

发生低氧血症可用鼻导管持续低流量吸氧。

（3）根据病原菌种类及药物敏感试验，选用抗生素积极治疗。如出现持续气道阻塞，可使用糖皮质激素。

六、护理

（一）护理措施

1. 气体交换受损　与气道阻塞、通气不足、呼吸肌疲劳、分泌物过多和肺泡呼吸面积减少有关。

（1）休息与活动：患者采取舒适的体位，如可取半卧位或坐位，以利呼吸。视病情进行适当的活动，以不感到疲劳、不加重症状为宜。室内保持合适的温湿度，秋冬季注意保暖，避免直接吹冷风或吸入冷空气。

（2）病情观察：观察咳嗽、咳痰，呼吸困难的程度，监测动脉血气分析和水、电解质、酸碱平衡情况。

（3）氧疗护理：呼吸困难伴低氧血症者，遵医嘱给予氧疗。一般采用鼻导管持续低流量吸氧，氧流量 $1 \sim 2L/min$，应避免吸入浓度过高而引起二氧化碳潴留。提倡进行每天持续15 小时以上的长期家庭氧疗。长期持续低流量吸氧不但能改善缺氧症状，还有助于降低肺循环阻力，减轻肺动脉高压和右心负荷。氧疗有效的指标：患者呼吸困难减轻、呼吸频率减慢、发绀减轻、心率减慢、活动耐力增加。

（4）用药护理：遵医嘱应用抗生素、支气管舒张药和祛痰药物，注意观察疗效及不良反应。

（5）呼吸功能锻炼：COPD 患者需要增加呼吸频率来代偿呼吸困难，这种代偿多数要依赖于辅助呼吸肌参与呼吸，即胸式呼吸，而非腹式呼吸。然而胸式呼吸的有效性低于腹式呼吸，患者容易疲劳。因此，护理人员应指导患者进行缩唇呼气、腹式呼吸等呼吸锻炼，以加强胸、膈呼吸肌肌力和耐力，改善呼吸功能。

1）缩唇呼吸：缩唇呼吸的技巧是通过缩唇形成的微弱阻力来延长呼气时间，增加气道压力，延缓气道塌陷。患者闭嘴经鼻吸气，然后通过缩唇（吹口哨样）缓慢呼气，同时收缩腹部。吸气与呼气时间比为 1:2 或 1:3。缩唇大小程度与呼气流量，以能使距口唇 15 ～20cm 处，与口唇等高点水平的蜡烛火焰随气流倾斜又不至于熄灭为宜。

2）膈式或腹式呼吸：患者可取立位、平卧位或半卧位，两手分别放于前胸部与上腹部。用鼻缓慢吸气时，膈肌最大程度下降，腹肌松弛，腹部凸出，手感到腹部向上抬起。呼气时用口呼出，腹肌收缩，膈肌松弛，膈肌随腹腔内压增加而上抬，推动肺部气体排出，手感到腹部下降。

另外，可以在腹部放置小枕头、杂志或书锻炼腹式呼吸。如果吸气时，物体上升，证明是腹式呼吸。缩唇呼吸和腹式呼吸每天训练 3～4 次，每次重复 8～10 次。用功呼吸需要增加能量消耗，因此指导患者只能在疾病恢复期（如出院前）进行训练。

2. 清理呼吸道无效　与分泌物增多而黏稠、气道湿度减低和无效咳嗽有关。

（1）病情观察：密切观察咳嗽咳痰的情况，包括痰液的颜色、量及性状，以及咳痰是否顺畅。

（2）用药护理：注意观察药物疗效和不良反应。如止咳药、祛痰药、抗生素等。

（3）保持呼吸道通畅：指导患者进行有效咳嗽、咳痰。痰多黏稠的患者鼓励多饮水，以湿化气道，稀释痰液。也可遵医嘱每天进行超声雾化吸入。嘱患者注意口腔的清洁卫生，咳痰后漱口。护士或家属可给予胸部叩击和体位引流协助排痰。

（二）健康教育

1. 疾病知识　向患者讲解 COPD 的相关知识，尤其指出吸烟是 COPD 的最大风险因素，戒烟是防止患上 COPD 和减轻疾病进一步恶化的最有效措施，力劝患者戒烟；避免粉尘和刺激性气体的吸入；避免和呼吸道感染患者接触，在呼吸道传染病流行期间，尽量避免去人群密集的公共场所；指导患者根据气候变化，及时增减衣物，避免受凉感冒。

2. 饮食指导　给予患者足够热量、高蛋白、高维生素、易消化饮食，可少量多餐，避免油腻、辛辣、产气等食物。腹胀的患者应进软食，细嚼慢咽。

3. 加强锻炼　给患者讲解锻炼的意义，鼓励患者缓解期加强身体锻炼，以增强体质。选择空气新鲜、安静的环境，进行散步、慢跑、气功等体育锻炼。在潮湿、大风、严寒气候时，避免室外活动。锻炼要量力而行，避免劳累。

4. 家庭氧疗　向患者和家属讲解家庭氧疗的意义，建议有条件的患者家里添置供氧装置，进行家庭氧疗，并指导患者家庭氧疗的注意事项：COPD 患者家庭氧疗时应低流量吸氧 $1 \sim 2L/min$；注意用氧安全，供氧装置周围严禁明火，防止氧气燃烧爆炸；氧疗装置定期更换、清洁、消毒。

（张冰洁　王彩莲　戴　云　李爱华）

第六节　肺结核

一、定义

肺结核病是由结核分枝杆菌引起的慢性肺部感染性疾病。排菌肺结核患者为传染源，常由于患者咳出的结核菌通过飞沫致病，成为社会的传染源。人体感染结核菌后不一定发病，而是在机体抵抗力降低时方始发病。临床上除少数可急性发病外，多数起病均呈慢性过程。主要表现为咳嗽、咳痰、胸痛、低热、盗汗、消瘦等，基本病理改变为渗出型病变、增殖型病变和干酪样坏死。

中医可归属于"肺痨"范畴。

二、病因

（一）中医病因病机

1. 病因　痨病的致病原因，历代医家认为主要不外两个方面：一为外受"病虫"传染，病虫即为痨虫；二为内伤体虚，气血不足，阴精损耗。

（1）痨虫传染：《三因极一病证方论·卷之十·劳瘵诸证》中"诸证虽曰不同，其根多为虫"及《仁斋直指方论·卷之九·痨瘵方论》中"痨虫食人骨髓"，均明确指出痨虫传染是形成本病的唯一外界因素。凡直接接触本病的患者或与本病患者长久相处，"痨虫"易侵入人体为害导致感染，与《医学正传·卷之三·劳极》中"其侍奉亲密之人，或见气连枝之属，熏陶日久，受其恶气，多遭传染"描述相应。

（2）正气亏虚：凡先天禀赋不强，后天嗜欲无度，如酒色过度、忧思劳累或大病久病失于调养，如麻疹、外感久咳及胎产之后，耗伤气血精液，正气先虚，抗病能力弱，可致"痨虫"乘虚而入，感染为病。《古今医统正脉全书·卷之四十六·痨瘵门》中"凡此诸虫……着于怯弱之人，人不能知，日久遂成痨瘵之证……凡人平日保养元气，爱惜精血，瘵不可得而传，惟夫纵欲多淫，若不自觉，精血内耗。邪气外乘……然而气虚血痿，最不可入痨瘵之门，吊丧问疾，衣服器用中，皆能乘虚而染触"，亦明确指出了正气亏虚为易感因素。

2. 病机　本病病位在肺，正如《证治汇补·内因门·痨瘵》所述"虽分为五脏见症，然皆统归于肺"。病变过程当中，可累及五脏亏损，以肺脾肾亏损为最，故有"其邪辗转，乘于五脏"之说。病理性质主要以阴虚为主。《医门法律·虚劳门·虚劳脉论》称其："阴虚者，十常八九，阳虚者，十之一二"。具体而言，病情有轻重之分，不同的病变阶段，涉及的脏器也不一样，其病理转化规律亦存在区别。一般而言，本病初起以肺脏受损，肺阴消耗，肺脏失养，表现为肺阴虚之象，如干咳、无痰或咯血丝痰、口干鼻燥。病位在肺，继而阴虚火旺，母病及子，肺肾同病，兼及于心，见五心烦热、盗汗或因气阴两虚，肺脾同病，见恶心欲吐、纳差、胃脘胀闷。最终肺脾肾三脏亏虚，阴损及阳，元气亏耗，趋于阴阳两虚的严重局面，见气促或咳喘、极度消瘦、浮肿、心慌等。但从整个病变过程中看，主要是以阴虚为主。

（二）西医病因病理

1. 病因　结核病的病原菌为结核分枝杆菌复合群，包括结核分枝杆菌、牛分枝杆菌、非洲分枝杆菌和田鼠分枝杆菌。人肺结核的致病菌90%以上为结核分枝杆菌。按照其生长速度可分为快速生长菌和缓慢生长菌。缓慢生长菌为临床主要致病菌。结核杆菌属需氧菌，呈缓慢分枝生长，镜检细长略弯的杆菌，无荚膜、芽孢及鞭毛，不能运动。普通染色不能着色，抗酸染色才可着色且不被盐酸酒精脱色，故称抗酸杆菌，这是与其他无抗酸性细菌相鉴别的方法之一。

结核杆菌对外界抵抗力较强，耐干燥、冷、酸、碱环境。在阴湿处能生存5个月以上，在的痰标本内可存活6~8个月，在-8~-6℃时能存活4~5年，但在阳光直射下2~7小时可被杀死，5%~12%甲酚皂液（来苏）需2~12小时方能杀灭，而75%酒精接触2分钟，或煮满1分钟，即可杀灭。高压蒸汽灭菌（120℃）持续30分钟为最佳灭菌方法。

2. 病理　结核病基本病理是炎性渗出、增生和干酪样坏死。病变初起表现为组织充血、水肿，局部中性粒细胞浸润，继之由巨噬细胞及淋巴细胞浸润取代。当机体免疫力强而结核菌量少、毒性弱则表现为增生性病变，形成结核结节。如结核菌量多、毒力强而机体抵抗力低下时，则病变恶化变质，组织细胞浑浊肿胀，胞质脂肪变性，胞核溶解，形成干酪样坏死组织。

上述三种病理变化多同时存在，也可以某一种变化为主，而且可以相互转化，其病理过程表现为破坏与修复同时进行。因机体免疫状态、病情轻重不同和治疗的差异，最终出现吸收好转、硬结钙化或浸润播散等病理转归。

三、临床表现

1. **全身症状**　主要为结核中毒症状，可有长期低热、倦怠、乏力、盗汗、食欲缺乏、消瘦、妇女月经不调、易激惹和心悸、面颊潮红等自主神经功能紊乱的表现。重症结核进展时可有畏寒、高热等。

2. **呼吸系统症状**　肺结核呼吸系统症状轻重不一，轻度肺结核可能全无症状或仅有轻微呼吸系统症状，难与呼吸系统其他疾病相鉴别。晚期或有并发感染时症状较多，但也无特异性。

（1）咳嗽、咳痰：浸润性病灶咳嗽轻微，干咳或仅有少量黏液痰。有空洞形成时，痰量增加。若伴有继发感染，痰呈黏液脓性。合并支气管结核时则咳嗽加剧，可出现刺激性呛咳，伴有局限性哮鸣或喘鸣。

（2）咯血：炎性病灶使毛细血管通透性增高，可引起痰中带血，小血管损伤可有中等量咯血。结核空洞内动脉瘤破裂时必发生大咯血甚至窒息致死。咯血常伴低热，多由肺内血液吸收所致，高热常提示肺内结核病灶播散。

（3）呼吸困难：结核患者一般无明显呼吸困难，当病变广泛时可致呼吸功能严重障碍，胸腔积液可致进行性呼吸困难。突然发生的呼吸困难及胸痛，要除外气胸。

（4）胸痛：部位不定的隐痛为神经反射引起。固定性针刺样痛随呼吸和咳嗽加重，而患侧卧位减轻，常是胸膜受累。

3. **体征**　取决于病变性质、部位、范围或程度。渗出性肺结核病灶位于上肺，轻咳时可听到肩胛区细湿啰音。粟粒型肺结核多无阳性体征，偶可并发 ARDS，表现为严重呼吸困难和顽固性低氧血症。干酪性肺炎为肺部实变征，病变部位可闻及支气管呼吸音和细湿啰音。慢性纤维空洞型肺结核表现为胸廓塌陷，气管和纵隔移位，叩诊浊音，呼吸音减弱，湿性啰音及肺气肿征。

4. **常见并发症**　肺结核常见并发症主要有咯血、自发性气胸、肺部继发感染如肺结核空洞、胸膜增厚、结核纤维病引起支气管扩张及支气管结核所致气道阻塞，其是造成肺结核继发其他细菌感染的病理基础。

四、诊断

1. **肺结核的影像诊断**　细菌学检查是肺结核诊断的确切依据，但不是所有的肺结核都可得到细菌学证实。胸部 X 线检查也常是重要的，但是肺结核的胸部 X 线表现并无特征性改变，需注意与其他肺部疾病鉴别。

（1）一般而言，肺结核胸部 X 线表现可有如下特点：①多发生在肺上叶尖后段、肺下叶背段、后基底段；②病变可局限也可多肺段侵犯；③X 线影像可呈多形态表现（同时呈现渗出、增殖、纤维和干酪性病变），也可伴有钙化；④易合并空洞；⑤可伴有支气管播散灶；⑥可伴胸腔积液、胸膜增厚与粘连；⑦呈球形病灶时（结核球）直径多在 3cm 以内，周围可有卫星病灶，内侧端可有引流支气管征；⑧病变吸收慢（1 个月以内变化较小）。

（2）胸部 CT 扫描对如下情况有补充性诊断价值：①发现胸内隐匿部位病变，包括气管、支气管内的病变；②早期发现肺内粟粒阴影；③诊断有困难的肿块阴影、空洞、孤立结节和浸润阴影的鉴别诊断；④了解肺门、纵隔淋巴结肿大情况，鉴别纵隔淋巴结结核与肿瘤；⑤少量胸腔积液、包裹积液、叶间积液和其他胸膜病变的检出。

2. 肺结核的病原学诊断

（1）标本采集和结核菌的检测：标本来源如痰液、超声雾化导痰、下呼吸道采样、支气管冲洗液、支气管肺泡灌洗液（BALF）、肺及支气管活检标本。痰标本质量好坏，是否停抗结核药直接影响结核菌检出阳性结果和培养分离率。晨痰涂片阳性率比较高，当患者痰少时，可采用高渗盐水超声雾化导痰。涂片检查采用萋 - 尼抗酸染色和荧光染色法。集菌法阳性率高于直接涂片法。涂片染色阳性只能说明抗酸杆菌存在，不能区分是结核菌还是非结核分枝杆菌。由于我国非结核分枝杆菌病发病较少，故检出抗酸杆菌对诊断结核病有极重要的意义。直接涂片方法简单、快速，但敏感性不高，应作为常规检查方法。涂片阴性不能排除肺结核，连续检查≥3 次，可提高其检出率。分离培养法灵敏度高于涂片镜检法，可直接获得菌落，便于与非结核分枝杆菌鉴别，是结核病诊断金标准。未进行抗结核治疗或停药48 ~ 72 小时的肺结核患者可获得比较高的分离率。分离培养法采用改良罗氏和 BACTEC 法，BACTEC 法较常规改良罗氏培养法提高初代分离率 10% 左右，又可鉴别非结核分枝杆菌，检测时间也明显缩短。

（2）结核菌药物敏感性检测：对肺结核痰菌阴转后复阳、化学治疗 3 ~ 6 个月痰菌仍持续阳性、经治疗痰菌减少后又持续增加及复治患者应进行药物敏感性检测。原发耐药率较高地区，有条件时初治肺结核也可行药物敏感性检测。目前，国内采用绝对浓度间接法，也可采用比例法。

（3）痰、BALF、胸腔积液结核菌聚合酶链反应（PCR）＋探针检查：由于结核菌生长缓慢，分离培养阳性率不高，需要快速、灵敏和特异的病原学检查和鉴定技术。核酸探针和PCR 为结核病细菌学基因诊断提供了可能。PCR 是选用一对特定的寡核苷酸引物介导的结核菌某特定核酸序列的 DNA 体外扩增技术。它可以在短时间使特定的核酸序列拷贝数增加数百万倍，在此基础上进行探针杂交，提高了检出的灵敏度和特异性。研究结果显示痰液PCR＋探针检测可获得比涂片镜检明显高的阳性率和略高于培养的阳性率，且省时快速，成为结核病病原学诊断重要参考，但是尚有一些技术问题需进一步解决。

（4）血清抗结核抗体检查：血清学诊断可成为结核病的快速辅助诊断手段，但由于特异性欠强，敏感性较低，尚需进一步研究。

3. 特殊人群和不典型肺结核　某些特殊人群患肺结核可在症状、体征和胸部 X 线表现及临床经过等诸多方面与一般肺结核患者有许多不同特点，即所谓"不典型肺结核"，较易延误诊断。为引起临床重视，概括为如下情况：

（1）免疫损害者（指原发免疫缺陷性疾病及接受放化疗和免疫抑制药物治疗患者）：由

于皮质激素或其他免疫抑制药物和因素的干扰或掩盖，肺结核的症状隐匿或轻微，可缺乏呼吸道症状，也可由于免疫防御机制受损以突发高热起病，病变进展迅速呈暴发性经过。

（2）免疫损害患者的肺结核，以血行播散型肺结核居多，合并胸膜炎或肺外结核多。X线上"多形性"不明显，以均质性片絮状阴影表现多见，可在结核病非好发部位、中下肺叶及上叶前段发生，需和急性肺炎鉴别。

（3）极度免疫功能低下患者可首先出现高热，侵犯肝、脾和淋巴结等全身症状，而肺部X线阴影出现时间明显延长或长时间表现为无典型粟粒样病变的无反应性结核病（暴发性结核性败血症）。

（4）艾滋病合并肺结核时可表现肺门、纵隔淋巴结肿大、中下肺野浸润病变多，类似原发肺结核表现，且有合并胸膜炎与肺外结核多、PPD试验（－）等特点。

（5）糖尿病合并肺结核时X线特点以渗出干酪为主，可呈大片状、巨块状，易形成空洞，好发于肺门区及中下肺野，病变进展快，应注意与急性肺炎、肺脓肿、肺癌鉴别。

（6）支气管结核所致肺结核多在中下肺野或邻近肺段，由于有支气管狭窄因素存在，常可合并细菌感染，致临床表现不典型，易与肺炎混淆，肺不张也常是支气管结核的并发症。

五、治疗

（一）中医治疗

1. 辨证论治

（1）肺阴亏损

主症：干咳，咳声短促，咳少量黏痰，或痰中有时带血，如丝如点，色鲜红，舌边尖红，苔薄少津，脉细或兼数。

治法：滋阴润肺，清热杀虫。

方剂：月华丸加减。

基本处方：沙参10g，麦门冬10g，天门冬10g，生地黄10g，百部30g，川贝母15g，獭肝10g，阿胶10g（烊化），山药15g，桑叶10g，菊花10g，白芨15g。每日1剂，水煎服。

方解：方中沙参、麦门冬、天门冬、生地黄滋阴清热润燥；百部、獭肝、川贝母抗痨杀虫，润肺化痰；山药甘淡健脾补气，以资生化之源；桑叶、菊花清热宣肺；阿胶止血养血和营；白芨补肺生肌，收敛止血。全方标本同治，为治肺痨常用方。

加减：痰中带血者，可加仙鹤草、白茅根、藕节以和络止血；低热者，可加银柴胡、地骨皮、功劳叶、青蒿以清虚热。

（2）阴虚火旺

主症：咳呛气急，痰少质黏，反复咯血，量多色鲜，舌红绛而干，苔薄黄或剥，脉细数。

治法：补益肺肾，滋阴降火。

方剂：百合固金汤加减。

基本处方：百合30g，生地黄15g，麦门冬15g，熟地黄15g，玄参10g，龟板15g，阿胶

10g（烊化），冬虫夏草5g（另煎），五味子10g，白芍10g，川贝母10g，炙百部15g，银柴胡10g，知母10g。每日1剂，水煎服。

方解：方中百合、生地黄、麦门冬养肺阴而润燥；熟地黄、玄参、龟板滋肾阴而降虚火；五味子、白芍宁心养肝，收敛营阴；川贝母、百部润肺补肺，止咳化痰；知母、银柴胡退虚热除骨蒸。

加减：咳嗽痰盛，或色黄量多者，可加用桑白皮、鱼腥草等清热化痰；咯血不止者，可加用牡丹皮、栀子、紫珠草、大黄炭等凉血止血药物；胸痛者，可加用三七、血余炭、花蕊石、郁金等化瘀和络止血；盗汗者，可加用乌梅、煅龙骨、煅牡蛎、麻黄根、浮小麦以敛营止汗；失声嘶哑者，加诃子、凤凰衣，润喉开音。

（3）气阴耗伤

主症：咳嗽无力，痰中偶夹有血，血色淡红，气短声低，舌质嫩红，边有齿印，苔薄，或有剥苔，脉细弱而数。

治法：养阴润肺，益气健脾。

方剂：保真汤加减。

基本处方：太子参30g，黄芪10g，白术10g，茯苓15g，大枣10g，甘草10g，当归10g，天门冬10g，麦门冬10g，五味子10g，莲子肉15g，白芨15g，炙百部30g，紫菀10g，款冬花10g。每日1剂，水煎服。

方解：方中太子参、黄芪、莲子肉、白术、茯苓、大枣、甘草等药能补益脾肺之气；天门冬、麦门冬润肺生津；白芨、五味子、炙百部补肺收敛杀虫；紫菀、款冬花润肺止咳化痰。全方用药，益气健脾而不燥，养阴润肺不滋腻，为脾肺同治良方。

加减：咳嗽痰稀，可加用紫菀、款冬、苏子以润肺止咳；夹有痰湿者，可配法半夏、党参以健脾化湿；咳血者可酌加阿胶、仙鹤草、三七以益气摄血；便溏食少者，可加用白扁豆、薏苡仁、莲肉等以甘淡健脾。

（4）阴阳两虚

主症：咳逆喘息少气，痰中或夹血丝，血色暗淡，形体羸弱，劳热骨蒸，面浮肢肿，舌质光红少津，或淡胖、边有齿痕，脉微细而数，或虚大无力。

治法：温补脾肾，滋阴养血。

方剂：补天大造丸加减。

基本处方：人参15g，白术10g，黄芪10g，茯苓10g，枸杞子10g，龟板15g，鹿角胶10g，紫河车10g（研末冲服），熟地黄10g，麦门冬10g，阿胶10g（烊化），五味子10g，当归10g，白芍10g。每日1剂，水煎服。

方解：方中人参、白术、山药、黄芪、茯苓温养阳气，补脾益肺；紫河车，鹿角能补肾填精；熟地黄、枸杞子、龟板滋肾育阴养血；当归、白芍、五味子、阿胶养血止血补肺生肌；麦门冬生津润燥。全方滋阴补阳，培元固本，为治疗肺痨元气亏虚之要方。

加减：肾虚气逆喘息者，可加冬虫夏草、诃子以摄纳肾气；心悸者，可加用紫石英、丹参以镇心宁神；五更泄泻者，可配肉豆蔻、补骨脂以补火益土。

2. 中药制剂

（1）肺宁片：润肺清热止血。适用于肺结核，可与其他抗结核药物合并使用。每次 10 片，每日 3 次。

（2）抗痨丸：活血止血，祛瘀生新，祛痰止咳。适用于浸润型肺结核，痰中带血者。每丸 3g，每次 1 丸，每日 3 次。

（3）复方抗结核片：清凉热血，抗痨杀虫，宁咳止血。适用于肺结核咳嗽咯血，痰稠不利，潮热盗汗，心烦口燥，形体消瘦者。每次 3 片，每日 3 次。

（4）玉屏风散：益气固表止汗。适用于肺结核自汗甚者。每次 15g，每日 3 次。

（5）云南白药：止血。适用于肺结核咯血者。每次 1/4 支，每日 3 次。

（6）蛇胆川贝液：止咳化痰。适用于肺结核兼有痰热咳嗽。每次 1 支，每日 3 次。

（7）猴枣散：止咳化痰。适用于肺结核兼有痰浊咳嗽。每次 1 支，每日 3 次。

（8）百合固金丸：养阴润肺，化痰止咳。适用于肺肾阴虚，咳嗽少痰，痰中带血，咽干喉痛者。水蜜丸每次 6 丸，大蜜丸每次 1 丸，每日 2 次。

（9）生脉注射液：养阴。适用于肺结核气短、乏力、心悸等症者。静脉注射每次 1～2 支，每日 1 次。

3. 针法

（1）毫针法

1）肺阴亏虚：干咳少痰，痰中偶带血丝，潮热盗汗，颧红，咽干口燥，舌质红，脉细数。

基本处方：肺俞、尺泽、膻中、中府、膏肓。咯血则加配孔最、鱼际，膏肓俞采用补法，其余穴位采用平补平泻，肺俞、膏肓斜刺，膻中平刺，其他穴位为直刺。

2）阴虚火旺：干咳声嘶，痰少而黏，反复咯血，血丝鲜红，咳声短促，骨蒸潮热，五心烦热，盗汗更甚，口燥咽干，舌红，苔薄黄少津或无苔，脉细数无力。

基本处方：大椎、太溪、孔最、三阴交。经闭者加配血海；滑精者加配关元；五心烦热者加配神门、复溜、大椎用泻法，其余各穴位用采用平补平泄。大椎斜刺 0.5～1 寸，其他诸穴直刺 1 寸。

3）气阴两虚：咳嗽、少痰，气短或痰中带血，神疲乏力，面色㿠白或水肿，颧红，骨蒸潮热，自汗盗汗，食少便溏，咽干口燥，舌质红，苔薄或剥落，脉细数无力。

基本处方：肺俞、膏肓、大椎、百劳、尺泽、阴郄、合谷、复溜、太溪。痰中带血，加配膈俞、孔最；食少者加配中脘、三阴交；遗精者加配关元、神门；月经不调者加配中极、三阴交、血海；失眠多梦者加配内关、神门、安神、百会。太溪采用平补平泻，其余诸穴采用补法，百劳直刺 0.3～0.6 寸，大椎、肺俞、膏肓斜刺 0.5～1 寸，其他诸穴直刺 1 寸。

（2）耳针：取耳穴之肺区敏感点、脾、胃、内分泌、神门等穴；每次选用双耳 2～3 个穴位，用耳针法进行治疗，每次留针 15～20 分钟，隔日治疗 1 次，10 次为一个疗程。此法可改善肺结核患者咳嗽、咳痰、盗汗等自觉症状。

（3）耳穴压豆

1）选肺、脾、肾、内分泌、神门、交感。用撳针或王不留行药籽按压外贴胶布，每日或隔日 1 次，两耳各穴交替使用。加针肺俞、中府、孔最、膏肓以清补肺阴，用治干咳少痰，或痰中带血，潮热盗汗，咽干口燥等症，孔最穴用泻法，其他各穴用平补平泻法。

2）选肺、大肠。配穴：咳嗽明显加肾上腺、对屏尖，失眠加神门、皮质下，盗汗加心、交感，纳差加脾、胃。

4. 灸法

处方：膏肓、关元、气海、足三里、大椎、肺俞、脾俞。

配穴：潮热盗汗加太溪，咯血加孔最，遗精加肾俞，月经不调加归来。

操作：温和灸，耳次选穴4~5个。每穴灸5~10分钟，每日或隔日1次，7~9次为一个疗程；无瘢痕灸，捏如花生粒大小的艾炷，每穴灸5~7壮，每日或隔日1次，7~10次为一个疗程；药物灸，将白芥子5g研磨成粉末。加适从醋调成糊状，取适量灸于结核穴（在后正中线旁开3.5寸，与大椎穴相平）、大椎、风门、肺俞、心俞、肾俞，每次灸3个穴位，余穴轮流灸用。灸后3小时部皮肤充血、气泡、烧灼感，可按临床常规处理。一般4~5日一灸，3个月为一个疗程；隔蒜灸，每穴灸5~9壮，每日或隔日1次，15天为一个疗程。

5. 穴位敷贴　将大蒜头1个、硫黄末6g、肉桂末3g、冰片3g，共捣为泥，取10g分别贴敷于以下穴位。

（1）处方一：结核病灶在前胸后背体表的相应部位、大椎、肺俞、膻中。

（2）处方二：双涌泉。

对于皮肤敏感者，贴敷前可先在皮肤上涂植物油以防起泡。贴后用胶布固定，持续3~5小时，每天1次。

6. 推拿按摩

（1）处方一：中府、云门、膻中、太渊、足三里、三阴交、太溪。

操作：患者取仰卧位，医者一指禅推摩法于胸部，重点推中府、云门、膻中穴10分钟；揉按太渊、足三里、三阴交、太溪穴，每穴揉按1~2分钟。

（2）处方二：背部俞穴T_3~T_{12}，以结核穴、肺俞、膏肓穴为主。

操作：患者仰卧，医者用一指禅推摩法于背俞穴10分钟，然后重点按揉结核穴、肺俞、膏肓穴，每穴揉按1~2分钟。

（3）处方三：肺俞、百劳、肾俞、劳宫、鱼际、内关、神门，足三里、三阴交、太溪。

操作：患者坐位，医者以一只手扶患者头部，另一只手置患者背部轻推而慢揉之，点按肺俞、百劳。嘱患者仰卧位，医者以一只手握患者手腕，另一只手施以揉拿手三阴法，点按劳宫、鱼际、内关、神门，再对患者双下肢施用提拿足三阳、足三阴法，点按足三里、三阴交、太溪穴，每次时间大约为15分钟。

加减：若肺气不足，症见喘促短气，乏力汗多者，加禅推法于定喘穴，并按揉膻中、中脘等穴，补肺益气，培土生金；若见呼吸浅短难续，声低气怯，甚则张口抬肩，不能平卧者，乃肺肾两虚，不能主气纳气，加按揉法于关元、气海、百会、印堂、太阳穴，以补肺肾；若阴虚火旺，潮热显现，用拇指按揉法，施术于尺泽、天突、曲池、大椎、肾俞、太溪、三阴交等穴，以滋阴降火，润肺兼清热。

（二）西医治疗

肺结核的治疗原则：为早期、规律、全程、适量、联合五项原则。整个化疗方案分为强化和巩固两个阶段。由于临床上患者对抗结核药物耐受性不一样，肝肾功能情况不同（尤其是老年患者）和存在耐多药结核（MDR－TB）患者，这时进行治疗也要注意化疗方案制订的个体化，以确保化疗顺利完成及提高耐药结核痰菌阴转率。

1. 初治短程化疗方案　肺结核的短程化疗方案是指为期 6 个月的治疗方案，根据 2010 年欧洲肺结核指南推荐方案为：2HRE/Z4HR。

2. 间歇用药方案　可有 2HRZS/4H3R3 或 2HRZS/4H2R2，指南不推荐 1 周 2 次给药的化疗方案，Logistic 回归提示肝功能损害随年龄增加而增加。

凡是与 HIV 患者居住在一起的肺结核患者，至少应接受与 HIV 阴性患者相同的疗程，建议 HIV 阳性患者和所居住的 HIV 流行地区的肺结核患者接受每日疗法，至少强化期应如此执行。

菌阴肺结核患者可在上述方案的强化期中减除链霉素或乙胺丁醇。

3. 复治用药方案　对于痰涂片阳性的复发肺结核患者与治疗中断后再复发的患者应选择 8 个月的治疗方案：强化期 3 个月/巩固期 5 个月。常用方案：2HRES/1HRZE/5HRE。

复治患者应做药敏试验，对于上述方案化疗无效的复治排菌病例可参考耐多药肺结核化疗方案并根据药敏试验加以调整，慢性排菌者一般认为用上述方案疗效不理想，具备手术条件时可行手术治疗。对久治不愈的排菌者要警惕非结核分枝杆菌感染的可能性。

4. 耐多药肺结核的治疗　对至少包括 INH 和 REP 两种或两种以上药物产生耐药的结核病为 MDR－TB，所以耐多药肺结核必须要有痰结核菌药敏试验结果才能确诊。耐多药肺结核化疗方案：主张采用每日用药，疗程要延长至 21 个月为宜，WHO 推荐一线和二线抗结核药物可以混合用于治疗 MDR－TB，一线药物中除 INH 和 RFP 已耐药外，仍可根据敏感情况选用：①SM：标准化疗方案中，只在强化期的 2 个月使用，儿童、老年人及因注射不方便常以 EMB 替代，由于 SM 应用减少，一些地区耐 SM 病例可能也减少；②PZA：多在标准短程化疗方案强化期中应用，故对该药可能耐药频率低，虽然药敏试验难以证实结核菌对 PZA 的药物敏感性（因无公认可靠的敏感性检测方法），但目前国际上治疗 MDR－TB 化疗方案中常使用它；③EMB：抗菌作用与 SM 相近，结核菌对其耐药频率低。

治疗肺结核新药如下：①莫西沙星，有研究表明，使用含莫西沙星药物治疗的患者其痰中结核杆菌清除更快；在另外一项研究中提示莫西沙星较乙胺丁醇有更好地培养转阴率，作为一种有望治疗肺结核的新药，其价值尚待进一步研究；②其他的如利福霉素类、新大环内酯类药物、氨硫脲衍生物类药物、硝基咪唑类药物等新型药物，由于它们对结核菌有独特的作用，有些还具有高效、安全特点，可能会成为治疗 MDR－TB 的新药。另外，临床上目前正越来越多的使用免疫制剂辅助治疗肺结核，如胸腺肽、转移因子、IL－2、卡介菌多糖核酸等。但目前尚无临床有效的循证医学依据。

六、护理

（一）护理措施

1. 知识缺乏　缺乏有关结核病防治的知识。

（1）指导患者做好隔离防护措施

1）有条件的患者应单居一室；痰涂片阳性的肺结核患者住院治疗时需进行呼吸道隔离，室内保持良好通风，每天用紫外线消毒。

2）注意个人卫生，严禁随地吐痰，不可面对他人打喷嚏或咳嗽，以防飞沫传播。在咳嗽或打喷嚏时，用双层纸巾遮住口鼻，纸巾按传染性废物处理。

3）餐具煮沸消毒或用消毒液浸泡消毒，用桌共餐时使用公筷，以防传染。

4）被褥、书籍在烈日下暴晒6小时以上。

5）患者外出时戴口罩。

（2）药物治疗指导

1）有目的、有计划地向患者及家属逐步介绍有关药物治疗的知识，如借助科普读物帮助患者加深理解。

2）强调早期、联合、适量、规律、全程化学治疗的重要性，使患者树立治愈疾病的信心，积极配合治疗。督促患者按医嘱服药、建立按时服药的习惯。

3）解释药物不良反时，重视强调药物的治疗效果，让患者认识到发生不良反应的可能性较小。以激励患者坚持全程化学治疗，防止治疗失败而产生耐药结核分枝杆菌，增加治疗的困难和经济负担。如出现巩膜黄染、肝区疼痛、胃肠不适、眩晕、耳鸣等不良反应要及时与医生联系，不要自行停药，大部分不良反应经相应处理可以完全消失。

（3）休息与活动

1）肺结核患者症状明显，如有咯血、高热等严重症状，或结核性胸膜炎伴大量胸腔积液者，应卧床休息。

2）恢复期可适当增加活动，如户外散步、打太极拳、做保健操等，加强体质锻炼，充分调动人体内在的自身康复能力，提高机体免疫力和抗病能力。

3）症状较轻患者在坚持化学治疗的同时，可进行正常工作，但应避免劳累和重体力劳动，保证充足的睡眠和休息，做到劳逸结合。

4）痰涂片阴性和经有效抗结核治疗4周以上的患者，没有传染性或只有极低的传染性，应鼓励患者过正常的家庭和社会生活，有助于减轻肺结核患者因隔离而引起的孤独感和焦虑情绪。

2. 营养失调，低于机体需要量　与机体消耗增加、食欲减退有关。护理措施参见"肺脓肿"。

3. 潜在并发症　大咯血、窒息。护理措施见"支气管扩张"的护理。

（二）健康教育

1. 结核病预防控制

（1）控制传染源：早期发现患者并登记管理，及时给予合理化学治疗和良好护理，是预防结核病疫情的关键。肺结核病程长、易复发和具有传染性，必须长期随访。掌握患者从发病、治疗到治愈的全过程。

（2）保护易感人群

1）给未受过结核分枝杆菌感染的新生儿、儿童及青少年接种卡介苗（活的无毒力牛型结核分枝杆菌疫苗），使人体产生对结核分枝杆菌的获得性免疫力。卡介苗不能预防感染，但可减轻感染后的发病与病情。

2）密切接触者应定期到医院进行有关检查，必要时给予预防性治疗。

3）对受结核分枝杆菌感染易发病的高危人群，如 HIV 感染者、硅沉着病、糖尿病等，可应用预防性化学治疗。

2. 患者指导

（1）日常生活调理：嘱患者戒烟、戒酒；保证营养的补充；合理安排休息，避免劳累；避免着凉感冒及呼吸道感染；住处应尽可能保持通风、整洁、干燥，有条件可选择空气新鲜、气候温和处疗养，以促进身体的康复，增强抗病能力。

（2）用药指导：强调坚持规律、全程、合理用药的重要性，取得患者与家属的主动配合，使督导短程化疗（DOTS）能得到顺利完成。

（3）定期复查：定期复查胸片和肝、肾功能，了解治疗效果和病情变化。

（芦　鑫　陈韦如　秦　峰　张倩倩　张　杰）

第七节　呼吸衰竭

一、定义

呼吸衰竭是由于各种疾病导致的呼吸功能障碍，使气体交换不能满足组织或细胞代谢的需要，多是肺吸入的空气含氧低和肺内气体交换及气体输送障碍引起，以患者在静息状态下，呼吸大气压空气时，动脉血氧分压（PaO_2）低于 8kPa（60mmHg），动脉二氧化碳分压（$PaCO_2$）高于 6.67kPa（50mmHg）作为诊断条件。

呼吸衰竭有急性和慢性之分。急性呼吸衰竭是原来肺功能正常，由于突发原因引起呼吸中枢及呼吸运动的周围神经、肌肉病变、胸部外伤、气道及肺疾病所致的呼吸功能突然发生衰竭。慢性呼吸衰竭则是原有慢性呼吸系统疾病如慢性阻塞性肺病（COPD）、尘肺等所致肺功能减退、低氧及二氧化碳潴留，且呈渐进性加重。平时患者机体能代偿适应，多能胜任轻体力劳动及日常生活，这时称为代偿性慢性呼吸衰竭，一旦由于呼吸道感染或其他原因引起肺功能减退加重，使代偿丧失，即可出现严重的机体缺氧和二氧化碳潴留，称为失代偿性慢性呼吸衰竭。临床上将缺氧不伴二氧化碳潴留者称为Ⅰ型呼吸衰竭，伴有二氧化碳潴留者称为Ⅱ型呼吸衰竭。本病以喘急、发绀、神昏为主要临床表现，其有关内容见于中医古籍中有关"喘证""哮病""心悸""水肿""上气""肺胀"及"神昏""闭脱""痉厥"等病症的记载中。

二、病因

（一）中医病因病机

1. 病因　本病常由多种疾患引起，病因复杂，概言之有外感、内伤两大类。外感为六淫外邪侵袭肺系；内伤为饮食不当、情志失调、劳欲久病等导致肺气上逆，宣降失职，或气无所主，肾失摄纳而成。

（1）外邪侵袭：外邪（风寒、风热、燥邪等）袭体束肺，内郁肺气，外闭皮毛，阴遏阳气，致肺失宣降上逆而喘。

（2）饮食不节：过食生冷、肥甘厚味，或因嗜酒伤中，脾运失健，痰浊内生，上干于肺，壅阻肺气，升降不利，发为喘促。

（3）七情内伤：情志不遂，郁怒伤肝或惊恐伤及心肾，致肺气升降失常，气逆而喘。

（4）劳欲久病：过劳伤脾，过欲伤肾，加上久病肺虚，气阴亏耗，不能下荫于肾，脾肾既虚则摄纳无权而为喘。

2. 病机　本病多在肺、肾、脾、肝相关，重可累及于心；病理性质有虚实之分，实喘在肺，为外邪、痰浊、肝郁气逆，邪壅肺气，宣降不利所致；虚喘责之肺、肾两脏，因阳气不足，阴精消耗，而致肺肾出纳失常，尤以气虚为主。外邪所致失于表散者可由表及里；痰浊、肝郁所致日久不愈者可化热、化火；肺虚所致反复不愈者可伤及脾、肾；肾虚致喘复感外邪者可转为上实下虚之证；迁延日久致肺脾肾严重虚损者，可累及于心转为心阳虚脱，不能鼓动血脉则血行瘀滞，甚至出现喘汗致脱，亡阴、亡阳的危重局面。简而言之，其为本虚标实，虚实相兼之病证，由于久病损及多个脏腑，正虚邪实，互为因果，相互影响，因而病情迁延危重，病程缠绵难愈。

（二）西医病因病理

1. 病因　引起呼衰的原因很多，临床常见有以下几个方面：

（1）气道阻塞性疾病：气管、支气管的炎症、异物、痉挛、肿瘤、纤维化瘢痕，如重症哮喘、慢性阻塞性肺疾病等导致气道阻塞和肺通气障碍，或通气/血流比例失调，造成缺氧和二氧化碳潴留，引起呼吸衰竭。

（2）肺组织病变：肺气肿、肺炎、弥漫性肺纤维化、重度肺结核、矽肺、急性呼吸窘迫综合征（ARDS）、肺水肿等疾病均可累及肺泡和（或）肺间质，使参与呼吸的肺泡和有效弥散性面积减少，肺顺应性降低，通气/血流比例失调，导致缺氧和二氧化碳潴留，引起呼吸衰竭。

（3）肺血管疾病：肺血管炎、肺栓塞等引起通气/血流比例失调，或部分静脉血未经过氧合直接流入肺静脉，发生低氧血症，导致呼吸衰竭。

（4）心脏疾病：各种缺血性心脏疾病、心肌病、严重心瓣膜疾病、心包疾病、严重心律失常等均可导致通气和换气功能障碍，从而导致缺氧和（或）二氧化碳潴留。

（5）胸廓及胸膜疾病：强直性脊柱炎、严重的脊柱结核、类风湿样脊柱炎等致胸廓畸形，广泛的胸膜肥厚与粘连、胸廓外伤、手术创伤、气胸和胸腔积液等疾病，都可影响胸廓的活动和肺扩张，使通气减少和吸入气体分布不均，导致肺通气和换气功能障碍，引起呼吸衰竭。

（6）神经肌肉病变：脑炎、脑血管疾病、脑外伤、电击、镇静剂中毒等疾病可以直接或间接抑制呼吸中枢；脊髓灰质炎、重症肌无力、多发性神经炎、有机磷中毒、破伤风以及严重的钾代谢紊乱，均可累及呼吸肌功能，造成呼吸肌疲劳、无力、麻痹，导致呼吸动力下降而引起肺通气不足。

2. 发病机制和病理

（1）低氧血症和高碳酸血症发生机制

1）通气不足：在静息呼吸空气时，总肺泡通气量约为 4L/min，才能维持正常的肺泡 PaO_2 和 $PaCO_2$ 肺泡通气量减少，会导致 PaO_2 下降，$PaCO_2$ 增加，肺泡 – 毛细血管分压差减少，引起缺氧和二氧化碳潴留，导致呼吸衰竭。

2）弥散障碍：肺内气体交换是通过弥散过程实现的。氧弥散能力仅为二氧化碳的 1/20，故弥散面积减少（如肺实变、肺气肿和肺不张）、弥散膜增厚（如肺水肿、肺间质纤维化）和气体弥散能力（系数）下降、气体分压差减低、气体和血液接触的时间以及心排血量失调或血红蛋内含量减少等因素，可影响气体的弥散度和弥散量，导致弥散障碍产生低氧血症。

3）通气/血流比例失调：有效气体交换除需足够肺泡通气外，还有赖于肺泡通气和血流比例的协调。正常肺泡通气量为 4L/min，肺毛细血管总血流量（Q）为 5L，两者之比为 0.8。如果此比率增大，吸入气体不能与血液进行有效的交换，即为无效腔样通气；比率减少，使静脉血不能充分氧合，则形成肺动 – 静脉样分流。通气/血流比例失调通常仅产生缺氧，而无二氧化碳潴留。其原因主要是：①动脉与混合静脉血的氧分压差为 59mmHg，比二氧化碳分压差 59mmHg 大 10 倍；②氧解离曲线呈 S 形，正常肺泡毛细血管血氧饱和度已处于曲线的平台，无法携带更多的氧以代偿低 PaO_2 区的血氧含量下降，而二氧化碳解离曲线在生理范围内呈直线，有利于通气良好区对通气不足区的代偿，排出足够的二氧化碳，不至于出现二氧化碳潴留。而严重的通气/血流比例失调亦可导致二氧化碳潴留。

4）肺动 – 静脉样分流肺部病变如肺泡萎陷、肺不张、肺水肿和肺炎实变等均可引起肺功 – 静脉样分流增加，使静脉血没有接触肺泡进行气体交换的机会，直接流入肺静脉。当存在肺内分流时，提高吸氧浓度并不能提高分流静脉血的血氧分压，分流量越大，吸氧后提高动脉血氧分压效果越差；若分流量超过 30%，吸氧并不能明显提高 PaO_2 常见疾病如肺动静脉瘘。

5）氧耗量：氧耗量增加是加重缺氧的原因之一。发热、呼吸困难、寒战和抽搐均增加氧耗量。寒战耗氧量可达 500ml/min。严重哮喘，随着呼吸做功的增加，用于呼吸的氧耗量可达到正常人的十几倍。氧耗量增加，肺泡氧分压下降。故氧耗量增加的患者，若同时伴有通气功能障碍，会出现严重的低氧血症。

上述原因引起肺的通气不足、弥散功能障碍、通气/血流比例失调、肺动 – 静脉样分流等病理变化，导致缺氧和二氧化碳潴留，引起肺、心、脑、肝、肾等多脏器缺氧，导致酸碱平衡失调和代谢紊乱。慢性呼吸衰竭常在数日或更长时间内缓慢发生（如 COPD），机体相应产生一系列代偿反应，早期表现为 Ⅰ 型呼吸衰竭，病情进一步发展，导致 Ⅱ 型呼吸衰竭。

（2）缺氧、二氧化碳潴留对机体的影响

1）缺氧对中枢神经系统的影响：人脑的重量虽只占体重的 2%～2.5%，但脑组织耗氧占全身耗氧量的 1/5～1/4，因而对缺氧最敏感，其中脑皮质更明显，完全停止供氧 4～5 分钟可引起不可逆的脑损害。缺氧对中枢神经的影响与其发生的速度和程度有关。轻度缺氧可引起注意力不集中，定向障碍，智力减退。急性缺氧可引起烦躁不安、昏迷、全身抽搐，可于短时间内死亡。缺氧还可引起脑毛细血管通透性增加导致脑水肿，脑细胞失去产生和传导神经冲动的功能，最终导致脑细胞死亡。

2）缺氧对呼吸系统的影响：急性缺氧可抑制呼吸中枢或致呼吸骤停。低氧血症对呼吸的影响远较二氧化碳潴留的影响为小。一般当 PaO_2 < 60mmHg 时，才会刺激颈动脉窦和主动脉体化学感受器，反射性兴奋呼吸中枢，增加通气。若缺氧程度缓慢加重，PaO_2 < 30mmHg 时，则表现出对呼吸中枢的抑制作用。二氧化碳是强有力的呼吸中枢兴奋剂，吸入二氧化碳浓度增加，可使 $PaCO_2$ 增加，$PaCO_2$ 每增加 1mmHg，则通气增加 2L/min。而当 $PaCO_2$ > 80mmHg 时，则对呼吸中枢产生抑制和麻醉效应。此时呼吸运动要依靠 PaO_2 降低对外周化学感受器刺激作用得以维持，因此，对这类患者应避免吸入高浓度氧。

3）缺氧对循环系统的影响：早期缺氧时心率增快，血压上升，心输出量增大。严重缺氧和二氧化碳潴留时心输出量减少，心率减慢，血压下降，心律失常，心脏骤停。缺氧还可使肺小动脉痉挛，引起肺动脉高压，以致右心负荷过重，引起右心室扩张、肥大，最后导致右心衰竭。

4）缺氧对消化系统的影响：缺氧可直接损害肝细胞，导致转氨酶升高；缺氧可致患者消化功能障碍，表现为消化不良、食欲缺乏，严重者出现胃黏膜糜烂、溃疡、坏死和出血。

5）缺氧对肾脏的影响：缺氧可使肾血流量减少，肾小球滤过率下降，尿量和钠排出量减少，严重时可导致肾衰竭。

6）缺氧对酸碱平衡和电解质的影响：严重缺氧可抑制细胞能量代谢的中间过程，如三羧酸循环、氧化磷酸化作用以及有关酶的活动，产生乳酸和无机磷，引起代谢性酸中毒。由于能量不足，体内离子运转和钠泵功能障碍，细胞内的 K^+ 转移到血液，细胞外的 Na^+ 和 H^+ 转移到细胞内，造成细胞内酸中毒和高钾血症。代谢性酸中毒所产生的固定酸与缓冲系统中 HCO_3^- 起作用，产生 H_2CO_3，使组织二氧化碳分压增加。故急性呼吸衰竭，二氧化碳的潴留可使 pH 变值迅速下降，出现呼吸性酸中毒，如同时伴有严重代谢性酸中毒（实际碳酸氢盐 AB < 22mmol/L），可引起血压下降、心律失常甚至心脏停搏。慢性呼吸衰竭因二氧化碳的潴留发展缓慢，肾脏减少 HCO_3^- 排出，使 pH 不致明显下降。当体内二氧化碳长期增高时，HCO_3^- 也持续维持高水平，导致呼吸性酸中毒合并代谢性碱中毒。当二氧化碳潴留进一步加重，HCO_3^- 无法代偿时，出现失代偿性呼吸性酸中毒合并代谢性碱中毒。因血液中主要阴离子 HCO_3^- 和 Cl^- 之和相对恒定，当 HCO_3^- 增加时，Cl^- 则相应减少，产生低氯血症。

三、临床表现

1. 症状　急性呼吸衰竭或慢性呼吸衰竭失代偿期的临床表现较为典型，但慢性呼衰代偿期，由于病因、病理、生理的不同而显得多种多样。应注意临床多见的 COPD 常因急性呼吸道感染而诱发，所以表现为慢阻肺所致的咳喘症状因感染而加重，但因患者对感染反应差，不定有发热和白细胞增高。不同病因的呼衰除原发疾病的各种症状外，主要是缺氧和二氧化碳潴留所致的多脏器功能紊乱的表现。

（1）呼吸困难：是呼吸衰竭最早出现的症状。随呼吸功能减低而加重，伴有呼吸频率、深度与节律的改变。可表现呼吸频率增快,辅助呼吸肌参与时可有"三凹征"。中枢性疾患或中枢神经抑制性药物所致的呼吸衰竭,表现为呼吸节律改变,如潮式呼吸、毕奥呼吸。

(2) 发绀:是缺氧的典型表现。当动脉血氧饱和度低于90%时,可在口唇、指甲出现发绀。需要注意的是,发绀的程度与还原血红蛋白含量有关,红细胞增多者即使动脉血氧饱和度高于90%,也可表现发绀,而贫血者动脉血氧饱和度低于90%可不出现发绀。严重休克等原因引起末梢循环障碍的患者,即使动脉血氧分压正常,则也可发绀,发绀还受皮肤色素及心功能的影响。

(3) 神经精神症状:缺氧及CO_2潴留均可引起神经精神症状。急性呼吸衰竭的神经精神症状较慢性呼吸衰竭明显。急性严重缺氧可出现谵妄、抽搐、昏迷。慢性缺氧可有注意力不集中、智力或定向力功能障碍。CO_2潴留主要表现中枢神经系统抑制,可引起头痛、烦躁不安、扑翼样震颤、嗜睡、昏迷、抽搐和呼吸抑制。由于缺氧和CO_2潴留导致的神经精神障碍综合征称为肺性脑病。患者还可出现球结膜充血、水肿。

(4) 循环系统改变:缺氧和CO_2潴留均可导致心率增快、血压升高。严重缺氧可出现血压下降、各种类型的心律失常,甚至心脏停搏。CO_2潴留可引起表浅毛细血管和静脉扩张,表现为皮肤温暖、红润、多汗等。

(5) 消化和泌尿系统表现:缺氧可损害肝细胞,出现肝功能异常,使丙氨酸氨基转移酶升高。严重缺氧和CO_2潴留使胃肠道黏膜充血水肿、糜烂、坏死、溃疡和出血。泌尿系统可出现血尿素氮、肌酐升高,尿中出现蛋白、管型。

2. 体征　慢性呼衰患者胸部体格检查,均可见肋间隙增宽,桶状胸,呼吸运动度减弱,叩诊呈过清音,呼吸音减低,双肺干湿性啰音等。急性呼衰者多有原发病的体征特点。

3. 常见并发症　呼衰常见并发症主要有心律失常、酸碱平衡失调、电解质紊乱、消化道出血等。

四、诊断

(一) 急性呼吸衰竭的诊断

患者无肺部疾患史,新近有外伤、休克、脓毒血症、肺炎、异物吸入、骨折、输液过快等基础病史;动脉血PaO_2 < 60mmHg (8kPa) 或伴有$PaCO_2$ > 50mmHg (6.6kPa),即可诊为急性呼吸衰竭。

(二) 慢性呼吸衰竭的诊断

1. 有呼吸系统慢性疾病或其他导致呼吸功能障碍的病史。

2. 有缺氧和CO_2潴留的临床表现低氧血症可有发绀、呼吸困难、心率加快;严重者有表情淡漠,反应迟钝,或烦躁不安、嗜睡、昏迷等。二氧化碳含量升高的表现有头痛、白天嗜睡、夜间不眠、血压升高、多汗、判断力及记忆力下降等。

3. 多有慢性肺部疾病的体征如桶状胸,呼吸音的改变和肺部啰音的出现等。

4. 动脉血PaO_2 < 60mmHg (8kPa) 或伴有$PaCO_2$ > 50mmHg (6.6kPa)。由于慢性呼吸衰竭起病徐缓,长期的低氧血症和高碳酸血症刺激机体产生了一定的代偿能力及耐受性。故许多学者认为慢性呼衰的血气诊断标准可为动脉血PaO_2 < 50mmHg (6.6kPa),$PaCO_2$ >

55mmHg（7.3kPa）。

5. 呼衰的诊断也不能仅仅单纯看血气的改变，有少数情况虽有血气改变但不是呼吸衰竭：①心脏或大血管的动静脉分流，因为静脉血不通过肺部进行气体交换，而由心脏或畸形血管直接进入动脉血中以致 $PaCO_2$ 降低；②在代谢性碱中毒时，肺脏为了调节酸碱平衡保留 CO_2 使 $PaCO_2$ 增高；③居住高原者，因空气中氧含量低，因而动脉血氧降低。

（三）已经吸氧者呼吸衰竭的诊断

Ⅰ型呼吸衰竭为 $PaCO_2$ 正常或下降，$PaO_2 > 60mmHg$，需计算氧合指数 = $PaO_2/FiO_2 <$ 300mmHg，提示呼吸衰竭；Ⅱ型呼吸衰竭为 $PaCO_2 > 50mmHg$，$PaO_2 > 60mmHg$。

五、治疗

（一）中医治疗

1. 辨证论治

（1）急性呼吸衰竭

1）痰热壅盛

主症：喘促气急，喉间痰鸣，痰稠且黄，发热口渴，烦躁不安，口干，舌质红，苔黄厚，脉滑数。

治法：清肺、化痰、平喘。

方剂：清热化痰汤加减。

基本处方：苇茎15g，薏苡仁20g，冬瓜仁20g，麻黄10g，杏仁12g，石膏30g，甘草6g，连翘15g，黄芩15g，桔梗12g，鱼腥草20g。每日1剂，水煎服。

方解：方中苇茎清肺泄热，石膏清泄肺热，是为主药；薏苡仁清利湿热，冬瓜仁、鱼腥草、桔梗清肺卫之热，又化痰排脓；杏仁苦温佐麻黄以止咳平喘；连翘、黄芩协助苇茎、石膏加强清肺泄热之功。

加减：热甚者，加黄连6g、栀子12g以加强清肺泄热祛湿之力；喘甚者，加瓜蒌子12g以助泄肺平喘之力；夹瘀者，加桃仁12g以化痰通瘀，痰瘀去而喘促可平。

2）热犯心包

主症：喘促气急，高热夜甚，谵语神昏，心烦不寐，口不甚渴，舌红绛，脉细数。

治法：清心开窍。

方剂：清营汤加减。

基本处方：水牛角12g，黄连12g，生地黄12g，麦门冬12g，玄参12g，金银花12g，连翘12g，郁金12g，石菖蒲12g。每日1剂，水煎服。

方解：方中水牛角咸寒生地黄甘寒以清营凉血；玄参、麦门冬配生地黄以养阴清热，佐以金银花、连翘、黄连以清热解毒；石菖蒲辛温芳香开窍、除痰，配丹参、郁金活血以消瘀热，共奏清心开窍之功。

加减：毒热盛者，加黄芩12g、栀子12g以加强清心营邪热之力；喘甚者，加瓜蒌15g、桑白皮15g以加强清热祛痰之力；昏迷者，加清开灵口服液2支、安宫牛黄丸1丸、至宝丹6g以加强清热除痰开窍之力；抽搐者，加钩藤12g、全蝎5g、蜈蚣5g以加强祛风、镇痉之功效。

3）阳明腑实

主症：发热不恶寒，喘促气憋，腹胀满痛，大便秘结，小便短赤，舌苔黄燥，脉洪数。

治法：宣肺泻下。

方剂：宣白承气汤加减。

基本处方：石膏9g，杏仁9g，全瓜蒌15g，大黄9g（后下），桑白皮12g，芒硝12g（冲服）。每日1剂，水煎服。

方解：方中大黄、芒硝泻热解毒，逐瘀荡积；石膏大清肺卫气分之邪热；杏仁止咳定喘，润肠通便，又助大黄泻热通便之功力；桑白皮清热祛痰，散风通络；瓜蒌清热化痰，润肠通便，共奏宣肺泻下之功。

加减：喘甚者，加葶苈子12g、枇杷叶10g以加强下气除痰、泄肺平喘之力；腹胀者，加厚朴10g、枳实12g以行气消胀；热邪炽盛者，加知母12g、黄芩12g助大黄、石膏清解三焦邪热之力。

4）气阴两竭

主症：呼吸微弱，间续不断，或叹气样呼吸，时有抽搐，神志昏沉，精神萎靡，汗出如油，舌红无苔，脉虚细数。

治法：补益气阴固脱。

方剂：生脉散合炙甘草汤加减。

基本处方：西洋参12g，麦门冬12g，生地黄12g，阿胶12g（烊化），五味子12g，黄芪12g，山药12g，牡蛎12g，炙甘草12g。每日1剂，水煎服。

方解：方中西洋参甘平补肺，大扶元气，与黄芪、山药同用，增强补气健脾作用，生地黄、麦门冬养阴生津，阿胶滋阴润肺，五味子酸收敛肺止汗，牡蛎固涩止汗，炙甘草补气缓急调和阴阳，共奏补气固脱之功。

加减：大汗淋漓，汗出如洗者，加龙骨30g、牡蛎25g以加强益气固脱之力；阳脱者，加制附子6g、肉桂3g以加强回阳救脱之力；暴喘下脱，肢厥滑泻者，加黑锡丹10g以止泄固脱平喘。

（2）慢性呼吸衰竭

1）肺气虚弱，痰瘀互结

主症：呼吸不畅，喘促短气，喉间痰鸣如锯，言语无力，咳声低微，自汗畏风，口唇青紫，或感咽喉不利，口干面红，舌质淡，苔白腻，脉细滑。

治法：补益肺气，涤痰祛瘀。

方剂：生脉散合三子养亲汤加减。

基本处方：党参15g，黄芪15g，麦门冬12g，五味子12g，白芥子12g，紫苏子12g，莱菔子12g，紫菀12g，款冬花12g，桔梗12g，川贝母12g，川芎12g，甘草6g。每日1剂，水煎服。

方解：方中人参大补元气，补肺益气生津为要；黄芪补中健脾，益气，佐人参培补元气；麦门冬养阴生津；五味子酸收敛肺止汗；白芥子温肺利气，畅膈利痰；苏子降气行痰，止咳平喘；莱菔子行气祛痰；桔梗宣肺化痰；紫菀、款冬花、川贝母润肺化痰降气；川芎行痰祛瘀；甘草调和诸药。诸药共奏补益肺气，涤痰祛瘀之功。

加减：阴虚者，加沙参12g、玉竹15g以润肺生津；脾虚有寒，吐痰清稀，形寒肢冷者，加干姜9g、吴茱萸6g，协同人参、黄芪以温中回阳益气救逆。

2）肺脾两虚，痰瘀内阻

主症：喘粗气急，咳嗽痰多，脘腹胀满，肢体困重，口淡不渴，纳呆便溏，口唇青紫，舌淡胖，苔白滑，脉濡弱。

治法：温脾渗湿，化痰行瘀。

方剂：苓桂术甘汤加减。

基本处方：党参15g，茯苓15g，白术15g，炙甘草6g，法半夏9g，陈皮12g，桂枝6g，干姜6g，赤芍12g，桃仁12g。每日1剂，水煎服。

方解：方中茯苓健脾渗湿，祛痰化饮；桂枝、干姜温阳化饮，化气行水；陈皮、法半夏、白术健脾燥湿；党参健脾益气；赤芍、桃仁活血祛瘀；炙甘草益气和中。诸药共奏温脾渗湿化痰行瘀之功。

加减：气虚甚者，加黄芪15g、玉竹15g，以补益中气，养肺润燥；咳嗽痰多者，加薏苡仁20g、紫菀15g以加强化痰止咳之力；喘甚者，加苏子12g、白芥子6g以加强肃肺平喘之力。

3）肺肾阴虚，痰郁化热

主症：呼吸浅促急迫，动则喘甚，痰多色黄，口唇、指甲发绀，耳鸣，腰酸，口干，心烦，手足心热，尿黄，舌质红，脉细数。

治法：滋肾纳气，清热化痰，行瘀。

方剂：七味都气丸加减。

基本处方：熟地黄12g，山药12g，山茱萸12g，瓜蒌皮12g，浙贝母12g，川芎12g，丹参12g，牡丹皮12g，五味子12g，枸杞子12g，胡桃肉12g。每日1剂，水煎服。

方解：方用熟地黄滋肾填精为主药，辅以山茱萸养肝肾而涩精；山药补益脾阴而固精，佐以胡桃肉补肾纳气平喘；五味子、枸杞子益肺肾之阴精，敛耗散之肺气；以瓜蒌皮、浙贝母清化痰浊；用川芎、丹参、牡丹皮祛瘀。共奏滋肾纳气，清热化痰行瘀之功。

加减：喘促较甚者，合用参蛤散6g，以加强益气平喘之力；虚火明显者，加知母12g、黄柏12g以加强滋阴降火之力；兼肺阴虚者，合用生脉散以加强润肺养阴之力。

4）肾阳虚衰，痰瘀泛滥

主症：喘促日久，呼多吸少，心悸气短，动则喘促更甚，汗出肢冷，面青唇暗，精神疲惫，时有下肢或颜面水肿，舌质淡胖，苔白腻，脉沉弱无力。

治法：温肾纳气，祛瘀利水。

方剂：金匮肾气丸加减。

基本处方：熟地黄12g，山药12g，山茱萸12g，茯苓12g，泽泻12g，牡丹皮12g，制附子6g，肉桂9g，白芍12g，白术12g，丹参12g。每日1剂，水煎服。

方解：方用熟地黄滋阴补肾为主，辅以山茱萸、山药补益肝脾精血，并以制附子、肉桂温阳暖肾，以鼓舞肾气，壮元阳，益火之源以消阴翳，佐以茯苓、泽泻疏理气机，以温肾平喘，丹参、牡丹皮、白芍柔肝，行瘀痰。共收温肾纳气，祛瘀利水之功。

加减：肺气虚者，加党参 15g、黄芪 15g 以加强温阳益气之力；稍动则喘者，加沉香 5g、枳壳 12g 以加强下气平喘之力；痰多者，加白芥子 6g、苏子 12g 以加强祛痰、化痰平喘之力；舌质青紫，增赤芍加强活血消瘀之力。

（3）肺性脑病

1）痰迷心窍

主症：嗜睡，蒙眬，甚至昏迷，气促痰鸣，痰涎清稀，舌质暗，苔白腻，脉细滑。

治法：涤痰开窍。

方剂：导痰汤加减。

基本处方：法半夏 9g，陈皮 12g，茯苓 12g，枳实 12g，竹茹 12g，制南星 12g，石菖蒲 12g，郁金 12g，甘草 3g。每日 1 剂，水煎服。

方解：方中制南星、半夏燥温化痰；陈皮、茯苓理气燥湿化痰；枳实行痰下气；竹茹化痰清热；石菖蒲、郁金化浊开窍；甘草调和诸药。共奏涤痰开窍之功。

加减：湿盛者，加苍术 10g、薏苡仁 15g 以加强燥湿祛痰利湿之力；痰多者，加桔梗 12g、川贝母 15g 以加强祛痰化痰之力；水肿尿少者，加沉香、琥珀以加强益肾利水，温中降气之力。

2）痰火扰心

主症：神昏谵语，躁动不安，痰黄而稠，呼吸气粗，大便秘结，舌苔黄厚腻，脉滑数有力。

治法：清热涤痰。

方剂：礞石滚痰丸加减。

基本处方：全蝎 2 条，蜈蚣 2 条，僵蚕 12g，陈皮 12g，杏仁 9g，枳实 12g，黄芩 12g，瓜蒌仁 12g，制南星 12g，法半夏 9g。每日 1 剂，水煎服。

方解：方中礞石攻逐陈积伏匿之老痰；大黄苦寒，清热泄火，荡涤实热，开痰火下行之路；黄芩、黄连、栀子以清热；制南星、茯苓燥湿化痰；石菖蒲、郁金化浊开窍。共奏清热涤痰之功。

加减：痰多者，加桔梗 12g、川贝母 15g 以加强祛痰化痰之力；痰郁而化热，热象重者，加连翘 12g、鱼腥草 30g 以加强清除邪热之力；痰火扰心，夜烦不寐者，加生地黄 15g、夜交藤 12g 以加强滋阴降火，除烦静心之功力。

3）元阳欲脱

主症：神志昏迷，面唇青紫，气息微弱，汗出如油，四肢厥冷，舌质淡胖，脉微欲绝。

治法：回阳救逆。

方剂：人参四逆汤加减。

基本处方：人参 30g，制附子 9g（先煎），干姜 9g，肉桂 12g，甘草 6g。每日 1 剂，水煎服。

方解：方中附子祛寒救逆，壮肾阳，补命火；干姜助附子而温中，守而不走；肉桂温壮元阳，祛寒破阴；人参大补元气，补益肺脾之中气，又益气生津；甘草调和诸药，共奏回阳救逆之功。

加减：气虚甚者，加黄芪30g、玉竹15g以加强益气回阳之力；汗出多者，加龙骨30g、牡蛎25g固涩止汗；发绀明显者，加丹参20g、川芎12g以加强行气活血，祛瘀之力。

4）肝风内动

主症：肌肉颤动，手足抽搐，甚者癫痫样发作，气粗痰黄，手颤动，苔黄腻，脉弦数。

治法：平肝息风，清热涤痰。

方剂：止痉散合清气化痰丸加减。

基本处方：全蝎6g，蜈蚣2条，僵蚕10g，陈皮10g，杏仁9g，枳实9g，黄芩12g，白芍15g，瓜蒌仁12g，制南星12g，法半夏12g。每日1剂，水煎服。

方解：方中全蝎、白芍、蜈蚣、僵蚕祛风止痉；制南星清热化痰；黄芩、瓜蒌仁降火，化热痰；枳实、陈皮下气开痞，消痰散结；杏仁宣利肺气；半夏燥湿化痰。

2. 中药制剂

（1）安宫牛黄丸：清热解毒，镇惊开窍。主治：喘证病属痰蒙神窍者。适用于痰蒙神窍所致的痰厥昏迷。每次1丸鼻饲，每日1次。

（2）复方鲜竹沥液：清热化痰止咳。主治：喘证病属痰热壅肺者。适用于痰热咳嗽，痰黄黏稠之呼吸衰竭。每次20ml，每日2~3次。

（3）蛇胆川贝液：祛风止咳，除痰散结。主治：喘证病属痰热壅肺者。适用于风热咳嗽，痰多，气喘。每次1支，每日2次。

（4）祛痰止咳颗粒：健脾燥湿，祛痰止咳。主治：喘证病属肺脾肾虚，痰浊阻肺者。适用于痰多，咳嗽，喘息等症。每次12g，每日2次。

（5）痰热清注射液：清热、化痰、解毒。主治：感染性呼吸道疾病属痰热壅肺者。适用于呼吸衰竭属痰黄量多者。一般每次20ml，重症患者每次可用40ml，加入5%葡萄糖注射液或0.9%氯化钠注射液250~500ml静脉滴注，控制滴数每分钟不超过60滴，每日1次。

（6）参麦注射液：益气固脱，养阴生津，生脉。主治：喘证病属气阴两虚者。适用于气阴两虚所致喘咳者。每次20~100ml，用5%葡萄糖注射液250~500ml稀释后静脉滴注，每日1次。

（7）参附注射液：回阳救逆，益气固脱。主治喘证病属元阳欲脱者。适用于阳气暴脱或阳虚所致的喘咳者。每次20~100ml，用5%~10%葡萄糖注射液250~500ml稀释后静脉滴注，每日1次，或者每次5~20ml，用5%~10%葡萄糖注射液20ml稀释后静脉推注，每日1次。

3. 针灸

（1）体针

1）痰热壅肺

取穴：列缺、尺泽、肺俞、定喘、丰隆。

操作方法：定喘穴刺络拔罐，余穴针用泻法，留针时间30分钟，每日1次。

2）阳明腑实

取穴：足三里、上巨虚、丰隆、曲池。

操作方法：平补泻法，留针时间 30 分钟，每日 2 次，疗程为使用机械通气期间。

3）肺脾肾虚

取穴：肺俞、气海、定喘、足三里、太渊。

操作方法：定喘穴刺络拔罐，余穴针用补法，留针时间 30 分钟，每日 1 次。

（2）耳针

取穴：耳穴的脑、交感、肺、皮质下、肾等。

操作方法：先用毫针捻转数分钟，待病情缓解后再行单耳或双耳埋针 24 ~ 48 小时，隔日更换。

4. 穴位注射

（1）醒脑静穴位注射

适应证：呼吸衰竭属热犯心包、痰火扰心者。

方法：醒脑静注射液 1 ~ 2ml 注射于膻中、曲池、中府、肺俞、足三里，双侧穴位可交替注射一次。

（2）喘可治穴位注射

适应证：呼吸衰竭辨证以肾气虚或脾气虚者。

方法：喘可治注射液各 1ml 注射双侧足三里穴位，每日 1 次，疗程为 1 周。

5. 穴位敷贴

（1）白芥子穴位敷贴

适应证：呼吸衰竭之咳痰喘者。

方法：主要采用《张氏医通》白芥子涂法治疗咳喘病的经验。即用白芥子（炒）、甘遂、延胡索、细辛等药研面，用生姜汁调涂背部肺俞、心俞、膈俞穴位上，头伏当天贴 1 次，二、三伏各贴 1 次，每次贴 4 ~ 6 小时。

（2）坎离砂穴位敷贴

适应证：呼吸衰竭中医辨证属肾气虚或阳虚者。

方法：坎离砂敷贴双涌泉穴，每次 20 分钟，每日 1 次，疗程为 1 周。

（3）温补肾阳法脐疗

适应证：呼吸衰竭中医辨证属阳气虚衰者。

方法：脐疗方（附子 3g、肉桂 1g 研末混匀）蛋清调和后敷神阙穴，每次 30 分钟，每日 2 次，疗程为 1 周。

6. 搐鼻法 适用于呼吸抑制者。

方法：用搐鼻散（细辛、皂角、法半夏）和通关散（牙皂、细辛、薄荷、麝香）吹入患者鼻中，使之打喷嚏，以达到兴奋呼吸的目的。

（二）西医治疗

急性呼吸衰竭：患者原来呼吸功能正常，因多种突发因素引起通气或换气功能障碍，多属于现场复苏抢救。其原则是保持呼吸道通畅、吸氧并维持适宜的肺泡通气量，以达到防止和缓解严重缺氧、二氧化碳潴留和酸中毒，为病因治疗赢得时间和条件。

慢性呼吸衰竭：治疗原则是治疗病因、去除诱因、保持呼吸道通畅、纠正缺氧、解除二氧化碳潴留、治疗与防止缺氧和二氧化碳潴留所引起的各种症状。

1. 通畅气道　保持呼吸道通畅是治疗低氧血症和高碳酸血症的前提，在氧疗和改善通气之前，必须想尽一切措施，使呼吸道保持通畅，常采用支气管扩张剂治疗和雾化吸入治疗，必要时可采用气管插管或切开以建立人工气道。常采用以下药物治疗气道痰阻及痉挛症状。

（1）盐酸氨溴索注射液：每次 30mg 用 0.9% 氯化钠溶液 10ml 稀释后缓慢静脉推注，亦可雾化吸入，每日 2~3 次，稀释痰液。

（2）氨茶碱注射液：每次 0.125~0.25g 用 50% 葡萄糖溶液 20~40ml 稀释后缓慢静脉推注，或每次 0.25~0.5g 用 5% 葡萄糖溶液 250ml 稀释后缓慢静脉滴注，每日 1~2 次，为支气管解痉药。

（3）沙丁胺醇：选择性 β_2 受体激动剂，扩张支气管平滑肌，其剂型有片剂、胶囊剂、气雾剂及注射剂等。根据剂型确定用法。

（4）吸入用异丙托溴铵溶液：每次 1~2ml，每日 2~3 次雾化吸入，扩张支气管平滑肌。

（5）吸入用布地奈德混悬液：每次 0.5~1mg，每日 2~3 次雾化吸入，缓解支气管痉挛。

2. 合理氧疗　氧气治疗是应用氧气纠正缺氧的一种治疗方法，简称氧疗。

（1）氧疗适应证：理论上只要 PaO_2 低于正常就可给予氧疗，但实际应用中更严格，应根据患者情况灵活掌握，但是慢性呼吸衰竭患者 $PaO_2 < 60mmHg$（8.0kPa）是氧疗的绝对适应证。

（2）氧疗方式：临床上最常用、简便的方法是应用鼻导管吸氧，其吸氧浓度（FiO_2）= 21% + 40% × 吸入氧流量（L/min）。有条件者亦可用口罩吸氧。

吸氧浓度：对于慢性呼吸衰竭应采用控制性氧疗，其氧流量为每分钟 1~3L，吸氧浓度通常为 25%~33%。呼吸衰竭者吸氧浓度可适当提高，尽快使 $PaO_2 > 60mmHg$，但一般也不超过 40%。Ⅱ呼吸衰竭者宜从低吸氧浓度开始，逐渐加大吸氧浓度，一般不超过 33%。

3. 呼吸兴奋剂的应用　缺氧伴有二氧化碳潴留患者若出现神经精神症状时，可以使用呼吸中枢兴奋剂。Ⅱ型呼吸衰竭患者当 $PaCO_2 \geq 75mmHg$ 时，即使无意识障碍也可酌情使用呼吸兴奋剂，增加通气量，促进二氧化碳排出。对于慢性呼衰者剂量不宜偏大，需注意保持呼吸道通畅，保证氧气供给，否则增加呼吸作功，反而加重呼吸衰竭。

目前，常用的呼吸兴奋剂有尼可刹米、洛贝林等，尼克刹米常规用量为 0.375~0.75g 静脉缓慢推注，或 1.125~1.25g 加入 250ml 液体中缓慢静脉滴注。

4. 机械通气　是纠正严重低氧血症或二氧化碳潴留的最有效措施之一，合理应用机械通气可使呼吸衰竭患者起死回生。

（1）机械通气的目的与应用指征

1）目的：改善肺脏气体交换功能，纠正严重的低氧血症，缓解急性呼吸性酸中毒，以避免即时的生命危险，获得治疗肺、气道疾病及原发病的机会；缓解呼吸窘迫症状，减少呼吸作功和氧耗量，改善呼吸肌疲劳；预防和逆转肺不张，并根据压力–容量的关系改善肺顺性，预防更进一步的肺损害；避免因呼吸衰竭而致的严重并发症。

2）应用指征：在出现较为严重的呼吸功能障碍时，应使用机械通气。符合下述条件应实施机械通气：经积极治疗后病情仍继续恶化；意识障碍；呼吸形式严重异常，如呼吸频率每分钟 >40 次或 <6 次，节律异常，自主呼吸微弱或消失；血气分析提示严重通气和氧合障碍：PaO_2 <50mmHg，尤其是充分氧疗后仍 <50mmHg；$PaCO_2$ 进行性升高，pH 动态下降。下述情况行机械通气时可能使病情加重：如气胸及纵隔气肿未行引流，肺大泡和肺囊肿，低血容量性休克未补充血容量，严重肺出血，气管食管瘘等。但在出现致命性通气和氧合障碍时，应积极处理原发病（如尽快行胸腔闭式引流，积极补充血容量等），同时不失时机地应用机械通气。

（2）无创机械通气（NPPV）：低氧血症在经过氧疗后仍难以纠正，或呼吸困难等症状改善不明显时，NPPV 是一个较好的选择。尤其是 COPD 急性加重期、急性心源性肺水肿所致的呼吸衰竭疗效是较为肯定的。

1）适应证：患者出现较为严重的呼吸困难，动用辅助呼吸机，常规氧疗方法（鼻导管和面罩）不能维持氧合或氧合障碍，有恶化趋势时，应及时使用无创机械通气。但患者必须具备使用无创的基本条件：女性较好的意识状态，咳痰能力，自主呼吸能力，血流动力学稳定，有良好的配合无创通气的能力。

2）禁忌证：意识障碍，呼吸微弱或停止，无力排痰，严重的器官功能不全（上消化道大出血、血流动力学不稳定等），未经引流的气胸或纵隔气肿，严重腹胀，上气道或颌面部损伤、术后、畸形，不能配合无创或面罩不适等。

3）呼吸机的选择：要求能提供双水平正压通气（BiPAP）模式，提供的吸气相气道压力（IPAP）可达 20～30cmH_2O，能满足患者吸气需求的高流量气体（ > 每分钟 100L）；若用于 I 型呼衰，要求能够提供较高的 FiO_2 和更高的流速需求。

4）通气模式与参数调节：持续气道正压通气（CPAP）和 BiPAP 是最常用的两种通气模式，后者最为常用 BiPAP 有两种工作方式：自主呼吸通气模式（S 模式，相当压力支持通气 PSV + PEEP）和后备控制通气模式（T 模式，相当于 PCV + PEEP）。急性心源性肺水肿者应首选 CPAP，如果存在高碳酸血症或呼吸困难不缓解时可考虑换用 BiPAP。IPAP/EPAP 均从较低水平开始，患者耐受后再逐渐上调，直到达满意的通气和氧合水平，或调至患者可能耐受的水平。IPAP 10～25cmH_2O，EPAP 3～5cmH_2O，吸气时间 0.8～1.2 秒，后备控制通气频率（T 模式）每分钟 10～20 次。

5）转换时机：应用 NPPV 1～2 小时（短期），动脉血气和病情不能改善应转为有创通气。

（3）有创机械通气（IPPV）：在积极药物和 NPPV 治疗后，患者呼吸衰竭仍进行性恶化，出现危及生命的酸碱失衡和（或）神志改变时宜用有创机械通气治疗。拔出气管插管后，根据情况可采用无创机械通气进行序贯治疗。

1）通气模式的选择：使用最广泛的三种通气模式为辅助控制模式（A/C）、同步间歇指令通气（SIMV）与 PSV 联合模式、压力支持通气（PSV）。

2）通气参数的调节：应采用保护性肺通气策略，包括小潮气量（每千克体重 6～8ml）、

维持气道平台压 < 30cmH₂O 和（或）气道峰压（PIP）不超过 35 ~ 40cmH₂O、允许高碳酸血症并配合最佳 PEEP（压力 - 容量曲线低拐点上 2cmH₂O）治疗。通气频率一般以每分钟 10 ~ 15 次即可，流速设置为每分钟 40 ~ 60L，吸/呼比为 1.0:1.5 ~ 2.0，压力触发常为 -1.5 ~ -0.5cmH₂O。流速触发常为每分钟 2 ~ 5L。机械通气初始阶段可给予高 FiO₂（100%）以迅速纠正严重缺氧，以后依据目标 PaO₂、PEEP、Pmean 水平和血流动力学状态，酌情降低 FiO₂ 至 50% 以下，并设法维持 SaO₂ > 90%。

3）IPPV 的撤离：当患者满足以下条件时，可考虑进行撤机：①引起呼衰的诱发因素得到有效控制，这是撤机的先决条件，应仔细分析可能的诱发因素并加以处理；②意识清楚，可主动配合；③自主呼吸能力有所恢复；④通气及氧合功能良好：PaO₂/FiO₂ > 250mmHg，PEEP < 5 ~ 8cmH₂O，pH > 7.35，PaCO₂ 达到缓解期水平；⑤血流动力学稳定：无活动性心肌缺血，未使用升压药治疗或升压药剂量较小。通常采用 SIMV + PSV，或者单纯 PSV 模式撤机。正确把握 IPPV 转为 NPPV 的切换点——"肺部感染控制窗"（PIC 窗），临床表现为痰液量减少、黏度变稀、痰色转白、体温下降、白细胞计数降低、X 线胸片上支气管 - 肺部感染影消退。

5. 抗感染治疗　肺部感染是引起急性呼吸衰竭或慢性呼吸衰竭急性加重最常见的原因，应结合患者肺部感染的类型（社区获得性或院内获得性）而选择适当抗生素，以求有效、快速控制感染。要做痰培养及药敏试验，尽量采集深部痰液，避免污染。注意针对药敏试验结果用药和经验用药相结合，注意个体化用药，尽量选用疗效好、毒性低的抗生素。对于严重感染必须联合使用抗生素，兼顾革兰阳性、革兰阴性和厌氧菌感染。常见的抗生素联合应用为一类杀菌药（β - 内酰胺类）加二类杀菌药（氨基苷类）或喹诺酮药物。

6. 纠正酸碱平衡失调和电解质紊乱

（1）酸碱平衡的治疗：首先要积极治疗支气管 - 肺部感染，解痉祛痰、通畅气道，解除二氧化碳潴留。强调尽快地通畅气道，解除二氧化碳潴留，呼酸及低氧血症随之纠正，因此原则上不需要补碱性药物。当 pH < 7.20 时，可以适当补 5% 碳酸氢钠，一次量为 40 ~ 60ml，以后再根据动脉血气分析结果酌情补充。当呼酸并代谢性酸中毒时，补碱量可适当加大。而对于伴有严重低氧血症的呼吸性碱中毒，只要治疗肺部感染、通畅气道、吸氧纠正低氧血症等即可。慢性呼吸衰竭患者易出现碱中毒，其中并发的代谢性碱中毒大部分是医源性引起的，临床上注意预防，只要患者尿量每日 500ml 以上，常规补氯化钾每日 3.0 ~ 4.5g，牢记"见尿补钾，多尿多补，少尿少补，无尿不补"的原则。应注意二氧化碳不要排出过快，特别是机械通气治疗时，避免二氧化碳排出后碱中毒的发生。

（2）水电解质紊乱的纠正：慢性呼吸衰竭患者酸碱失衡常同时存在严重水和电解质紊乱。其中水、钠异常较为常见；血 HCO₃⁻ 和 Cl⁻ 变化常与血二氧化碳变化有关；电解质紊乱特别是血 K⁺、Cl⁻ 和酸碱失衡互为因果。注意针对不同情况，进行相应的预防与治疗。

7. 防治消化道出血　严重缺氧和二氧化碳潴留患者，应常规给予西咪替丁、雷尼替丁或奥美拉唑口服，预防消化道出血，出血时采用静脉注入。若出现大量呕血或柏油样大便，视程度予输血治疗。防治消化道出血的关键在于纠正缺氧和二氧化碳潴留。

8. 营养支持　急性呼吸衰竭患者应尽早给予营养支持，首先肠内营养，并采取充分的措施避免反流和误吸的发生，必要时添加促胃肠动力药物。此外，呼衰患者应避免过度喂养，特别是过多的碳水化合物补充，将增加二氧化碳的产生，增加呼吸量，加重呼吸负荷。同时添加含鱼油与抗氧化剂的营养配方，可能成为呼吸衰竭患者更理想的营养支持方式。慢性呼吸衰竭患者每天蛋白质需求为 $1.5 \sim 2g/(kg \cdot d)$。供能组分中碳水化合物占 50%，蛋白质 20%，脂肪 20% ~30% 即可，每天适量补充各种维生素及微量元素，依据临床情况调查电解质用量，特别注意会影响呼吸功能的钾、镁、磷等元素。

六、护理

（一）护理措施

1. 清理呼吸道无效　与呼吸道阻塞、分泌物过多或黏稠、无效咳嗽有关。

（1）清除呼吸道分泌物

1）神清者，指导其深吸气而有效的咳嗽、咳痰。

2）咳嗽无力者应定时协助其翻身、拍背、促使痰液排出。

3）病情严重、意识障碍者可因舌后坠致分泌物堵塞气道，应立即仰卧位，头后仰，托起下颌，用无菌多孔导管经鼻或口吸痰，以保持呼吸道通畅。

4）行气管插管或气管切开等机械通气者可给予气管内吸痰，必要时可用纤维支气管镜吸痰并冲洗。

5）严重 ARDS 的患者宜在使用密闭系统进行呼吸治疗的同时吸痰，防止因 PEEP 中断致严重低氧血症和肺泡内分泌物重新增多。

6）多饮水或间歇气管内滴入、口服或雾化吸入祛痰药可湿化痰液，便于痰液咳出或吸出。

（2）应用抗生素的观察与护理：指导患者正确留取痰液检查标本；观察痰的色、质、量、味及痰培养加药敏试验结果，以便合理选择抗生素，并观察药效和不良反应。

2. 气体交换受损　与低氧血症、二氧化碳潴留、肺血管阻力增高有关。

（1）吸氧：氧疗可提高 PAO_2，使 PaO_2 和 SaO_2 升高，从而纠正缺氧和改善呼吸功能，减轻组织损伤，恢复脏器功能。

1）根据其基础疾病、呼衰的类型和缺氧的严重程度选择适当的给氧方法和 FiO_2。

2）常用鼻导管、鼻塞、面罩给氧或配合机械通气行气管内给氧。鼻导管和鼻塞法用于轻度和 Ⅱ 型呼衰的患者。面罩包括简单面罩、无重复呼吸面罩和文丘里面罩等。简单面罩用于缺氧较严重的 Ⅰ 型呼衰和 ARDS 患者；无重复呼吸面罩用于有严重低氧血症、呼吸状态极不稳定的 Ⅰ 型呼衰和 ARDS 患者；文丘里面罩尤适用于 COPD 所致呼吸衰竭，且能按需调节 FiO_2。

3）若呼吸困难缓解、神志转清、发绀减轻、心率减慢、尿量增多、皮肤转暖，提示氧疗有效。若患者神清、呼吸频率正常、发绀消失、精神好转、$PaO_2 > 60mmHg$、$PaCO_2 < 50mmHg$，可终止氧疗。停止吸氧前需由间断吸氧，逐渐过渡到完全终止吸氧。

（2）体位、休息与环境：患者取半卧位或坐位，趴伏在床桌上，以利于增加肺泡通气量。患者需卧床休息以降低氧耗量。病情严重者应置于 ICU 以及时观察病情变化。

（3）用药护理：及时准确用药，并观察疗效和不良反应。静脉滴注呼吸兴奋剂的速度不宜过快，注意患者神志、呼吸频率、节律、幅度及血气分析结果的变化。若出现恶心、呕吐、烦躁、面色潮红、皮肤瘙痒、肌肉颤动等现象，提示药物过量，及时减量或停药。

（二）健康教育

1. 疾病基本知识　向患者及家属介绍本病的诱因、发生、发展和转归。

2. 肺功能锻炼的指导　教会患者有效地咳嗽、咳痰和缩唇、腹式呼吸等方法。

3. 用药和氧疗指导　嘱患者坚持正确用药，掌握药量、用法和注意事项。对出院后仍需吸氧的低氧血症者，指导患者和家属学会合理的家庭氧疗方法及其注意事项。

4. 休息与活动　据活动耐力制订合理的休息与活动计划以避免耗氧量较大。

5. 增强体质　积极避免各种引起呼吸衰竭的诱因，即：

（1）鼓励患者进行耐寒锻炼以预防呼吸道感染，如用冷水洗脸等。

（2）鼓励患者改进膳食结构，加强营养以增强体质。

（3）避免吸入刺激性气体，劝告吸烟者戒烟。

（4）避免劳累、情绪激动等不良刺激，以免加重气急而诱发呼吸衰竭。

（5）少去客流量较大的公共场所，减少与呼吸道感染者接触的机会。

6. 发现异常，及时就诊，若有气急、发绀加重等变化，及时就医。

（单　强）

第八节　原发性支气管肺癌

一、定义

原发性支气管肺癌，简称肺癌，是肺部最常见的原发性恶性肿瘤，起源于支气管黏膜或腺体，常有区域性淋巴结转移和血行转移。其进展速度与细胞的生物特性有关，是一种严重威胁人类健康和生命的疾病，其发病率和死亡率呈上升趋势。

在中国古代文献中虽无"肺癌"病名，但就其临床症状和体征，类似于中医文献所描述的"肺积""肺痈""息贲""肺岩""喘证""痰饮""咯血""胸痛""咳嗽""短气""虚劳"等病证的范畴。肺癌为肺部肿物，有形之块，中医以"积""癥"名之。《难经·五十六难》曰："肺之积名曰息贲，在右胁下，覆大如杯，久不已，令人洒淅寒热，喘咳，发肺痈"。《素问》云："肺咳之状，咳而喘息，甚至咳血……而面浮气逆"。《素问·奇病论》说："病胁下满，气逆，二、三岁不已……名曰息贲。"后世医书《济生方》亦谓："息贲之状，在右胁下，覆大如杯，喘息奔溢，是为肺积；诊其脉浮而毛，其色白，其病气逆，背痛少气，喜忘目瞑，肤寒，皮肿时痛，或如虮缘，或如针刺"。两宋时期陈无择治疗肺积之咳嗽方的适应证与金元时期李东垣治疗肺积的息贲丸，都类似于肺癌的症状。从上述文献摘录可见，中医文献里对肺癌常见的症状，如咳嗽、咳痰、咯血、气促、发热、疼痛、肿块等均已有所描述。

二、病因

（一）中医病因病机

中医学认为，肺癌发生的基本原因是正气虚损与邪毒入侵相互作用，导致痰瘀毒壅于肺。

1. 正气内虚 年老体衰，久患肺疾，肺气虚羸，卫外不固，易招邪侵；或劳气虚弱，肺阴亏损；或他脏失调，累及肺脏，外邪乘虚而入，留滞不去，气机不畅，瘀久而成块。

2. 痰湿蕴肺 脾失运化，水湿痰浊内聚，贮于肺络，肺气宣降失常，痰阻气滞，外邪凝结，形成肿块。

3. 烟毒内蕴 长期吸烟，热灼津液，阴液内耗，致肺阴不足，气随阴亏，加痰湿瘀血凝结，形成肿块。

4. 邪毒侵肺 肺为娇脏，邪毒易侵，如工业废气、石棉、矿石粉尘、煤焦烟尘物质等，致使肺气失宣，郁滞不行，气不布津，聚液生痰或血瘀于内，邪毒、痰湿、血郁交结于肺，日久成块而为癌肿。

总之，肺癌发生是由于脏腑气血阴阳失调，复感邪毒，肺失治节，宣降失司，气血运行不畅，为痰为饮，瘀阻脉络，日久形成肺部积块。病变部位在肺，晚期可波及其发病以正虚为根本，因虚而致实，机体产生痰湿、按血、毒聚、气郁等病理改变，全身为虚、局部为实的疾病，虚以阴虚、气阴两虚多见，实则以气滞、血瘀、痰凝为主。

（二）西医病因病理

1. 病因和发病机制 肺癌病因和发病机制目前尚未明确，多数学者认为与下列因素有关。

（1）吸烟：目前已经公认吸烟是肺癌发生的重要危险因素。研究表明，吸烟者肺癌死亡率比不吸烟者高 10 ~ 13 倍。吸烟者发生肺癌的概率是不吸烟者的 4 ~ 10 倍，重度吸烟者（每天 20 支以上）可达 10 ~ 25 倍。吸烟量越大，吸烟年限越长，发生肺癌的概率就越高。被动吸烟是肺癌的致病因素之一。肺癌的危险性随戒烟时间增加而下降，戒烟 1 ~ 5 年后可减半。证明，烟雾中含有苯并芘、亚硝胺、尼古丁、钋等多种致癌物质。一支烟的致癌危险性高于 0.01 ~ 0.04mGy 的放射线。

（2）空气污染：室内小环境和室外大环境都可能存在空气污染。室外大环境如城市中的工业废气、汽车尾气、公路沥青、空气中或飘尘中含有的 3，4 - 苯并芘、氧化亚砷、放射性物质等多种致癌物质，空气污染严重的城市居民每日吸入的苯并芘量可超过 20 支纸烟的含量，增加纸烟的致癌作用。室内小环境如厨房中的煤焦油、煤烟或煤不完全燃烧物、烹调产生的烟雾及室内被动吸烟等都是肺癌的危险因素。

（3）职业致癌因素：目前，已被确认的肺癌职业因素主要有石棉、砷、铬、镍、铍、煤焦油、煤烟、芥子气、二氯甲醛、氯钾及烟草的加热产物等。铀、镭等衰变时产生的氡和氡子气电离辐射、微波辐射也是肺癌危险因素。有资料表明，人工纤维、玻璃纤维、二氧化硅、氯乙烯、石油等也具有致癌作用。接触石棉的吸烟者肺癌死亡率为非接触石棉的吸烟者的 8 倍。

（4）遗传因素：与肺癌的关系密切。研究发现，许多基因与肺癌的易感性有关。肺癌患者常有第三号染色体短臂缺失，正常细胞发生癌变前期常有一系列基因改变，包括原癌的激活、抑癌基因的失活、自反馈分泌环的活化和细胞凋亡的抑制，导致细胞生长失控，提示肺癌具有一定的潜在血缘遗传性。

（5）饮食与营养：食物中长期缺乏维生素 A、β 胡萝卜素和微量元素（锌、硒）等易发生。

（6）其他诱发因素：肺结核、慢性支气管炎、肺间质纤维化等疾病与肺癌的发生有一定关系。美国癌症学会还将肺结核列为肺癌发病因素之一。结核病患者患肺癌的危险性是正常人群 10 倍，主要是腺癌。此外，免疫功能低下、内分泌功能失调等在肺癌的发生中也有一定作用。

2. 病理　见表 1－1。

表 1－1　世界卫生组织肺癌组织学类型

鳞状细胞癌	大细胞癌
鳞状细胞癌，乳头状亚型	大细胞神经内分泌癌
鳞状细胞癌，透明细胞亚型	复合性大细胞神经内分泌癌
鳞状细胞癌，小细胞亚型	基底细胞样癌
鳞状细胞癌，基底细胞亚型	淋巴上皮样癌
小细胞癌	透明细胞癌
复合性小细胞癌	大细胞癌伴有横纹肌样表型
腺癌	腺鳞癌
腺癌，混合型	肉瘤样癌
腺泡状腺癌	多形性癌梭形细胞癌
乳头状腺癌	巨细胞癌
细支气管肺泡癌	癌肉瘤
细支气管肺泡癌，非黏液性	肺母细胞瘤
细支气管肺泡癌，黏液性	类癌
细支气管肺泡癌，黏液及非黏液混合性　或不能确定	典型类癌
	不典型类癌
伴黏液产生的实性腺癌	唾液腺肿瘤
胎儿性腺癌	黏液表皮样痾
黏液性（胶样）腺癌	腺样囊性癌
黏液性囊腺癌	上皮－肌上皮癌
印戒细胞癌	癌前病变
透明细胞腺癌	原位鳞状细胞癌
	不典型腺瘤样增生
	弥漫性特发性肺神经内分泌细胞增生

三、临床表现

1. 由原发肿瘤引起的症状和体征

（1）咳嗽：由于肿瘤生长部位、方式和速度不同，咳嗽的表现不尽相同。肿瘤生长在较大气道时，为阵发性刺激性呛咳、无痰或少许泡沫痰；细支气管肺泡癌则可有大量浆液痰；当继发感染时，痰量增多或呈黏液脓性。

（2）咯血：多为痰中带血或间断血痰，偶有大咯血，以中央型肺癌多见。

（3）喘鸣：因肿瘤引起支气管狭窄，造成部分阻塞，可产生局限性喘鸣音。

（4）胸闷、气急：肿瘤引起气管狭窄、转移至胸膜引起大量胸腔积液、转移至心包出现心包积液或肺部广泛侵犯时，均可引起胸闷、气急等症状。

（5）发热：由肿瘤继发肺炎、肺不张时，常伴有发热，抗生素治疗可暂时有效；如为肿瘤坏死引起的发热，称为"癌性热"，则抗菌治疗无效。

2. 肿瘤局部扩展引起的症状和体征

（1）胸痛：肿瘤侵犯胸膜或胸壁时，可出现胸部的隐痛或钝痛，随呼吸、咳嗽加重。侵犯肋骨、脊柱时，疼痛持续而且明显，与呼吸、咳嗽无明显关系。上肺叶内侧近纵隔处的肺癌外侵常可引起肩部或胸背部持续疼痛。

（2）呼吸困难：肿瘤压迫大气道，可出现吸气性呼吸困难和"三凹征"。

（3）吞咽困难：肿瘤侵犯或压迫食管所致。

（4）声音嘶哑：肿瘤直接或转移至纵隔淋巴结后压迫喉返神经使声带麻痹，而导致声音嘶哑。

（5）腔静脉阻塞综合征：肿瘤直接侵犯纵隔或肿大淋巴结压迫上腔静脉，使上腔静脉回流受阻，导致胸壁静脉曲张和上肢、颈面部水肿。严重者还可出现皮肤色紫黯、眼结膜充血、视物模糊、头晕头痛等。

（6）霍纳综合征：肿瘤侵犯或压迫颈交感神经，则可引起患侧眼睑下垂、瞳孔缩小、眼球内陷，同侧额部与胸壁无汗或少汗、感觉异常等。

（7）臂丛神经压迫征：肿瘤压迫臂丛神经可致同侧自腋下向上肢内侧放射的烧灼样疼痛。

3. 由肿瘤远处转移引起的症状和体征

（1）脑、中枢神经系统转移：常有头痛、呕吐等颅内压增高的征象，还可表现为眩晕、共济失调、复视、癫痫发作、性格改变，或一侧肢体无力甚至半身不遂等神经系统症状。出现背痛、下肢无力、膀胱或肠道功能失调，应高度怀疑脊髓束受压迫。

（2）肝转移：可表现食欲缺乏、肝区疼痛、肝大、黄疸和腹腔积液等。

（3）骨转移：表现为局部疼痛及压痛，常见转移部位包括肋骨、脊椎骨、骨盆及四肢长骨。

此外，可出现皮下转移性结节，多位于躯干或头部。肺癌在浅表部位主要是颈部淋巴结的转移，多见于锁骨上窝及胸锁乳突肌附着处的后下方。

4. 肺癌的肺外表现　有些肺癌患者可出现一些少见的仅表现于胸外脏器，且不是由肿瘤直接作用或转移引起的症状体征，称之为副癌综合征，又称肺癌的肺外表现。

（1）异位内分泌综合征：指肿瘤细胞分泌一些具有生物活性的多肽或胺类激素，而使肺癌患者表现出内分泌异常的临床表现。

1）抗利尿激素分泌异常综合征（SIADH）：在SCIJC患者中的发生率为7%～12%。常表现为低钠血症和低渗透压血症，可出现倦怠嗜睡、易激动、定向障碍、癫痫样发作甚或昏迷。诊断依据：低钠血症，低渗透压血症，尿钠排出持续增加，水负荷试验显示摄入水量等于排出水量，尿渗透压增高，血中肾素活性正常，肾功能和肾上腺皮质功能正常。

2）异位ACTH综合征：约70%肺癌患者的血浆中ACTH增高，多数为不典型的库欣综合征表现，如水肿、色素沉着、肌萎缩、高血糖或高血压、低钾血症、代谢性碱中毒等，向心性肥胖和紫纹较罕见。大剂量地塞米松抑制试验阳性。

（2）神经肌肉综合征：最常见为多发性周围神经炎、重症肌无力和肌病、小脑变性等，小细胞癌多见。

（3）高钙血症：轻症者患者表现为口渴、多尿；重症者可有恶心呕吐、便秘、嗜睡和昏迷等症状。常见于鳞癌。

（4）其他：分泌促性腺激素可引起男性乳房发育，常伴有肥大性肺性骨关节病。5-羟色胺分泌过多可引起支气管痉挛、皮肤潮红、水样腹泻、阵发性心动过速等，多见于燕麦细胞癌及腺癌。

四、诊断

肺癌的诊断一般依靠详细的病史询问、体格检查和有关的辅助检查进行综合判断，80%～90%的患者可得到确诊。

1. 影像学检查　是发现肺癌的重要方法，还可提示肺癌的不同细胞类型。

2. 痰脱落细胞学检查　痰标本收集方法正确，3次以上的系列痰标本可使中央型肺癌的诊断率达80%，周围型肺癌达50%。如果痰标本不符合要求，检查标本的次数少，病理学家经验不足等会使阳性率降低。

3. 纤维支气管镜检查　对位于纤支镜可见的气管内病变，刷检活检阳性率为90%～93%。直径小于2cm的肿瘤组织学阳性诊断率为20%，直径大于4cm的诊断率可达50%～80%。

五、肺癌 TNM 分期

（一）非小细胞肺癌的分期

目前，非小细胞肺癌的分期使用由国际肺癌研究协会（IASLC）2009年第七版分期（表1-2、表1-3）。

表1-2 TNM 定义

原发肿瘤（T）

T_x 未发现原发肿瘤，或者通过痰细胞学或支气管灌洗发现癌细胞，但影像学及支气管镜无法发现。

T_0 无原发肿瘤的证据。

T_{is} 原位癌。

T_1 肿瘤最大径≤3cm，周围包绕肺组织及脏层胸膜，支气管镜见肿瘤侵及叶支气管，未侵及主支气管。

T_{1a} 肿瘤最大径≤2cm。

T_{1b} 肿瘤最大径>2cm但≤3cm。

T_2 肿瘤最大径>3cm但≤7cm；侵及主支气管，但距隆突2cm以外；侵及脏胸膜；有阻塞性肺炎或部分肺不张，不包括全肺不张。符合以上任何一个条件即归为T_2。

T_{2a} 肿瘤最大径>3cm但≤5cm。

T_{2b} 肿瘤最大径>5cm但≤7cm。

T_3 肿瘤最大径>7cm；直接侵犯以下任何一个器官，包括：胸壁（包含肺上沟瘤）、膈肌、膈神经、纵隔胸膜、心包；距隆突<2cm（不常见的表浅扩散型肿瘤，不论体积大小，侵犯限于支气管壁时，虽可能侵犯主支气管，仍为T_1），但未侵及隆突；全肺肺不张肺炎；同一肺叶出现孤立性癌结节。符合以上任何一个条件即归为T_3。

T_4 无论大小，侵及以下任何一个器官，包括纵隔、心脏、大血管、隆突、喉返神经、主气管、食管、椎体；同侧不同肺叶内孤立癌结节。

区域淋巴结转移（N）

N_x 区域淋巴结无法评估。

N_0 无区域淋巴结转移。

N_1 同侧支气管周围及（或）同侧肺门淋巴结以及肺内淋巴结有转移，包括直接侵犯而累及的。

N_2 同侧纵隔内及（或）隆突下淋巴结转移。

N_3 对侧纵隔、对侧肺门、同侧或对侧前斜角肌及锁骨上淋巴结转移。

远处转移（M）

M_x 不能被判定有远处转移。

M_0 没有远处转移。

M_1 有远处转移。

M_{1a} 胸膜播散（恶性胸腔积液、心包积液或胸膜结节）以及对侧肺叶出现癌结节（许多肺癌胸腔积液是由肿瘤引起的，少数患者胸腔积液多次细胞学检查阴性，既不是血性也不是渗液，如果各种因素和临床判断认为渗液和肿瘤无关，那么不应该把胸腔积液考虑入分期的因素内，患者仍应分为T_{1-3}）。

M_{1b} 肺及胸膜外的远处转移。

表 1 - 3　肺癌 TNM 分期（IASLC, 2009）

分期	TNM
0 期	T_{is}, N_0, M_0
ⅠA 期	$T_{1a\sim1b}$, N_0, M_0
ⅠB 期	T_{2a}, N_0, M_0
ⅡA 期	$T_{1a\sim1b}$, N_1, M_0
	T_{2a}, N_1, M_0
	T_{2b}, N_0, M_0
ⅡB 期	T_{2b}, N_1, M_0
	T_3, N_0, M_0
ⅢA 期	T_1, N_2, M_0
	T_2, N_2, M_0
	T_3, N_1, M_0
	T_3, N_2, M_0
	T_4, N_0, M_0
	T_4, N_1, M_0
ⅢB 期	T_4, N_2, M_0
	任何 T, N_3, M_0
Ⅳ 期	任何 T, 任何 N, M_{1a}, M_{1b}

（二）小细胞肺癌的分期

1. 国际肺癌研究协会（IASLC）2009 年第七版分期　对于接受非手术的患者采用局限期和广泛期分期方法，对于接受外科手术的患者采用国际肺癌研究协会（IASLC）2009 年第七版分期。

（1）局限期：病变局限于一侧胸腔、纵隔、前斜角肌及锁骨上淋巴结，但不能有明显的上腔静脉压迫、声带麻痹和胸腔积液，即可包含于单个可耐受的放射野内。

（2）广泛期：病变超过一侧胸腔，包括恶性胸腔积液或心包积液或血行转移。

2. 2014 第二版 NCCN 指南更新　NCCN 治疗小组关于 SCLC 分期于 2014 年第二版 NCCN 指南更新中指出：建议 SCLC 分期采取美国癌症联合委员会（American Joint Comisson on Cancer, AJCC）TNM 分期方法与过去的美国退伍军人研究组制订的 SCLC 分期方法相结合。

（1）局限期：AJCC（第七版）中分期为Ⅰ～Ⅲ期（Tany、Nany、M_0）的患者可以安全的接受明确的放射剂量，除了 $T_{3\sim4}$（由于多个肺结节或肿瘤/结节过大不能包含一个安全照射剂量范围）。

（2）广泛期：AJCC（第七版）中分期为Ⅳ期（Tany、Nany、M_{1a}/M_b），或 $T_{3\sim4}$ 由于多个肺结节或肿瘤/结节过大不能包含一个安全照射剂量范围的。

（三）新 TNM 分期的变更

国际抗癌联盟（union for international cancer control，UICC）最新版肺癌 TNM 分期标准计划于 2017 年 1 月颁布实施。这是全球肺癌研究和治疗领域的一件大事，它是推动新一轮肺癌诊断和治疗发展的重要的指导性文件。新版 TNM 分期主要变更内容如下：

1. T 分期

（1）将 T_1 分为 T_{1a}（≤1cm），T_{1b}（>1 至≤2cm），T_{1c}（>2 至≤3cm）。

（2）T_2 分为 T_{2a}（>3≤4cm）和 T_{2b}（>4 至≤5cm）。

（3）重新分类 >5cm 且≤7cm 的肿瘤分为 T_3。

（4）重新分类超过 7cm 或更大的肿瘤为 T_4。

（5）支气管受累距隆突 <2cm，但不侵犯隆突，和伴有肺不张/肺炎则归为 T_2。

（6）侵犯膈肌分为 T_4。

（7）删除纵隔胸膜浸润这一 T 分期术语。

2. N 分期 继续使用原 N 分期方法。但提出了转移淋巴结的位置，nN（单站与多站），存在和不存跳跃式淋巴结转移，pN1a，pN1b，pN2a1，pN2a2 和 pN2b 可能对预后的评价更为精确。这种分类需要前瞻性评估后考虑是否纳入修订的 TNM 分期系统。

3. M 分期 将 M_1 分为 M_{1a}、M_{1b} 和 M_{1c}。

（1）M_{1a} 局限于胸腔内，包括胸膜播散（恶性胸腔积液、心包积液或胸膜结节）以及对侧肺叶出现癌结节归为 M_{1a}。

（2）远处器官单发转移灶为 M_{1b}。

（3）多个或单个器官多处转移为 M_{1c}。

4. TNM 分期 ① I A 起分为 I A_1、I A_2 和 I A_3；② T_{1a}、bN_1 由 II A 期改为 II B 期；③ T_3N_1 由 II B 期改为 III A 期；④ T_3N_2 由 III A 期改为 III B 期；⑤ $T_{3\sim4}N_3$ 更新为 III C 期；⑥ M_{1a} 和 M_{1b} 更新为 IV a，M_{1c} 更新为 IV b。

（1）T 分期

T_X：未发现原发肿瘤，或者通过痰细胞学或支气管灌洗发现癌细胞，但影像学及支气管镜无法发现。

T_0：无原发肿瘤的证据。

T_{is}：原位癌。

T_1：肿瘤最大径≤3cm，周围包绕肺组织及脏层胸膜，支气管镜见肿瘤侵及叶支气管，未侵及主支气管。

T_{1a}：肿瘤最大径≤1cm。

T_{1b}：肿瘤最大径 1～2cm。

T_{1c}：肿瘤最大径 >2～3cm。

T_2：肿瘤最大径 >3～5cm；侵犯主支气管（不常见的表浅扩散型肿瘤，不论体积大小，侵犯限于支气管壁时，虽可能侵犯主支气管，仍为 T_1），但未侵及隆突；侵及脏胸膜；有阻塞性肺炎或者部分肺不张。符合以上任何一个条件即归为 T_2。

T_{2a}：肿瘤最大径 >3～4cm。

T_{2b}：肿瘤最大径 >4 ~5cm。

T_3：肿瘤最大径 >5 ~7cm。直接侵犯以下任何一个器官，包括：胸壁（包含肺上沟瘤）、膈神经、心包；全肺肺不张肺炎；同一肺叶出现孤立性癌结节。符合以上任何一个条件即归为 T_3。

T_4：肿瘤最大径 >7cm，无论大小，侵及以下任何一个器官，包括纵隔、心脏、大血管、隆突、喉返神经、主气管、食管、椎体、膈肌；同侧不同肺叶内孤立癌结节。

（2）N 分期

N_X：区域淋巴结无法评估。

N_0：无区域淋巴结转移。

N_1：同侧支气管周围及（或）同侧肺门淋巴结以及肺内淋巴结有转移，包括直接侵犯而累及的。

N_2：同侧纵隔内及（或）隆突下淋巴结转移。

N_3：对侧纵隔、对侧肺门、同侧或对侧前斜角肌及锁骨上淋巴结转移。

（3）M 分期

M_X：远处转移不能被判定。

M_0：没有远处转移。

M_1：远处转移。

M_{1a}：局限于胸腔内，包括胸膜播散（恶性胸腔积液、心包积液或胸膜结节）以及对侧肺叶出现癌结节（许多肺癌胸腔积液是由肿瘤引起的，少数患者胸液多次细胞学检查阴性，既不是血性也不是渗液，如果各种因素和临床判断认为渗液和肿瘤无关，那么不应该把胸腔积液纳入分期因素）。

M_{1b}：远处器官单发转移灶。

M_{1c}：多个或单个器官多处转移。

六、治疗

（一）中医治疗

1. 辨证论治

（1）气滞血瘀

主症：咳嗽，咳痰，或痰血暗红，胸闷胀痛或刺痛，面青唇暗，肺中积块，舌质黯紫或有瘀斑、瘀点，脉弦或涩。

治法：化瘀散结，行气止痛。

方剂：血府逐瘀汤加减。

基本处方：当归9g，生地黄9g，桃仁12g，红花9g，枳壳6g，赤芍6g，柴胡3g，甘草3g，桔梗4.5g，牛膝10g。每日1剂，水煎服。

加减：临床应用时还可加夏枯草、山慈菇、贝母、黄药子、守宫、干蟾皮等以化痰散结。若气滞血瘀重而胸痛甚者，加乳香、没药、延胡索行瘀止痛；若肺络伤、反复咯血者，加藕节、三七、茜草根止血；脾气虚见食少、乏力、气短者，加黄芪、党参、白术；瘀滞化热，损伤气津，见口干、口舌糜烂者，加沙参、天花粉、生地黄、知母。

（2）痰湿毒蕴

主症：咳嗽痰多，胸闷气短，肺中积块，可见胸胁疼痛，纳差便溏，神疲乏力，舌质黯淡或有瘀斑，苔厚腻，脉弦滑。

治法：祛湿化痰。

方剂：二陈汤合瓜蒌薤白半夏汤加减。

基本处方：陈皮12g，半夏12g，瓜蒌12g，薤白12g，枳壳10g，桔梗10g，苏子12g，白芥子12g。每日1剂，水煎服。

加减：若胸闷，咳喘较甚者，可加用葶苈大枣泻肺汤以泻肺行水；痰热甚而痰黄黏稠难咳者，加海蛤壳、鱼腥草、黄芩清热化痰；血瘀而胸痛甚者，郁金、乳香、延胡索行瘀止痛；脾虚纳呆食少者，加鸡内金、炒谷芽等健脾开胃。

（3）阴虚毒热

主症：咳嗽，无痰或少痰，或有痰中带血，甚则反复咯血，肺中积块，心烦，少寐，手足心热，或低热盗汗，或邪热炽盛，羁留不退，口渴，大便秘结，舌质红，苔薄黄，脉细数或数大。

治法：养阴清热，解毒散结。

方剂：沙参麦门冬汤合五味消毒饮加减。

基本处方：陈皮12g，茯苓24g，半夏12g，瓜蒌15g，薤白9g，黄芩9g，郁金9g，川芎12g，党参24g，白术15g，鱼腥草15g。每日1剂，水煎服。

加减：若气虚咳喘者，加西洋参、冬虫夏草；痰热恋肺，加半枝莲、白花蛇舌草；阴虚肠燥而大便干结者，加瓜蒌、火麻仁润通便。

（4）气阴两虚

主症：咳嗽无力，有痰或无，或痰中带血，肺中积块，神疲乏力，时有心悸，汗出口干，发热或午后潮热，手足，心热，纳呆脘胀，舌红苔薄，或舌质胖嫩有齿痕，脉细数无力。

治法：益气养阴，化痰散结。

方剂：沙参麦门冬汤加减。

基本处方：黄芪20g，白术15g，北沙参15g，麦门冬15g，党参15g，浙贝母10g，姜半夏10g，枳壳15g，红豆杉2g，猫爪草10g，仙鹤草10g，炙甘草15g。每日1剂，水煎服。

加减：亦可选用大补元煎、生脉散、麦味地黄丸加减；可加川贝母、山慈菇化痰散结；若兼有瘀血者，可加入桃仁、红花、郁金、延胡索、丹参、三棱、莪术等活血化瘀。

2. 中药制剂

（1）复方斑蝥胶囊：破血消癥，攻毒蚀疮。适用于各证型肺癌。口服，每次3粒。3个月为一个疗程。

（2）清肺散结丸：清肺散结，活血止痛，解毒化痰。适用于肺癌气阴两虚，痰热瘀阻证，也可作为肺癌手术、放化疗的辅助用药。口服，每次3g，每日2次；或遵医嘱。

（3）康莱特软胶囊：益气养阴，消癥散结。适用于手术前及不宜手术的脾虚痰湿型、气阴两虚型原发性非小细胞肺癌。口服，每次6粒，每日4次。宜联合放、化疗使用。

（4）康莱特注射液：益气养阴。适用于不宜手术的气阴两虚、脾虚湿困型原发性非小细胞肺癌及原发性肝癌。配合放、化疗有一定的增效作用。对中晚期肿瘤患者具有一定的抗恶病质和止痛作用。缓慢静脉滴注200ml，每日1次，21天为一个疗程，间隔3~5天后可进行下一个疗程。

（二）西医治疗

1. 手术治疗

（1）手术治疗原则：解剖性肺切除术是早期肺癌的主要治疗手段，也是目前临床治愈肺癌的重要方法。肺癌手术分为完全性切除、不完全性切除和不确定性切除。应力争完全性切除，以期达到完整地切除肿瘤，减少肿瘤转移和复发，并且进行精准的病理TNM分期，应力争分子病理分型，指导术后综合治疗。对于可手术切除的肺癌应当遵守外科原则。

（2）手术适应证：①Ⅰ、Ⅱ期和部分Ⅲ期（$T_{1\sim2}N_2M_0$；$T_4N_{0\sim1}M_0$可完全性切除）NSCLC和Ⅰ期SCLC（$T_{1\sim2}N_0M_0$）；②部分Ⅳ期NSCLC，有单发对侧肺转移，单发脑或肾上转移者；③临床高度怀疑肺癌的肺内结节，经各种检查无法定性诊断，可手术探查。

（3）手术禁忌证：①全身状况不佳，心、肺、肝、肾等重要脏器功能不能耐受手术者；②绝大部分诊断明确的Ⅳ期、大部分ⅢB期和部分ⅢA期NSCLC。

2. 化学药物治疗（简称化疗）

（1）小细胞肺癌的化疗：小细胞肺癌对于化疗敏感很多化疗药物可提高小细胞肺癌的缓解率，如足叶乙苷（VP-16）、鬼臼噻吩苷（VM-26）、卡铂（CBP）、顺铂（DDP）、长春地辛（VDS）、阿霉素（ADM）、环磷酰胺（CTX）及异环磷酰胺（IFO）等。一般诱导化疗以2~3个周期为宜，较大病灶经化疗后缩小，以利手术治疗及放疗。化疗获得缓解后，25%~50%出脐部复发，因此，化疗缓解后局部治疗仍很重要。常用方案是足叶乙苷加顺铂或卡铂。

1）EP方案：VP-16 100mg/m^2，静脉滴注，第1~3天；DDP 75mg/m^2，静脉滴注，第一天。每3周为一周期，共4~6周期。

2）EC方案：VP-16 100mg/m^2，静脉滴注，第1~3天；CBP 300mg/m^2，静脉滴注，第一天。每3周为一周期，共4~6周期。

（2）非小细胞肺癌的化疗：非小细胞肺癌综合化疗可使30%~40%的患者部分缓解，5%完全缓解，一年生存率40%。对NSCLCⅠ，Ⅱ期患者手术后进行化疗，以防术后局部复发或远处转移。ⅠⅡA期患者应于术前、术后进行全身化疗，Ⅲ期及Ⅳ期患者已不宜手术或放疗，可通过化疗延长生存期。

1）TP方案：紫杉醇135~175mg/m^2，静脉滴注，第一天；DDP 60~80mg/m^2，静脉滴注，第一天。每3周为一周期，4周期为一个疗程。

2）NP方案：长春瑞滨（NVB）25mg/m^2，静脉滴注，第1~8天；DDP 25mg/m^2，静脉滴注，第1~3天。每4周为一周期，4周期为一个疗程。

3）GP方案：吉西他滨1000mg/m^2，静脉滴注，第1~8天；DDP 25mg/m^2，静脉滴注，第1~3天。每3周为一周期，2~3周期为一个疗程。为二线方案。

对化疗无效或不能耐受化疗的患者，可进行优势人群筛选后采用吉非替尼、厄洛替尼等靶向药物治疗，靶向药物联合化疗可提高临床疗效。

（3）姑息治疗：目的是缓解症状、减轻痛苦、改善生活质量。所有肺癌患者都应全程接受姑息医学的症状筛查、评估和治疗。筛查的症状既包括疼痛、呼吸困难、乏力等常见躯体症状，也应包括睡眠障碍、焦虑抑郁等心理问题。

3. 放射治疗（简称放疗）　放疗是肺癌治疗的重要手段，利用放射线可缩小或消除病灶。肺癌放疗包括根治性放疗、姑息性放疗、辅助性放疗和预防性放疗等。

（1）放疗的原则

1）根治性放疗：适用于 Karnofsky 功能状态评分标准评分 ≥70 分的患者，包括因医源性和（或）个人因素不能手术的早期 NSCLC、不可切除的局部晚期 NSCLC 和局限期 SCLC。

2）姑息性放疗：适用于对晚期肺癌原发灶和转移灶的减症治疗。对于 NSCLC 单发脑转移灶手术切除患者可以进行术后全脑放疗，广泛期 SCLC 的胸部放疗。

3）辅助性放疗：适应于术前放疗、术后放疗切缘阳性（R1 和 R2）的患者；外科探查不够的患者或手术切缘近者；对于术后 pN2 阳性的患者，鼓励参加术后放疗的临床研究。

4）术后放疗：设计应当参考患者手术病理报告和手术记录。

5）预防性放疗：适用于全身治疗有效的 SCLC 患者全脑放疗。

6）同步放化疗适用范围：不能手术的ⅢA 及ⅢB 期患者，建议同步放化疗方案为 EP 方案（足叶乙苷＋顺铂）、NP 方案（长春瑞滨＋顺铂）和含紫杉类方案。如果患者不能耐受，可以行序贯化放疗放疗。

7）接受放化疗的患者，潜在毒副反应会增大，治疗前应当告知患者。放疗设计和实施时，应当注意对肺、心脏、食管和脊髓的保护。治疗过程中应当尽可能避免因毒副反应处理不当导致放疗非计划性中断。

8）采用三维适形放疗技术或图像引导放疗等先进的放疗技术，建议在具有优良的放射物理技术条件下，开展立体放射治疗（SBRT）。

9）放疗靶区勾画时，推荐增强 CT 定位或 PET－CT 定位。可以参考 PET－CT 的肿瘤生物屏障，在增强 CT 定位影像中勾画肿瘤放疗靶区。

10）接受放疗或放化疗的患者，治疗休息期间应当予以充分的监测和支持治疗。

（2）NSCLC 放疗的适应证：放疗可用于因身体原因不能手术治疗的早期 NSCLC 患者的根治性前疗、可手术患者的术前及术后辅助治疗、局部晚期病灶无法切除患者的局部治疗和晚期不可治愈患者的重要姑息治疗手段。

（3）SCLC 放疗的适应证：放化疗综合治疗是局限期 SCLC 的标准治疗。局限期患者建议初始治疗就行同步化放疗或先行 2 个周期诱导化疗后行同步化放疗。如果患者不能耐受，也可行序贯化疗。如果病情允许，局限期 SCLC 的放射治疗应当尽早开始，可以考虑与第 1 或第 2 期化疗同步进行。如果病灶巨大，放射治疗导致肺损伤的风险过高，则可以考虑在第 3 个周期化疗时同步放疗。

（4）预防性脑照射：局限期 SCLC 患者，在胸内病灶经治疗达到完全缓解后推荐行预防性脑照射，达到部分缓解的患者也推荐行预防性脑照射。广泛期 SCLC 在化疗有效的情况下，行预防性脑照射亦可降低 SCLC 脑转移发生的风险。预防性脑照射推荐时间为所有化放疗结束后 3 回左右进行，之前应行增强脑核磁检查以排除脑转移，建议全脑放疗剂量为 25Gy，2 周内分 10 次完成。

（5）晚期肺癌患者的姑息放疗：主要目的是为了解决因原发灶或转移灶导致的局部压迫症状、骨转移导致的疼痛以及脑转移导致的神经症状等。

（6）治疗效果：放射治疗的疗效评价按照 WHO 实体瘤疗效评价标准（RECIST）进行。

（7）防护：采用常规的放疗技术，应当注意对肺、心脏、食管和脊髓的保护，以避免对身体重要器官的严重放射性损伤。急性放射性肺损伤请参照国际肿瘤放射治疗协作组急性放射损伤分组标准。

4. 生物反应调节剂（BRM）　近年来，生物治疗已经成为肿瘤治疗的重要部分，如干扰素、白介素 -2（IL-2）、肿瘤坏死因子（TNF）、胸腺肽 α_1、集落刺激因子（CSF）等在治疗中能增加机体免疫力及对化疗、放疗的耐受性，提高疗效。

5. 其他治疗方法　对于失去手术指征，全身化疗无效的晚期癌症患者，可通过支气管动脉灌注化疗（BAI）缓解症状，减轻患者痛苦。经纤维支气管镜介导，将抗癌药物直接注入肿瘤，还可进行腔内放疗、激光切除，以减轻肿瘤引起的气道阻塞和控制出血。

七、护理

（一）护理措施

1. 恐惧　与肺癌的确诊、不了解治疗计划以及预感到治疗对机体功能的影响和死亡威胁有关。

（1）倾听与交流：多与患者交谈，根据其年龄、职业、文化程度、性格等情况，鼓励患者表达自己的感受，耐心倾听患者诉说，尽量解答患者提出的问题和提供有意义的信息，与患者建立良好的护患关系，鼓励患者之间的交流，调整患者的情绪，使患者以积极的心态面对疾病。

（2）病情的告知：确诊后根据患者的心理承受能力和家属意见，决定是否告知患者病情真实情况。可在恰当的时机应用恰当的语言将诊断告知患者，以缩短患者期待诊断的焦虑期。引导患者面对现实，正确认识和对待疾病。有手术适应证者鼓励患者尽早手术。对于不愿或害怕知道诊断的患者，应协同家属采取保护性措施，合理隐瞒，以防患者精神崩溃，影响治疗。

（3）心理与社会支持：当患者得知自己患肺癌时，会面临巨大的身心应激，而心理应对结果会对疾病产生明显的积极或消极影响，护士应通过多种途径给患者及家属提供心理与社会支持。在未明确诊断之前，应向患者解释各种诊断性检查的目的、意义和过程、劝说患者接受并配合检查；确诊后，帮助患者正确估计所面临的情况，鼓励患者及家属积极参与治疗和护理计划的决策过程，让患者了解肺癌及将接受的治疗。帮助患者建立起良好、有效的社会支持系统，安排家庭成员和亲朋好友定期看望患者，使患者感受到家庭、亲友的关爱，激发其珍惜生命、热爱生活的热情，增强对治疗的信心。帮助患者和家属面对现实，积极应对癌症的挑战，让患者了解到癌症不是只等于痛苦和死亡，随着科学技术的发展，减轻痛苦，提高生存率已不是不可能的，从而使患者克服恐惧、绝望心理，保持积极、乐观情绪，充分调动机体的潜在力量，与疾病做斗争。

2. 疼痛　与癌细胞浸润、肿瘤压迫或转移有关。

（1）减少可诱发和加重疼痛的因素，采取各种护理措施减轻疼痛

1）提供安静的环境，调整舒适的体位，保证患者充分的休息。

2）小心搬运患者，滚动式平缓地给患者变换体位，避免拖、拉动作。必要时，寻求协助，支撑患者各肢体，防止用力不当引起病变部位疼痛。告知患者不要突然扭曲或转动身体。

3）指导、协助胸痛患者用手或枕头护住胸部，以减轻深呼吸、咳嗽或变换体位所引起的胸痛。

（2）控制疼痛

1）药物止痛，按医嘱用药，根据患者疼痛再发时间，提前按时用药。用药期间应取得患者及家属的配合，以确定维持有效止痛作用的药物和最佳剂量。应用止痛药物后要注意观察用药的效果，有无药物不良反应等。一般非肠道给药者，应在用药后 15～30 分钟开始评估，口服给药 1 小时后开始评估，了解疼痛缓解程度和镇痛作用持续时间。当所制订的用药方案已不能有效止痛时，应及时通知医生并重新调整止痛方案。在应用镇痛药期间，注意预防药物的不良反应，如阿片类药物有便秘、恶心、呕吐、镇静和精神紊乱等不良反应，应嘱患者多进食富含纤维素的蔬菜和水果，或饮服番泻叶冲剂等措施，缓解和预防便秘。

2）物理治疗，如按摩、针灸、经皮肤电刺激止痛穴位或局部冷敷等，以降低疼痛的敏感性。

3）患者自控镇痛（PCA），该方法是用计算机化的注射泵，经由静脉、皮下或椎管内连续性输注止痛药，并且患者可自行间歇性给药。

（3）心理护理：倾听患者诉说，教会患者正确描述疼痛程度及转移疼痛的注意力和技巧，帮助患者找出适宜的减轻疼痛的方法。

3. 营养失调，低于机体需要量　与癌肿致机体过度消耗、压迫食管致吞咽困难、化疗反应致食欲下降、摄入量不足有关。

（1）饮食护理：评估患者的营养状态，皮肤的弹性，是否有脱水，体重的变化；向患者及家属宣传增加营养与促进健康的关系，安排品种多样化饮食。根据患者的饮食习惯，给予高蛋白、高热量、高维生素、易消化饮食，动、植物蛋白应合理搭配，如鱼、蛋、鸡肉、大豆等。调配好食物的色、香、味，以刺激食欲。创造清洁、舒适、愉快的进餐环境；有吞咽困难者应给予流质饮食，进食宜慢，取半卧位以免发生吸入性肺炎或呛咳，甚至窒息。病情危重者应采取喂食、鼻饲，或静脉输入高营养液体；高纤维膳食可刺激肠蠕动，有助消化、吸收和排泄功能。如患者易疲劳或食欲不佳，应少量多餐，进餐前休息片刻，尽量减少餐中疲劳。

（2）其他支持疗法：必要时酌情输血、血浆或血白蛋白，以减少胸腔积液的产生，补充癌肿或大量抽取胸腔积液等因素所引起的蛋白丢失，增强机体抗病能力。

4. 潜在并发症　化疗药物毒性反应。

（1）骨髓抑制反应的护理

1）贫血患者易疲倦，怕受刺激，应避免长时间接见探病者，使患者获得适当的休息、

睡眠与活动，对冷刺激敏感，注意保暖。

2）白细胞减少，保护皮肤和黏膜的完整，及时清洁皮肤，做好一般性保护隔离，如限制探视，患者和探病者戴口罩，禁止带菌者和上呼吸道感染者接触患者。

（2）恶心、呕吐的护理：化疗前给予止呕剂，避免不良气味刺激。恶心时，嘱患者做深而缓慢的呼吸，或饮少量碳酸饮料，吸吮硬而略带酸味的糖果，有助于抑制恶心反射。化疗期间饮食宜少量多餐，避免过热、粗糙、酸、辣刺激性食物，在不觉得恶心的时间进食。进食明显受影响时静脉输液，补充水、电解质和机体所需要的营养。

（3）口腔护理：化疗后患者唾液腺分泌减少，常出现口干、口腔 pH 下降，易致牙周病和口腔真菌感染。要避免口腔黏膜损伤，不进硬食物，用软牙刷刷牙，并常用盐水或复方硼砂溶液漱口。

（4）静脉血管的保护：化疗药物刺激性强，疗程长，要注意保护和合理使用静脉血管。也可选择留置中心静脉导管注射化疗药物。

（5）其他毒副反应的护理：对由于药物毒性作用使皮肤干燥、色素沉着、脱发和甲床变形者，应做好解释和安慰，向患者说明停药后毛发可再生，以消除其思想顾虑。

（二）健康教育

1. 宣传吸烟对健康的危害，提倡不吸烟或戒烟，并注意避免被动吸烟。

2. 改善工作和生活环境，加强职业接触中的劳动保护，减少或避免吸入被致癌物质污染的空气、粉尘。

3. 肺癌高危人群要定期进行体检，早期发现肿瘤，早期治疗。

4. 护士要以丰富的疾病知识为基础，健全自己对癌症的看法，给予患者及家属适当的心理支持，提供有关资料，使之正确认识肺癌，增强治疗信心，维持生命质量。

5. 鼓励患者坚持化疗或放射治疗，若出现呼吸困难、疼痛等症状加重时应及时到医院诊治。

6. 指导患者加强营养支持，进食高蛋白、高热量、高维生素、高纤维易消化的食物，加强饮食、饮水卫生，多吃新鲜蔬菜、水果；合理安排休息，适当活动，保持良好的精神状态，避免呼吸道感染。

7. 对晚期癌肿转移患者，要指导家属对患者临终前的护理，告之患者及家属对症处理的措施，使患者平静的走完人生最后旅途。

（焦珊珊　朱秋芳　王凤娇　燕丽萍　张春歌）

第九节　急性呼吸窘迫综合征

一、定义

急性呼吸窘迫综合征（ARDS）是指由心源性以外的各种肺内、外致病因素导致的急性、进行性呼吸衰竭。主要病理特征为由于肺微血管通透性增高而导致的富含蛋白质的液体渗出，从而导致肺水肿及透明膜形成，可伴有肺间质纤维化。以肺容积减少、肺顺应性降低、严重的通气/血流比例失调为病理生理特征，临床上表现为顽固性低氧血症和呼吸窘迫，肺部影像学上表现为非均一性的渗出性病变。ALI 和 ARDS 为同一疾病过程的两个阶段，ALI 是肺损伤综合征病情相对较轻的阶段，而 ARDS 为病情较严重阶段。

二、病因

（一）中医病因病机

ARDS 多因感受外邪、创伤瘀毒，或内伤久病体虚，而致邪毒或瘀毒内伤肺肾，使气血闭，脏气衰惫而成。

1. 感受外邪　六淫或疫毒直中于肺，肺气郁闭，痰浊内生，逆而为喘。肺主气而朝百脉，心主血，肺气闭塞，易致心血不畅，加重肺气闭塞。

2. 创伤瘀毒　外伤失血气脱，使肺气衰败，肺失肃降而喘逆；胸部创伤，肺络受伤，肺体受损，气血失和，血瘀内结，肺络不畅，血脉瘀阻，浊气内逆，清气亏少，脏真受伤而生痰湿，逆而为喘。

3. 内伤久病　宿疾恶化或医治失当，肺气虚损，或他脏虚损传肺，久病迁延，肺肾俱虚，以致气阴衰败，肾不纳气，元阳欲绝，气虚欲脱而致喘息不能卧。

ARDS 病位在于肺肾，热毒、瘀血闭郁肺气，或久病肺肾之气虚疲，而致上气喘促，为本病基本病机特点。病理性质总属本虚标实，虚实夹杂，虚为肺肾亏虚，实表现为热毒瘀血。前气被邪毒所遏，失其宣肃，内生痰浊，肺气上逆而为喘促息数，呼吸窘迫。或创伤所致热毒植肺，或疫毒炽盛，灼伤肺络，痰瘀互结，阻碍气机，致肺气上逆而喘。内伤久病，病情恶化，日渐危笃，肺气欲绝，气阴两伤，易致正气脱竭而死。

（二）西医病因病理

1. 病因　ARDS 的发病机制错综复杂，目前尚未完全阐明，包括肺内因素（直接因素）和肺外因素（间接因素）（表 1 - 4）。

（1）肺内因素是指对肺的直接损伤，包括以下因素：

1）化学性因素：如吸入毒气（氨、氯气、二氧化硫）、烟尘、胃内容物（pH < 2.5 时，可使肺泡 I 型上皮细胞坏死、脱落，并破坏肺泡毛细血管）及氧中毒（吸入高浓度的氧时，氧自由基的生成速度快，超过了组织抗氧化系统的清除能力，也可引起 ALI）等。

2）物理性因素：如肺挫伤（肺挫伤后即刻的病理变化为肺不张和肺出血，是引起 ALI 的一个重要原因。挫伤 36 小时内引起肺功能失常的主要因素为肺间质和肺泡水肿及弥散功能障碍，特别是分流的增加，最终导致低氧血症）、放射性损伤等。

3）生物性因素：如重症肺炎（细菌内毒素直接损伤肺泡毛细血管，受伤的肺组织或血液成分能释放多种炎性介质，使肺血管通透性增强，并致肺血管痉挛和支气管收缩）。

（2）肺外因素：包括严重休克、感染中毒症、严重非胸部创伤、大面积烧伤、大量输血、急性胰腺炎、器官移植、子痫、空气或羊水栓塞、糖尿病酮症酸中毒、尿毒症、肝功能衰竭、药品或麻醉品（如海洛因、美沙酮、巴比妥类、镇痛剂、噻嗪类利尿剂、水杨酸盐、秋水仙碱、阿糖胞苷、乙氯戊烯炔醇、硫酸镁等）中毒等。

表 1-4　急性呼吸窘迫综合征的高危因素

肺内因素	肺外因素
吸入性肺损伤（胃内容物、高浓度氧、烟雾、氨、可卡因、腐蚀性气体）	神经系统疾病（蛛网膜下隙出血、缺氧、创伤、癫痫）
溺水	非胸廓创伤（尤其是头部创伤）、灼伤
肺炎（细菌、病毒、真菌）	休克（心源性、脓毒性、过敏性、出血性）
粟粒性肺结核	急性胰腺炎、糖尿病酮症酸中毒、尿毒症
高原性肺水肿	白细胞凝集反应、弥散性血管内凝血
肺挫伤	体外循环
放射性肺损伤	大量输血
	药物中毒（海洛因、镇痛药、抗肿瘤药、噻嗪类利尿剂）
	肺栓塞（血栓、空气栓塞、脂肪栓塞）
	肿瘤扩散
	妊娠并发症

2. 病理　ARDS 的发病机制错综复杂，目前尚不完全清楚，但病理生理和临床过程基本上并不依赖于特定病因，共同的 ARDS 病理基础为肺泡 – 毛细血管膜的急性损伤，主要病理改变为肺广泛性充血水肿和肺泡内透明膜形成。其病理过程可分为三个阶段，即：渗出期、增生期和纤维化期，三个阶段常重叠存在。ARDS 肺组织的大体表现为肺呈暗红色或暗紫色的肝样变，水肿、出血，重量明显增加，切面有液体渗出，故有"湿肺"之称。显微镜下可见肺毛细血管充血、出血、微血栓形成，肺间质和肺泡内有富含蛋白质的水肿液及炎症细胞浸润。约经 72 小时后，由凝集的血浆蛋白、细胞碎片、纤维素及残余的肺表面活性物质混合形成透明膜，伴灶性或大片肺泡萎陷，可见 Ⅰ 型肺泡上皮受损坏死。经 1～3 周，逐渐过渡到增生期和纤维化期，可见 Ⅱ 型肺泡上皮、成纤维细胞增生和胶原沉积。部分肺泡的透明膜经吸收消散而修复，亦可有部分形成纤维化。ARDS 患者容易合并肺部继发感染，可形成肺小脓肿等炎症改变。

三、临床表现

一般认为，ALI/ARDS 具有以下临床特征：

1. 急性起病　在直接或间接肺损伤后 12～48 小时发病，偶有长达 5 天者。ALI/ARDS 一旦发病，即很难在短时间内缓解。

2. 呼吸窘迫　是 ALI/ARDS 最常见症状之一，主要表现为呼吸困难、呼吸频数，呼吸次数大多在 25～50 次/分，其严重程度与基础呼吸频率和肺损伤程度有关。患者常感胸廓紧束、严重憋气。

3. 常规吸氧后低氧血症难以纠正。

4. 因严重缺氧较难纠正，故发绀为本病的重要特征之一。肺部早期体征较少，中晚期可闻及干湿性啰音，出现"三凹征"。急性期双肺可闻及湿啰音，或呼吸音减低，后期多可闻及水泡音，可有管状呼吸音。

5. 胸部 X 线片表现 早期（24 小时内）病变以间质性为主，胸部 X 线片常无明显改变。病情进展后（发病 1~5 日），可出现斑片状以至融合成大片状的浸润影，大片阴影中可见支气管充气征，实变影常呈重力性分布，以中下肺野和肺外带为主。晚期（发病多在 5 日以上），双肺野或大部分呈均匀的密度增加，磨砂玻璃样改变，支气管充气征明显，呈"白肺"样改变。

6. 无左心功能不全证据。

四、诊断

目前，诊断主要依靠病史、临床表现、体征、胸部 X 线检查及动脉血气分析等综合判断。早期诊断，早期治疗，降低死亡率，是 ARDS 当今研究的重要课题。1992 年美国胸科医师学会和危重病学会举行系列协商会议，于 1994 年颁布了公认的 ARDS 诊断标准。在此基础上，我国 2000 年（昆明）呼吸衰竭学术研讨会通过 ALI/ARDS 诊断标准如下：

1. 有 ALI/ARDS 发病的高危因素 ①直接肺损伤因素：严重肺感染、胃内容物吸入、肺挫伤、吸入有毒气体、淹溺、氧中毒等；②间接肺损伤因素：感染中毒症、严重的非胸部创伤、重症胰腺炎、大量输血、体外循环、弥散性血管内凝血（DIC）等。

2. 急性起病、呼吸频数和（或）呼吸窘迫。

3. 低氧血症 ALI 时 $PaO_2/FiO_2 \leqslant 300mmHg$；ARDS 时 $PaO_2/FiO_2 \leqslant 200mmHg$。

4. 胸部 X 线检查 显示两肺浸润阴影。

5. 肺动脉楔压（PAWP）≤18mmHg 或临床上能除外心源性肺水肿。

凡符合以上五项条件者，可以诊断 ALI 或 ARDS。

五、治疗

（一）中医治疗

1. 辨证论治

（1）热毒犯肺

主症：喘促气粗，鼻翼翕动，高热面赤，躁动不宁，甚或谵语神昏，咳痰黄稠，舌质红苔黄腻，脉滑数。

治法：清热解毒，化痰降逆。

方剂：黄连解毒汤合苇茎汤加减。

基本处方：黄连 12g，黄芩 12g，栀子 12g，石膏 9g，知母 12g，金银花 12g，连翘 12g，苇茎 12g，冬瓜仁 30g，桃仁 12g，薏苡仁 30g，杏仁 9g。每日 1 剂，水煎服。

（2）腑结肺痹

主症：喘促气急，发热不恶寒，腹满，大便秘结，烦躁，甚或谵语、昏迷，痰涎壅盛，舌质红苔黄燥，脉弦数。

治法：通腑泻下，宣肺平喘。

方剂：宣白承气汤加减。

基本处方：石膏9g，杏仁9g，瓜蒌皮12g，桑白皮12g，葶苈子12g，黄芩12g，枳实12g，大黄9g（后下），厚朴12g，芒硝9g（冲服）。每日1剂，水煎服。

（3）外伤致喘

主症：严重损伤后出现呼吸急促，唇面青紫，神倦乏力，烦躁，腹满便秘，舌质暗红苔白，脉细涩或沉细弱。

治法：通腑逐瘀，益气救脱。

方剂：桃仁承气汤合生脉散加减。

基本处方：大黄12g（后下），芒硝9g（冲服），桃仁12g，赤芍12g，当归12g，甘草6g，麦门冬12g，五味子12g，人参12g，厚朴12g，红花12g。每日1剂，水煎服。

（4）阴阳欲脱

主症：喘促气急加剧，呼多吸少，面色晦暗，神疲汗多，脉微欲绝。

治法：回阳救逆。

方剂：四逆汤加味。

基本处方：制附子9g（先煎），人参12g，干姜9g，炙甘草12g，龙骨12（先煎），煅牡蛎12g（先煎），麦门冬12g，五味子12g。每日1剂，水煎服。

2. 中药制剂　气阴两虚者，可予生脉注射液（或参麦注射液）静脉滴注以益气养阴。阳气欲脱者，可予参附注射液静推、静脉滴注或持续静脉泵入回阳救逆、益气固脱。热毒内盛甚至昏迷者，可予醒脑静注射液静脉滴注开窍醒脑，凉血行气、清热解毒。

3. 针灸疗法

主穴：大椎、肺俞、风门、定喘、天突。

手法：用强刺激手法。

（二）西医治疗

1. 氧疗　ARDS一旦诊断，应立即给予氧疗，采取有效措施，尽快提高PaO_2，一般给予高浓度吸氧，使$PaO_2 \geq 60mmHg$，或使$SaO_2 \geq 90\%$。轻者可面罩给氧，多数患者需用机械通气给氧。为维持适当氧合，ARDS患者需较高浓度氧疗，而浓度过高或时间过长又可能导致氧中毒。一般吸入氧气浓度低于60%。若SaO_2低于90%，尤其是85%的情况下，容易导致重要脏器的缺氧性损伤，必须提高氧浓度，待氧合改善后，再将氧浓度降至安全水平以下。机械通气，尤其是合理应用呼气末正压通气（PEEP）时，氧中毒的机会显著减少。

2. 机械通气　目前ARDS机械通气的指征虽无统一标准，但大多数学者认为一旦确诊应尽早进行机械通气。应用机械通气的主要适应证是低氧血症，ALI阶段的早期患者可试用无创正压通气，无效或病情加重时尽快气管插管或切开行有创机械通气。机械通气的目的是提供充分的通气和氧合，以支持各器官功能。ARDS的机械通气以减轻或不加重肺损伤为原则，故强调"最佳"PEEP、低平台、适当潮气量和呼吸频率，称为"保护性肺通气"。主要措施如下：

（1）呼气末正压通气（PEEP）：为保障适当的组织供氧量，应采用呼气末正压通气为主的综合治疗。呼气末正压通气是治疗 ARDS 的主要手段，其改善氧合的作用包括以下几点：①适当的 PEEP 可使呼气末肺容量增加，扩张陷闭肺泡和小气道；②减轻肺泡和肺间质水肿，改善肺泡弥散功能和通气/血流比例，减少肺内分流，改善氧合功能和肺顺应性；③减少肺血流总量。

（2）小潮气量：ARDS 时，为防止肺泡过度充气，机械通气时采用小潮气量，即 6～8ml/kg，将吸气压控制在 30～35cmH$_2$O。为保证小潮气量，可允许一定程度的二氧化碳潴留和呼吸性酸中毒（pH 7.25～7.30）。合并代谢性酸中毒时，需适当补碱。

注意：在呼吸支持治疗中，保持呼吸道畅通，合理的湿化，及时的吸引和引流，防止气压伤，预防交叉感染和氧中毒等并发症的发生等亦非常重要。

3. 原发疾病的治疗 原发疾病是引起 ALI/ARDS 的最重要原因，应及时治疗。如休克的纠正骨折的固定，严重感染的抗生素治疗，制止炎症反应对肺的进一步损伤。

4. 改善血流动力学 对 ARDS 患者为了防止心输出量的降低，必要时需补充全血和电解质平衡液，使充盈压保持在 15～17mmHg。如心脏指数（CI）下降，心脏收缩力降低时，可使用化钙、多巴胺、强心剂等以增强其收缩力。合理使用 PEEP 能产生最大的肺顺应性，对氧输送量和血流量的影响最小。

5. 药物治疗

（1）肾上腺糖皮质激素主要具有以下功效：①可抑制花生四烯酸（AA）代谢，产生 PLA$_2$ 抑制因子，从而抑制细胞膜上的磷脂代谢，减少 AA 的合成及 TXA$_2$ 的产生；②抑制 PMN、血小板聚集及微血栓形成；③具有广泛的抗感染、减轻毛细血管通透性等作用；④减少溶酶体酶释放，阻止巨噬细胞产生和释放 TNF-α、IL-1 等炎症介质；⑤增加肺表面活性物质的合成，减轻微肺不张等。ARDS 患者应严格控制适应证，凡脓毒血症或严重感染引起的 ARDS 患者，激素应忌用或慎用。凡不能排除感染的 ARDS 患者使用皮质激素时，应于 48 小时停用，更不能作为常规使用。但对可引起感染性休克的原发病或急性出血性胰腺炎引起的休克，早期应用糖皮质激素（地塞米松 20～40mg/d），对于控制 ARDS 病情有一定的帮助。

（2）血管扩张剂：山莨菪碱（654-2）不仅能阻断胆碱能受体，解除小血管痉挛，还能减轻溶酶体对肺组织的损伤，抑制血小板聚集，减轻肺微血栓的形成，可尽早应用，但量不宜大，不宜久用，一般用 10～20mg，每 6 小时静脉滴注 1 次，病情改善后酌情减量或停用。

6. 液体管理、纠正酸碱失衡和水电解质紊乱 对 ARDS 患者为减轻肺水肿，应合理限制液体入量，以可容许的低循环容量来维持有效循环，使肺保持相对"干"的状态。在血压稳定的前提下，液体出入量宜轻度负平衡。ARDS 因有效血容量不足休克时，应补充血容量。若因创伤出血过多，必须输血，注意输血切忌过量，滴速不宜过快，最好输入新鲜血。严重缺氧或伴二氧化碳潴留者，可发生混合性酸中毒，应及时补充碱性药物（如 5% 碳酸氢钠）。

7. 支持治疗 ARDS 患者常处于高代谢状态，能量消耗增加，应补充足够的营养。ARDS 急性期患者，应及时补充热量和蛋白、脂肪等营养物质。静脉营养可引起感染和血栓形成等并发症，应提倡全胃肠营养，不仅可避免静脉营养的不足，而且能保护胃肠黏膜，防止肠道菌群移位 ARDS 患者应在 ICU 中严密监视，动态监测呼吸、循环、水电解质、酸碱平衡等，有利于及时调整治疗方案。

六、护理

（一）护理措施

1. 气体交换受损　与肺毛细血管损伤、肺水肿、肺透明膜形成致换气功能障碍有关。

（1）将患者安置入 ICU 病房实施监护，保持病室内空气清新、洁净，定时进行通风换气，注意患者的保暖，防受凉。

（2）配合做好患者基础疾病的抢救，如处理外伤，控制感染，纠正休克，清除毒物。

（3）选择适当体位，由于 ARDS 患者渗出部位主要分布在基底部肺区，俯卧位可改善 V/Q 比，因此可考虑应用侧卧位或俯卧位，以增强肺通气量，改善氧合功能。

（4）氧疗：迅速纠正低氧血症是抢救 ARDS 的最重要的措施，应予高浓度（＞50%）高流量（4~6L/min）氧吸入，以提高血氧分压，纠正组织缺氧，注意保持吸入氧的湿化，防止气道黏膜干裂、受损。根据动脉血气分析和患者的临床表现及时调整氧浓度，以达到用氧疗效。

（5）血气分析是判断病情，指导治疗的重要指标，应遵医嘱及时抽血送检，注意无菌操作，抽血后加压止血。

（6）若吸氧后，PaO_2 仍 ＜60mmHg，SaO_2 ＜90% 时应采用机械通气，做好机械通气及人工气道的常规护理，参照呼吸衰竭及机械通气章节。

（7）输液管理：遵医嘱输液，严格控制输液速度，维持适当的体液平衡，以免因输液不当而诱发或加重肺水肿。输库存血时应加用微过滤器。

（8）加强营养支持：ARDS 处于高代谢状态，通过鼻饲或胃肠外营养及时补充高热量、高蛋白、高维生素，以满足机体的营养需求。

2. 焦虑　与急性起病、呼吸费力、缺氧有关。

（1）患者因面临生死的考验，加上进入 ICU，使用机械通气辅助呼吸，难于或不能用语言表达其感受和需求，往往会出现烦躁不安、焦虑等心理反应，医护人员应表示充分理解，并主动亲近、关心患者，通过语言或非语言的方式了解其心理障碍、需求，提供必要的帮助。

（2）做好口腔护理、皮肤护理，保持病房的安静，让患者感觉舒适。

（3）遵医嘱及时准确使用止痛、镇静药物，可保持呼吸及心率平稳，减少焦虑，降低耗氧量。

（4）安排其家属或密切相关者探访，以缓解其心理压力，满足其爱与归属等方面的需求，促进康复。

（二）健康教育

1. 向患者和家属阐明积极治疗原发疾病的重要性，预后不但与抢救是否及时、恰当有关，还与原发疾病、并发症有关，其中最严重的并发症是脓毒血症和多器官功能衰竭。因此，做好 ARDS 的预防比治疗更重要，尤其要加强对高危者的严密观察与监护，采取及时的干预措施，防止 ARDS 的进一步发展与重要脏器损伤。

2. 加强营养的支持，以满足机体的高代谢消耗，并增强机体对感染的抵抗能力。

3. 经抢救存活患者的康复将是一个较长的过程，应遵循医生的指导用药和锻炼，定期复诊或随诊，使肺功能恢复到正常或接近正常的水平。

（单　强　张　爱　王树云）

第二章 消化系统疾病

第一节 慢性胃炎

一、定义

慢性胃炎是指由多种原因引起的胃黏膜慢性炎症和（或）腺体萎缩病变。病因主要与幽门螺杆菌感染密切相关，我国成年人胃窦炎患者感染率一般为 70%～90%。其他原因如长期服用损伤胃黏膜的药物（主要为非甾体抗炎药）、十二指肠反流、口鼻咽部慢性感染灶、酗酒、长期饮用浓茶及咖啡等均可导致慢性胃炎。在我国慢性胃炎多以胃窦部损伤为主，炎症持续可引起胃黏膜固有腺体萎缩和肠腺化生。慢性胃炎的发病常随年龄增长而增加。胃体萎缩性胃炎常与自身免疫损害有关。胃镜下将慢性胃炎分为浅表性胃炎和萎缩性胃炎，这一分类法应用普遍。

慢性胃炎属中医学"胃脘痛""嘈杂"等范畴。中医认为本病的发生乃因六淫伤中、饮食伤脾、肝气犯胃、脾胃虚弱等导致气滞血瘀，湿热蕴积，胃失和降，胃络受损而发病。病位在胃，与肝、脾有密切关系。病机变化可表现为本虚标实、虚实夹杂；初期在气，日久由气及血，且病程中寒热虚实可相互转化。中医中药对这两种病证的辨证、辨病施治均有较大的优势。

二、病因

（一）中医病因病机

寒邪犯胃，外感寒邪，脘腹受凉，则使寒邪客于胃，过服寒凉饮食，寒邪伤中，则使气机凝滞，胃气不和，收引作痛。《素问·举痛论》曰："寒气客于肠胃之间，膜原之下，血不得散，小络急引，故痛。"也可因过服寒凉药物，伤及脾胃之阳而引起疼痛。《证治汇补·心痛》曰："服寒药过多，致脾胃虚弱，胃脘作痛。"临床所见，食寒饮冷，气候变凉，居住寒冷地带，致使慢性胃炎急发或加重，发病率亦高。

1. 湿热内蕴　如果说寒邪常作为本病的发病诱因而致使诸症发生或加重，那么湿热内蕴于胃则是最基本的病因病机。邪热直接犯胃，或寒邪郁久化热，或肝郁化火，或瘀血久蕴，或嗜烟嗜酒，或食积于胃等，均可化热，致使热侵胃腑。脾主运化，邪犯脾胃，运化失常，则又易生湿。湿热互结于胃，最终形成湿热之证。慢性胃炎胃镜所见黏膜充血水肿，呈花斑状红白相间改变，或是麻疹样表现，或局限性糜烂和出血等，或 Hp 阳性，中医学每从湿热论治，清热燥湿疗效显著，前人所谓"热伤胃络，易生胃脘疼痛"即是谓此言。

2. 饮食所伤　嗜食辛辣，长期饮酒，过食生冷或暴饮暴食，内生食滞，损伤脾胃，致使胃中气机阻滞，胃气失和，日久发生本病。《素问·痹论》曰："饮食自倍，脾胃乃伤。"或五味过极，辛辣无度，肥甘厚腻，饮酒如浆，则蕴湿生热，伤脾碍胃，气机壅滞，必生脘闷胀痛。《医学正传·胃脘痛》曰："初致病之由，多由纵恣口腹，喜好辛酸，恣饮热酒煎，复餐寒凉生热，朝伤暮损，日积月深，……故胃脘疼痛。"而嗜烟嗜酒者，不仅发病率高，且经久不愈，中医药疗效差。

3. 肝气犯胃　肝主疏泄，调畅气机，促进脾升胃降；气机升降有序，则胃纳脾运正常。若忧思恼怒，情志不遂，肝失疏泄，气机阻滞，横逆犯胃，胃失和降，而易发生本病。《沈氏尊生书·胃痛》说："胃痛，邪干胃脘病也。……唯肝气相乘为尤甚，以木性暴，且正克也。"肝郁日久，化火生热，邪热犯胃，肝胃郁热，热灼而痛。若肝失疏泄，气机不畅，气滞日久，血行瘀滞，或久痛入络，胃络受阻，均可导致瘀血内停，发生胃痛。临床观察到，精神因素、慢性肝胆疾病等，乃是导致慢性胃炎发生的常见原因。

4. 瘀血凝滞　《临床指南医案·胃脘痛》曰：胃病"初病在胃，久病入络"，"胃痛久而屡发，必有凝滞聚瘀"，并创"辛柔和血"之法。慢性萎缩性胃炎反复发作者，常与瘀血凝滞于胃密切相关，故活血化瘀为本病的治疗法则。

5. 脾胃虚弱　先天禀赋不足，或劳倦过度，或饮食所伤，或久病脾胃受损，或素体亏虚，肾阳不足，失于温煦，均可引起脾胃虚弱，中焦虚寒，致使胃失温养；或热病伤阴，或胃热火郁，灼伤胃阴，或久服香燥理气之品，耗伤胃阴，胃失濡养等，可导致本病发生。

6. 浊毒内蕴　饮食不节、情志失调、素体脾虚、感受外邪等多种因素，导致脾失健运，运化失司，脾胃升降失职，水反为湿，谷反为滞，因积湿成浊，积滞化热，郁热内生，蕴热入血而为毒，浊毒内蕴，日久脾胃受损，发为本病。

中医学认为，慢性胃炎的发生，与肝、脾、肾等多个脏器密切相关。生理上，胃为阳土，喜润恶燥，为五脏六腑之大源，乃多气多血之腑，主受纳，腐熟水谷，其气以和降为顺。脾胃相表里，同居中焦，共奏受纳水谷之功，脾气主升，胃气主降，胃之受纳腐熟，赖脾之运化升清，所以胃病常累及脾，脾病常累及胃。但胃为阳土，其病多实，脾属阴土，其病多虚，所以脾气健运与否，在胃病的发生中起着重要作用。而脾胃的受纳运化，中焦气机的升降，有赖于肝之疏泄。总之，本病病变脏腑关键在胃，肝脾起重要作用，胆肾也与之相关。共同之处在于最终导致胃气不和，气机不利，胃失濡养，进而不通则痛，发为本病。

(二) 西医病因病理

其病因与发病机制较为复杂，且尚未能完全阐明。一般认为慢性胃炎的发病与下列因素有关：

1. 急性胃炎胃黏膜病变经久不愈，反复发作演化成为慢性胃炎。

2. 刺激性食物和药物　不良饮食习惯，如进食过急，喜食过热，或长期食用辛辣食品，生冷粗硬食物，浓茶烈酒等，过度吸烟。

3. 细菌或毒素　口腔、鼻腔和咽喉部慢性感染灶的细菌或毒素，亦能引起胃黏膜的慢性炎症。近年来研究表明幽门弯曲菌感染可能是慢性胃炎主要致病因素之一。抗菌治疗后幽门弯曲菌消失同时伴有胃黏膜组织学的改善。

螺杆菌属细菌目前已有近 40 种，新的细菌还在不断发现中。Hp 或海尔曼螺杆菌感染会引起慢性胃炎。Hp 感染有不同临床结局，如慢性非萎缩性胃炎、慢性萎缩性胃炎、消化性溃疡、胃癌等。一般认为，其感染结局的多样性是 Hp、宿主和环境等因素综合作用的结果。Hp 感染是慢性活动性胃炎的主要病因。Hp 感染与慢性活动性胃炎的关系符合 Koch 提出的确定病原体为疾病病因的 4 项基本法则（Koch's postulates）：80%～95% 的慢性活动性胃炎患者胃黏膜中有 Hp 感染，5%～20% 的 Hp 阴性率反映了慢性胃炎病因的多样性；Hp 相关性胃炎患者 Hp 的胃内分布与炎症一致；根除 Hp 可使胃黏膜炎症消退，一般中性粒细胞消退较快，淋巴细胞、浆细胞消退需较长时间。志愿者和动物模型已证实 Hp 感染可引起慢性胃炎。

4. 幽门括约肌功能失调，十二指肠液向胃窦部反流，胆汁与胰消化酶破坏胃黏膜屏障，损伤胃黏膜。

5. 慢性萎缩性胃炎胃部病变与自身免疫有关。部分患者体内存在自身免疫抗体如壁细胞抗体（PCA）、内因子抗体（IFA）和胃泌素分泌细胞抗体（GCA）等，在补体参与下形成抗原抗体复合物损伤胃黏膜。同时往往伴有恶性贫血和其他自身免疫性疾病。

6. 中枢神经功能失调　由于精神因素造成神经系统功能紊乱，通过自主神经可导致内脏血管平滑肌痉挛、胃肠道分泌和运动功能障碍及胃壁营养不良，引起胃黏膜炎症。

7. 其他因素　如因心功能不全或门静脉压力增高等所致胃瘀血，甲状腺、肾上腺与垂体等内分泌功能紊乱，营养状况不佳尤其是蛋白质与 B 族维生素缺乏，神经系统功能紊乱，长期吸烟等，均可削弱胃黏膜屏障，导致胃黏膜损伤，形成慢性胃炎。

慢性胃炎的病理改变是其临床分型的主要依据。浅表性胃炎主要病变为浅层黏膜的充血、水肿、渗出或有少量糜烂、出血；间质内有浆细胞、淋巴细胞浸润。胃腺体一般正常。萎缩性胃炎的胃腺体萎缩，数目减少，黏膜层变薄，黏膜皱襞因而变得平坦甚至消失；有时可伴有局部腺窝增生；细胞浸润涉及黏膜层及黏膜下层。若整个胃体腺体完全消失，胃体黏膜萎缩，称为胃萎缩。萎缩性胃炎常发生肠腺上皮化生（肠化）和假幽门腺化生，由此而形成的不典型性增生很可能是一种癌前病变。至于肥厚性胃炎，在胃镜观察下呈皱襞粗大肥厚、充血水肿渗出改变，但不能为组织学检查所证实。

三、临床表现

1. 慢性胃炎无典型与特异性的临床症状，多数慢性胃炎患者无任何症状，有症状者主要为消化不良，且为非特异性；消化不良症状的有无和严重程度与慢性胃炎的内镜所见及胃黏膜的病理组织学分级无明显相关性，症状与病变的程度也不相一致，表现为反复或持续性上腹不适、饱胀、钝痛、烧灼痛、无明显节律性，一般进食后较重；其次为食欲缺乏、嗳气、泛酸、恶心等消化不良症状，有胃黏膜糜烂者可出现少量出血而排黑粪，长期者尤其是萎缩性胃炎则有贫血症状。此外，不同类型的慢性胃炎其临床表现各有侧重。

（1）慢性浅表性胃炎：尤以胃窦部炎症为主者，大多表现为上腹部胀痛、隐痛、钝痛或灼痛，疼痛多数在餐后出现，因情绪波动、劳累过度、气候变化及饮食不慎等因素而加重。上腹痛增剧时可引起恶心、呕吐、大便不正常等胃肠道激惹症状。也有部分病例可表现为溃疡病样症状、胃癌样症状、幽门梗阻样症状。

（2）慢性萎缩性胃炎：主要表现为上腹部饱胀感，终日觉胃部饱胀而与是否进食关系不大，胃口不好，食量减少，对食蛋白质、脂肪较多的食物很难消化，且容易引起腹泻，大便内常有未消化的脂肪粒、肌纤维与菜渣等。多伴有面色苍白、身体消瘦、体倦、乏力、头晕、失眠等症状。

2. 慢性胃炎患者一般无明显体征，仅在发作期上腹部可有弥漫性压痛，轻重不一，萎缩性胃炎伴有贫血者，可见面唇、齿龈、球结膜与指甲苍白；胃体胃炎（A 型萎缩性胃炎）可见急性舌炎，即"鲜牛肉样舌"，或呈镜面舌。

3. 常见并发症　慢性胃炎均可并发上消化道出血，还可出现明显厌食和体重减轻，可伴有贫血，在有典型恶性贫血时，可出现舌炎、舌萎缩和周围神经病变如四肢感觉异常，特别在两足。慢性萎缩性胃炎可因胃黏膜的肠上皮化生或异型增生导致癌变。

四、诊断

诊断主要依靠胃镜和胃黏膜活检组织学检查。慢性胃炎的内镜诊断系指内镜下肉眼或特殊成像方法所见的黏膜炎性变化，需与病理检查结果结合做出最终判断。慢性萎缩性胃炎的诊断包括内镜诊断和病理诊断，而内镜下判断的萎缩与病理诊断的符合率较低，确诊应以病理诊断为依据。活检应根据病变情况和需要，取两块或更多。内镜医生应向病理医生提供取材部位、内镜所见和简要病史等资料。有条件时，活检可在色素或电子染色放大内镜引导下进行。活检重点部位应位于胃窦、胃角、胃体小弯侧以及可疑病灶处。临床症状程度和慢性胃炎组织学之间没有明显联系。一般胃黏膜炎症和活动性较重的，症状多较重，重度萎缩性胃炎由于泌酸功能降低，症状反而相对较轻；年轻者的症状似较老年者多。在评估治疗效果时，除症状外应结合组织学所见。

胃黏膜活检对慢性胃炎的诊断也有局限性，主要是：

（1）胃黏膜组织学变化易受到胃镜检查前夜的摄入物（如酒、刺激性食物等）、检查术前是否吸烟、检查时胃镜医生手法的熟练程度、患者恶心反应等诸种因素影响。

（2）黏膜活检是点的调查，由于慢性胃炎病变分布的非均一性，因此前后两次活检必须在相同或相近部位才能做出比较。但胃镜下的定位，尤其是大弯侧一般比较困难。所以做胃镜检查时要求多点活检，以便能对胃黏膜情况做出全面估计。

（3）病理诊断易受病理医生主观经验的影响，如做前后比较，以同一医生或同一医院病理诊断做比较为好。

慢性胃炎的诊断应力求明确病因，建议常规检测 Hp。Hp 感染是慢性胃炎的主要病因，建议作为慢性胃炎病因诊断的常规检查。在慢性胃炎中，胃体萎缩者血清胃泌素 G17 水平显著升高，胃蛋白酶原Ⅰ或胃蛋白酶原Ⅰ/Ⅱ比值降低；在胃窦萎缩者中，前者降低，后者正常；全胃萎缩者则两者均降低。因此，检测血清胃泌素 G17 以及胃蛋白酶原Ⅰ和Ⅱ有助于判断有无胃黏膜萎缩和萎缩部位。萎缩性胃体炎可由 Hp 感染或自身免疫所致,怀疑自身免疫所致者建议检测血清胃泌素、维生素 B_{12} 以及抗壁细胞抗体、抗内因子抗体等。

五、治疗

(一) 中医治疗

1. 辨证论治

(1) 中虚气滞

主症:胃脘痞满堵闷,食后为甚,自觉饭后堆积胃脘,不易下行,或隐痛绵绵,伴纳少乏力,少数可见胃部怕凉,便溏,舌质淡或淡黯,脉细、软、弱。

治法:益气健脾,行气散痞。

方剂:香砂六君子汤合黄芪建中汤加减。

基本处方:党参 10 ~ 15g,白术 10g,当归 10g,炙黄芪 15g,陈皮 6g,半夏 10g,木香 3 ~ 6g,砂仁 3 ~ 6g,桂枝 6g,白芍 10g,鸡内金 6 ~ 10g,甘草 3 ~ 6g。每日 1 剂,水煎服。

加减:胃有寒象,脘腹冷痛者,可加高良姜 10g、吴茱萸 2g;胀重或便干者,去参、芪,加槟榔 10 ~ 15g、全瓜蒌 15 ~ 30g、枳实 10g 以导气下行;便溏者,加炮姜炭 6g、肉桂 3 ~ 6g,去当归;苔腻、纳呆者,可去党参、当归、白芍,加川连、藿香、炒建曲;苔黄腻或淡黄腻者,去参、术、桂枝,加川连、黄芩、薏苡仁;如痞胀明显者,补药暂可不用,以防壅满滞气;胃虚上逆,见呕吐清水或酸水者,加吴茱萸 2g、肉桂 3g、生姜 2 片、苏叶 5g。

(2) 肝胃不和

主症:胃脘胀痛,有时连及胁背,嗳气或矢气则舒,病发与情志有关,或伴吞酸,口苦,苔薄或薄黄,脉弦。

治法:疏肝和胃,行气消胀。

方剂:四逆散合柴胡疏肝饮化裁。

基本处方:柴胡 6 ~ 10g,枳壳 10g,香附 10g,当归 10g,白芍 10g,木香 6g,延胡索 10g,佛手 6g。每日 1 剂,水煎服。

加减:夹瘀,见舌黯或有瘀斑点,胃痛不易止,疼痛固定或有固定压痛点者,加醋五灵脂 10g、广郁金 10g、丹参 15g、制乳没各 6g,甚者可加三七粉 3g (分冲)、九香虫 6g、制刺猬皮 6g (董建华教授经验);若肝热犯胃,或肝胃气郁化热,见胃脘灼痛、烧心、泛酸、口苦、嘈杂、心烦易怒者,则以左金丸合金铃子散加蒲公英、青木香、山栀、牡丹皮为主,少佐川芎、香附、柴胡、薄荷,取"火郁则发之"之义;若郁火伤阴,或胃阴不足,肝气横逆,见舌红口干,脘胁灼痛等症,去木香、香附等香燥之品,加牡丹皮、瓦楞子、北沙参、麦门冬、广郁金;若肝热犯胃,胃失和降,症见呕恶,心中燥热,便干结者,用旋覆花 10g (包煎)、代赭石 15 ~ 30g、川连 3g、吴茱萸 2g、蒲公英 15g、酒大黄 6 ~ 10g、炒决明子 30g 合温胆汤以苦辛通降;邪在胆,逆在胃,见口苦呕苦,胃镜见胆汁反流明显者,多以旋覆代赭汤、黄连温胆汤合小柴胡汤加减化裁。

肝胃不和证在治疗时,要注意有无郁火、阴伤、气虚。有郁火的宜清火散郁;有阴伤的不宜过分疏调气机;有气虚的不宜过用开破,适当加用补气健脾药配芍药甘草汤,使散中有收，柔肝安脾，缓急止痛。

（3）中焦湿热

主症：胃脘疼痛或灼痛痞满，或嘈杂不适，口臭，干呕，胸闷纳呆，口黏苦，有时腹胀便溏，尿黄，苔黄腻，脉濡数。

治法：清化开泄，和中醒脾。

方剂：三仁汤合连朴饮加减。

基本处方：川连3g，黄芩10g，白豆蔻3~6g，清半夏10g，山栀子10g，川厚朴8g，生薏仁15g，通草6g，茯苓10~15g。每日1剂，水煎服。

加减：中焦湿热重者，可加淡竹叶、茵陈、藿香；并见下焦湿热者，加滑石、泽泻；脘痞明显者，加香橼皮、枳壳；大便滞下不畅者，加全瓜蒌、杏仁；有胃痛，可加广郁金及少量桂枝。

（4）阴虚胃热

主症：胃脘隐痛或灼痛，嘈杂似饥，口干心烦，便干纳少，舌红少津，苔薄黄或苔净，或光剥，脉细或细数。

治法：甘凉益胃，清热生津。

方剂：叶氏益胃汤合化肝煎、玉女煎，芍药甘草汤加减。

基本处方：北沙参10g，麦门冬10g，生地黄10~30g，白芍10g，石斛10g，天花粉10g，生石膏15~30g（先煎），知母10g，牡丹皮10g，黄连3g。每日1剂，水煎服。

加减：兼脘痞气滞的，宜用行气药中之润药，如佛手、绿萼梅、厚朴花、枳壳等，不宜用香燥破气药，以防燥伤阴分，甚至伤络动血；夹湿，见舌红苔腻者，加佩兰、冬瓜子、生薏仁等芳化宣开；舌光红无苔，或兼烧心者，去黄连，加玄参、乌梅；纳少恶心者，去石膏、知母、生地黄、牡丹皮、天花粉等寒凉药，加竹茹6g、荷叶6g、陈仓米10g、生熟谷芽各10g；兼有气虚，呈气阴两虚的，症见纳少脘痞、乏力、便溏、舌红或嫩红、舌津少，或口、唇、咽干燥，但不欲饮，脉虚细，去石膏、知母、黄连、天花粉，加生白术、白扁豆、生薏仁、怀山药；胃脘有烧灼感，加吴茱萸2g、瓦楞子15~30g、浙贝母10g；大便干结者，加火麻仁15g、玄参10g、决明子30g。阴虚胃热证改善后，舌质多由红转淡或淡红、嫩红，舌上可生一层薄白苔，此时应逐渐减少甘凉滋阴药，适当以甘平药为主，逐渐恢复胃的润降功能。必要时，养阴药可注意配伍乌梅、枸杞子、女贞子、当归、丹参等以酸甘化阴，养阴和络，使脉充络润，以防出现出血等并发症。

（5）气滞血瘀

主症：胃胀胃痛，部位固定不移，舌质黯或有瘀斑、瘀点，脉细弦或细涩。

治法：行气和络，养血和血。

方剂：丹参饮、香苏饮合桃红四物汤加减化裁。

基本处方：丹参15g，当归10g，白芍10g，白檀香6g，砂仁3g，香附10g，苏梗10g，陈皮6g，红花6g。每日1剂，水煎服。

加减：如疼痛明显，加木香6~10g、延胡索、郁金、三七粉；如气胀疼痛明显，暂去养血和血药，如当归、丹参、红花等，加青皮、木香、三棱、莪术、枳实；夹痰湿，舌黯苔腻，脘宇痞胀、刺痛，呈痰瘀互结者，改用半夏 10g、橘皮络各 6g、全瓜蒌 15g、桂枝 6g、当归 10g、桃仁 10g、红花 10g、五灵脂 10g、郁金 10g；平日嗜饮，酒湿伤胃，胃络不和，舌紫黯苔腻，去当归、白芍、丹参，加葛花、茯苓 15g、白豆蔻 6g、半夏 10g；便血或吐血，改用生大黄 6～15g、黄连 3g、阿胶 10g、生地黄榆 15～30g、炮姜炭 6g、花蕊石 10～15g、三七粉 3g（分冲）；疼痛久治不止，考虑久痛入络者，加制刺猬皮 6g、炮山甲 10g、制乳没各 6g。

（6）寒热错杂

主症：除见上述中虚症状外，兼见烧心或泛酸、口苦黏，以烧心而恶寒凉饮食为突出表现，苔腻或黄腻，或淡黄腻，脉象细弱。

治法：寒热并用，辛开苦降。

方剂：半夏泻心汤、连理汤合左金丸化裁。

基本处方：川连 3g，吴茱萸 2g，半夏 10g，干姜 6g，黄芩 6～10g，党参 15g，甘草 3g。每日 1 剂，水煎服。

加减：寒重于热，可重用吴茱萸至 3～6g，黄芩减为 6g，黄连减为 2g，取反左金丸意；热重于寒，如系外邪入里，可加柴胡、连翘；如情志化热，可加柴胡、牡丹皮；如胃酸、胆汁逆胃，可加瓦楞子 30g、代赭石 10～30g、竹茹 6g、枳实 10g、茯苓 10g；脾虚明显者，加焦白术；苔腻口水多者，加茯苓 15g、砂仁 6g、炒苍术 10～15g、益智仁 10g；寒痛者，加桂枝 10g、高良姜 10g、荜茇 10g；纳少者，加焦神曲 12g、焦白术 10g、砂仁 3～6g。

2. 中药制剂

（1）逍遥丸：由柴胡、白芍、当归、茯苓、白术等组成，其功能有疏肝健脾、养血调经。适用于治疗肝胃郁热型慢性胃炎。

（2）保和丸：由山楂、莱菔子、神曲等组成，其功效有消食导滞、化湿和胃，适用于治疗食滞停胃慢性胃炎。

（3）桂附理中丸：由肉桂、附子、干姜、白术等组成，其功效有温中健脾，适用于治疗脾胃虚寒慢性胃炎。

（4）益胃膏：由白芍、甘草、木香、乌药等组成，其功能有和胃缓急、理气止痛，适用于治疗胃阴不足慢性胃炎。

3. 针灸治疗

主穴：中脘、内关、足三里。

手法：毫针常规刺，平补平泻。

加减：脾胃虚寒者加灸脾俞、神阙、气海；气滞血瘀者加膻中、膈俞等；胃阴亏虚者加胃俞、三阴交、太溪等。

（二）西医治疗

1. 一般治疗　告诫患者戒烟酒、饮食定时定量、进行细嚼慢咽、饮食避免过于粗糙、辛辣和过冷过热，宜清淡。多食新鲜蔬菜和水果；少食熏制、腌制的肉菜食品；慎用或不用损伤胃黏膜的药品，如阿司匹林、消炎痛、红霉素、激素等药物。

2. 药物治疗

（1）抗幽门螺杆菌治疗：慢性萎缩性胃炎时，胃酸降低或缺乏，胃内细菌滋生，尤其是幽门螺杆菌检出阳性率很高。Hp 相关性胃炎是否均需根除 Hp 尚缺乏统一意见。国内 Hp 感染处理共识推荐对有胃黏膜萎缩、糜烂或有消化不良症状者根除 Hp。慢性胃炎的主要症状为消化不良，其症状应属于功能性消化不良。根除治疗可使 Hp 阳性的功能性消化不良患者症状得到长期缓解。根除 Hp 可使胃黏膜组织学得到改善，对预防消化性溃疡和胃癌等具有重要意义，对改善或消除消化不良症状亦具有费用 - 疗效比优势。

推荐的用于根除治疗的 6 种抗菌药物中，甲硝唑耐药率达到 60% ~ 70%，克拉霉素达到 20% ~ 38%，左氧氟沙星达到 30% ~ 38%，耐药显著影响根除率；阿莫西林、呋喃唑酮和四环素的耐药率仍很低（1% ~ 5%）。

标准三联疗法的根除率随着 Hp 耐药率上升，报道的标准三联疗法（PPI + 克拉霉素 + 阿莫西林或 PPI + 克拉霉素 + 甲硝唑）根除率已低于或远低于 80%。标准三联疗法的疗程从 7 天延长至 10 天或 14 天，根除率仅能提高约 5%。

国际上新推荐的根除方案以及在我国的根除率：为了提高 Hp 根除率，近些年来国际上又推荐了一些根除方案，包括序贯疗法（前 5 天 PPI + 阿莫西林，后 5 天 PPI + 克拉霉素 + 甲硝唑，共 10 天）、伴同疗法（同时服用 PPI + 阿莫西林 + 克拉霉素 + 甲硝唑）和左氧氟沙星三联疗法（PPI + 左氧氟沙星 + 阿莫西林）。序贯疗法与标准三联疗法相比在我国多中心随即对照研究中并未显示优势。伴同疗法缺乏我国的资料，铋剂四联疗法的疗效可以与伴同疗法媲美。而后者需同时服用 3 种抗菌药物，不仅有可能增加抗菌药物不良反应，还使治疗失败后抗菌药物选择余地减少。因此，除非有铋剂使用禁忌，否则不推荐伴同疗法。

在 Hp 高耐药率背景下，铋剂四联方案又受重视：经典的铋剂四联方案（铋剂 + PPI + 四环素 + 甲硝唑）的疗效再次得到确认。在新的 Maastricht 共识中，一线方案在克拉霉素高耐药率（>15% ~ 20%）地区，首先推荐铋剂四联方案，如无铋剂，推荐序贯疗法或伴同疗法；在克拉霉素低耐药率地区除推荐标准三联疗法外，也推荐铋剂四联疗法作为一线方案。

根除 Hp 抗菌药物的选择：用于根除 Hp 治疗的 6 种抗菌药物中，阿莫西林、呋喃唑酮和四环素的耐药率仍很低，治疗失败后不易产生耐药（可重复应用）；而克拉霉素、甲硝唑和氟喹诺酮类药物的耐药率高，治疗失败后易产生耐药（原则上不可重复应用）。在选择抗菌药物时应充分考虑药物的耐药特性。铋剂、PPI 与抗菌药物联合应用可在较大程度上克服 Hp 对甲硝唑、克拉霉素的耐药，但是否可克服氟喹诺酮类药物耐药尚不清楚。

经典铋剂四联方案的拓展：除上述经典铋剂四联方案外，还可将铋剂加入：①PPI + 阿莫西林 + 克拉霉素；②PPI + 阿莫西林 + 呋喃唑酮；③PPI + 阿莫西林 + 氟喹诺酮类药物，以组成四联方案。①、②方案有不加铋剂的直接对照研究，加入铋剂后可使根除率提高 8% ~ 14%，铋剂 + PPI + 阿莫西林 + 克拉霉素 14 天疗程的方案可在较大程度上克服克拉霉素耐药。PPI + 阿莫西林 + 氟喹诺酮类药物的方案缺乏加与不加铋剂的直接对照研究，但 PPI + 阿莫西林 + 氟喹诺酮类药物 + 铋剂四联方案作为补救治疗，已在多项研究中显示安全、有效。

（2）弱酸治疗：经五肽胃泌素试验测定证实低酸或无酸患者可适量服用米醋，1 ~ 2 匙/次，3 次/天；或 10% 稀盐酸 0.5 ~ 1.0ml，饭前或饭时服，同时服用胃蛋白酶合剂，10ml/

次，3 次/天；亦可选用多酶片或胰酶片治疗，以改善消化不良症状。

（3）抑制胆汁反流和改善胃动力：消胆胺可结合反流至胃内的胆盐，防止胆汁酸破坏胃黏膜，也可用于治疗胆汁反流，方法为 0.5～1g/次，3 次/天。亦可给予熊去氧胆酸（UDCA），100mg/次，3 次/天。胃复安、吗丁啉、西沙比利等药可增强胃蠕动，促进胃排空，协助胃、十二指肠运动，防止胆汁反流，调节和恢复胃肠运动。具体应用方法：胃复安 5～10mg，3 次/天；吗丁啉 10mg，3 次/天；西沙必利 5mg，3 次/天。

（4）增加黏膜营养：合欢香叶酯能加快胃黏膜更新，提高细胞再生能力，增强胃黏膜对胃酸的抵抗能力，达到保护胃黏膜作用，剂量为 50～60mg，每天分 3 次服用。也可选用活血素，剂量为 80～90mg/d；或选用硫糖铝，前列腺素 E 等。

（5）五肽胃泌素：除促进壁细胞分泌盐酸，增加胃蛋白酶原分泌外，还对胃黏膜以及其他上消化道黏膜有明显的增殖作用，可用于治疗低酸无酸或有胃体萎缩的慢性萎缩性胃炎患者，剂量为 50mg，早餐前半小时肌内注射，1 次/天，第三周改为隔天 1 次，第四周改为 2 次/周，以后 1 次/周，3 个月为 1 疗程。

（6）抗抑郁药或抗焦虑药：有明显精神心理因素的慢性胃炎患者可用抗抑郁药或抗焦虑药，精神心理因素与消化不良症状发生相关，睡眠障碍或有明显精神因素者，常规治疗无效和疗效差者，可考虑进行精神心理治疗。

3. 手术治疗　中年以上的慢性萎缩性胃炎患者，如在治疗或随访过程中出现溃疡、息肉、出血，或即使未见明显病灶，但胃镜活检病理中出现中重度不典型增生，予以考虑做部分胃切除，从这类患者的胃切除标本中可能检出早期胃癌。

六、护理

（一）护理措施

1. 腹痛　与胃黏膜炎性病变有关。

（1）休息与活动：指导患者急性发作时应卧床休息，可减少胃酸分泌。并可用转移注意力、做深呼吸等方法来减轻焦虑、缓解疼痛。病情缓解时，进行适当的锻炼，以增强机体抵抗力。

（2）针灸和热敷：可用针灸内关、合谷、足三里等穴位来缓解疼痛；也可用热水袋热敷胃部，以解除胃痉挛，减轻腹痛。

（3）用药护理：遵医嘱给患者以根除 Hp 感染治疗时，注意观察药物的疗效及不良反应。

胶体铋剂：枸橼酸铋钾（CBS）为常用制剂，因其在酸性环境中方起作用，故宜在餐前半小时服用。服 CBS 过程中可使齿、舌变黑，可用吸管直接吸入。部分患者服药后出现便秘和大便呈黑色，停药后自行消失。少数患者有恶心、一过性血清转氨酶升高等，极少出现急性肾衰竭。

抗菌药物：幽门螺杆菌阳性者可选用阿莫西林、甲硝唑、呋喃唑酮等，服用阿莫西林前应询问患者有无青霉素过敏史，应用过程中注意有无迟发性过敏反应，如出现皮疹。甲硝唑可引起恶心、呕吐等胃肠道反应，可遵医嘱用甲氧氯普胺、维生素 B_{12} 等拮抗。

2. 营养失调，低于机体需要量 与畏食、消化不良等有关。向患者说明摄取足够营养的重要性，鼓励患者少量多餐，给予高热量、高蛋白、高维生素、易消化的饮食，避免摄入过咸、过甜、过辣的刺激性食物，与患者共同制订饮食计划。指导患者及家属改进烹饪技巧，变换食物的色、香、味，刺激患者食欲。胃酸低者食物应完全煮熟后食用，以利于消化吸收，并给刺激胃酸分泌的食物，如肉汤、鸡汤等；高胃酸者应避免进酸性、多脂肪食物。同时向患者提供舒适的进食环境，保持环境清洁、空气新鲜、温度适宜，避免环境中的不良刺激，如噪声、不良气味等，有利于患者食欲的增加。

（二）健康教育

1. 心理指导 指导患者应保持良好的心理状态，如果对疾病、治疗、护理有什么疑问，应及时反映，以便解除思想顾虑，促进疾病早日康复。

2. 饮食指导 注意加强营养、饮食卫生，避免生冷、油煎、粗糙和辛辣等刺激性食物和饮料，戒除烟酒。

3. 活动与休息 注意劳逸结合，合理安排工作和休息时间，保证充足的睡眠，避免劳累。

4. 用药指导 解痉止痛药应餐前服用，制酸剂宜餐后服用。用药后可能会出现口干、心慌、头晕、过敏等药物不良反应，停药后会恢复正常。

（李 甜 王元元 刘新月 刘 莹 赵娜娜）

第二节 胃-食管反流病

一、定义

胃-食管反流病是指胃内容物反流入食管，引起不适症状和（或）并发症的一种疾病。如酸（碱）反流导致的食管黏膜破损称为反流性食管炎。常见症状有胸骨后疼痛或烧灼感、反酸、烧心、恶心、呕吐、咽下困难，甚至吐血等。

本病经常和慢性胃炎，消化性溃疡或食管裂孔疝等病并存，但也可单独存在。广义上讲，凡能引起胃食管反流的情况，如进行性系统性硬化症、妊娠呕吐，以及任何原因引起的呕吐，或长期放置胃管、三腔管等，均可导致胃食管反流，引起继发性反流性食管炎。长期反复不愈的食管炎可致食管瘢痕形成、食管狭窄，或裂孔疝、慢性局限性穿透性溃疡，甚至发生癌变。

中医学无反流性食管炎病名，根据临床特征，属于中医学的"食管瘅""吞酸""吐酸""噎食""胸痹""胃脘痛""泛酸"等病证范畴。中医认为本病多因情志内伤、饮食失调、劳累过度而发病。若情志不畅，肝失疏泄，气机升降失调，或饮食失节，烟酒过度，损伤脾胃，湿热壅结于中焦，或久病伤脾，脾气虚弱，木不疏土，致使脾胃不和等诸多因素，均可导致气、瘀互结于食管，胃之通降受阻，而见恶心、呕吐、反酸、嗳气、胸骨后痛伴灼感等症，甚则食入反出。可通过疏肝理气、和胃降逆、健脾清胃、益气化瘀等疗法而收效。

二、病因

（一）中医病因病机

本症的临床症状主要有吞酸、烧心、咽下困难、疼痛、咳嗽、哮喘、慢性声音嘶哑、喉痛等，肺部及其他并发症，因而其病因病机也就比较复杂。此处仅就最常见之病机简述如下：

1. 脾胃虚寒　则纳运失健，胃失和降而上逆，酸亦随之上泛。《景岳全书·杂证谟·吞酸》曰："饮食在胃，唯速化为贵，若胃中阳气不衰而健运如常，何酸之有？使火力不到，则其化必迟，食化既迟，则停积不行而为酸为腐"。

2. 情志失调　情志不舒，则肝气郁结，不得疏泄，上侮肺金可致咳嗽、胸痛、嘶哑、哮喘。《医学三字经·咳嗽》曰："肺为脏腑之华盖……只受得脏腑之清气，受不得脏腑之病气，病气干之亦呛而咳矣"。肝气横犯脾胃或忧思伤脾，脾伤运迟而导致吞酸、烧心等。

3. 痰气互结　饮食不节，过食肥甘、辛辣、生冷、酗酒等损伤脾胃，形成痰浊，痰浊壅塞、胸阳被遏、气机痹阻，脉络不畅而致本症。

4. 瘀血阻络　气郁痰阻、气虚寒凝皆可致血行不畅而瘀，血瘀脉络不通，不通则痛。

5. 浊毒内蕴　外感湿浊困脾，内生湿浊停滞；胃属阳土，胃病易于化热化火，或湿盛浊聚，久郁化热，湿浊化生蕴毒，致脾失健运，胃失和降，气机不利，而致疼痛、咽下困难等。

（二）西医病因病理

本病是由多种因素造成的，胃内容物反流至食管，使食管黏膜暴露于酸性环境中时间过长所致。其病因病机主要是：

1. 食管抗反流屏障功能下降

（1）食管下括约肌张力降低：正常情况下，食管下括约肌和脑在胃与食管之间形成一高压带，是重要的抗反流屏障组织。①食管下括约肌的长度过小或肌力降低，膈肌收缩力减弱均可使抗反流的作用明显下降；②某些激素，如缩胆囊素、促胰液素、胰高血糖素、血管活性肠肽等，可以影响食管下括约肌的功能；③某些药物，如地西泮、茶碱、钙离子拮抗剂亦可影响食管下括约肌的压力；④某些食物，如高脂肪、咖啡、巧克力等亦可使下食管括约肌压力降低。

（2）一过性食管下括约肌松弛：正常在吞咽时食管下括约肌即松弛，使食物进入胃内，而一过性食管下括约肌松弛是无吞咽及食管蠕动的刺激时发生的食管下括约肌松弛，且比吞咽所引起的松弛时间长。正常人也可有较少的一过性食管下括约肌松弛而患者则较频，现认为是胃底、咽或喉部之感受器接受刺激经迷走神经传入传出而促发了一过性食管下括约肌松弛。

（3）膈肌脚及裂孔疝：吸气时膈肌脚收缩能增强食管下括约肌的压力。若膈肌脚有结构或功能异常时可使食管下括约肌压力下降，食管膈肌裂孔过大时易形成裂孔疝，可加重胃食管反流并降低食管对酸的清除。

2. 食管酸清除功能降低　食物进入食管后，通过重力作用以及食管的自发和继发性蠕动而推入胃内（即容量清除），也清除了大部分酸性物质，剩余的酸由唾液中和。若容量清除及唾液分泌功能障碍，均可使食管酸清除功能降低。

3. 食管黏膜组织抵抗力下降　食管黏膜组织的抵抗力，包括食管黏膜的分泌功能、缓冲能力、血液供应等，上述功能下降，则易导致黏膜受侵害。

4. 致损伤因子　正常胃液致损伤因子主要是胃酸及胃蛋白酶，当存在十二指肠胃反流时，反流物中的胆汁酸、淀粉酶、脂肪酶等成分也不同程度参与损伤。食管黏膜受损程度与反流物的质、量及其与黏膜的接触时间、部位有关。胃蛋白酶的最适 pH < 3，动物研究证实酸与低浓度胃蛋白酶结合会导致严重的食管黏膜的损伤，且损伤程度与酸和胃蛋白酶暴露程度呈正相关，这种损伤机制与酶的水解性质有关。

5. 遗传及精神心理因素　同卵孪生个体同时患有 GERD 的机会大于异卵孪生个体，表明遗传因素也占有一席之地。有研究报道，GERD 患者广泛存在抑郁、躯体化、焦虑等精神心理异常。

6. 其他　腹内压、胃内压增高：当腹内压增高（如呕吐、便秘、晚期妊娠、弯腰、强力负重、腹腔积液等）及胃内压增高（如胃排空延迟、胃扩张等），超过了食管下括约肌的压力时，即可发生胃食管反流，且腹内压、胃内压增高还可影响食管下括约肌使之压力降低。

胃排空延迟同胃食管反流的频率、胃内容物的量和成分以及胃排空情况有关。若幽门、十二指肠之运动不协调，即可导致十二指肠胃反流而增加胃内容物，且给胃内增加了胆酸成分。吸烟、某些其他疾病（如糖尿病）及药物，亦可延缓胃排空而促使胃食管反流。

三、临床表现

胃-食管反流病的临床表现多种多样，轻重不一。有的患者具有典型的反流症状，有的患者症状酷似心绞痛、哮喘，也有的患者以咽喉炎为主要表现。

1. 胃-食管反流病的临床表现分 4 组：

（1）反流症状：每于餐后、躯体前屈或夜间卧床睡觉时，有酸性液体或食物从胃、食管反流至口腔或咽部。如反酸、反食、打嗝，伴有酸味或苦味。严重时，一边说话，一边反食，带有强烈的胃酸味；也有在熟睡时，反流物被吸入气管，引起呛咳、气喘，甚至窒息；还见有唾液分泌过多，这是由于酸反流至食管，反射性引起的唾液分泌增多。

（2）反流物刺激食管引起的症状：症状多在食后 1 小时左右发生，半卧位、躯体前屈或剧烈运动可诱发，在服用制酸剂后多可消失，过酸、过热、刺激性食物可使症状加重，如烧心、胸痛和吞咽时伴有胸痛。烧心是由于酸反流刺激了食管深层上皮感觉神经末梢所致，是指胸骨后或剑突下烧灼感或不适，由胸骨下段向上延伸，常在餐后（尤其是饱餐后）数小时出现，身体前屈、卧位、腹压增加时可加重症状。胸痛是反流物刺激机械性感受器，引起的食管痉挛性疼痛，此症状在糜烂性食管炎中较多见；有的胸痛可表现为吞咽性胸痛；有的胸痛酷似心绞痛，发生在胸骨后或剑突下，可放射到后背、胸部、腋部、颈部、耳后，严重时可呈剧烈性刺痛。吞咽困难在进食固体食物或液体食物时均可发生，且可呈持续性进行性加重。有的患者还表现为咽部阻塞感、异物感、棉团感，但无真正吞咽困难，也称为癔球症。

（3）食管以外的刺激症状：如咳嗽、气喘和咽喉炎等症状。应该引起注意的是反流引起的哮喘与季节无关，常伴有夜间喘息；可反复伴发肺炎，甚至出现肺间质纤维化。反流物刺激咽喉部可表现为咽喉炎、声嘶，此时反流症状不明显或被忽略，食管镜检查缺乏食管炎的表现。婴幼儿发生胃－食管反流时可因症状反复发作，而继发呼吸道感染和并发缺铁性贫血以及发育障碍。

（4）咽下困难：初期表现为间歇性咽下困难，是由于食管炎引起食管痉挛所致。后期则可表现为永久性咽下困难，是由于食管瘢痕狭窄所致。患者进食固体食物时有明显的堵塞感。

2. 体征　胃－食管反流患者一般无明显阳性体征，有的病例仅于压胸骨时感到胸骨后隐痛，或剑突下轻微压痛。

3. 并发症　反流性食管炎、出血、狭窄、Barrett 食管和腺癌。

四、诊断

在临床上，如果患者有明显的反流症状，如烧心和反酸等，可以做出胃－食管反流病的初步诊断。如果内镜发现有反流性食管炎的征象，并能排除其他原因引起的食管病变，本病诊断也成立。但有时实际症状（如烧心等）的严重性与食管组织受损的程度并不完全一致，甚至有典型症状而内镜检查阴性，这时应给予质子泵抑制剂做试验治疗（如奥美拉唑 20mg，每天 2 次，连用 7 天），如症状明显改善，本病诊断一般可成立。有条件者可行 24 小时食管 pH 监测，如证实有食管过度酸反流，本病诊断成立。

胃－食管反流病的诊断应基于 3 点：①有明显的反流症状；②内镜下可能有反流性食管炎的表现；③过多胃－食管反流的客观证据。

五、治疗

（一）中医治疗

1. 辨证论治

（1）肝胃不和

主症：烧心，胸骨后或心窝疼痛，反酸，嗳气，两胁疼痛，胸闷脘堵，嗳气食少，胃脘胀满，舌苔薄白，脉弦。

治法：疏肝理气，和胃降逆。

方剂：柴胡疏肝散加减。

基本处方：柴胡 15g，川芎 10g，枳实 10g，香附 10g，陈皮 10g，白芍 10g，甘草 5g。

加减：纳差者，加焦三仙 10g；痛甚者，加延胡索、郁金各 10g；脾胃虚弱者，加党参、山药、白术各 12g；脾湿困中者，加白扁豆、薏苡仁各 20g。每日 1 剂，水煎服。

（2）肝胃郁热

主症：反酸，嘈杂，胸骨后灼痛，两胁胀满，心烦，易怒，口干口苦，大便秘结，舌质红，舌苔黄厚或黄腻，脉弦滑。

治法：清肝泻火，和胃降逆。

方剂：左金丸合化肝煎加减。

基本处方：黄连6g，吴茱萸3g，白芍10g，半夏9g，乌贼骨15g，煅瓦楞子30g，青皮12g，陈皮12g，芍药12g，牡丹皮9g，栀子9g，泽泻9g，贝母9g。每日1剂，水煎服。

（3）中虚气逆

主症：反酸，泛吐清涎，嗳气呃逆，胃脘隐痛，食少纳差，胃脘痞满，神疲乏力，大便稀溏，舌质淡红，舌苔白薄或白腻，脉沉细或细弱。

治法：疏肝理气，健脾和中。

方剂：四逆散合六君子汤加减。

基本处方：柴胡15g，白芍10g，枳壳10g，党参15g，茯苓10g，炒白术10g，半夏9g，陈皮10g，生姜5g，炙甘草5g。每日1剂，水煎服。

（4）痰湿内阻

主症：咽喉不适如有痰梗，情志不畅则加重，胸膺不适、烧心，反酸、吞咽不利，嗳气或反流、声音嘶哑、夜半呛咳或气喘、神情忧郁，舌质淡红，舌苔腻或白厚，脉弦滑。

治法：化痰祛湿，和胃降逆。

方剂：温胆汤加减。

基本处方：陈皮10g，半夏9g，茯苓10g，生姜5g，竹茹10g，枳实10g，旋覆花15g（包煎），甘草5g。每日1剂，水煎服。

（5）气虚血瘀

主症：反酸时久，胸骨后刺痛，吞咽困难，咽中有异物感，面色无华，倦怠无力，形体消瘦、口干舌燥，舌质黯红或有瘀斑，舌苔白厚，脉弦细或弦涩。

治法：益气健脾，活血化瘀。

方剂：益气活血汤加减。

基本处方：太子参15g，茯苓10g，丹参10g，佛手10g，浙贝母10g，郁金10g，薤白9g，桃仁5g，紫苏梗10g，丝瓜络5g。每日1剂，水煎服。

（6）寒热错杂

主症：胸骨后或胃脘部烧灼不适，反酸或泛吐清水，胃脘隐痛，喜温喜按，空腹胃痛，得食痛减，食欲缺乏，神疲乏力，大便溏薄，手足不温，舌质红，苔白，脉虚弱。

治法：辛开苦降，和胃降气。

方剂：半夏泻心汤加减。

基本处方：法半夏9g，人参6g，黄连3g，黄芩6g，干姜6g，煅瓦楞子30g（先煎），陈皮10g，茯苓10g，炒吴茱萸3g，枳实10g。每日1剂，水煎服。

2. 中药制剂

（1）气滞胃痛颗粒：适用于肝气犯胃证，主要含有柴胡、延胡索、枳壳、白芍等，疏肝理气止痛，增强胃蠕动，促进胃排空，减少反流而减轻烧心、胸痛症状。

（2）达立通颗粒：适用于肝胃郁热证，含有柴胡、枳实、鸡矢藤、蒲公英、焦山楂等，双向调节胃肠平滑肌运动，促进胃排空，保护胃食管黏膜，抗炎镇痛，提高免疫力。

（3）荆花胃康胶丸：适用于肝气犯胃证或气滞血瘀证，主要含土荆芥、水团花，可显著降低胃酸水平，降低反流发生率。

（4）越鞠丸：适用于气郁痰阻证。

（5）左金丸：适用于肝胃郁热证。

（6）乌贝散：适用于烧心、反酸明显者。

3. 拔罐疗法　穴位采用大肠俞、胃俞、肺俞、大椎、定喘，每次 3～5 罐，待 15 分钟后起罐，疗程为 10 天。

4. 针刺疗法

（1）常选取中脘、鸠尾、太冲等穴位，中脘直刺 2 寸，用平补平泻法，鸠尾直刺 1 寸，双侧太冲刺 0.5 寸，用捻转提插泻法，行针 30 分钟，1 次/天，10 天为一个疗程。

（2）背俞指针疗法：每天 9～11 点（巳时）行背俞指针疗法治疗。患者采取端坐位，保持安静休息 15 分钟后，进行治疗，室温一般保持在（28±1）℃。治疗者于脊柱双侧足太阳膀胱经胃俞、脾俞、胆俞及肝俞穴位进行治疗：相同穴位按由左至右顺序，不同穴位按由下而上顺序，以拇指指腹在每个穴位按照先点按 1 分钟，后按揉 2 分钟的手法操作，操作 3 分/穴，操作频率为 120～160 次/分，力度以患者耐受为度，控制在 5.0～7.4kg，予推拿手法参数测定仪进行监测。1 次/天，24 次/分，2 周为一个疗程。

（3）电针刺激、经皮神经电刺激、植入式电刺激：针刺治疗 GERD 的穴位有足三里、中脘、内关、太冲、公孙等，其中针刺足三里、中脘具有和胃降逆、理气止痛的作用；针刺内关、公孙则具有开胸和胃的功效，这些穴位联合使用则可以有效地疏肝理气、降逆和胃。然而在这众多穴位中内关和足三里又是最常用的两个穴位。

5. 耳针疗法　取食管、贲门、胃、内分泌、神门、交感、脾、肝穴，放置王不留行籽，用橡皮膏粘贴固定，嘱患者每天挤捏王不留行籽 3～5 分钟，强度以患者感到压籽部位如针刺为度。

6. 穴位注射疗法　可选双侧足三里，胃复安注射液 5～10ml 注射，1 次/天，7 次为一个疗程。

7. 穴位埋线疗法　将 00 号医用羊肠线剪成长约 1cm 的线段若干，浸泡在 75% 的酒精内备用。在无菌条件下，将羊肠线从针尖入口处穿入一次性注射器针头，将 0.30mm×40mm 长针灸针从注射针的针尾插入。准确定位双侧脾俞穴、胃俞穴、肝俞穴、胆俞穴、足三里穴，常规消毒局部皮肤，将注射针刺入穴位所需深度，出现针感后轻推针灸针，同时退出注射针，将肠线埋入穴位内，局部以无菌干棉球按压片刻即可，1 次/周。

8. 体位疗法　可夜间床头抬高 15～20cm，这是一种简便、有效、经济的方法。

（二）西医治疗

胃-食管反流病的治疗目的是控制症状、治愈食管炎、减少复发和防止并发症。

1. 一般治疗　为了减少卧位及夜间反流，可将床头端的床脚抬高 15～20cm，以患者感觉舒适为度。餐后易致反流，故睡前不宜进食，白天进餐后亦不宜立即卧床。注意减少一切影响腹压增高的因素，如肥胖、便秘、紧束腰带等。应避免进食使 LES 压降低的食物，如高脂肪、巧克力、咖啡、浓茶等。应戒烟及禁酒。避免应用降低 LES 压的药物及影响胃排空延迟的药物。

2. 药物治疗

（1）H_2受体拮抗剂（H_2RA）：如西米替丁、雷尼替丁、法莫替丁等。H_2RA 能减少 24 小时胃酸分泌 50% ~ 70%，但不能有效抑制进食刺激的胃酸分泌，因此适用于轻、中症患者。

（2）促胃肠动力药：这类药物的作用是增加 LES 压力、改善食管蠕动功能、促进胃排空，从而达到减少胃内容物食管反流及其在食管的暴露时间。

（3）质子泵抑制剂（PPI）：包括奥美拉唑、兰索拉唑、潘妥拉唑等。这类药物抑酸作用强，特别适用于症状重、有严重食管炎的患者。

（4）抗酸药：仅用于症状轻、间歇发作的患者作为临时缓解症状用。

3. 抗反流手术治疗　抗反流手术是不同术式的胃底折叠术，目的是阻止胃内容物反流入食管。

六、护理

（一）护理措施

1. 舒适的改变　烧心感、反酸、胸痛，与消化道动力障碍有关。

（1）平卧时将床头抬高 10 ~ 20cm，以患者感觉舒适为度。

（2）餐后适当散步，避免立即卧床休息，少食多餐，睡前 3 ~ 4 小时不进食。

（3）避免进食降低食管括约肌运动的食物，如巧克力、咖啡、浓茶、酒等，戒烟。

（4）餐后保持站立，避免过度负重，降低腹压，避免举重，不穿紧身衣。

（5）胸痛时使用热水袋热敷胸部，以缓解疼痛。并做心电图、心肌酶谱分析，排除心源性胸痛。

2. 营养失调，低于机体需要量　与吞咽困难有关。

（1）向患者解释摄取足够量营养的重要意义。

（2）给患者制订饮食计划，注意食物的色、味及适宜温度。

（3）鼓励家属从家里带患者爱吃的食物。

（4）减少或消除会引起恶心的气味和餐前治疗。

（5）进食前后保持良好的口腔卫生，允许按个人嗜好选择爱吃的食品。

3. 焦虑　与对疾病缺乏认识有关。

（1）与患者交谈，安慰体贴患者，了解患者的心理状态，承认患者的感受，对患者表示理解，减轻其焦虑感。

（2）用浅显易懂的语言向患者介绍病因及预后情况。

（3）通过交替使用放松技术如：看电视、听音乐、娱乐等，分散患者的注意力，减轻焦虑对生理的影响。

（4）为患者提供一个安静安全舒适的环境，减少恶性刺激。

（二）健康教育

1. 疾病知识宣教　向患者宣传有关胃－食管反流病的基本知识，注意锻炼身体，应戒烟及禁酒。

2. 避免烟草、巧克力、茶碱、柠檬等物质刺激，养成规律生活习惯。

3. 腹部衣着不宜过紧，减少弯腰俯身动作并以下蹲动作替代等。

4. 选用低脂、低糖饮食。

5. 少食多餐，避免饱食。

6. 避免餐后平卧，进食后 3 小时内不要卧床。

7. 出院指导　出院后应规律服药，严格按正确的服药方法和时间，准确服药，不可随意调整用药品种和剂量，告之随诊时间及准备有关资料。

（马雪梅　于晓文　王　洋　刘文娟　左程成）

第三节　消化性溃疡

一、定义

消化性溃疡或消化性溃疡病，指在各种致病因子的作用下，黏膜发生的炎症与坏死性病变，病变深达黏膜肌层，常发生于与胃酸分泌有关的消化道黏膜，其中以胃、十二指肠为最常见，即胃溃疡和十二指肠溃疡，因溃疡形成与胃酸/胃蛋白酶的消化作用有关而得名。

溃疡病以上腹部疼痛为主要症状，属于中医学的"胃脘痛"病症范畴，也有人将其归纳为"反酸""嘈杂"等病证范畴。中医对消化性溃疡的治疗及抗复发积累了丰富的经验，疗效确切，不良反应少，具有较大优势。

二、病因

（一）中医病因病机

1. 情志所伤　忧思恼怒，情志不畅，肝郁气滞，疏泄失职，横逆犯胃侮脾，可使脾胃升降失常，气血瘀滞不畅，而致胃脘痛。

2. 饮食所伤　饥饱无常或暴饮暴食，损伤脾胃之气，脾失运化，胃气不降，中土壅滞则胃脘胀痛。或过食生冷，寒积胃脘，气血凝滞不通，致胃寒作痛，或恣食肥甘辛辣，过饮烈酒，损伤脾胃，以致湿热内生，阻滞中焦，气血不和，而致胃痛。

3. 脾胃虚弱　素体脾胃虚弱，先天禀赋不足；或胃病经久不愈，反复发作，耗伤脾胃之气；或劳倦内伤，耗伤脾气；或用药不当，损伤脾胃，均可导致脾胃虚弱。偏于阳虚者，常因饮食不节，或过食生冷，或触冒风寒而诱发；偏于阴虚者，常因进食燥热辛辣之品，或情志郁结而诱发，若脾虚不能统血，血渗脉外，可致呕血、便血。

4. 外邪犯胃　外感寒、热、湿诸邪，内克于胃，皆可致胃脘气机阻滞，不通则痛。其中尤以寒邪为主，如《素问·举痛论》说："寒气客于肠胃之间，膜原之下，血不能散，小洛急引，故痛。"

5. 浊毒内蕴 饮食不节、情志失调、素体脾虚、感受外邪等多种因素，均可导致脾失健运，脾胃升降失职，脾运化能力失职，水反为湿，谷反为滞，因积湿成浊，积滞化热，郁热内生，蕴热入血而为毒，浊毒内蕴，日久脾胃受损，发为本病。

溃疡的病机主要是由于七情刺激，特别是忧思恼怒，引起肝胃不和，土虚木横，气滞血瘀，以及长期饮食不节，劳倦内伤，病久不愈，导致脾胃虚弱，气血失调，同时依据患者的体质趋向，病情的深浅及治疗的反应，虚证可能从寒化或热化，若从寒化脾胃气虚进一步发展为脾胃虚寒；若从热化，则引起肝胃阴虚，虚热内生，出现脾胃虚热。不论是虚寒，抑或虚热，均会导致脉络瘀阻，表现为兼见血瘀，在少数情况下，亦可兼见挟痰湿，或挟食滞，各类证候之间，常相互关联和影响，因此应结合病情注意观察分析，抓住重点灵活地进行辨证论治。

（二）西医病因病理

消化性溃疡的发病机制主要与胃十二指肠黏膜的损害因素和黏膜自身防御－修复因素之间失平衡有关。其中，胃酸分泌异常、Hp 感染、NSAID 和阿司匹林广泛应用是引起消化性溃疡病的最常见病因。

本病的病因与机制目前尚未完全清楚，可与以下多种因素有关：

1. 损害因素

（1）胃酸－胃蛋白酶和壁细胞总体（PCM）的影响：在损害因素中，胃酸－胃蛋白酶起重要作用。十二指肠溃疡病的胃酸基础分泌量（BAO）和最大分泌量（MAO）均明显高于正常人。胃酸是由胃壁细胞分泌的，取决于壁细胞的总数和壁细胞总体。正常人的 PCM，男性约为 10 亿，女性约为 8 亿。PCM 的增多胃酸分泌随之增高，是溃疡病产生的重要因素之一。十二指肠溃疡病患者 PCM 多在正常人的一倍以上，而胃溃疡的 PCM 则正常或稍低。

（2）精神神经和内分泌功能紊乱：持续强烈的精神紧张和忧虑、情绪激动等不良精神因素影响下，或长期过度的脑力劳动，大脑皮质功能紊乱，使大脑皮质与皮层下中枢的协调关系失常，迷走神经系统兴奋性增高，通过刺激壁细胞和 G 细胞，使胃酸和胃蛋白酶分泌过高，这在十二指肠溃疡病的发生机制中起重要作用，下丘脑－垂体－肾上腺轴调节肾上腺皮质激素的产生，后者具有兴奋胃酸、胃蛋白酶分泌和抑制胃黏液分泌的作用。如果出现功能紊乱而有过多的肾上腺皮质激素时，其上述作用增强，亦易形成十二指肠溃疡。

（3）胃泌素和胃窦部潴留：胃泌素由胃窦部 G 细胞所分泌，能兴奋壁细胞使其分泌胃酸。副交感神经兴奋、胃窦部黏膜接触蛋白质分解物或胃窦部潴留、膨胀，均能刺激 G 细胞分泌胃泌素。在胃溃疡的形成过程中，常有胃蠕动减弱，出现胃潴留而兴奋 G 细胞，导致胃泌素分泌增加、损害胃黏膜，形成胃溃疡。

（4）饮食因素：饮食对黏膜可引起物理性（暴饮暴食、粗硬食物等）或化学性（辛辣、酗酒等）损害作用和刺激胃酸的分泌，进食不规则可破坏胃分泌的规律，这些与消化性溃疡病形成和复发有关。

（5）药物因素：某些药物，如消炎痛、保泰松、阿司匹林、肾上腺皮质激素，氟尿嘧啶、甲氨蝶呤等曾被列为致溃疡因素。

NSAID 和阿司匹林是消化性溃疡病的主要病因之一，而且在上消化道出血中起重要作用。NSAID 和阿司匹林等药物应用日趋广泛，常用于抗炎镇痛、风湿性疾病、骨关节炎、心脑血管等疾病，然而它具有多种不良反应。流行病学调查显示，在服用 NSAID 和阿司匹林的人群中，15%~30% 可患消化性溃疡病。NSAID 和阿司匹林使溃疡出血、穿孔等并发症发生的危险性增加 4~6 倍，而老年人中消化性溃疡病及并发症发生率和病死率约 25% 与 NSAID 和阿司匹林有关。

其他药物，如糖皮质激素、抗肿瘤药物和抗凝药的广泛使用也可诱发消化性溃疡病，亦是上消化道出血不可忽视的原因之一。尤其应重视目前已广泛使用的抗血小板药物能增加消化道出血的风险，如噻吩吡啶类药物氯吡格雷等。

2. 保护因素

（1）胃黏膜屏障破坏：酒精、药物（阿司匹林等）、体内的胆盐和胰液，以及包括胆汁的十二指肠液反流入胃等，溶解脂蛋白层，破坏胃黏膜屏障。胃液中的氢离子可回渗入黏膜层里，引起组胺释放，毛细血管扩张，局部瘀血、血白蛋白渗出，胃蛋白酶分泌增加而导致胃黏膜糜烂，久则可引起胃溃疡。

（2）胃炎的影响：胃溃疡多伴有胃炎。炎症可削弱黏膜抵抗胃酸腐蚀能力。十二指肠液反流，氢离子回渗引起的胃炎多属胃窦炎，炎症和溃疡常位于与黏膜毗邻的胃窦部，显示这部分的黏膜受到胃酸的损害最深，因而引起高位溃疡。

（3）吸烟因素：吸烟可引起血管收缩并能抑制胰液和胆汁的分泌而减弱其在十二指肠内中和胃酸的能力；吸烟尚可影响幽门括约肌的关闭功能而导致胆汁反流，破坏胃黏膜屏障。

（4）感染因素：Hp 感染为消化性溃疡病重要发病原因和复发因素之一。大量临床研究证实，消化性溃疡病患者的 Hp 检出率显著高于普通人群，而根除 Hp 后溃疡复发率明显下降，由此认为 Hp 感染是导致消化性溃疡的主要原因。

3. 其他因素

（1）遗传因素：溃疡病常有家族史。在患者的家族中，胃溃疡的发病率较正常人高 3 倍；而在十二指肠溃疡患者的家属中，较多发生的是十二指肠溃疡而非胃溃疡。十二指肠溃疡的发病与 ABO 血型和血型物质 ABH 分泌状态这两个基因特性有关。O 型血人群的十二指肠溃疡的发病率较其他血型者高 1.4 倍；血型物质 ABH 非分泌患者十二指肠溃疡的发病率比分泌者高 1.5 倍，而非分泌者且为 O 型血者的十二指肠溃疡的发病率比对照组则高 2.5 倍。以上提示在一部分消化性溃疡中，遗传因素是有一定意义的。

（2）与一些疾病的联系：消化性溃疡与一些疾病具有一定联系，如类风湿性关节炎、慢性胰腺炎、门脉性肝硬化、高钙血症（甲状旁腺功能亢进）和肺气肿等患者的十二指肠的发病率高于一般人群。

4. 病理改变　胃溃疡多发生于与泌酸区毗邻的胃窦部及小弯部，发生在后壁较多见。十二指肠溃疡多发生于球部；若位于十二指肠球部以下、十二指肠乳头以上者，称为"球后溃疡"；连接胃窦和十二指肠球部的幽门管发生的溃疡，称"幽门管溃疡"。溃疡一般为单发性，如有两个以上者称为多发性溃疡。胃与十二指肠均有溃疡发生，称为复合性溃疡。

若十二指肠球部或胃的前、后壁相对处同时发生溃疡，称为对吻溃疡。

消化性溃疡多数发生在慢性胃炎和（或）十二指肠炎的病理基础上。溃疡呈圆形或椭圆形，十二指肠溃疡直径一般小于 1cm，胃溃疡的直径一般小于 2.5cm。溃疡可深达肌层甚至浆膜层；其壁光滑整齐，边缘与黏膜相平或稍隆起，底部光滑清洁呈灰白或黄色。

若溃疡过深或有穿破因素存在，可溃破浆膜而引起穿孔；当溃疡基底血管受侵蚀破损时，即引起不同程度的出血；若溃疡部位多次复发，组织破坏过多、愈合后形成瘢痕，瘢痕收缩可使病变部位畸形甚至造成幽门梗阻。

三、临床表现

1. 症状　慢性长期反复发生的周期性、节律性上腹部疼痛，应用碱性药物可缓解。腹痛发生与用餐时间的关系认为是鉴别胃与十二指肠溃疡病的临床依据。

胃溃疡疼痛多在餐后 1 小时内出现，持续约 1～2 小时自行缓解，直至下餐进食后再复现上述节律。十二指肠溃疡疼痛多在两餐之间发生，持续至下餐进食后缓解，有疼痛→进食→缓解的规律，有时疼痛常在夜间。胃十二指肠复合性溃疡或合并有慢性胃炎等其他胃部疾病时可使疼痛无明显规律。近年来，由于抗酸剂、抑酸剂等药物广泛使用，症状不典型的患者日益增多。由于 NSAIDs 有较强的镇痛作用，NSAIDs 溃疡临床上无症状者居多，部分以上消化道出血为首发症状，也有表现为恶心、厌食、纳差、腹胀等消化道非特异性症状。

2. 体征　消化性溃疡缺乏特异性体征。在溃疡活动期，多数患者有上腹部局限性轻压痛；十二指肠溃疡患者压痛点常在右上腹；对于反复慢性失血者可有贫血；部分胃溃疡患者体质较瘦弱，呈慢性病容。

3. 并发症　消化性溃疡病的主要并发症为上消化道出血、癌变、穿孔和幽门梗阻，目前后者已较少见，此可能与临床上广泛根除幽门螺杆菌和应用 PPI 治疗有关。

四、诊断

病史是诊断消化性溃疡的主要依据，根据本病具有慢性过程、周期性发作和节律性中上腹部疼痛等特点，可做出初步诊断。但确诊需要依靠内镜检查和 X 线钡餐检查。内镜检查可确定溃疡的部位、形态、大小和数目，结合活检病理可鉴别恶性溃疡。X 线检查发现壁龛或龛影是诊断的唯一依据，其他征象作为参考，胃液分析有助于诊断。诊断标准：

1. 慢性病程，周期性发作，常与季节、精神因素、饮食不当有关；发作时有上腹灼痛、钝痛、胀痛或隐痛，服碱性药物后可缓解。典型胃溃疡疼痛部位在剑突下偏左，好发于餐后半小时到两小时；十二指肠溃疡疼痛位于上中腹偏右，好发于餐后 3～4 小时或半夜，进食后可缓解，常伴嗳气、反酸。近年来，由于抗酸剂、抑酸剂等药物广泛使用，症状不典型的患者日益增多。由于 NSAID 和阿司匹林有较强的镇痛作用，临床上 NSAID 溃疡以无症状者居多，部分以上消化道出血为首发症状，或表现为恶心、厌食、食欲缺乏、腹胀等消化道非特异性症状。

2. X 线钡餐检查　可见龛影及黏膜皱襞集中征象，单纯局部压痛、激惹或变形为间接征象，仅供诊断参考。

3. 内镜检查　可在胃、十二指肠发现圆形、椭圆形、线形或霜降样溃疡，底部平整，覆有白色或灰白色苔，边缘多整齐，无结节状隆起，周围黏膜充血水肿，有时可见皱襞向溃疡集中。活检及细胞组织学检查可排除恶性病变。NSAID 溃疡以胃部多见，分布在近幽门、胃窦和胃底部，溃疡形态多样，大小为 0.2～3.0cm，呈多发、浅表性溃疡。对不典型的或难愈合的溃疡，要分析其原因，必要时做进一步相关检查，如胃肠 X 线钡餐、超声内镜、共聚焦内镜等以明确诊断。

具备以上 1、2 或 1、3 项者可以确诊。

五、治疗

（一）中医治疗

1. 辨证论治

（1）寒邪客胃

主症：胃痛暴作，恶寒喜暖，得温痛减，遇寒加重，口淡不渴，或喜热饮，舌淡苔薄白，脉紧。

治法：温胃散寒，行气止痛。

方剂：香苏散合良附丸加减。

基本处方：高良姜 10g，吴茱萸 10g，香附 10g，乌药 10g，陈皮 10g，木香 10g，甘草 10g。每日 1 剂，水煎服。

方解：高良姜、吴茱萸温胃散寒，香附、乌药、陈皮、木香行气止痛。

（2）饮食伤胃

主症：胃脘疼痛，胀满拒按。嗳腐吞酸，或呕吐不消化食物，其味腐臭，吐后痛减，不思饮食，大便不爽，得矢气及便后稍舒，舌苔厚腻，脉滑。

治法：消食导滞，和胃止痛。

方剂：保和丸加减。

基本处方：神曲 10g，莱菔子 10g，茯苓 10g，枳实 10g，砂仁 6g。每日 1 剂，水煎服。

（3）肝胃不和

主症：胃脘部疼痛较剧较急，胃脘胀满，攻撑作痛，脘痛连胁，胸闷嗳气，喜长叹息，大便不畅，得嗳气、矢气则舒，遇烦恼郁怒则痛作或痛甚，伴泛酸，口苦口干或胃脘嘈杂，烧灼感，痛引胸胁和背心，纳差，大便干结或滞下，舌质深红，苔黄腻，脉弦滑。

治法：疏肝解郁，理气止痛。

方剂：丹栀逍遥散或化肝煎加减。

基本处方：柴胡 10g，海螵蛸 10g，浙贝母 10g，白芍 10g，党参 10g，白术 10g，茯苓 10g，甘草 10g，木香 10g，陈皮 10g，牡丹皮 10g，郁金 10g，法半夏 10g，紫花地丁 10g，蒲公英 10g，神曲 10g，薄荷 10g。每日 1 剂，水煎服。

（4）肝郁脾虚

主症：胃脘时痛，或痛连胁背，吐酸嘈杂，口淡纳呆，大便时溏，舌质淡，边有齿印，苔白润，脉弦重按无力。

治法：健脾疏肝，理气止痛。

方剂：柴芍六君汤加味。

基本处方：柴胡 10g，枳壳 10g，白芍 10g，党参 10g，白术 10g，茯苓 10g，炙甘草 10g，佛手 10g，郁金 10g，香橼 10g，浙贝母 10g，海螵蛸 10g。每日 1 剂，水煎服。

（5）湿热中阻

主症：胃脘灼热疼痛，嘈杂泛酸，口干口苦，渴不欲饮，口甜黏浊，食甜食则冒酸水，纳呆恶心，身重肢倦，小便色黄，大便不畅，舌苔黄腻，脉象滑数。

治法：清化湿热，理气和胃。

方剂：五味清胆方和香砂六君方加减。

基本处方：蒲公英 10g，紫花地丁 10g，川黄连 10g，枳壳 10g，竹茹 10g，白芨 10g，木香 10g，砂仁 10g，太子参 10g，淮山药 10g，茯苓 10g，甘草 10g，柴胡 6g，海螵蛸 10g，浙贝母 10g，佛手 10g，法半夏 10g，郁金 10g，川厚朴 10g。每日 1 剂，水煎服。

（6）瘀血停胃

主症：胃脘疼痛，如针刺，似刀割，痛有定处，按之痛甚，痛时持久，食后加剧，入夜尤甚，或见吐血、黑粪，舌质紫黯或有瘀斑，脉涩。

治法：化瘀通络，理气和胃。

方剂：失笑散合丹参饮加减。

基本处方：蒲黄 10g，五灵脂 10g，丹参 10g，檀香 10g，砂仁 10g，延胡索 10g，木香 10g，郁金 10g，枳壳 10g，石斛 10g，麦门冬 10g，生地黄 10g。每日 1 剂，水煎服。

（7）胃阴亏耗

主症：胃脘隐隐灼痛，似饥而不欲食，口燥咽干，五心烦热，消瘦乏力，口渴思饮，大便干，舌红少津，脉细数。

治法：养阴益胃，和中止痛。

方剂：一贯煎合芍药甘草汤加减。

基本处方：沙参 10g，麦门冬 10g，生地黄 10g，枸杞子 10g，当归 10g，川楝子 10g，芍药 10g，牡蛎 10g，海螵蛸 10g，陈皮 10g，甘草 10g。每日 1 剂，水煎服。

（8）脾胃虚寒证

主症：胃痛隐隐，绵绵不休，冷痛不适，喜温喜按，空腹痛甚，得食则缓，劳累或食冷或受凉后疼痛发作或加重，泛吐清水，食少，神疲乏力，手足不温，大便溏薄，舌淡苔白，脉虚弱。

治法：温中健脾，和胃止痛。

方剂：逍遥方合黄芪建中汤加减。

基本处方：黄芪 30g，桂枝 10g，生姜 10g，芍药 10g，炙甘草 10g，大枣 10g，柴胡 10g，海螵蛸 10g，浙贝母 10g，陈皮 10g，法半夏 10g，茯苓 10g，郁金 10g，白芨 10g。每日 1 剂，水煎服。

2. 中药制剂

（1）胃力康颗粒剂：疏肝和胃、清热化瘀。适用于肝气犯胃、湿热中阻、瘀血停胃证胃脘痛。

（2）元胡止痛滴丸：疏肝和胃、理气止痛。适用于各种证型的胃脘痛。

（3）陈香露白露片：健胃和中、理气止痛。适用于肝胃不和证胃脘痛。

（4）复方田七胃痛胶囊：制酸止痛、理气化瘀、温中健脾、收敛止血。适用于脾胃虚寒证胃脘痛。

（5）香砂养胃丸：温中和胃。适用于脾胃虚寒证胃脘痛。

（6）健胃愈疡片：疏肝健脾、解痉止痛、止血生肌。适用于肝胃不和证、肝郁脾虚证胃脘痛。

（7）胃苏颗粒：理气消胀、和胃止痛。适用于肝胃不和证胃脘痛。

（8）金胃泰胶囊：行气活血、和胃止痛。适用于肝胃不和证、湿热中阻证胃脘痛。

（9）金莲胃舒片：疏肝和胃。适用于肝胃不和证、湿热中阻证胃脘痛。

（10）荆花胃康胶丸：理气散寒、清热化瘀。适用于气滞血瘀证胃脘痛。

（11）附子理中丸：温中健脾。适用于脾胃虚寒证胃脘痛。

（12）养胃舒胶囊：理气散寒、清热化瘀。益气养阴，健脾和胃。适用于气阴两虚证胃脘痛。

3. 针灸治疗

主穴：中脘、内关、足三里。

配穴：下脘、内庭、阳陵泉、太冲、公孙、三阴交、脾俞、胃俞等。

实证用泻法，虚证用补法。每日1次，每次20~30min，10~15天为一个疗程。适用于各型胃脘痛。

随症加减：寒邪犯胃加公孙、脾俞、胃俞；肝气犯胃加阳陵泉、太冲；饮食停滞加梁门、下脘；气滞血瘀加肝俞、三阴交；脾胃虚寒加脾俞、胃俞、公孙。

（二）西医治疗

消化性溃疡的治疗目的：消除病因、缓解症状、促进溃疡愈合、减少复发、预防并发症。治疗原则：整体治疗与局部治疗相结合，药物与非药物治疗相结合，内科治疗与外科治疗相结合。治疗应针对不同病情采用相应的措施。

1. 一般治疗　生活规律，避免过度劳累和精神紧张，避免辛辣、过咸食物及浓茶、咖啡等饮料；戒烟酒，避免服用非甾体类抗炎药。

2. 药物治疗　降低胃酸的药物，有 H_2 受体拮抗药如西咪替丁、法莫替丁（高舒达）等，质子泵抑制剂如奥美拉唑、泮托拉唑等，制酸剂；根除 Hp 治疗；保护胃黏膜治疗。

3. 手术治疗。

4. 并发症的治疗。

六、护理

Hp 是一种感染率极高的细菌，该菌的主要传播方式是人与人之间经过粪－口或口－口传播。根除 Hp 后，溃疡复发率显著低于单用抑酸剂治疗组和未根除治疗组，提示 H. pylori 是导致溃疡复发的主要因素，这其中包括未进行 Hp 根除治疗和根除治疗后 Hp 再次转为阳性者。后者包括再燃和再感染两种可能，近年来多个研究表明再燃可能是 Hp 感染复发的主要因素，应对其再次进行根除治疗。因此，彻底根除 Hp，防止排泄物的污染，预防 Hp 的感染，对降低消化性溃疡的发病率及复发率十分重要。

（一）护理措施

1. 服药指导 嘱患者按医嘱服药，不可漏服。洛赛克 20mg，羟氨苄青霉素 0.75g，灭滴灵 0.4g，每日服药 2 次，服药时间为早餐前和晚上入睡前。如服用铋剂应和抗生素服用时间分开，至少间隔 30 分钟，铋剂宜在三餐前和晚上给药，因铋剂为水溶性胶体大分子化合物，在胃酸的作用下与溃疡面的蛋白质结合并形成一层保护膜，隔绝胃酸对溃疡面的侵蚀，保护胃黏膜。以上三联治疗服药 2 周，继之给予雷尼替丁 0.15g，2 次/天，早餐前和入睡前服，共服 8 周。

2. 消毒

（1）患者急性期入院后，将同病种安排在同一病室，嘱患者大小便在固定的容器内，经医务人员放入消毒净或漂白粉消毒处理后再排入管道。

（2）病房内的洗手间及便器每天用消毒净消毒处理。

（3）嘱患者饭前便后要洗手，注意个人卫生。

（4）患者吃剩的食物、用过的餐具、呕吐物等都先消毒后处理，以免成为传染源继续播散。

3. 饮食 以前按传统方法，应少食多餐，饮食为牛奶、鸡蛋等少渣饮食，防止进食刺激性食物。现在主张在溃疡出血期，饮食以流质、易消化的软食为主；在溃疡恢复期，抗酸治疗的同时，不必过分限制饮食，以清淡为主，避免暴饮暴食，并鼓励进食正常或高纤维素饮食。高纤维素饮食中存在一种脂溶性保护因子而且含有较多的营养因子，这些具有防止溃疡发生和复发的作用。

（二）健康教育

1. 同患者多交流，帮助他们了解病情，解除思想顾虑，解释溃疡病是因为 Hp 感染引起。只要根据医嘱服药，彻底根除 Hp，就可根治消化性溃疡。鼓励患者树立战胜疾病的信心。

2. 经常询问患者病情和服药情况，服药才可彻底杀灭 Hp，使患者了解服药后的不良反应，目前的三联治疗方案虽可使 Hp 根除率高，但不良反应发生率为 30%，如不适、恶心、腹泻、腹痛、真菌感染等。向患者解释这些药物可能出现的不良反应，嘱其坚持服药。

3. 对患者积极进行卫生宣传教育，使患者明确 Hp 的感染是引发溃疡病的罪魁祸首，只有按疗程服完药，并复查 Hp 阴性才说明彻底治愈，否则即使暂时无溃疡病的症状，也存在复发的危险。

4. 嘱患者在回医院复查 Hp 转阴性之前，禁止使用致溃疡病药物如阿司匹林、非甾体类药物，以防溃疡出血。

5. 使患者明确 Hp 的传染性，特别注意家庭内感染。做好餐具洁具的消毒。如家庭成员中疑有类似溃疡病症状者，及时来医院检查。

（张苹苹 王君妍 方家琪 田沙沙 夏晶晶）

第四节　上消化道出血

一、定义

上消化道出血系指屈氏（Treitz）韧带以上的消化道，包括食管、胃、十二指肠以及胰腺、胆道等病变而引起的出血，也包括胃、空肠吻合术后的空肠上段病变出血，是临床常见的严重疾病。其中以胃及十二指肠溃疡为最多见，主要表现为呕血和（或）黑便。

中医学对上消化道出血早在《内经》中记载：有"血泄"者。血自上出，表现为吐血、呕血；有血溢者，血自下渗，而成便血。吐血由《金匮要略·惊悸吐衄下血胸满瘀血病脉证治》中进行了论述，并以柏叶汤、泻心汤作为治疗吐血的方剂，至今应用仍然有效。《诸病源候论》中列有吐血候或呕血候，观察到多种疾病均可导致出血。并谈及吐血与胃密切有关，呕血与肝有关。《丹溪心法·吐血》中："呕吐血出于胃也，实者犀角地黄汤主之，虚者小建中汤加黄连主之。"对吐血以虚实论治，为后世医家吸取。《血证论·吐血》提出治疗吐血的止血、消瘀、凝血、补血四法，正如唐氏所说"四者乃通治血证之大纲"。

二、病因

（一）中医病因病机

中医学认为吐血主要属于胃的病变。胃为水谷之海，多气多血之腑若因外邪犯胃或胃本虚弱，均可使胃的脉络受损伤，也可由于他脏的影响，导致胃络受损伤而引起吐血。凡血自大便而下为黑粪，或血便夹杂而下，称为便血，并有"近血""远血"之别，上消化道出血属远血症。其主要病因如下：

1. 外邪侵袭、热伤营血　因受暑热或风寒化热入里，热伤营血。使气血沸腾，血随胃气上逆而呕血。如《活人书》中："伤寒吐血，由诸阳受邪热，初在表，应发汗而不发汗，热毒入深……故吐血也。"

2. 饮食所伤、热结于胃　因平素嗜食辛辣炙煿之品，而致燥热蕴结于胃，胃火内炽，扰动血络而外溢，或因嗜食肥甘等，饮酒过多，以致湿热郁结于胃，胃气失和，湿热郁久化火，灼伤胃络，血随胃气上逆而吐出。如《临证指南医案·吐血》说："酒热伐胃之类，皆能助火动血。"因暴饮暴食，使脾胃升降失司，运化失健，食滞内结，化火伤络，可致吐血，或热蕴于胃，不仅受纳无权，且胃热化火伤络迫血外溢，血液下渗大肠而便血。如《类证治裁·便血》中："便血由肠胃火伤阴络，血与便下。"

3. 情志内伤、肝火犯胃　郁怒伤肝，或情志抑郁，肝气郁结化火，肝火犯胃，损伤胃络，迫血上行，或素有胃热，又由肝火扰动，气逆血奔而上逆以致吐血。如《素问·举痛论》中："怒则气逆，甚则呕血……"或因忧思恼怒，情志过极，使肝之疏泄失司，肝气郁滞，久则气滞血瘀，以致肝经脉络血行瘀滞。肝脉郁结，络破血溢，下渗肠道而便血。

4. 浊毒入络、瘀血内阻　湿浊之邪侵袭，外感湿浊困脾，内生湿浊停滞，两者相互关联。浊毒胶结致病，久郁入络，瘀血内阻，血脉不畅，致血不循经，出现吐血、便血等证。

5. 劳倦久病、脾气虚弱 劳倦过度，损伤脾胃，或久病脾虚，脾气虚弱不能统血，血液外溢，上逆而吐血或脾胃素虚饮冷，以致寒郁中宫，脾胃虚寒不能统血，血溢脉外而吐血。《医贯·血证论》中："胃者，守营之血，守而不走，存于胃中，胃气虚不能摄血，故令人呕吐，从喉而出于口也"。久病脾虚，或因劳倦，饮食不节，损伤脾胃，以致脾气虚衰，失于统摄，气不摄血，血无所归，离于脉络，溢入肠道而便血。

此外，若因气滞血瘀，或久病入络，瘀血内阻，血脉阻滞不畅，致血不循经，亦可吐血。便血的部位在胃与肠，主要为火与虚，火盛则迫血妄行，气虚则血无所摄，血液下渗而便血。

（二）西医病因病理

1. 上消化道疾病

（1）食管疾病：食管炎（反流性食管炎、食管憩室炎），食管癌，食管损伤（物理损伤：食管贲门黏膜撕裂综合征、器械检查、异物或放射性损伤；化学损伤：如强酸、强碱或其他化学剂引起的损伤）。

（2）胃十二指肠疾病：消化性溃疡，急性糜烂性出血性胃炎，胃癌，胃泌素瘤，其他肿瘤（平滑肌瘤、平滑肌肉瘤、息肉、淋巴瘤、神经纤维瘤、壶腹周围癌），胃血管异常（血管瘤、动静脉畸形、胃黏膜下恒径动脉破裂等），胃黏膜脱垂，急性胃扩张，胃扭转，胃术后病变（吻合口溃疡、吻合口或残胃黏膜糜烂、残胃癌），其他病变（如重度钩虫病、胃吸虫病、胃或十二指肠克罗恩病、胃或十二指肠结核、嗜酸性胃肠炎、胃或十二指肠异位胰腺组织等），膈裂孔疝，十二指肠憩室炎，急性糜烂性十二指肠炎。

2. 门静脉高压引起的食管胃底静脉曲张破裂或门脉高压性胃病。

3. 上消化道邻近器官或组织的疾病

（1）胆道出血：胆囊或胆管结石，胆道蛔虫症，胆囊或胆管癌，术后胆总管或引流管造成的胆道受压坏死，肝癌、肝脓肿或肝血管瘤破入胆道。

（2）胰腺疾病累及十二指肠胰腺癌，急性胰腺炎并发脓肿溃破。

（3）纵隔肿瘤或脓肿破入食管。

（4）主动脉瘤破入食管、胃或十二指肠。

4. 全身性疾病

（1）血管性疾病：过敏性紫癜，遗传性出血性毛细血管扩张，弹性假黄瘤，动脉粥样硬化等。

（2）血液病：血友病，血小板减少性紫癜，白血病，弥散性血管内凝血及其他凝血机制障碍。

（3）急性感染：流行性出血热、钩端螺旋体病等。

（4）结缔组织病：结节性多动脉炎、系统性红斑性狼疮或其他血管炎。

（5）尿毒症。

（6）应激相关胃黏膜损伤：各种严重疾病引起的应激状态下产生的急性糜烂出血性胃炎乃至溃疡形成统称为应激相关胃黏膜损伤，可以发生出血，以溃疡形成时多见。

三、临床表现

1. 症状   上消化道出血按出血速度可分急性和慢性，根据出血量临床可分为少量、中等量、大量出血，其临床症状可因病变性质、部位、出血量、出血速度和患者机体状态而有不同表现。

（1）呕血与黑粪：是上消化道出血的特征性表现。上消化道一次出血量达 60～100ml 以上即可表现为黑粪，胃内残留血量超过 250～300ml 可出现呕血。

一般来说，幽门以上出血易致呕血，但若幽门以上部位出血量较少，速度慢亦可无呕血；反之，幽门以下部位出血量大、速度快，可因血液反流入胃内引起恶心、呕吐而表现为呕血。

呕血多呈棕褐色咖啡渣样，这是血液经胃酸作用形成正缺血红素所致。如出血量大，则为鲜红或有血块。黑粪呈柏油样，系血红蛋白的铁经肠内硫化物作用形成硫化铁所致。当出血量大，血液在肠内停留时间短，粪便可呈暗红甚至鲜红色，酷似下消化道出血。

（2）失血性周围循环障碍：出血量超过 400～500ml 时，可出现头晕、乏力等临床症状。中等量失血（占全身血容量的 15% 左右，约 800ml），即使出血缓慢，即可引起贫血的临床症状，如面色无华，甲床、口唇黏膜和大小鱼际肌苍白，突然起立时可产生晕厥、肢体发冷等。大量出血达全身血容量的 30%～50% 时（1500～2500ml）即可产生休克，表现为烦躁不安或神志不清、面色苍白、四肢湿冷、口唇发绀、呼吸急促等，血压下降（收缩压 <80mmHg），脉压差变小（<25～30mmHg）及心率加快（>120 次/分）。若处理不当，可导致死亡。休克未改善时尿量减少，若补充血容量后尿量仍不增加甚至无尿，则要警惕并发急性肾衰竭。

（3）发热：中等量或大量上消化道出血后，多数患者在 24 小时内出现低热，一般在 38.5℃ 以下，持续 3～5 天降至正常。引起发热原因不明，可能由于血容量的减少、贫血、体内蛋白质的破坏、循环衰竭等因素致体温调节中枢不稳定。

（4）上腹痛：大多数消化性溃疡病例在出血前上腹疼痛发作或加剧，而在大量出血后疼痛往往减轻或消失，其机制可能解释为：出血后溃疡和其周围的大量"蛋白质餐"在胃排空延迟下，有效地中和胃酸而解除疼痛。大量出血后如疼痛加重，常表示有再次出血或其他并发症可能，特别应警惕胆道出血的可能性。

2. 体征   少量出血可无明显体征，中大量出血可见：

（1）开始见疲乏无力，继以精神萎靡、烦躁不安，甚则反应迟钝，精神恍惚，意识模糊。

（2）皮肤苍白、湿冷，体表静脉塌陷。

（3）脉搏快速而细弱，心率快、心音低钝。

（4）血压下降。

（5）肠鸣音亢进，胃肠可有压痛，有肝胆疾病者还可出黄疸、腹水征等。

3. 常见并发症   上消化道大量出血会出现休克，肝硬化患者会出现多脏器衰竭等并发症。

四、诊断

上消化道出血的临床表现主要取决于出血量和出血速度，典型的临床表现为呕血、黑便或血便，常伴失血性周围循环衰竭。

1. 呕血　上消化道出血的特征性症状。呕吐物的颜色主要取决于是否经过胃酸的作用。出血量小，在胃内停留时间较长，呕吐物多棕褐色呈咖啡渣样；出血量大、出血速度快、在胃内停留时间短，呕吐物呈鲜红或有血凝块。

有呕血者一般都伴有黑便，有黑便者不一定伴有呕血。通常幽门以上大量出血表现为呕血，若出血量较少、速度慢亦可无呕血，而仅见黑便。反之，如果幽门以下出血如出血量大，速度快，可因血反流入胃腔引起恶心、呕吐而表现为呕血。

2. 黑便或便血　上、下消化道出血均可表现为黑便。黑便色泽受血液在肠道内停留时间长短的影响。通常黑便或柏油样便是血红蛋白的铁经肠内硫化物作用形成硫化铁所致；出血量大、速度快、肠蠕动亢进时，粪便可呈黯红色甚至鲜红色，类似下消化道出血。

3. 失血性周围循环衰竭　症状和出血量、速度和患者身体情况有关。出血量大、出血速度快时，由于循环血容量迅速减少而导致周围循环衰竭，出现不同程度的头晕、乏力、心悸、出汗、口渴、尿少、肢体冷感，严重者呈休克状态。少数患者就诊时仅有低血容量性周围循环衰竭症状，而无显性呕血或黑便，需注意避免漏诊。

4. 贫血和血象变化　急性大量出血后均有失血性贫血，但在出血早期，血红蛋白浓度、红细胞计数与血细胞比容可无明显变化，一般需经 3～4 小时才出现贫血、出血后 24～72 小时血液稀释到最大程度。出血后 24 小时网织红细胞即见升高，4～7 天可高达 5%～15%，以后逐渐下降，可作为出血是否停止的判断。

5. 其他临床表现

（1）发热：上消化道大量出血后，多数患者在 24 小时内出现低热，持续数日至 1 周。引起发热的原因尚不清楚，可能与血分解产物吸收，体内蛋白质破坏，周围循环衰竭，导致体温调节中枢的功能障碍等因素有关。

（2）氮质血症：上消化道大量出血后，由于大量血液分解产物被肠道吸收，引起血尿素氮浓度增高，称为肠源性氮质血症。由于出血致循环衰竭，使肾血流量下降则引起肾前性氮质血症；持久和严重的休克可造成急性肾衰竭而引起肾性氮质血症。前两者是一过性的，出血停止，循环衰竭纠正后即恢复正常，后者持续时间长。

五、治疗

（一）中医治疗

1. 辨证论治

（1）脾虚不摄

主症：吐血暗淡，绵绵不断，时轻时重，体倦神疲，形色憔悴，心悸，头晕，大便色黑，舌苔薄白，脉沉细无力。

治法：益气健脾，养血止血。

方剂：归脾汤加减。

基本处方：党参 12g，黄芪 12g，白术 9g，茯苓 9g，当归 12g，白芍 9g，山药 12g，熟地黄 12g，白芨 9g，仙鹤草 12g。每日 1 剂，水煎服。

（2）胃中积热

主症：胃脘热作痛，恶心泛呕，吐血量多，色泽鲜红或紫黯，或夹有食物残渣，口臭，便秘而色黑，舌红，苔黄，脉滑数。

治法：清胃泻火，凉血止血。

方剂：泻心汤加味。

基本处方：大黄 19g，黄连 6g，黄芪 9g，生地黄 15g，茜根炭 15g，白芨 12g，大小蓟各 12g。每日 1 剂，水煎服。

（3）肝火犯胃

主症：吐血鲜红，口苦胁痛，心烦善怒，寐少梦多，烦躁不安，舌质红绛，脉弦数。

治法：清肝泻火，和胃止血。

方剂：丹栀逍遥散加减。

基本处方：牡丹皮 9g，栀子 9g，当归 9g，白芍 9g，柴胡 6g，茯苓 9g，白术 9g，生地黄 15g，龙胆 9g。每日 1 剂，水煎服。

（4）肠道湿热

主症：下血鲜红，肛门疼痛，先血后便，大便不畅，苔黄腻，脉滑数。

治法：清热除湿，凉血止血。

方剂：槐花散合地榆散加减。

基本处方：槐花 24g，侧柏叶 12g，荷叶 9g，黄连 6g，当归 9g，栀子 9g。水煎服，日一剂。

（5）气血衰脱

主症：吐血或便血，盈碗倾盆，面色唇甲苍白，心悸眩晕，烦躁口干，冷汗淋漓，四肢厥逆，尿少色黄，神恍或昏迷，舌质淡红，脉细数无力，或微细欲厥。

治法：益气摄血，固脱回阳。

方剂：独参汤、参附汤、生脉饮加减。

基本处方：野山参 6～9g，浓煎，频频灌服或鼻饲；野山参 6～9g 或西洋参 9～12g，制附子 6～9g，浓煎，频频灌服或鼻饲；人参 6～9g，麦门冬 15g，甘草 10g，浓煎，频频灌服或鼻饲。

2. 中药制剂

（1）云南白药：化痰止血，活血止痛。

（2）参麦注射液：益气养阴。

（3）参附注射液：益气回阳，固脱。

（4）黄芪注射液：益气扶正。

3. 针灸治疗

（1）呕血：主穴为足三里、内关、行间、公孙。

（2）便血：主穴为足三里、气海、三阴交。

手法：毫针，强刺激，泻法。

（二）西医治疗

上消化道出血为临床急症，应采取积极的措施进行抢救：迅速补充血容量，纠正水电解质失衡，预防和治疗失血性休克，给予止血治疗，同时积极进行病因诊断和治疗。

1. 补充血容量　立即配血，等待配血时先输入平衡液或葡萄糖盐水、葡萄糖即或其他血浆代用品，尽早输入全血，以尽快恢复和维持血容量及改善急性失血性周围循环衰竭。

2. 止血

（1）抑制胃酸分泌药：H_2受体拮抗剂或质子泵阻滞剂。常用西咪替丁400mg加入5%葡萄糖250ml中滴注，每6～8小时一次。此外还可选用雷尼替丁、法莫替丁或奥美拉唑等药物。

（2）血管加压素：适用于食管静脉曲张破裂出血者，用法为血管加压素0.2U/min持续静脉滴注，根据治疗反应，可逐渐增加0.4U/min。

（3）生长抑素：临床常用14肽天然生长抑制素，用法为首剂250μg缓慢静脉推注，继以250μg/h持续静脉滴注。

（4）三（四）腔二囊管压迫止血：该管的两个气囊分别为胃囊和食管囊，三腔管内的三个腔分别通往两个气囊和患者的胃腔，四腔管多了一条在食管囊上方的管腔，用以抽吸食管内积蓄的分泌物或血液。宜用于药物不能控制出血时的暂时使用。

（5）手术治疗：紧急外科手术治疗急性消化道出血的病死率较择期手术显著为高，所以应首先以内科保守治疗。由于药物治疗和内镜治疗的发展，外科急诊手术率已明显下降，但以下情况宜选择手术治疗：①经内科药物治疗、内镜治疗24小时出血不止者；②具有呕血或黑便，同时伴低血压的再出血患者；③输血总量超过1600ml仍不能止血者；④出血速度过快而于内镜检查时无法看清出血病灶者；⑤原发病灶需予切除者，如胃癌等，对这类患者亦宜尽可能先保守治疗，择期手术。

（6）内镜直视下止血。

（7）介入治疗。

六、护理

（一）护理措施

1. 体液不足　与消化道出血有关。

（1）体位与保持呼吸道通畅：大出血时患者取平卧位并将下肢略抬高，以保证脑部供血。呕吐时头偏向一侧，防止窒息或误吸，必要时用负压吸引器清除气道内的分泌物、血液或呕吐物，保持呼吸道通畅，给予氧气吸入。

（2）治疗护理

1）输液护理：立即建立静脉通道，迅速、准确地实施输血、输液、各种止血治疗及用药等抢救措施。输液开始宜快，必要时测定中心静脉压作为调整输液量和速度的依据。避免因输液、输血过多、过快而引起急性肺水肿，对老年患者和心肺功能不全者尤其应注意。准备好急救用品、药物。

2）血管加压素可引起腹痛、血压升高、心律失常、心肌缺血，甚至发生心肌梗死，故滴注速度应准确，并严密观察不良反应。患有冠心病的患者忌用血管加压素。

（3）饮食护理

1）大量呕血伴恶心、呕吐时，应禁食，少量出血而无呕吐，可进温凉、清淡流质饮食，以减少胃收缩运动和中和胃酸有利于止血。出血停止后，可逐渐改为半流质、软食，少量多餐，逐步过渡到正常饮食。

2）食管胃底静脉曲张出血急性期应禁食，止血后可给予高热量、高维生素流质饮食，限制蛋白质和钠摄入，避免诱发肝性脑病和加重腹水。

3）禁食期间应保持热量补充，静脉输入液体和高营养，补充电解质，维持水、电解质平衡，积极预防和纠正体液不足。

（4）心理护理：观察患者有无紧张、恐惧或悲观、沮丧等心理反应，有无对治疗失去信心，不合作。解释安静休息有利于止血，关心、安慰患者。抢救工作迅速而不忙乱，以减轻患者的紧张情绪。呕血或解黑便后及时清除血迹、污物，以减少对患者的不良刺激。解释各项检查、治疗措施，听取并解答患者或家属的提问，以减轻他们的疑虑。

（5）病情监测

1）监测指标：①生命体征：有无心率加快、心律失常、脉搏细弱、血压降低、脉压变小、呼吸困难、体温不升或发热，必要时进行心电监护；②精神和意识状态；③观察皮肤和甲床色泽；④准确记录 24 小时出入量，疑有休克时留置导尿管，测每小时尿量，应保持尿量大于 30ml/h；⑤观察呕吐物及粪便的性质、颜色及量；⑥定期复查红细胞计数、血红细胞比容、血红蛋白、血尿素氮、大便隐血，以了解贫血程度、出血是否停止；⑦监测血清电解质和血气分析的变化，注意维持水电解质、酸碱平衡。

2）周围循环状况的观察：周围循环衰竭的临床表现对估计出血量有重要价值，关键是动态观察患者的心率、血压。可采用改变体位测量心率、血压并观察症状和体征来估计出血量，先测平卧时的心率与血压，然后测由平卧位改为半卧位时的心率与血压，如改为半卧位即出现心率增快 10 次/分以上、血压下降幅度 > 15 ~ 20mmHg、头晕、出汗甚至晕厥，则表示出血量大，血容量已明显不足。如皮肤逐渐转暖、出汗停止，则提示血液灌注好转。

3）严密观察呕血和（或）黑便的量，详细询问发生时间、次数及性状，以便估计出血量和速度，从而早期发现和预防急性周围循环衰竭的发生。

4）判断出血是否停止：患者脉搏、血压稳定在正常水平，大便转黄色，提示出血停止。如出现下述情况提示继续出血或再出血：①反复呕血或黑便次数增加，粪质稀薄，血色转为鲜红或暗红，肠鸣音亢进；②周围循环衰竭的表现经足量补容后未见明显改善或继续恶化，经快速补充充血容量，中心静脉压仍有波动；③红细胞计数、血红蛋白与血细胞比容继续下降，网织细胞计数持续增高；④足量补液与尿量正常的情况下，血尿素氮持续或再次增高。

5）防止大出血后诱发肝衰竭：如肝硬化患者出现黄疸、腹水、肝性脑病，提示有肝衰竭，由于大出血后、休克、缺氧、贫血、蛋白丢失等加重了肝细胞损害，应按肝衰竭常规护理。

（6）三（四）腔二囊管压迫止血的应用及护理：熟练的操作和插管后的密切观察及细致护理是达到预期止血效果的关键。插管前仔细检查，确保食管引流管、胃管、食管囊管、胃囊管通畅并分别做好标记，检查两个气囊无漏气后抽尽囊内气体，备用。协助医生为患者做鼻腔、咽喉部局部麻醉，经鼻腔或口腔插管至胃内。插管至65cm时抽取胃液，检查管端确在胃内，并抽出胃内积血。先向胃囊注气150~200ml，囊内压约50mmHg（6.7kPa）并封闭管口，缓缓向外牵引管道，使胃囊压迫胃底部曲张静脉。如单用胃囊压迫已止血，则食管囊不必充气。如未能止血，继续向食管囊注气约100ml至囊内压约40mmHg（5.3kPa）并封闭管口，使气囊压迫食管下段的曲张静脉。管外端以绷带连接0.5kg沙袋（或盐水瓶内装300ml水），由牵引物通过滑轮牵引三（四）腔二囊管，并固定在牵引架上，抬高床脚40°左右，牵引物离地面30cm左右。将食管引流管、胃管连接负压吸引器或定时抽吸，观察出血是否停止，并记录引流的性状、颜色及量；经胃管冲洗胃腔，以清除积血，可减少氨在肠道的吸收，以免血氨增高而诱发肝性脑病。三（四）腔二囊管放置24小时后，气囊应放气15~30分钟，同时放松牵引，并将三（四）腔二囊管向胃内送入少许，以解除贲门压力，避免局部黏膜糜烂坏死。

出血停止后，放松牵引，放出囊内气体，保留管道继续观察24小时，未再出血可考虑拔管，对昏迷患者亦可继续留置管道用于注入流质食物和药液。拔管前口服液状石蜡20~30ml，润滑黏膜及管、囊的外壁，抽尽囊内气体，以缓慢、轻巧的动作拔管。气囊压迫一般以3~4天为限，继续出血者可适当延长。

留置管道期间，定时做好鼻腔、口腔的清洁，用液状石蜡润滑鼻腔、口唇。床旁置备用三（四）腔二囊管、血管钳及换管所需用品，以便紧急换管时用。

留置气囊管给患者以不适感，有过插管经历的患者尤其易出现恐惧或焦虑感，故应多巡视、陪伴患者，解释本治疗方法的目的和过程，加以安慰和鼓励，取得患者的配合。

2. 有受伤的危险　创伤、窒息、误吸与气囊压迫使食管胃底黏膜长时间受压，气囊阻塞气道、血液或分泌物反流入气管有关。

（1）预防创伤：留置三（四）腔二囊管期间，定时测量气囊内压力，以防压力不足而不能止血，或压力过高而引起组织坏死。气囊充分加压12~24小时应放松牵引，放气15~30分钟，如出血未止，再注气加压，以免食管胃底黏膜受压时间过长而发生糜烂、坏死。

（2）防窒息：当胃囊充气不足或破裂时，食管囊和胃囊可向上移动，阻塞于喉部而引起窒息，一旦发生应立即抽出囊内气体，拔出管道。对昏迷患者尤应密切观察有无突然发生的呼吸困难或窒息表现，必要时约束患者双手，以防烦躁或神志不清的患者试图拔管而发生窒息等意外。

（3）防误吸：应用四腔管时可经食管引流管抽出食管内积聚的液体，以防误吸引起吸入性肺炎；三腔管无食管引流管腔，必要时可另插一管进行抽吸。床旁置备弯盘、纸巾，供患者及时清除鼻腔、口腔分泌物，并嘱患者勿咽下唾液等分泌物。

3. 活动无耐力　与贫血、头昏有关。

（1）休息与活动：精神上的安静和减少身体活动有利于出血停止。少量出血者应卧床休息。大出血者绝对卧床休息，协助患者取舒适体位并定时变换体位，注意保暖，治疗和护理工作应有计划集中进行，以保证患者的休息和睡眠。

（2）安全护理：轻症患者可起身稍事活动，可上厕所大小便。但应注意有活动性出血时，患者常因有便意而至厕所，在排便时或便后起立时晕厥。指导患者坐起、站起时动作缓慢，出现头晕、心慌、出汗时立即卧床休息并告知护士，必要时由护士陪同如厕或暂时改为在床上排泄。重病患者应多巡视，用床栏加以保护。

（3）生活护理：限制活动期间，协助患者完成个人日常生活活动，例如，进食、口腔清洁、皮肤清洁、排泄。卧床者特别是老年人和重症患者注意预防压疮。呕吐后及时漱口。排便次数多者注意肛周皮肤清洁和保护。

（二）健康教育

1. 心理指导　指导患者保持安静，配合治疗，有利止血。紧张、恐惧的心理能使肾上腺素分泌增加，血压增高，可诱发和加重出血。

2. 饮食指导　应少食多餐，富有营养食物，避免刺激性食品和饮料。肝硬化者应避免粗硬食品和带刺食物，以免刺破曲张静脉而诱发出血。

3. 活动、休息指导

（1）指导患者根据病情，选择适当的活动方式，如床边、室内走动、室外散步等。一旦出现头晕、心慌、出汗等应立即卧床休息，并报告医生、护士。

（2）按时就寝，避免疲劳，保证充足的睡眠。

4. 用药指导

（1）指导患者用药方法，讲解药物作用，如止血后还需继续进行病因治疗。如消化性溃疡应按溃疡病的疗程服药，抗胆碱药有解痉止痛作用，应饭前服，制酸剂有止血作用，促进溃疡愈合，应饭后服或晚上睡前服。

（2）向患者讲解药物的不良反应，如口干、头晕、失眠、过敏、消化道反应等，停药后可恢复正常。

5. 出院指导

（1）指导患者平时生活应有规律，劳逸结合，避免过度劳累和精神紧张。

（2）根据病情调整饮食结构，保证营养摄入。做到定时、定量进餐，细嚼慢咽。

（3）积极治疗原发病，禁用或慎用非甾体消炎药，秋冬或冬春季节转换时，注意保暖，防止诱发出血。

（4）教会患者及家属识别黑便的方法，以及正确测量脉搏、血压的技能，提高自护能力。

（5）教会患者识别与自身有关的诱发因素，如劳累、生活无规律、长期紧张状态等。

（6）出院带药：介绍药物名称、剂量、服药时间，必要时写成书面资料。

（7）指导患者门诊随访知识：定期门诊复诊，如发现黑便，上腹剧痛可随时急诊。

（韩　霞　赵彦明）

第五节 胃 癌

一、定义

胃癌是指起源于胃黏膜上皮细胞的恶性肿瘤，其发病的部位包括贲门、胃体、幽门、十二指肠，胃窦幽门区最多、胃底贲门区次之、胃体部及十二指肠略少。临床以进行性胃脘疼痛、腹部包块、纳呆、痞满、消瘦、呕吐、便血为常见症状，是我国最常见的消化道恶性肿瘤之一，居消化道肿瘤死亡原因的第一位。发病年龄以 45 ~ 60 岁为主，发病率和死亡率的男女之比均为2:1。胃癌的发生病因复杂，与 N - 亚硝基化合物、幽门螺杆菌感染、营养失衡、遗传因素等有关。

胃癌根据其临床症候，主要见于中医的"胃反""反胃""翻胃""噎膈""积聚""伏梁""胃脘痛""心积"等范畴。

二、病因

（一）中医病因病机

中医学认为胃癌的病因病机与以下几方面相关：

1. 饮食不节 如烟酒过度或恣食辛香燥热、熏制、腌制、油煎之品，或霉变、不洁之食物等，脾失健运，不能运化水谷精微，气滞津停，酿湿生痰，或过食生冷，伤败脾胃之阳气，不能温化水饮，则水湿内生。

2. 情志失调 如忧思伤脾，脾失健运，则聚湿生痰，或郁怒伤肝，肝气郁结，克伐脾土，脾伤则气结，水湿失运。

3. 正气内虚 如有胃痛、痞满等病证者，久治未愈，正气亏虚，痰瘀互结而致本病。或因年老体虚及其他疾病久治不愈，正气不足，脾胃虚弱，复因饮食失节、情志失调等因素，使痰瘀互结为患，而致本病。

本病发病一般较缓，患者早期可无任何症状，或以胃脘疼痛、嗳气作胀、胃纳不佳、大便色黑等为首发症状。病位在胃，但与肝、脾、肾等脏关系密切，因三脏之经络均循行于胃，胃与脾相表里，脾为胃行其津液，若脾失健运则酿湿生痰，阻于胃腑；胃气以降为顺，以通为用，其和降有赖于肝气之条达，肝失条达则胃失和降，气机郁滞，进而可以发展为气滞血瘀，日久形成积块；中焦脾胃有赖肾之元阴、元阳的濡养、温煦，若肾阴不足，失于濡养，胃阴不足，胃失濡润可发为胃癌，或肾阳不足，脾胃失于温煦，虚寒内生，阳气不无以化气行水，则气滞、痰阻、瘀血变证从生。初期痰气交阻、痰湿凝滞为患，以标实为主；久病则本虚标实，本虚以胃阴亏虚、脾胃虚寒和气血两虚为主；标实则痰瘀互结多见。

4. 邪毒入侵 《黄帝内经》曰："正气存内，邪不可干，邪之所凑，其气必虚。"外感六淫、内伤七情，邪乘虚而入而机体正气无力御邪外出，使邪气留连，往往又与气滞、血瘀、痰浊、郁热等病理因素相结合而发病。

5. 浊毒内蕴 饮食不节，情志不畅，素体脾虚，感受外邪等，皆可使胃腑受损，胃气不行，胃失和降，脾亦不运，脾胃气机壅滞，功能失调，水反为湿，谷反为滞，积湿成浊，积滞化热，郁热内生，蕴热入血而为毒。

（二）西医病因病理

1. 胃癌的确切病因迄今尚未完全阐明，目前已认识到以下因素可能共同参与胃癌的发病。

（1）环境因素：不同国家与地区发病率的明显差异说明与环境因素有关。有些学者认为纬度的高低影响气候带的分布，从而直接影响了人类的生活环境，如缺少新鲜水果和蔬菜。煤矿、石棉、橡胶行业工人胃癌相对高发。

（2）饮食与生活习惯：亚硝胺类化合物在动物体内诱发胃癌，人通过食物和水摄入亚硝酸盐的前体物质，而后在胃内形成亚硝酸盐，当萎缩性胃炎与肠上皮化生时，胃液不能破坏硝酸盐，在空腹胃液 pH 升高的情况下，硝酸盐受胃内细菌硝酸盐还原酶的作用而形成亚硝酸盐类物质，炎症的胃黏膜上皮更容易发生内源性亚硝基的渗入作用。

食物中还可能含有某些致癌物质或其前身，在体内通过代谢或胃内菌群的作用转化为致癌物质，如油煎食物在加热过程中产生的某种多环碳氢化合物；熏制的鱼肉食有较多的 3，4 - 苯并芘；发霉的食物有较多的真菌毒素；大米加工后外面覆有滑石粉。饮食中镍、锌含量增多与胃癌的发病呈正相关；硒的缺乏，能降低机体的免疫功能，使 NK 细胞的杀伤能力下降，因此，血清硒的降低与胃癌的发生率呈正相关。

吸烟可使胃黏膜上皮化生危险度增高，在黏膜异型性增生病变阶段其危险度则进一步增加，烟雾中含有多种致癌物，可溶于口腔唾液中进入胃内。此外，吸烟者口腔中硫氰酸含量高可使经血液进入口腔的硝酸盐还原成亚硝酸盐。

（3）遗传因素：胃癌发生于 A 血型的人较 O 血型者为多，美国的黑人比白人发病率高，这些都提示遗传因素存在。日本进行的一次研究发现，在胃癌患者中，其亲属患胃癌的占 16.5%，高于其他癌的 1.63 倍，进一步分析表明：兄弟姐妹共同患胃癌的比例高于父母，研究者认为这是由于儿童时期共同的生活环境和遗传因素共同作用的结果。

流行病学资料显示部分胃癌有家族聚集倾向，其中遗传性弥漫性胃癌（占胃癌总数的 1% ~ 3%）是由编码 E - 钙黏蛋白（E - cadherin）的 CDH1 基因突变引起，种系突变携带者一生中有 80% 的概率发生遗传性浸润性胃癌。其他家族性疾病中亦可伴发胃癌发病风险升高，如 Lynch 综合征、家族性腺瘤性息肉病等。因突变明确的遗传性胃癌比例低，散发性胃癌的遗传因素更受关注。近年来，全基因组关联分析发现了弥漫型胃癌、贲门癌和胃体癌的部分易感位点，揭示了胃癌的复杂性及其亚型间遗传异质性的存在，但具体机制和临床意义尚待研究。散发性胃癌患者一级亲属的遗传易感性较高，这种遗传易感性虽难以改变，但根除 Hp 可消除胃癌发病的重要因素，从而提高预防效果。

（4）免疫因素：免疫功能低下的人胃癌发病率较高，可能机体免疫功能障碍，对癌症的免疫监督作用下降，在胃癌发生中有一定意义。

（5）癌前期病变：在有肠上皮化生的胃病患者中，目前，认为不完全性大肠型肠化生与胃癌的关系密切，而胃黏膜上皮细胞出现异型性、分化异常、黏膜结构紊乱是胃黏膜上皮异型增生的主要病理特征。胃黏膜上皮细胞异型增生分为腺瘤型和增生型两类，腺瘤型与高分化肠型胃癌有关，增生型与分化较差的胃癌有关。结肠型肠化生与异型增生可能是胃癌发生过程中的一个连续的病理过程。慢性萎缩性胃炎与胃癌的发生率呈显著的正相关，前者可能开始由浅表性胃炎发展而来，进一步发生肠上皮化生、不典型增生及恶变。胃息肉与胃癌的发生关系亦较为密切。手术后的残胃易发胃癌的原因一般认为与"术后碱性反流性胃炎"有关。胃溃疡患者发生胃癌的百分率为 1% ~ 6%，其癌变原因可能与胃溃疡周围存在的萎缩性胃炎、肠上皮化生及不典型增生有关，故癌变时间可能与萎缩性胃炎癌变时间相同，多在 10 年以上。幽门螺杆菌作为胃癌发生的危险因素，已得到众多学者的认可。Hp 感染是慢性胃窦炎的主要原因，进而引起的萎缩性胃炎伴肠上皮化生最终可导致癌变。恶性贫血患者中有 10% 发生胃癌，胃癌的发生率为正常人群的 5 ~ 10 倍。

（6）感染因素：与胃癌相关的感染因素，主要指幽门螺杆菌感染（Heli - cobacter Pylori，Hp），WHO 组织将其列为发生胃窦和（或）胃体癌的 I 类致癌原，认为 Hp 感染与胃癌发生密切相关。Hp 慢性感染引起胃黏膜萎缩继而影响血清胃蛋白酶原（PG）的表达，当胃黏膜发生严重萎缩或癌变后，胃黏膜细胞分泌能力明显下降，导致血清 PG 明显减低。此外，Epstein - Barr 病毒被认为与淋巴增生性疾病密切相关，但也有研究证明 EBV 与胃癌发生相关，具体机制尚不清楚。一项 meta 分析表明，15 592 例胃癌患者中 EBV 感染率为 8.7%。

2. 病理　胃癌好发于胃窦部，其次为胃小弯部，胃体区相对较少。病理组织学分型以腺癌占绝大多数，其他为黏液癌，实质性癌和未分化癌。早期胃癌的病变局限而且仅累及黏膜或黏膜下层，常仅在纤维胃镜检查时被发现。中、晚期胃癌病变已累及肌层乃至胃壁全层，甚至向周围扩散转移。其中、晚期胃癌的形态，可呈赘生型（息肉样凸入胃腔）、溃疡型（凸入胃腔的癌瘤表面溃烂）、浸润型（胃壁增生或呈革样改变）或表浅扩散型（黏膜增厚呈颗粒状）。

胃癌的转移：最早和最常见的转移途径是淋巴转移。除向幽门、胃部周围淋巴结转移外，还通过胸导管向左锁骨上淋巴结转移，称为魏尔啸（Virchow）结节。其次可通过腹膜腔内植入、血行扩散（至肝、肺、卵巢等）以及向邻近组织器官直接蔓延等进行转移。

三、临床表现

1. 症状　早期胃癌 70% 以上可毫无症状。

（1）胃痛：是胃癌最常见的症状，以心窝部痛最多见，较典型的疼痛无规律性，进食也不缓解。胃癌溃烂而引起上腹部疼痛、消化道出血、穿孔等。胃癌疼痛常为咬啮性，与进食无明确关系或进食后加重。有的像消化性溃疡的疼痛，进食或抗酸剂可缓解，这种情况可维持较长时间，以后疼痛逐渐加重而持续。

（2）食欲缺乏、逐渐消瘦：亦为常见症状，多有食后饱胀、嗳气、逐渐厌食，尤其厌恶肉类食物，并逐渐消瘦而进入恶病质。

（3）恶心、呕吐：呕吐的发生多由于癌肿生长导致幽门梗阻所引起，食物在胃内停留较久，吐出物常为隔夜宿食，呈腐败臭味。

（4）出血：早期胃癌即可出血，常表现为黑便，晚期出血量大可呕吐咖啡样血液，大便呈柏油样。癌肿出血时表现为粪便隐血试验阳性、呕血或黑粪，5%患者可出现大出血。

（5）其他症状：如腹泻、便秘、贫血、乏力、低热等症状亦可经常见到，至于晚期胃癌出现转移灶时，可产生相应的各种症状，如腹腔积液、黄疸及肺、脑、心、前列腺、卵巢、骨髓等的转移而引起相应症状。癌肿破溃或穿孔时，可出现大出血、腹膜炎等并发症。

因癌肿增殖而发生的能量消耗与代谢障碍，导致抵抗力低下、营养不良、维生素缺乏等，表现为乏力、食欲缺乏、恶心、消瘦、贫血、水肿、发热、便秘、皮肤干燥和毛发脱落等。

胃癌的机械性作用引起的症状，如由于胃充盈不良而引起的饱胀感、沉重感，以及无味、厌食、疼痛、恶心、呕吐等。胃癌位于贲门附近可侵犯食管，引起呃逆、咽下困难，位于幽门附近可引起幽门梗阻。

2. 体征　早期胃癌可无任何体征，中晚期癌的体征中以上腹压痛最为常见。1/3患者可扪及上腹部肿块，质坚而不规则，可有压痛。能否发现腹块，与癌肿的部位、大小及患者腹壁厚度有关。胃窦部癌可扪及肿块者较多，此为晚期体征，很多胃癌上腹部触及肿块。质坚硬、结节状，多随呼吸上下移块。

其他体征多由胃癌晚期或转移而产生，如肿大，质坚且肝表面不规则，黄疸，腹腔积液，左锁骨上与左腋下淋巴结肿大。男性患者直肠指诊时于前列腺上部可扪及坚硬肿块，女性患者阴道检查时可扪及肿大的卵巢。其他少见的体征尚有皮肤、腹白线处结节，腹股沟淋巴结肿大，晚期可发热，多呈恶病质。此外，胃癌的癌旁综合征包括血栓性静脉炎，黑棘病和皮肌炎可有相应的体征。

3. 并发症

（1）胃穿孔：慢性穿孔在胃癌中多有发生，但常被综合病情所掩盖，经保守治疗多能缓解。急性穿孔时突然上腹剧痛、呕吐、局部压痛、肌紧张、反跳痛，肝浊音界缩小或消失，X线检查有膈下游离气体。继而出现弥漫性腹膜炎、麻痹性肠梗阻等。

（2）梗阻：贲门梗阻常表现食入不久即吐，胸骨后不适。肠梗阻常因肿瘤波及横结肠，或因肿大的转移淋巴结压迫小肠，或因粘连而造成小肠、结肠梗阻。

（3）呕血、黑便：约5%的患者可发生大出血，表现为呕血或黑便，偶为首发症状。

四、诊断

胃癌的诊断主要依据内镜检查加活检以及X线钡餐。早期诊断是根治胃癌的前提。

1. 病史与症状　早期可无症状，但40岁以上，尤其是男性，出现不明原因的上腹部胀满不适、钝痛、隐痛、食欲缺乏、恶心呕吐、嗳气反酸，晚期表现为吞咽困难、呕吐频繁、朝食暮吐、呕血或便血、消瘦贫血等症状，应考虑本病。

2. 体征　早期胃癌上腹部仅轻压痛，晚期可扪及包块，边界欠清，质坚实或有韧性感，可出现腹胀、腹水征及锁骨上淋巴结肿大、坚硬，贫血等征象。

3. 病理分类

（1）大体分型：①早期胃癌：有隆起型、平坦型、溃疡型；②中晚期胃癌：有息肉样癌、溃疡型癌、溃疡浸润型癌、弥漫浸润型癌。

（2）组织学分类：腺癌、黏液腺癌、低分化腺癌、黏液细胞癌，其他还有腺鳞癌、鳞状细胞癌和类癌。

4. 临床分期

（1）T：原发肿瘤。Tx：对原发肿瘤不明确。T_0：未发现原发肿瘤。Tis：原位癌，肿瘤侵犯黏膜层，但未侵犯固有膜。Tx：未发现原发肿瘤。T_1：侵犯固有膜或黏膜下层。T_2：侵犯肌层或浆膜下层。T_3：肿瘤穿透浆膜，但未侵犯邻近组织。T_4：肿瘤侵犯邻近组织。N：区域淋巴结。Nx：有无区域淋巴结转移不能确定。N_0：无区域淋巴结转移（组织学检查 15个淋巴结以上）。N_1：有 1～5 个区域淋巴结转移。N_2：有 6～15 个区域淋巴结转移。N_3：有 15 个以上区域淋巴结转移。M：远处转移。Mx：对远处转移不能确定。M_0：无远处转移。M_1：有远处转移。

（2）0 期：$TisN_0M_0$。ⅠA 期：$T_1N_0M_0$。ⅠB 期：$T_1N_1M_0$；$T_2N_1M_0$。Ⅱ 期：$T_1N_2M_0$；$T_2N_1M_0$；$T_3N_0M_0$。ⅢA 期：$T_2N_2M_0$；$T_3N_1M_0$；$T_4N_0M_0$。ⅢB 期：$T_3N_2M_0$；Ⅳ 期：T_4N_1，N_2，N_3M_0；T_1，T_2，$T_3N_3M_0$。任何 T，任何 NM_1。

五、治疗

（一）中医治疗

1. 辨证论治　根据胃癌的临床证候，临床可分为四型：

（1）肝胃不和

主症：胃脘疼痛胀满，累及两胁，嗳气，呃逆，反胃呕吐，纳呆，舌淡红，苔薄黄，脉弦。

治法：疏肝理气和胃，解毒抗癌，佐以扶正。

方剂：逍遥方合三草加减。

基本处方：柴胡10g，白芍10g，党参10g，白术10g，茯苓10g，甘草10g，木香6g，陈皮10g，郁金10g，法半夏10g，夏枯草15g，猫爪草15g，白花蛇舌草15g。每日 1 剂，水煎服。

（2）痰浊蕴结

主症：脘腹胀满，甚则作疼，纳呆，嘈杂吐酸，呕吐宿食，舌苔白腻，脉弦滑。

治法：健脾化痰，祛浊散结。

方剂：导痰汤加减。

基本处方：法半夏10g，天南星10g，陈皮10g，枳实10g，茯苓10g，夏枯草15g，猫爪草15g，白花蛇舌草15g。每日 1 剂，水煎服。

（3）气滞血瘀

主症：胃脘刺痛，痛有定处，或扪及肿块，呕吐宿食如赤豆汁，便血，舌质黯紫或有瘀点，脉弦细涩。

治法：理气活血，化瘀散结。

方剂：膈下逐瘀汤加减。

基本处方：桃仁10g，红花10g，赤芍10g，三棱10g，莪术10g，炮穿山甲10g，五灵脂

10g，夏枯草 15g，猫爪草 15g，白花蛇舌草 15g。每日 1 剂，水煎服。

（4）脾肾两虚

主症：胃痛隐隐，喜温喜按，朝食暮吐，暮食朝吐，宿谷不化，泛吐清水，神疲肢倦，便溏，面色萎黄，舌淡边齿印，脉沉细弱。

治法：补脾益肾，温阳止痛散结。

方剂：四君子汤合金匮肾气丸加减。

基本处方：党参 10g，茯苓 10g，白术 10g，炙甘草 10g，熟地黄 10g，牡丹皮 10g，山茱萸 10g，泽泻 10g，淮山药 10g，附子 10g，吴茱萸 10g，肉桂 10g，淫羊藿 10g，夏枯草 15g，猫爪草 15g，白花蛇舌草 15g。每日 1 剂，水煎服。

2. 中药制剂

（1）鸦胆子油口服乳液：抗癌药。适用于肺癌、肺癌脑转移、消化道肿瘤、肝癌的辅助治疗剂。

（2）鸦胆子油乳注射液：抗癌药。适用于肺癌、肺癌脑转移、消化道肿瘤。

（3）人参皂普 Rg3 胶囊：抗癌药。提高自身免疫功能，增强抗癌能力，提高生活质量，延长生存期限。

（4）康艾注射液：抗癌药。益气扶正，增强机体免疫功能。

（5）复方苦参注射液：抗癌药。清热利湿，凉血解毒，散结止痛。

（二）西医治疗

1. 手术治疗　胃切除范围：因术式不同分为：①全胃切除：适应 T_2 癌，癌口侧缘距贲门不足 5.0cm，T_1 癌不足 3.0cm；②幽门侧胃切除：适应胃中下部 T_2 以上癌，通常是指切除全胃 2/3 以上；③保存幽门胃切除：适应胃中部 T_1 癌，远侧切断缘在幽门上 4.0cm 以上；④贲门侧胃切除：适应贲门、胃上部 T_1 癌，切除后残胃应保存 1/2 以上。

（1）根治性手术：彻底切除胃癌原发病灶、转移淋巴结及受侵的组织。应用最多的术式为根治性胃次全切除，少数需行根治性全胃切除。

（2）姑息性手术：包括两类：一是不切除原发病灶的各种短路手术；二是切除原发病灶的姑息术，后者可有一定的远期生存率，前者只用于解除梗阻、缓解症状。

（3）内镜下手术：主要用于早期胃癌，早期胃癌的治疗方法包括内镜下切除和外科手术。与传统外科手术相比，内镜下切除具有创伤小、并发症少、恢复快、费用低等优点，且两者疗效相当，5 年生存率均可超过 90%。因此，国际多项指南和本共识均推荐内镜下切除作为早期胃癌的首选治疗方式。可行局部切除，亦可行光敏治疗、激光治疗、局部注射及组织凝固等，一部分拒绝手术或因其他情况不宜手术切除者也可行胃镜下局部治疗或姑息治疗。

早期胃癌内镜下切除术主要包括内镜下黏膜切除术（EMR）和内镜黏膜下剥离术（ESD）。EMR 与 ESD 适应证最大的区别在于两种方法切除的病变大小和浸润深度不同。EMR 对整块切除的病变有大小限制、且仅能切除黏膜层病灶；而 ESD 则无大小限制、可切除 SM_1 层病灶。与 EMR 相比，ESD 治疗早期胃癌的整块切除率和完全切除率更高、局部复发率更低，但穿孔等并发症发生率更高。

EMR 或 ESD 治疗早期胃癌的绝对适应证为（日本胃癌治疗指南 2010 年版）：侵犯深度定义为 T_{1a} 期、病灶大小≤2cm、且无溃疡性病灶的分化型腺癌。相对适应证（针对 cT_{1a} 期胃癌，只能使用 ESD 而非 EMR 治疗）：①无溃疡性病灶、病灶 >2cm 的分化型黏膜内癌；②合并溃疡存在、病灶≤3cm 的分化型黏膜内癌；③无溃疡性病灶、病灶≤2cm 的未分化型黏膜内癌。一般情况下，对于 EMR/ESD 治疗后局部黏膜病灶复发，可完全考虑再行一次 ESD 治疗。但目前缺乏重复 ESD 治疗有效性的证据，因此不推荐将其纳入绝对适应证范围。

2. 化疗

（1）术前化疗方案

1）CF + UFT 方案：CF（亚叶酸钙）15 ~ 30mg，UFT（优福定）3 ~ 4 片。

2）CF + 5 – DFUR 方案：CF 15 ~ 30mg，5 – DFUR（脱氧氟尿苷）400mg。

（2）术中化疗方案：FP 方案：5 – Fu（5 – 氟尿嘧啶）350 ~ 500mg；DDP（顺铂）20mg。本方案还适用于术前化疗、术后化疗、腹腔化疗、介入化疗。

（3）术后或晚期化疗常用方案

1）FAM 方案：MMC（丝裂霉素）10mg；ADM（阿霉素）20mg；5 – Fu 300mg。3 周为 1 周期，3 周期为一个疗程。

2）EAP 方案：VP – 16（依托泊苷）60mg；ADM 20mg；DDP 30mg。3 周为 1 周期，3 周期为一个疗程。

3）EFP 方案：VP – 16 60mg；5 – Fu 500mg。DDP 30mg，3 周为 1 周期，3 周期为一个疗程。

4）FLP 方案：CF 200mg；5 – Fu 300mg；DDP 30mg。3 周为 1 周期，3 周期为一个疗程。

5）OFL 方案（O 为 L – OHP 的简称）：L – OHP（草酸铂）130mg（不能用生理盐水溶解稀释）；CF 120 ~ 200mg；5 – Fu 350mg。3 周期为一个疗程。

6）IO 方案（I 为 CPT – 11 的简称）：CPT – 11（开普拓）100mg；L – OHP130mg（不能用生理盐水溶解稀释）。3 周为 1 周期，3 周期为一个疗程。

3. 放疗　胃癌对放射治疗不敏感，不易达到根治剂量，故目前均用于术前和术中放疗，或减症姑息放疗。

4. 免疫治疗

（1）干扰素（IFN）：300 万 ~ 600 万 U/次肌内或静脉注射，每天或隔天 1 次，大剂量时可每天 1 次，8 ~ 12 周为一个疗程。

（2）白介素 – 2（IL – 2）：50 万 ~ 100 万 U/次，1 次/天，静脉注射，5 次/周，4 ~ 5 周为一个疗程。

（3）香菇多糖：1 ~ 2mg 加入 50g/L（5%）的葡萄糖注射液中静脉点滴，1 ~ 2 次/周，多用于配合化疗。

（4）胸腺素：20 ~ 40mg/d 肌内注射，或 80 ~ 100mg/d 静脉注射。

六、护理

胃癌是人体最常见的恶性肿瘤之一，占消化道肿瘤的第一位。胃癌以男性多见，好发于中老年，其多发生于胃窦部；其次胃小弯、贲门部。在手术治疗胃癌的同时，应重视手术后的护理，若护理得当，往往可延长患者的生命和提高患者的生活质量。

1. 心理护理　胃癌患者在心理和躯体上受到双重折磨，此时最需要亲人、朋友、医护人员的关怀和体贴。从实际出发，对大多数患者宜实话实说。隐瞒病情，对疾病的治疗增加了许多障碍，从而影响治疗效果；同时隐瞒真相使患者对自己的病情一无所知，被动地听从医护人员和亲属的摆布，无法主观、积极地配合各种治疗。此时亲属应尽可能保持乐观态度，安慰开导患者，让其了解治疗过程，尤其是中西结合综合治疗方法的运用，使胃癌的死亡率不断下降，生存期不断延长，从而使患者认识生存价值。

2. 临床护理　胃癌患者因抵抗力低，身体各部位易发生感染，应每天给患者温水擦浴，保持皮肤清洁、干燥。对于长期卧床患者，应定时给予更换卧位，骨隆突出处应垫以橡胶圈、气圈，用酒精定期给予按摩，促进血液循环。床要保持清洁、干燥、平整，避免潮湿、摩擦以及排泄物的刺激，防止患者发生褥疮，应鼓励和帮助他们做床上肢体运动，以防止血栓性静脉炎的发生。

3. 饮食护理　胃癌对机体造成很大的消耗，为了保证患者体力和营养的需要，应给予足量的蛋白质、糖类、维生素和热量的摄入，平时应少食多餐，不吃过冷、过热、过硬的食物，忌暴饮暴食，以免损伤胃黏膜。许多日常食用的肉禽类、粮食类都具有一定的防癌、抗癌作用，如动物的内脏、香菇、蘑菇、杏仁、大蒜、胡萝卜等。在诸多防癌、抗癌营养物中，尤以维生素 A、维生素 C 为重要，因此，患者要多吃新鲜蔬菜、水果等。

（刘　欢　殷晓艳　韩　霞）

第六节　肝硬化

一、定义

肝硬化是一种常见的由不同原因引起的肝脏慢性、进行性、弥漫性病变，是在肝细胞广泛变性和坏死的基础上产生肝纤维组织弥漫性增生，并形成再生结节和假小叶，导致正常肝小叶结构和血管结构的破坏。肝硬化病变逐渐进展，晚期可出现肝衰竭、门静脉高压和多种并发症。

本病属中医学"积聚""鼓胀""胁痛"等范畴，现称"肝积"。

二、病因

（一）中医病因病机

中医学认为肝硬化的病因主要由于酒食不节、情志所伤、劳欲过度、感染血吸虫以及黄疸、积聚失治。其发病机制则为肝、脾、肾三脏功能障碍，出现气滞、血瘀、水停，积于中焦而成；其病位在肝，涉及脾、肾、三焦，病变多见虚实夹杂，本虚标实。

1. 情志所伤　肝为藏血之脏，性喜条达。若因情志不舒，肝失疏泄，气机不利，则血液运行不畅，以致肝之脉络为瘀血所阻滞。另一方面，肝气郁结不舒，则横逆而犯脾胃。脾胃受克，运化失职，水液运化发生障碍，以致水、湿停留与瘀血蕴结，日久不化，痞塞中焦，便成臌胀。《杂病源流犀烛·肿胀源流》说："腹胀……或由怒气伤肝，渐蚀其脾，脾虚之极，故阴阳不交，清浊相混，隧道不通，郁而为热，热留为湿，湿热相生，故其腹胀大。"即是此意。

2. 酒食不节　嗜酒过度、饮食不节，滋生湿热，损伤脾胃。在青壮之年，脾胃健壮，尚能随饮食而化。但如积之既久，又因脾胃之气渐衰，酒湿食积之浊气蕴滞不行，清阳当升不升，浊阴当降不降，以致清浊相混，阻塞中焦，脾土壅滞则肝失疏泄，气血郁阻不行，水湿滞留、气血交阻而成腹胀。

3. 劳欲过度　肾为先天之本，脾为后天之源，两者为生命之根本，劳欲过度，伤及脾肾，脾伤则不能运化水谷以资化源，气血不足，水湿内生，肾伤则气化不行，不能温化水液，因而湿聚水生、气血凝滞而成臌胀。《风劳鼓膈四大证治》说："劳倦所伤，脾胃不能运化而胀。"

4. 感染血吸虫　在血吸虫流行区接触疫水，遭受血吸虫感染，未能及时进行治疗，内伤肝脾，脉络瘀阻，升降失常，清浊相混，积渐而成腹胀。正如《诸病源候论·水蛊候》说："此由水毒气结聚于内，令腹渐大，动摇有声，常欲饮水，皮肤粗黑，如似肿状，名水蛊也。"

5. 黄疸、积聚失治　黄疸多由湿热蕴积所致，治疗不当，日久湿热伤脾，中气亏耗，斡旋无力，水湿停滞，肝气亦不能条达，遂使气血凝滞，脉络瘀阻，而成腹胀。积聚多因气郁与痰血之凝聚而成，不论积聚生长于腹部之任何部位，势必影响肝脾气血的运行，以及肾与膀胱的气化，气血瘀阻，水湿停聚而逐渐成为臌胀。《医门法律·胀病论》说："凡有癥瘕、积块、痞块，即是胀病之根，日积月累，腹大如箕，腹大如瓮，是名单腹胀。"

在肝硬化的病机中，关键问题是肝、脾、肾的功能障碍。首先由于肝气郁结，气滞血瘀，导致脉络阻塞，这是形成肝硬化的一个基本因素；其次是脾功能受损，运化失职，遂致水湿停聚；再次是肾的气化功能受损，不能蒸化水湿而使水湿停滞，也是形成肝硬化的重要因素。此外，肾阴和肾阳又同时起到滋养肝木和温养脾土的作用，肾阴阳不足，对肝、脾两脏的功能也会产生影响。正因为肝气郁滞、血脉瘀阻、水湿内停是形成肝硬化三个重要的病理变化，因此，喻嘉言在《医门法律·胀病论》中概括说："胀病不外水裹、气结、血瘀。"

（二）西医病因病理

1. 肝硬化的发生是在某种或数种致病因素长期慢性作用下，导致弥漫性肝实质损害而形成。常见病因是：

（1）慢性肝炎尤其是慢性活动性肝炎（CAH）：由乙型肝炎病毒感染所致的慢性肝炎，尤其是慢性活动性肝炎阶段，可演变为肝硬化。其发病与病毒感染的量无关，主要由免疫异常导致肝损害。非甲非乙型病毒性肝炎也可发展为肝硬化。

（2）血吸虫感染：大量含血吸虫毛蚴的虫卵沉积在肝脏汇管区，释放可溶性虫卵抗原使机体致敏，引起细胞免疫与体液免疫反应，同时刺激结缔组织增生，导致肝纤维化和门静脉高压。

（3）慢性酒精中毒：长期酗酒，乙醇的中间代谢产物可直接损伤肝脏，而且其代谢变化过程能干扰脂肪氧化增加脂肪合成，逐渐形成脂肪肝，进一步发展为酒精性肝炎和肝硬化。

（4）慢性化学物质中毒：长期接触四氯化碳、磷、砷及有机苯等化学毒物，或长期服用肝脏毒性药物如异烟肼、双醋酚汀、甲基多巴等，可促进肝细胞坏死，形成中毒性肝炎或慢性活动性肝炎，最终演化为肝硬化。

（5）胆汁淤滞：慢性胆道梗阻或原发性肝内胆淤长期存在，胆汁中的胆酸盐和胆色素慢性刺激，使肝细胞变性、坏死，发展为肝硬化。

（6）肝脏慢性淤血：缩窄性心包炎、慢性充血性心力衰竭和各种病因引起肝静脉阻塞，肝脏长期淤血。组织缺氧，使肝细胞变性坏死和纤维增生，导致肝硬化。

（7）代谢障碍：铁代谢障碍的血友病、铜代谢障碍的肝豆状核变性、半乳糖血症和糖原贮积病等，因代谢物质在肝内异常沉积，使肝细胞变性坏死和纤维增生，导致肝硬化。

（8）原因不明：即病因未能查明的肝硬化，又称隐匿性肝硬化。

2. 病理 肝脏组织构造复杂，肝内的细胞系统、血液循环系统和胆汁泌排系统是非常有序的结构，使肝脏得以完成十分重要而复杂的生理功能。同时，肝脏还具有强大的再生能力，以保证在一定程度的不利环境下肝功能的基本稳定。当致病因素长期持续存在或反复用于肝脏时，毒害因子直接损伤肝细胞，或干扰肝细胞内酶系统的功能，使代谢功能减损，继而发生以下病理组织改变，成为肝硬化的临床病理基础。肝硬化的基本组织病理为：肝细胞弥漫性进行性变性、坏死，肝小叶纤维支架塌陷；肝细胞无序地呈团状再生，形成再生结节；纤维组织弥漫增生，形成纤维间隔，分割残存肝小叶，包绕再生结节，形成缺乏正常肝小叶组织结构特点和生理功能的假小叶。上述一系列改建过程反复进行，使肝细胞排列无序、血窦分布极不规则，中央静脉异位甚至缺如，肝内门静脉、肝静脉分支扭曲和闭塞，动静脉短路形成，还可并发肝内外门静脉血栓。这些改变一方面成为门静脉高压的病理基础，另一方面又加重肝脏组织的营养障碍，促使肝功能不断恶化。

上述组织病理学改变使肝脏变形、缩小、变硬，边缘薄锐，包膜增厚，表面呈大小不等的结节状外观。根据其结节的形态，肝硬化又可分为四类：①小结节性肝硬化：结节大小比较均匀一致，直径一般为 3~5mm，这种类型临床上最多见，相当于以往分类的门静脉性肝硬化，酒精性肝硬化，淤血性肝硬化以及肝炎后肝硬化之病变较轻、进展较慢者，属于小结节性肝硬化；②大结节性肝硬化：结节粗大不匀，直径一般在 1~3cm 或更大，相当于以往分类的坏死后性肝硬化，多数肝炎后肝硬化及中毒性肝硬化属于大结节性肝硬化；③大小结节混合性肝硬化；④再生结节不明显性肝硬化：又称不完全分隔性肝硬化，血吸虫病性肝纤维化属此型肝硬化。

三、临床表现

1. 症状

（1）食欲减退：往往为早期症状，因门静脉高压而使消化道充血，蛋白质缺乏而致胃肠壁水肿，消化酶缺乏及胆酸生成量减少等引起。此外，还与胃肠道的消化、吸收及蠕动障碍有关。

（2）体重减轻：为常见症状，由食欲不振和摄入营养过少而致。此外，胃肠道的消化、吸收、机体蛋白质合成障碍，或发热、组织分解代谢增加也与之有关。

（3）乏力：也是早期症状，其程度自轻度疲乏到严重乏力，与肝硬化的严重程度一致。

（4）腹泻：较多见，其原因可能为结合胆盐缺乏，肠内细菌丛可增加胆酸的结合率，影响脂类的微粒相消化，使脂肪吸收发生障碍。重者可出现脂肪泻。

（5）肝硬化患者多有腹胀，腹胀程度与肝病严重性呈正相关。

（6）腹痛：有50%～60%的患者有腹痛，多在上腹部，常为钝痛，少数发生绞痛。腹痛原因较多：①慢性患者多与肝周围炎、脾大、脾周围炎等有关；②肝细胞发生进行性坏死时有剧烈肝区痛；③门脉血栓形成、胆囊炎、自发性细菌性腹膜炎及并发结核性腹膜炎等也可引起不同程度的腹痛。

（7）皮肤瘙痒：肝硬化患者可能由于胆汁淤滞，约18%有皮肤瘙痒。

2. 体征

（1）面容：患者面部、手掌纹理及皮肤皱褶等有黑色素沉着，表现面色青暗、黝黑或灰暗，多为肝硬化较晚期肝功能损害较重表现。

（2）黄疸：部分患者出现黄疸，一般较轻，系因肝细胞功能减退，血液中结合与未结合胆红素增加而致。肝硬化患者的黄疸如为持续性或进行性加深，表示肝细胞进行性坏死，提示预后不良。

（3）发热：虽于肝硬化晚期常有1/4～1/2的患者有低热现象（一般在37.5～38.5℃，可能与肝细胞坏死、分解的蛋白吸收、肠道内细菌所产生的致热源在肝内不能灭活有关）。但低热常为伴发感染的征象。如自发性细菌性腹膜炎、尿路感染、呼吸道感染等，需予以积极检查和治疗。

（4）门脉高压与侧支循环开放：腹壁静脉曲张是由于肝硬化后门静脉血流受阻产生的侧支循环所致。

（5）肝脏：早期多可触及肝大，质硬、边钝；晚期因肝脏萎缩而触不到。一般无压痛、触痛，但有肝炎活动、肝细胞进行性坏死、肝周围炎或并发肝癌时，可有触痛或叩击痛。

（6）脾脏：脾大是本病常见体征之一，一般为中度肿大，部分可平脐或达脐下，往往伴有红、白细胞和血小板减少等脾功能亢进表现。

3. 并发症　①感染：以原发性腹膜炎最常见，发生率3%～10%，腹部有压痛、反跳痛，腹水为渗出液，末梢血象增高；②上消化道出血：食管胃底静脉曲张破裂出血及肝源性胃肠道黏膜溃疡出血；③肝性脑病：在肝硬化基础上，患者摄入蛋白质过量、消化道出血、感染、电解质紊乱均可诱发肝性脑病；④肝肾综合征：表现为少尿、无尿、氮质血症、低钠、高钾、肝性脑病、低血压休克。

四、诊断

1. 经尸检、腹腔镜、肝活检等诊断为肝硬化。

2. 可见蜘蛛痣、肝掌、男性乳房发育、食管静脉曲张、腹壁静脉怒张、腹水、肝大、脾大等肝硬化引起的临床表现。

确定诊断：具备 1 或 2 项。

怀疑诊断：不能完全具备 1 或 2 项。

五、治疗

（一）中医治疗

1. 辨证论治

（1）肝肾阴虚

主症：腰膝酸软，失眠多梦，视物模糊，两目干涩，五心烦热，耳鸣口干，性欲减退，大便干结，舌红少苔，脉细或细数。

治法：滋肾养肝，清热化瘀。

方剂：一贯煎加减。

基本处方：生地黄 15g，北沙参 15g，麦门冬 15g，枸杞子 15g，当归 12g，川楝子 9g，黄芩 15g，片姜黄 9g，白芍 15g，鳖甲 30g（先煎）。每日 1 剂，水煎服。

加减：腰酸、耳鸣显著，加牛膝 15g、五味子 9g；夜寐不安，易惊醒，加黄连 3g、炒酸枣仁 15g、夜交藤 15g；体倦乏力，不耐劳顿，加黄芪 30g、炒白术 15g、炙甘草 6g。

（2）湿热内蕴

主症：目黄，面色晦暗，口干口苦或口臭，身黄尿黄，肢体困重，舌边尖红，苔黄腻，脉弦滑或滑数。

治法：清热利湿，益气通瘀。

方剂：茵陈蒿汤加味或茵陈五苓散加减。

基本处方：茵陈 15g（后下），栀子 15g，制大黄 9g，黄芩 15g，碧玉散 30g（包煎），猪苓 15g，茯苓 15g，泽泻 15g，炒白术 15g，泽兰 15g，黄芪 15g，白芍 15g。每日 1 剂，水煎服。

加减：大便干结者，制大黄改为大黄 9g（后下）；尿少色黄赤者，加车前草 15g、半边莲 15g；胁痛显著者，加金钱草 15g、虎杖 15g、片姜黄 9g。

（3）瘀热内蕴

主症：烦躁易怒，口臭，红丝赤缕，男性乳房发育，齿衄，鼻衄，腹壁脉络怒张，便秘，舌质黯红或绛红有瘀斑，脉数。

治法：清热化瘀，养阴解毒。

方剂：犀角地黄汤合膈下逐瘀汤加减。

基本处方：水牛角 15g（先煎），生地黄 15g，牡丹皮 9g，连翘 15g，白芍 9g，制大黄 6g，桃仁 6g，土鳖虫 6g，败酱草 9g，女贞子 9g，墨旱莲 9g。每日 1 剂，水煎服。

加减：大便干结，制大黄改为大黄 9g（后下）；烦热显著，加栀子 12g、黄连 3g、黄芩 15g；胁痛显著，加金钱草 15g、虎杖 15g、片姜黄 9g；齿衄或鼻衄显著，加茜草 15g、青黛 3g（包煎），小蓟 15g；尿少色黄赤，加车前草 15g、半边莲 15g；乏力明显，加黄芪 15g、炙甘草 6g。

（4）浊毒内蕴

主症：右胁胀痛、刺痛，痛处固定而拒按，入夜更甚，恶心厌油，身目黄或无黄，小便黄赤，大便黏滞臭秽，舌质紫黯，舌苔黄腻，脉沉弦滑或涩。

治法：化浊解毒，活血化瘀。

方剂：化浊解毒汤加减。

基本处方：茵陈 15g，黄芩 12g，黄连 12g，板蓝根 15g，白花蛇舌草 15g，绞股蓝 15g，半边莲 15g，半枝莲 15g，苦参 10g，藿香 9g，佩兰 9g。每日 1 剂，水煎服。

加减：口苦而黏，小便黄赤，加车前草 15g、金钱草 15g、泽泻 9g；口中黏腻，腹满，便溏，加炒薏苡仁 30g、茯苓 15g、炒白术 12g；口干咽燥，舌红少苔，加生地黄 15g、女贞子 15g、北沙参 9g、麦门冬 12g。

（5）脾肾阳虚

主症：畏寒肢冷，下肢浮肿，自汗，腹胀便溏，舌质淡边有齿痕，苔薄白，脉沉细或迟。

治法：温肾健脾，利湿化瘀。

方剂：济生肾气丸加减。

基本处方：生地黄 15g，山药 15g，山茱萸 9g，附子 6g（先煎），桂枝 6g，牛膝 15g，茯苓 15g，泽泻 15g，车前子 15g（包煎），牡丹皮 9g，泽兰 15g。每日 1 剂，水煎服。

加减：胁肋胀痛，加片姜黄 9g、没药 6g；黄疸，加茵陈 15g（后下）、黄柏 9g；纳少，加鸡内金 9g、焦神曲 9g。

（6）肝郁脾虚

主症：面色萎黄，性情抑郁，便溏，胁肋胀痛，舌淡红，苔薄白或薄黄，脉弦。

治法：疏肝解郁，益气健脾。

方剂：逍遥散加减。

基本处方：柴胡 9g，枳壳 9g，当归 12g，白芍 15g，炒白术 15g，茯苓 15g，炙甘草 6g。每日 1 剂，水煎服。

加减：偏于肝郁气滞，加郁金 15g、佛手 9g；湿滞较重，加苍术 9g、厚朴 9g；短气神疲，加党参 15g、黄芪 15g。

2. 中药制剂

（1）护肝片：疏肝理气，健脾消食，有降低转氨酶的作用。适用于慢性肝炎及早期肝硬化。

（2）强肝胶囊（颗粒、片）：健脾疏肝，清利湿热，益气养血。适用于肝郁脾虚、湿热蕴结所致的两胁胀痛、乏力、脘痞、腹胀、面色无华、腰膝酸软及慢性肝炎、早期肝硬化、脂肪肝、中毒性肝炎等。胶囊：饭后口服，一次 3 粒，每日 3 次。颗粒剂：温开水冲服，一次 1 袋，每日 2 次。片剂：口服，一次 4 片，每日 2 次，每服 6 日停 1 日，8 周为一个疗程，停 1 周，再进行第二疗程。

（3）复方鳖甲软肝片：软坚散结，化瘀解毒，益气养血。适用于慢性乙型肝炎肝纤维化及早期肝硬化属瘀血阻络，气血亏虚兼热毒未尽证。症见胁肋隐痛或胁下痞块，面色晦暗，脘腹胀满，纳差，便溏，神疲乏力，口干口苦，赤缕红丝等。口服，一次 4 片，每日 3

次。6个月为一个疗程，或遵医嘱。

（4）安络化纤丸：健脾养肝，凉血活血，软坚散结。适用于慢性乙型肝炎，乙肝后早、中期肝硬化表现为肝脾两虚、瘀热互结证候者，症见胁肋疼痛、脘腹胀满、神疲乏力、口干咽燥、纳食减少、便溏不爽、小便黄等。口服，一次6g，每日2次，3个月为一个疗程，或遵医嘱。

（5）五苓散（胶囊、片）：温阳化气，利湿行水。适用于阳不化气，水湿内停所致的水肿，症见小便不利，水肿腹胀，呕逆泄泻，渴不思饮。散剂：口服，一次6～9g，每日2次。胶囊：口服，一次3粒，每日2次。片剂：口服，一次4～5片，每日3次。

（6）贞芪扶正胶囊（颗粒）：补气养阴。适用于久病虚损，气阴不足。配合手术、放疗、化疗，促进正常功能的恢复。胶囊：口服，一次4粒，每日2次。颗粒剂：开水冲服，一次1袋，每日2次。

3. 针刺

（1）取穴足三里、三阴交、肝俞、肾俞、太冲、阳陵泉，针用平补平泻法，能提高机体免疫力，改善肝功能。

（2）穴位注射：取穴同针刺，以肝炎灵、苦参素等药物进行穴位注射，每日1次，每次选取2～3穴，交替注射。有助于控制肝炎肝硬化的炎症活动。

（二）西医治疗

主要是对症治疗、改善肝功能和预防、抢救并发症。

1. 一般治疗　休息，代偿期可适当减少活动；失代偿期则应多卧床休息，进高蛋白、高维生素、高热量，且易消化的食物，忌烟禁酒，禁止使用损害肝脏的药物；腹水患者应低盐、限水；食管下端及胃底静脉曲张时，避免坚硬、粗糙的食物。支持治疗为复方氨基酸、白蛋白等营养物质的补给及保肝药物的应用。

2. 抗纤维化治疗　临床应用维生素和消化酶、秋水仙碱等。

3. 腹水的治疗

（1）一般治疗：卧床休息、加强营养及支持治疗，限制水钠摄入。

（2）增加水钠的排出：联合应用利尿剂。

（3）提高血浆胶体渗透压：静脉输注血浆、白蛋白、新鲜血。

（4）放腹水及输注白蛋白：可治疗难治性腹水，其并发症少。

（5）腹水浓缩回输：适用于治疗难治性腹水，不良反应有发热、感染、电解质紊乱等。

（6）门静脉高压症的手术治疗：各种分流、断流术和脾切除术等。

4. 并发症的治疗

（1）上消化道出血：包括静卧、禁食；加强监护，迅速补充有效血容量，纠正出血性休克。三腔管压迫，内镜下套扎、硬化、黏合剂等止血措施，预防肝性脑病。

（2）自发性腹膜炎：早期、足量和联合应用抗生素。

（3）肝肾综合征：控制输液量，输注血浆、白蛋白、右旋糖酐液等，提高循环血容量，改善肾血流量；应用多巴胺等血管活性药物，改善肾血流量。

六、护理

（一）护理措施

1. 营养失调，低于机体需要量　与肝功能减退、门静脉高压引起食欲减退、消化和吸收障碍有关。

（1）病因解释：向患者及家属说明导致营养状况下降的相关因素、讲解饮食治疗的意义及原则，既保证营养饮食又遵守必要的饮食限制，在不增加肝脏负担的同时，又改善肝脏功能、延缓病情进展。向患者说明不适当的饮食习惯会加重水钠潴留，讲解钠、水与水肿发生之间的关系，使之理解饮食中限制钠盐和水分的重要性，切实控制钠和水的摄入量。

（2）饮食护理：肝硬化患者的饮食原则为高热量、高蛋白、高维生素、低脂肪、易消化饮食，但应根据病情变化及时更改。对血氨偏高者应限制或禁食蛋白质，病情好转后再逐渐增加蛋白质摄入量；腹水者则应低盐饮食（氯化钠1.2～2.0g/d）或无盐饮食，进水量限制在大约1000ml/d。护士要教会患者根据自己的病情，安排好每日食物的含盐量，限钠饮食使患者感到食物淡而无味，从而使患者食欲减退，可适量添加柠檬汁、食醋等，改善食品的味道，以增进食欲。有食管静脉曲张者应禁坚硬、粗糙、带刺及辛辣煎炸食物，如糠皮、硬屑、甲壳、鱼肉、排骨、辣椒、油条等，药物应磨成粉末，食物应以软食、菜泥、肉末、汤类为主，进食时应细嚼慢咽，吞下食团宜小且外表光滑，以防损伤曲张的食管胃底静脉导致出血，同时应向吸烟和（或）喝酒的患者说明烟酒的危害性，以使其明白戒烟酒的重要性。血氨升高者时应限制蛋白质的摄入量，并选择植物蛋白、新鲜蔬菜和含有丰富维生素的水果，例如，西红柿、柑橘等富含维生素C，日常食用可保证维生素的摄取，并向患者介绍各种食物的成分。根据饮食治疗原则，了解患者的饮食习惯和爱好，与患者共同制订符合治疗需要而又为患者接受的饮食计划，指导家属烹调能刺激食欲的食物。

（3）肠外营养：如患者胃纳差或进食困难时，应遵医嘱给予静脉补充足够的营养，并向患者说明肠外营养的作用和意义。

2. 体液过多　与肝功能减退、门静脉高压引起水钠潴留和低蛋白血症等有关。

（1）体位：取平卧位，以增加肝、肾血流量，同时抬高下肢，促进下肢血液回流，以减轻下肢水肿。大量腹水者可取半卧位，以使膈下降，减轻呼吸困难和心悸。阴囊水肿者可用托带托起阴囊，以利于水肿消退。

（2）入量限制：腹水患者应限制液体摄入量，1000～1500ml/d，以免加重患者病情，并向患者说明限制入量的重要性。

（3）避免腹内压增高：大量腹水时，应避免剧烈咳嗽、用力排便，因咳嗽、用力排便可使腹内压突然增高，从而使患者呼吸困难加重。同时应教会患者保持大便通畅的方法。

（4）病情观察：观察腹水和下肢水肿的消长，准确记录出入量，定期测量腹围、体重，并教会患者正确的测量和记录方法。进食量不足、呕吐、腹泻者，还应监测血清电解质和酸碱度的变化，以及时发现并纠正水电解质、酸碱平衡紊乱，防止肝性脑病、功能性肾衰竭的发生。

（5）腹腔穿刺放腹水的护理：术前说明注意事项，测量体重、腹围、生命体征，并嘱排尿以免误伤；术中和术后监测生命体征，观察有无不适反应；术后用无菌敷料覆盖穿刺部位，如有溢出液体可用明胶海绵处置；术后可用腹带缚紧，以免腹内压骤然下降，记录抽出腹水的量、性质和颜色，样本及时送检。

3. 活动无耐力　与肝硬化所致营养不良、大量腹水有关。

（1）体位：大量腹水者卧床时可取半卧位，以使膈下降，有利于呼吸运动，减轻呼吸困难和心悸。

（2）休息与活动：患者应保持情绪稳定，保证足够的休息和睡眠，生活起居有规律，注意劳逸适度。代偿期时宜适当减少活动，参与较轻体力活动；失代偿期患者病情重应卧床休息。根据病情安排适当活动计划，活动量以不感到疲劳、不加重症状为度。过多的躺卧易引起消化不良、精神不佳，故应适当地走动，可以加强胃肠蠕动，减轻腹胀，必要时要有护士陪同。

（二）健康教育

1. 饮食指导　见本部分"营养失调"中的饮食护理。

2. 用药指导　按医生处方用药，如需加用药物，应征得医生同意，以免服药不当而加重肝脏负担和肝功能损害。如服用利尿剂者，应向其详细介绍所用药物的名称、剂量、给药时间和方法，讲解利尿剂的作用以及联合应用、中小剂量开始服用的意义，并教会其观察药物疗效和不良反应，如出现软弱无力、心悸等症状，应及时就医。

3. 并发症的预防　细心观察，及早识别病情变化，例如，当患者出现性格、行为改变等可能为肝性脑病的前驱症状，或消化道出血等其他并发症时，应及时就诊，定期门诊随诊。

（李　甜　王元元　刘新月　刘　莹　赵娜娜）

第七节　原发性肝癌

一、定义

肝癌是指发生于肝脏的恶性肿瘤，包括原发性肝癌和转移性肝癌两种，人们日常说的肝癌指的多是原发性肝癌。原发性肝癌是临床上最常见的恶性肿瘤之一，近年来，居全世界新发恶性肿瘤的第五位。原发性肝癌在我国属于高发病，我国肝癌发患者数约占全球的半数以上，一般男性多于女性，多在慢性乙型和丙型肝炎等所致的肝硬化基础上发展而来，已经严重威胁到我国人民的身体健康和生命。

本病在中医学属于"癥瘕""积聚""胁痛""臌胀"等范畴。

二、病因

（一）中医病因病机

根据传统的中医理论，结合现代医学实践，可以认为本病是病位在肝，影响及胆，涉及脾胃，最终累及全身、危及生命的恶性病证。作为一个全身性疾病，肝癌的发病是内外共同作用的结果。内有正气先虚，外有邪毒侵犯，肝木失其疏泄、调畅之性，气滞血瘀、温热蕴结、正不胜邪，最终积而成块，聚于肝，形成肝癌。

1. 感受外邪　时行疫毒之邪，从表入里，或直中脾胃，郁而不达，阻于中焦，脾胃运化功能失常，邪毒留滞于肝胆，肝气不能疏泄，以致气滞血瘀，络脉壅塞，久则诸邪相合，正虚不能抗争，搏结成块，发为肝癌。故《灵枢》云："肠胃恶则邪气留滞，积聚乃伤脾胃之间，……蓄积留止，大聚乃成。"

2. 情志郁结　情志失调，精神压抑，久而引起脏腑失和，气血逆乱，肝气不舒，血脉阻闭，以致气滞血瘀，聚久不散，发为本病，《济生方·积聚论治》篇说："忧思喜怒，人之所不能无，过则伤乎五脏，……留结为积。"《金匮翼·积聚统论》也说："凡忧思郁怒，久不得解者，多成此疾。"可见情志因素也是肝癌发病的重要原因或诱因。情志为病，常常首先影响到肝，若肝失疏泄，气机不利，则血行不畅而成气滞血瘀，日久可致积证。如《灵枢·百病始生》所说："若内伤于忧怒，则气上逆，气上逆则六输不通，一著而不止，而积皆成矣。"严用和《济生方》论述积聚，提出情志过激可引发本病，他说："有如忧思喜怒之气，人之所不能无者，过则伤乎五脏，逆于四时，传克不行，乃留结而为五积。"清代尤在泾《金匮翼·积聚统论》亦提到："凡忧思郁怒，久不得解者，多成此疾。"沈金鳌在《杂病源流犀烛》中论述臌胀病机，认为是"由怒气伤肝，渐蚀其脾，脾虚之极，故阴阳不交，清浊相混，隧道不通"而致。

3. 正气虚弱　张景岳说："脾肾不足及虚弱失调之人多有积聚之病。"《张氏医通》亦云："积之成也，正气不足，而后邪气踞之。"可见正气虚弱，无力与邪气交争，以致邪气内陷，是肝病发病的重要内因。《素问》有言："正气内存，邪不可干；邪之所凑，其气必虚。"《灵枢》曰："风雨寒热，不得虚，邪不能独伤人。"由此可见，古代医家认为正气亏虚是各种疾病发生发展的本质因素。患者先天不足、素体气虚、禀赋虚弱或后天营养失衡、失于调摄或他病转归、久病体弱，均可导致机体阴阳失衡、脏腑功能失调，不能有效抵御外邪，血瘀、痰湿、热毒、气滞等蕴结于肝胆，正邪相搏。如发病之初制宜得当，正气复盛，则可达邪外出，难以进一步发展。如制宜失当或延误诊治，即可致癌毒内发。疾病早期，正气尚存，多为脾虚肝郁之证，久病不去，正气不断亏损，脏腑功能严重失调，气郁而化火，火毒内蕴，伤血耗气，则出现骨肉枯脱、面色晦暗之阴阳俱虚之象。因此，正气亏虚在原发性肝癌整个发生发展过程中起着本质作用。

4. 饮食不节　饮食因素是引发肝癌不可忽视的一个重要原因。《素问·平人气象大论》曰："人以水谷为本。"饮食规律、饥饱适宜、卫生清洁、营养均衡、脾胃健运、气血生化充足，是维持健康的基本条件；饮酒过度，或嗜食肥甘厚味，或饥饱失宜，或饮食不消，或饮食不洁，均可伤及脾胃，脾运失健，日久痰湿内生，痰浊与气血搏结，可成积证。如《金匮要略·禽兽鱼虫禁忌并治》曰："秽饭、馁肉、臭鱼，食之皆伤人。"指出饮食不洁可使邪伏体内，久留而致恶变。巢氏《诸病源候论·虚劳癥瘕候》论癥瘕，认为"皆由久寒积冷，饮食不消所致"。宋代严用和《济生方》："过餐五味，鱼腥乳酪，强食生冷果菜，停蓄胃脘……久则积结为癥瘕。"金代张子和则提出"伤酸苦甘辛咸之味"五味偏嗜可致积聚的发生。元代罗天益《卫生宝鉴》认为："凡人脾胃虚弱或饮食过常或生冷过度，不能克化"都能致成积聚结块。肝癌的发病与嗜酒过度有关，古贤对此也早有认识，如《诸病源候论·黄疸候》说："黄疸之病，此由酒食过度……复为风湿所搏，瘀结不散，热气郁蒸，如食已如饥，令身体面目及爪甲小便尽黄。"张景岳《景岳全书·肿胀》说："少年纵酒无节，多成水臌。"并对长期饮酒致成臌胀做了详细的阐述。清代张璐也认识到饮酒过度可致臌胀，他在《张氏医通》中云："嗜酒之人，病腹胀如斗，此得之湿热伤脾。胃虽受谷，脾不输运，故成痞胀。"

5. 素体禀赋 《灵枢·五变》云："人之善病肠中积聚者何以候之。少俞答曰：皮肤薄而不泽，肉不坚而淖泽。如此则肠胃恶，恶则邪气留止，积聚乃伤。"指出积聚与素体禀赋有密切的关系。张元素曾言："壮人无积，虚人则有之，脾胃虚弱，气血两衰，四时有感，皆能成积。"受之于父母的先天易感体质、机体不健或脏腑虚弱，特别是脾失健运、后天不足、气血两虚是肝癌发病的基础。其也强调脏腑"真气"亏虚，邪气入侵是瘤病、积聚发生的原因。类似论述在《景岳全书·论治》也有，他认为："凡脾肾不足，及虚弱失调之人，多有积聚之病。盖脾虚则中焦不运，肾虚则下焦不化，正气不行，则邪滞得以居之。"《医宗必读·总论论治》亦说："按积之成也，正气不足而后邪气踞之。"体质状况的好坏决定了疾病的发生、发展与变化。素体禀赋不足、年老体弱，或他病迁延、劳倦过度等原因均可导致气血不足，五脏虚弱，阴阳失调。

（二）西医病因病理

1. 病因 原发性肝癌的病因尚未完全明确，根据流行病学调查和有关临床研究，目前认为肝癌发病主要与乙型肝炎病毒感染、肝硬化病理转归、致癌物质的作用等因素有密切关系。

（1）乙型肝炎病毒感染与肝硬化：乙肝病毒作为肝癌的直接病因目前尚未得到证实，但肝癌高发区人群的 HBsAg 阳性率较高。原发性肝癌患者中有慢性肝炎病史者占 1/3，且其血清中乙肝标志物的阳性率又高达 90%，都说明乙肝病毒感染至少作为一种促癌因子而与原发性肝癌高发有关。原发性肝癌合并肝硬化的发生率高达 80% 以上，其中又绝大多数属于乙型肝炎后的大结节性肝硬化，这更说明乙型肝炎、肝硬化与肝癌三者之间的密切关系。肝细胞恶变很可能系在其坏死再生过程中进行，由于产生不典型增生，从而提高了对致癌物质的敏感性，在致癌因子作用下恶变最终形成肝癌。

（2）黄曲霉毒素：实验证明被黄曲霉素巧染而霉变的谷物（如玉米、花生等）能致动物肝癌；肝癌高发病区人群尿液中黄曲霉素代谢产生黄曲霉毒素的含量很高、后者是动物肝癌最强的致癌剂。因此，黄曲霉素污染很可能是肝癌高发的重要因素之一。

（3）其他原因：亚硝胺、酒精、偶氮芥类等化学物质是可疑的致肝癌物质；微量元素代谢紊乱、中华支睾吸虫感染等均可能与肝癌发病有关。

2. 病理分型

（1）原发性肝癌大体形态分型：依据癌结节大小分为块状型（直径在 5cm 以上，超过 10cm 为巨块型）、结节型（直径不超过 5cm，小于 3cm 为小癌型）和弥漫型（癌结节呈米粒至黄豆大小弥散全肝，肉眼观与肝硬化相似）。

（2）原发性肝癌的组织学分型：依据癌细胞发生来源，分为肝细胞型肝癌（癌细胞由肝细胞发生）、胆管细胞型肝癌（癌细胞由肝内胆管上皮细胞发生）和混合型肝癌（同时存在似肝细胞、似胆管上皮细胞或两者过渡形态细胞的癌细胞）。其中绝大多数为肝细胞肝癌，混合型肝癌则罕见。

三、临床表现

1. **症状**　有以下 7 个方面：

（1）腹痛：是最常见和最初的主诉之一。疼痛多位于右季肋区或上腹部，其性质常为持续性钝痛，与肝包膜的不断扩展有关，可因叩击、体位改变或运动而加剧。在疾病晚期，疼痛加重。侵犯胆道导致运动障碍时，类似胆绞痛；肝破裂出血时，可出现类似急腹症剧痛；腹膜有癌瘤种植时，可出现腹膜刺激征。慢性肝病患者肝区疼痛不能为一般治疗所缓解且逐渐加剧时，应高度怀疑为 HCC。

（2）乏力与消瘦：此亦为常见首发症状，呈进行性加重。

（3）消化道症状：有食欲减退、恶心、呕吐、腹胀、腹泻或便秘，尤以食欲减退与腹胀更常见。由于缺乏特异性，不易被人注意。消化道症状与腹痛、乏力三者常同时或重叠出现，约 60% 的患者因出现这些非特异性的症状而就诊。

（4）上腹部包块：有些肝癌患者直至肝大达一定程度时，自觉或自行触及有上腹包块始来就诊。

（5）黄疸：黄疸是 HCC 晚期的表现。癌瘤转移至肝内外胆管或肝门淋巴结压迫胆管或肿瘤广泛浸润累及主要胆管，引起阻塞性黄疸。此外，肿瘤广泛浸润及弥散性分布，破坏残存的肝细胞，引起肝细胞性黄疸。HCC 一旦出现黄疸，并进行性加深，提示近期预后不良。

（6）发热：约 10% 的 HCC 患者以发热为首发症状。发热可由于癌细胞释放致热源物质或肿瘤组织坏死并发感染引起，表现为持续性低或中度发热。

（7）转移：侵犯门静脉并形成癌栓，若门脉主干阻塞便可引起门脉高压和难治性腹水，远处可转移至肺、骨、肾、脑、腹腔及肾上腺等。肺转移尤其是多发性转移可有胸痛、咳嗽、咯血和呼吸困难；骨转移可累及椎骨、肋骨和四肢长骨等，椎骨转移尤为严重，局部有明显疼痛，压迫脊神经时可引起截瘫；颅内转移者出现定位症状或颅内高压，重者可发生昏迷而误诊为肝性脑病。

2. **体征**

（1）肝大：进行性肝大是 HCC 最常见的体征。肝脏表面或边缘往往不规则或呈结节状，质地坚硬，典型者呈石块样。若肿瘤坏死或出血则局部可变软，伴或不伴压痛。肝右叶膈面癌肿可使膈肌明显抬高。

（2）门脉高压：常见于晚期 HCC，尤其继发于肝硬化的患者更为突出，常有脾大、腹水及腹壁静脉曲张。脾大既是失代偿期肝硬化门脉高压的表现，亦可见于癌肿侵犯门静脉或脾静脉形成癌栓所致；腹水呈草黄色或血性，后者可由于肝表面癌肿破溃或癌肿种植于腹膜引起，肝硬化患者出现血性腹水时，强烈提示 HCC 存在。

（3）肝动脉杂音：约 20% 的患者在肝脏上方可听到动脉杂音。HCC 在没有特殊的体征时，肝动脉杂音有一定的诊断意义。

（4）慢性肝病体征：在晚期肝硬化 HCC 患者中十分突出，表现有慢性肝病面容、蜘蛛痣、肝掌、男性乳房发育和睾丸萎缩等。

（5）Budd - Chiari 综合征：HCC 好侵犯肝内静脉分支，门静脉小分支最常受累。肝静脉肿瘤阻塞表现为 Budd - Chiari 综合征张力性腹水、肝脏弥漫性肿大和触痛。在肝静脉受累患者中，约 2/3 的患者癌栓侵入下腔静脉，部分或完全阻塞下腔静脉，造成下肢凹陷性水肿。癌栓亦可沿下腔静脉侵入右心房，引起心力衰竭或心律失常。

3. 伴癌综合征　伴癌综合征为肿瘤产生的一些物质进入血流并作用于远处组织所致。临床上主要表现为发作性腹泻、晕厥和腹部肿块。临床意义是它可先于 HCC 局部症状出现，促使医生注意 HCC 的存在，如异位激素综合征红细胞增多、高钙血症、性激素的改变、低血糖、高胆固醇血症，肥大性骨关节病、甲状腺功能亢进则较罕见。

四、诊断

1. 早期发现　系指发现肿瘤 <3～4cm 的小肝癌。小肝癌的检出率，在自然人群中为 10/10 万～14.6/10 万，在高危人群中为 501/10 万，后者为前者的 34.3 倍。所谓高危人群是指年龄在 40 岁以上有下列情况之一者：①有 5 年以上的肝炎病史或乙肝血清抗原标记阳性者；②有 5～8 年以上的酗酒史并有慢性肝病临床表现者；③已确诊的肝硬化患者。对高危人群进行 AFP 和（或）B 型超声的定期检查，是早期发现小肝癌的重要途径。

2. 早期诊断　早期发现的 HCC 有时不一定符合早期诊断的标准。早期诊断应综合运用定性的、定位的各种检测方法。

（1）定性诊断：HCC 定性诊断以 AFP 为首选，对 AFP 阴性或低浓度的 HCC，应辅以血清酶学和其他血清标记的检查。

1）AFP 定量检查：一般而言，AFP 血清浓度与肝癌的大小有一定的相关性。通过高危人群初筛的小肝癌，可能呈低浓度。AFP 异质体的检查，提示了 AFP 对诊断肝癌的特异性，有助于排除慢性活动性肝病的假阳性，还有助于低浓度 AFP 肝癌的诊断，甚至使肝癌在影像学诊断之前，即可做出定性诊断。

2）其他肝癌标记物：除 AFP 外，用于肝癌诊断的标记物很多，但具有早期诊断价值者为数并不多，其中较为成熟的是 γ - GTE，AFP 低浓度时也有较高的阳性率，且可在影像学出现异常前呈阳性，与 AFP 同步检查，能提高小肝癌的早期诊断率。其次，异常凝血酶原在 AFP 阴性或低浓度时，其阳性率为 65%～70%，与 AFP 联合检测，可使小肝癌的检出率提高到 84.2%。

（2）定位诊断：①B 型超声：对 HCC 的分辨低限约 2cm，准确性为 85%，是早期发现、早期定位诊断的首选方法；②CT：准确性与 B 超相似，于静脉注射造影剂增强后，正常组织与肿瘤组织的对比更为清晰，故在小肝癌的早期诊断中，也是常选的方法，从我国国情出发，在 B 型超声定位有困难时，可再做 CT 检查；③磁共振（MRI）：对鉴别肝肿瘤的良性与恶性有其优点，但早期诊断价值并未超过 CT，且检测费用昂贵，故只宜在特殊情况下选用；④选择性肝动脉造影：可显示 1cm 直径的多血管肿瘤，阳性率达 90%；⑤应用数字减影：血管造影和 CT 合并检查，可使显像更为细微清晰。此法仅在 B 型超声和 CT 不能肯定定位诊断时，或手术前需进一步了解肿瘤的大小、范围、部位以及其在肝内转移时，才考虑采用。

五、治疗

（一）中医治疗

1. 辨证论治

（1）气滞血瘀

主症：胁下痞块，胁痛。入夜尤甚，脘腹胀满，食欲缺乏，倦怠乏力，大便溏薄，舌质暗淡，有瘀点或瘀斑，脉弦涩。

治法：活血、化瘀、消积。

方剂：膈下逐瘀汤加减。

基本处方：五灵脂 6g，当归 9g，川芎 6g，桃仁 9g，牡丹皮 6g，赤芍 6g，乌药 6g，延胡索 3g，甘草 9g，香附 5g，红花 9g，枳壳 5g，半枝莲 30g，白花蛇舌草 30g。每日 1 剂，水煎服。

（2）湿热聚毒

主症：腹胀满，胁肋刺痛，心烦易怒，身黄目黄，口干口苦，食少，溲赤便干，舌质紫黯，苔黄腻，脉弦滑或滑数。

治法：清热利胆，泻火解毒。

方剂：茵陈蒿汤加减。

基本处方：茵陈 18g，栀子 9g，大黄 6g，厚朴 10g，半枝莲 30g，白花蛇舌草 30g。每日 1 剂，水煎服。

（3）肝阴亏虚

主症：胁肋疼痛，腹胀大，青筋暴露，甚则呕血、便血、皮下出血，五心烦热，舌红少苔，脉细而数。

治法：养血柔肝，凉血解毒。

方剂：一贯煎加减。

基本处方：生地黄 20g，白芍 15g，当归 10g，川芎 10g，女贞子 15g，墨旱莲 30g，龟板 20g，鳖甲 20g，枸杞子 15g，山茱萸 15g，沙参 30g，牡丹皮 10g，半边莲 30g，生黄芪 20g。每日 1 剂，水煎服。

2. 中药制剂

（1）金龙胶囊：破瘀散结，解郁通络。适用于原发性肝癌血瘀郁结证，症见胁下积块，胸胁疼痛，神疲乏力，腹胀，纳差等。口服，一次 4 粒，每日 3 次。

（2）平消胶囊：活血化瘀，散结消肿，解毒止痛，对毒瘀内结所致的肿瘤患者具有缓解症状，缩小瘤体，提高机体免疫力，延长生存时间的作用。胶囊：口服，一次 4~8 粒，每日 3 次。片剂：口服，一次 4~8 片，每日 3 次。

（3）复方斑蝥胶囊：破血消癥，攻毒蚀疮。适用于原发性肝癌、肺癌、直肠癌、恶性淋巴瘤、妇科恶性肿瘤等。口服，一次3粒，每日2次。

（4）鳖甲煎丸：活血化瘀，软坚散结。适用于胁下癥块属气滞血瘀证者。口服，温开水送服，一次3g，每日2~3次。

（5）茵陈五苓丸：清湿热，利小便。适用于肝胆湿热。适脾肺郁结引起的湿热黄疸，脘腹胀满，小便不利。口服，一次6g，每日2次。

（6）龙胆泻肝丸：清肝胆，利湿热。适用于肝胆湿热，头晕目赤，耳鸣耳聋，胁痛口苦，尿赤，湿热带下。口服，大蜜丸一次1~2丸，水丸一次3~6g，浓缩丸一次8丸，每日2次。

（7）茵栀黄口服液（颗粒）：清热解毒，利湿退黄，有退黄疸和降低谷丙转氨酶的作用。适用于湿热毒邪内蕴所致急性、迁延性、慢性肝炎和重症肝炎（Ⅰ型）。也可用于其他型重症肝炎的综合治疗。口服液：口服，一次10ml，每日3次。颗粒剂：开水冲服，一次6g，每日3次。

（8）华蟾素胶囊：解毒，消肿，止痛。适用于中晚期肿瘤、慢性乙型肝炎等。口服，一次3~4粒，每日3~4次。

（9）养正消积胶囊：健脾益肾，化瘀解毒。适用于辅助治疗脾肾两虚瘀毒内阻型原发性肝癌，症见脘腹胀满，纳呆少食，神疲乏力，腰膝酸软，右胁癥积，刺痛拒按，尿赤便溏等。具有增效减毒作用，可增加化疗药抗肿瘤疗效，提高患者生活质量；减轻化疗中出现的免疫功能、造血系统、消化系统及肝的损害。口服，一次4粒，每日3次。

（10）补中益气丸（颗粒）：补中益气，升阳举陷。适用于脾胃虚弱，中气下陷引起的体倦乏力，食少腹胀，久泻脱肛，子宫脱垂。丸剂：口服，小蜜丸一次9g；大蜜丸一次1丸；水丸一次6g，每日2~3次；浓缩丸一次8~10丸，每日3次。颗粒剂：口服，一次3g，每日2~3次。

（11）柴胡舒肝丸：疏肝理气，消胀止痛。适用于肝气不舒，胸胁痞闷，食滞不清，呕吐酸水。口服，一次1丸，每日2次。

（12）贞芪扶正胶囊（颗粒）：补气养阴。适用于久病虚损，气阴不足。配合手术、放射治疗、化学治疗，促进正常功能恢复。胶囊：口服，一次4粒，每日2次。颗粒剂：开水冲服，一次1袋，每日2次。

（13）杞菊地黄丸：滋肾养肝。适用于肝肾阴亏，症见眩晕耳鸣，羞明畏光，迎风流泪，视物昏花。口服，大蜜丸，一次1丸，每日2次。浓缩丸，一次8丸，每日3次。水蜜丸，一次6g，每日2次。小蜜丸，一次9g，每日2次。

3. 其他治疗　目前相关外用敷贴方法有很多，现临床多用的有：

（1）普陀膏：方药为血竭、地龙、全蝎、冰片等。用香油熬炼制成膏剂，每贴外敷5~7日，休息3日再敷用，12贴为一个疗程。适用于肝癌疼痛。

（2）直肠净化液：黄芪30g，蒲公英25g，丹参、海藻各15g，大黄10g，红花5g。上药量共制成250ml净化液。一次250ml，每日2次，连用5日，保留灌肠。有清热活血、通腑泄浊的作用，用于晚期肝癌并腹水者。

（二）西医治疗

早期治疗是改善肝癌预后的最主要因素。早期肝癌应尽量采取手术切除，对不能切除的大肝癌亦可采用多模式的综合治疗。

1. 手术治疗　肝癌的治疗仍以手术切除为首选，早期切除是提高生存率的关键，肿瘤越小，五年生存率越高。手术适应证为：①诊断明确，估计病变局限于一叶或半肝者；②无明显黄疸、腹水或远处转移者；③肝功能代偿尚好，凝血酶时间不低于 50% 者；④心、肝、肾功能耐受者。在肝功能正常者肝切除量不超过 70%；中度肝硬化者不超过 50%，或仅能做左半肝切除；严重肝硬化者不能做肝叶切除。手术和病理证实约 80% 以上肝癌合并肝硬化，公认以局部切除代替规则性肝叶切除无期效果相同，而术后肝功能紊乱减轻，手术死亡率亦降低。由于根治切除仍有相当高的复发率，故术后宜定期复查 AFP 及超声显像以监察复发。

2. 姑息性外科治疗　姑息性外科治疗适于较大肿瘤或散在分布或靠近大血管区，或合并肝硬化限制而无法切除者，方法有肝动脉结扎和（或）肝动脉插管化疗、冷冻、激光治疗、微波治疗，术中肝动脉栓塞治疗或无水酒精瘤内注射等，有时可使肿瘤缩小，血清 AFP 下降，为二步切除提供机会。

3. 化疗与放射介入治疗　化疗即应用化学药物治疗。过去大半个世纪中，化疗由过去少数几种化疗药物的单一应用发展到多种药物的联合应用。给药方式除原有的静脉全身化疗外，还出现了辅助化疗、新辅助化疗、特殊途径化疗（动脉、体腔内灌注等）等新的方式。由于化疗药物在消灭癌细胞的同时会造成患者机体的损害，目前，临床上多不主张对肝癌患者应用全身静脉化疗，而采取损害较小的放射介入治疗法。放射介入治疗是近年发展起来的化疗新途径。其方法是：通过导管进入到肝癌血液供应的肝动脉内，注入化疗药物，提高局部药物浓度从而提高疗效，同时减少了化疗药物对身体其他部分的毒副反应。放射介入治疗主要适用于情况不太差的不能手术的肝癌患者。目前，这种方法已成为不能切除肝癌患者非手术疗法中的首选。其缺点是对于继发性肝癌及部分原发性肝癌效果不佳，且会造成肝功能损害。

4. 局部治疗　局部治疗主要指一些在 B 超引导下肿瘤内穿刺治疗方法，其原理是通过物理、化学或放射性损伤，达到使肿瘤组织坏死，从而控制甚至治愈的目的。目前，临床上常用的局部治疗方法包括：超声引导下肿瘤内穿刺注射酒精、醋酸等；经皮穿刺肿瘤内微波固化治疗、激光治疗；射频消融、高温盐水注射等高温疗法；液氮冷冻；氩氦刀；高功率聚焦超声。

5. 生物治疗　生物治疗不仅起配合手术、化疗、放疗以减轻对免疫的抑制，消灭残余肿瘤细胞的作用。近年来，由于基因重组技术的发展，使获得大量免疫活性因子或细胞因子成为可能。应用重组淋巴因子和细胞因子等生物反应调节因子（BRM）对肿瘤生物治疗已引起医学界普遍关注，已被认为是第四种抗肿瘤治疗，目前临床已普遍应用 α - 干扰素（IFN - α）和 γ - 干扰素（IFN - γ）进行治疗，天然和重组 IL - 2、TNF 也已问世，此外，淋巴因子激活的杀伤细胞 - LAK 细胞肿瘤浸润淋巴细胞（TIL）等已开始试用。所用各种生物治疗剂的疗效仍有待更多地实践和总结。基因治疗为肝癌的生物治疗提供了新的前景。

六、护理

（一）护理措施

1. 疼痛　肝区痛与肿瘤生长迅速、肝包膜被牵拉、坏死组织和血液流入腹腔或肝动脉栓塞术后产生栓塞后综合征有关。

（1）减轻疼痛：指导患者应用放松和转移注意力的技巧以缓解疼痛；保持舒适而安静的环境以减少对患者的不良刺激和心理压力；认真倾听患者述说疼痛的感受，并做出适当的应答以保持稳定而有助于减轻疼痛。

（2）采取镇痛措施：如按 WHO 推荐的三阶梯疗法，遵医嘱给予相应的镇痛药；也可采用患者自控镇痛（PCA）法进行止痛。

（3）肝动脉化疗栓塞患者的护理：TACE 为非手术治疗中的首选方法，可明显提高患者的三年生存率。应做好以下护理以减少患者疼痛和并发症的发生。

1）术前护理：①向患者及家属解释有关治疗的必要性、方法和效果以减轻其对 TACE 的疑虑；②做好相应检查，如血常规、出凝血时间、肝肾功能、心电图、B 超等；③双侧腹股沟区备皮，同时检查股动脉及足背动脉搏动的强度以便术后进行对比观察；④行碘过敏试验和普鲁卡因过敏试验，阳性可用非离子型造影剂；⑤术前 4～6 小时禁食；术前 30 分钟遵医嘱给予镇静剂，并测血压。

2）术中配合：备好各种抢救用品和药物，安慰患者以使其尽量放松。在给患者注射造影剂时密切观察其有无恶心、胸闷、心悸、皮疹等过敏症状及密切监测血压。注射化疗药后密切观察患者有无恶心、呕吐等症状，一旦出现立即让患者深呼吸，协助其头偏向一侧，口边垫污物盘；若使用的化疗药胃肠道反应明显，可在注入化疗药前予止吐药。若出现腹痛等症状，可根据情况给予对症处理。

3）术后护理：术后因肝动脉血供突然减少，可导致栓塞后综合征，出现发热、恶心、呕吐、腹痛、血清白蛋白降低、肝功能异常等改变，应做好相应护理。①穿刺部位压迫止血 15 分钟再加压包扎，沙袋压迫 6 小时，穿刺侧肢体保持伸直 24 小时，并观察穿刺部位有无血肿或渗血；②禁食 2～3 天，逐渐过渡到流质，注意少量多餐以减轻恶心、呕吐；③术后由于包膜张力增加、肝水肿等原因可引起腹部不适，一般 48 小时后症状自然消失或减轻，如剧烈疼痛持续 3～4 天，则考虑有误伤其他器官并引起组织坏死的可能，必要时胃肠减压，诊断未明确前勿应用镇痛药；④多数患者术后 4～8 小时体温升高，持续 1 周左右，也可持续 2～3 周，与机体对坏死肿瘤组织重吸收的有关，可行物理降温或给予解热镇痛药，同时注意让患者保暖，预防肺部并发症；⑤注意有无肝性脑病的前驱症状，一旦出现及时进行处理；⑥鼓励患者深呼吸，必要时吸氧以利于肝细胞代谢；⑦1 周后常因肝缺血影响肝糖原的储存和蛋白质的合成，应根据医嘱静脉输注白蛋白，适量补充葡萄糖液，可将导管连接于微量注射泵上，便于持续注射抗癌药物，并准确记录出入量。

2. 焦虑、恐惧和绝望　与患者知道肝癌的诊断与预后或终末期肝功能衰竭有关。

（1）心理疏导：诊断初期，应多与患者沟通，鼓励其说出内心的感受，正确评估焦虑或恐惧的程度，并给予相应的心理疏导。

（2）防止意外发生：经人确信诊断后，对有自杀倾向的患者应加强监控，尽快与其亲属沟通以取得配合，防止意外发生。

（3）维护患者的尊严：晚期注意维护患者的尊严，积极地处理其提出的各种要求，并鼓励亲属多陪伴患者。

（二）健康教育

1. 肝癌的防治　积极宣传和普及肝癌的预防知识，注意饮食卫生和粮食保管，防霉去毒，防止水源污染。应用乙、丙型肝炎疫苗，预防病毒性肝炎和肝硬化。定期对肝癌高发区人群进行普查，以早期诊治肝癌。

2. 合理的饮食　以高蛋白、适当热量、高维生素饮食为宜，避免高脂、高热量和刺激性食物，以免加重肝脏负担。出现食欲不振、恶心、呕吐者应服用止吐剂后少量进食，并增加进餐次数。有肝性脑病倾向者应减少蛋白质摄入。戒烟禁酒以减轻肝损害。

3. 相关指导　向患者和家属介绍肝癌的有关知识和并发症的识别，以便发现异常，及时就诊。忌服损害肝脏的药物。指导患者保持乐观情绪，积极参加抗癌俱乐部等活动，以增强战胜疾病的信心。保持生活规律，避免情绪剧烈波动和劳累，以减少肝糖原分解和减少乳酸和血氨的产生。同时定期复查。

（马雪梅　于晓文　王　洋　刘文娟　左程成）

第八节　慢性胰腺炎

一、定义

慢性胰腺炎（chronic pancreatitis，CP）是指由于各种不同病因（酗酒、胆管系统疾病、高脂血症、遗传因素、自身免疫性疾病、胰腺分裂症等）引起胰腺组织和功能的持续性损害，其病理特征为胰腺纤维化。临床以反复发作的上腹疼痛，胰腺外分泌功能不全为主要症状，可并有胰腺内分泌功能不全、胰腺实质钙化、胰管结石、胰腺假性囊肿形成。近年来，国内慢性胰腺炎的发病率有上升趋势，西方国家以慢性酒精中毒为常见病因，我国则以胆管疾病长期存在为主要病因。

慢性胰腺炎属中医"腹痛""胁痛""泄泻""胰胀""癥瘕"等范畴。其发病多始于长期恣饮酒浆，过食肥腻、辛辣，致使脾胃湿浊内生，气机不畅；或因肝胆郁滞，疏泄不利，横逆脾胃，导致脾胃运化失司；或气滞血瘀，生湿蕴热，致成湿热之证，若淤积不散，还可结而成块。故本病气滞血瘀、运化失司和湿热蕴结是基本病机，而脘胁腹痛和泄泻便清是本病的最常见症状。又由于本病的病程缠绵反复，在长期病情发展过程中，还可伴全身消瘦、腹部包块、黄疸和糖尿病等表现。本证多为本虚标实或虚实错杂，治疗宜以疏肝理气、通里攻下、清热化湿、活血化瘀、健脾益气等为主。

二、病因

（一）中医病因病机

1. 肝郁脾虚　饮食劳倦，思虑伤脾，脾虚生湿，或肝郁犯脾，脾失健运，土壅木郁而致本证。

2. 湿热蕴结　素嗜酒酪，或过食膏粱，饮食不节，伤及脾胃，酿成湿热，交阻中焦而致本证。

3. 浊毒内蕴　湿热蕴久，湿之盛为浊，热之极为毒，两者胶结，邪壅经络，气机阻滞而致本证。

4. 脾胃虚寒　久病体弱，耗损阳气，或过食生冷，损伤脾胃，寒从内生，虚寒滞中而致本证。

5. 气滞血瘀　肝郁气滞，湿热蕴结，日久交阻，影响气机，血行不畅，凝聚为块而致本证。

（二）西医病因病理

与急性胰腺炎相似，国外以酒精中毒为主，国内以胆道疾病，尤其胆结石为主。其他少见者为营养不良、腹部外伤、高钙血症、代谢异常、自身免疫异常、血管病变、血友病、肝病、遗传性因素等。少数患者确无病因可寻，称特发性慢性胰腺炎。

三、临床表现

1. 腹痛　是慢性胰腺炎最突出的症状，60%～90%的患者都有程度不等的腹痛。疼痛多在上腹部，可放射至左、右季肋部，左侧肩部及背部。为阵发性呈反复发作，随病情加重渐发展为持续性腹痛。饮酒、进油腻食物、劳累均可诱发腹痛，疼痛剧烈时常伴恶心、呕吐。腹痛在平卧位时或进食后躺下时疼痛加重，在坐位、前倾位、屈膝位或俯卧位时缓解。

2. 胰腺外分泌不足的表现　慢性胰腺炎大多数有腹胀、食欲减退、恶心、嗳气、乏力、消瘦等消化不良症状。由于胰腺外分泌功能不全，分泌胰消化酶减少，对食物消化吸收功能减退；另一方面因进食后易加剧腹痛，患者食欲下降，加之患者常伴脂肪和蛋白质丢失，长期就会有体重下降，明显消瘦，并有多种脂溶性维生素缺乏的表现，少数患者有低蛋白血症，出现全身性水肿，皮肤皱褶增多，头发枯萎等表现。重度慢性胰腺炎常有腹泻，主要是由于胰腺外分泌功能障碍所致消化吸收不良，典型的可为脂肪泻，大便每日3～10次，大便量增多，呈酸恶臭味，泡沫状，大便表面发油光或含有油滴，显微镜下可见脂肪滴。在进油腻食物后大便次数可增多。有些患者大便中还可见有未完全消化的肌肉纤维。

3. 胰腺内分泌不足的表现　可表现为糖尿病或糖耐量异常。糖尿病常在出现临床症状后的5～10年发生。

4. 黄疸　由于我国慢性胰腺炎合并胆道疾病较多，在临床上有黄疸的比国外报道要更多见。黄疸一般为轻到中度，常见以直接胆红素升高为主，主要是由于胰头肿大压迫胆总管所致，也可是胰腺假性囊肿和纤维化肿块压迫胆道造成的。另外，常同时合并胆石症、胆道感染等也可形成黄疸。

5. 腹水及胸水　少数慢性胰腺炎患者可出现腹水，腹水量多少不一。蛋白质含量常较高，腹水淀粉酶可明显升高。如显著高于血淀粉酶可确诊为胰性腹水。另有少数患者可出现胸水，多位于左侧胸腔，胸水中含有高浓度的淀粉酶。其原因可能与假性囊肿破裂有关，有时可从影像检查中发现胰腺–胸膜瘘。

总之，慢性胰腺炎临床表现复杂，典型的五联征：上腹痛、胰腺钙化、胰腺假性囊肿、糖尿病和脂肪泻少见，大多以某一或某些症状为主要特征。

四、诊断

在排除胰腺癌的基础上，建议将下述 4 项作为慢性胰腺炎的主要诊断依据：

1. 典型的临床表现（腹痛、胰腺外分泌功能不全的症状）。
2. 病理学检查。
3. 影像学上有慢性胰腺炎的胰胆改变征象。
4. 实验室检查有胰腺外分泌功能不全依据。

其中第三项为诊断所必须，第二项阳性可确诊，第一项 + 第二项可基本确诊，第一项 + 第四项为疑似患者。

五、治疗

（一）中医治疗

1. 辨证论治

（1）胃肠湿热

主症：腹部胀痛而拒按，胃脘部痞塞不通，恶心呕吐，大便不通，舌质红，苔黄燥，脉滑数。

治法：清热化湿，通里攻下。

方剂：清胰汤合大承气汤加减。

基本处方：大黄 10g（后下），芒硝 10g（冲服），白芍 10g，木香 9g，延胡索 9g，柴胡 10g，黄芩 15g。每日 1 剂，水煎服。

（2）肝胆湿热

主症：胃脘两胁疼痛，厌食油腻，发热、恶心，身重倦怠或黄疸，舌苔黄腻。

治法：清肝胆，利湿热。

方剂：清胰汤合龙胆泻肝汤加减。

基本处方：栀子 10g，柴胡 15g，黄芩 10g，黄连 6g，白芍 10g，薏苡仁 15g，苍术 10g，大黄 10g（后下），胡黄连 9g。每日 1 剂，水煎服。

（3）脾胃食滞

主症：脘闷纳呆，食后上腹饱胀不舒，面黄肌瘦，倦怠乏力，舌淡胖苔白，脉弱。

治法：健脾化积，调畅气机。

方剂：清胰汤合枳实化滞丸加减。

基本处方：大黄 10g，枳实 10g，神曲 15g，茯苓 10g，黄芩 10g，黄连 6g，陈皮 10g，柴胡 15g，白芍 10g，薏苡仁 15g。每日 1 剂，水煎服。

（4）瘀血内结

主症：脘腹疼痛加剧，部位固定不移，脘腹或左胁下痞块，舌质紫黯或有瘀斑，脉涩。

治法：活血化瘀，理气止痛。

方剂：少腹逐瘀汤加减。

基本处方：小茴香 10g，干姜 6g，延胡索 3g，没药 6g，当归 10g，川芎 15g，肉桂 3g，赤芍 6g，蒲黄 10g，五灵脂 6g（包煎），大黄 10g。每日 1 剂，水煎服。

（5）脾胃虚弱

主症：脘闷纳呆，食后上腹部饱胀不适，大便时溏时泻，反复发作，稍有饮食不慎，大便次数即增多，夹见水谷不化，面黄肌瘦，倦怠乏力，舌淡胖，苔白，脉细弱。

治法：健脾益胃，调畅气机。

方剂：香砂六君子汤加减。

基本处方：党参 10g，白术 15g，茯苓 10g，甘草 10g，陈皮 10g，半夏 6g，砂仁 6g（后下），木香 10g。每日 1 剂，水煎服。

2. 中药制剂

（1）小柴胡汤口服：10ml/次，3 次/日。适用于肝胃不和者。

（2）香砂六君子丸：6～9g/次，2～3 次/日，空腹温开水送服。适用于脾胃气虚者。

（3）桂枝茯苓丸：1 丸/次，1～2 次/日，温开水送服。适用于中上腹扪及包块、瘀血较甚者。

（二）西医治疗

1. 内科综合治疗

（1）病因治疗：有胆道疾病者应择期进行相应处理，嗜酒者应戒酒。

（2）止痛：可用药物止痛，也可选用大剂量胰酶制剂或 H_2 受体拮抗药，剧痛者可用腹腔神经丛阻滞，必要时行 Oddi 括约肌切开，胰管内置管，清除蛋白栓子或结石。

（3）并发症治疗：胰外分泌功能不全时，可摄取高蛋白、高糖、低脂肪饮食，胰酶制剂可选用多酶片、胰酶片、得每通片、达吉片等，胰腺钙化时可口服枸橼酸。多种维生素的补充当属必要，若发生糖尿病时可选用胰岛素等。

2. 外科治疗　凡经内科治疗半年而效果不明显时，可行手术。手术适应证：①虽经内科治疗但腹痛顽固而严重者；②并发胰腺假性囊肿或脓肿者；③形成胰腺瘘管者；④因胰头肿大或囊肿压迫胆总管发生阻塞性黄疸者；⑤疑为胰腺癌者。术式选择：手术治疗能否改善胰腺功能、延缓胰腺炎症进展以及手术时机的选择，目前尚缺乏充分的证据支持。应遵循个体化治疗原则，根据病因，胰腺、胰周脏器病变特点（炎性肿块、胰管扩张或结石、胆管或十二指肠梗阻）及手术者经验等因素，主要针对各种外科并发症选择制订合适的手术方案。

3. 介入治疗　经内镜行介入治疗：①在胰管狭窄段放置金属支架以扩张胰管；②胰管括约肌切开以利胰管内结石排出；③在假性囊肿和胃腔之间放支架，使囊肿内液体流入肠道；④对胆总管梗阻者，可放置支架解除梗阻。

4. 胰酶替代治疗　用外源性胰酶替代内源性胰液分泌功能不足进行治疗，即胰酶替代治疗。目的在于补偿缺乏的胰酶以改善症状，提高患者的生活质量。

自身免疫性胰腺炎是一种特殊类型的 CP，首选糖皮质激素治疗，初始剂量通常为 30～40mg/d，2～4 周后减量至 2.5～5.0mg/d，维持 6～12 个月。治疗期间通过监测血清 IgG_4 及影像学复查评估疗效。

六、护理

治疗过程中不强调进食，有食欲者可进低脂饮食。急性发作期，一般患者补液 1500～2000ml/d，注意水、电解质平衡。忌食生冷、油腻、辛辣、不易消化及刺激性食物，戒酒，忌忧郁、恼怒等不良情绪，增强患者的治疗信心。针对患者的主要症状，配合饮食治疗。

CP 确诊并经治疗后，部分患者病情可相对稳定，如病变持续进展可导致胰腺内外分泌功能不全以及恶变等情况，建议定期随访。随访内容应包括病史询问、体格检查、影像学检查（超声、CT 等）和相关实验室检查（包括 HbA1c、胰酶及肿瘤标记物等）。

（张苹苹　王君妍　方家琪　田沙沙　夏晶晶）

第三章　循环系统疾病

第一节　冠状动脉粥样硬化性心脏病

冠状动脉粥样硬化性心脏病，简称冠心病，是由于冠状动脉粥样硬化，使血管腔狭窄、阻塞，导致心肌缺血缺氧，甚至坏死引起的心脏病。

冠心病临床上可分为无症状性、心肌缺血型、心绞痛型、心肌梗死型、缺血性心肌病型，以及猝死型。本节主要介绍心绞痛和心肌梗死。

一、心绞痛

（一）定义

心绞痛系冠状动脉供血不足，心肌急剧或暂时的缺血、缺氧所引起的临床综合征。其特点为前胸部出现阵发的压榨性疼痛，主要位于胸骨后部，可放射至心前区与左上肢，常因劳动或情绪激动时诱发，持续数分钟，经休息或用硝酸酯制剂后缓解。

本病在中医文献中名称很多，诸如"心痛""厥心痛""胸痹""胸痹心痛""心脾痛"等，现多主张命名为"胸痹心痛"或"心痛"。"心痛"早在《黄帝内经》诸篇中多处可见，如《素问·至真要大论》："少阴司天，热淫所胜……肩背臂臑及缺盆中痛，心痛……"等。"胸痹心痛"始出于《金匮要略·胸痹心痛短气病脉证治第九》："师曰：夫脉当取太过不及，阳微阴弦……今阳虚知在上焦，所以胸痹心痛者，以其阴弦故也。"本病的临床表现为膻中或左侧胸膺部位突发憋闷或疼痛，其痛常可窜及肩背、前臂、胃脘部，亦有沿手少阴、手厥阴经循行部位窜至中指或小指，并兼见心悸、气短等症。其病位在心，与肝、肾、脾、胃的关系密切。病性多属本虚标实，虚为心、肝、脾、肾功能失调，气血阴阳不足；实为气滞、血瘀、寒凝、痰阻，导致气血阴阳逆乱，甚者可出现心阳暴脱、心脉痹阻之危重证候。

本病四季均可发病，但以冬、春季节居多，劳累、情绪激动、饱食、受寒、阴雨天气、急性循环衰竭等常为其发病之诱因。

（二）病因

1. 中医病因病机　中医认为，本病的发生多与寒邪内侵、情志失调、饮食不当、年老体虚等因素有关。其病机有虚实两方面，虚为心、脾、肝、肾功能失调，气血阴阳亏虚；实为寒凝气滞、心血瘀阻、痰浊闭塞。临床常以虚实夹杂为多见。

（1）寒邪内侵：素体阳虚，胸阳不振，阴寒之邪乘虚侵袭，致使寒凝气滞，胸阳痹阻。《金匮要略·胸痹心痛短气病脉证治第九》："师曰：夫脉当取太过不及，阳微阴弦，即胸痹而痛，所以然者，责其极虚也。今阳虚知在上焦，所以胸痹、心痛者，以其阴弦故也。"《医门法律·中寒门》亦说："胸痹心痛，然总因阳虚，故阴得乘之。"说明胸痹心痛的病机之一为胸阳不足，阴邪上乘阳位。两者相互搏结而成。

（2）饮食不当：长期饮食不节，恣食膏粱厚味，或嗜酒成癖，复因人至中年，脏气渐衰，脾胃运化失健，聚湿成痰。阻遏心脉，发为胸痹心痛。

（3）情志失调《素问·宣明五气篇》："五脏所藏：心藏神、肺藏魄、肝藏魂、脾藏意、肾藏志……"谓五脏与精神情志活动密切相关，其中与心、肝、脾、肾的关系尤为密切。《素问·痿论》："心主身之血脉"人的意识、思维、情志等精神活动及血脉的正常运行，均为心所主宰，若心神发生病变，不仅可出现神志反常、血脉运行阻遏的表现，而且亦能影响其他脏腑功能的失调。忧思伤脾，脾虚气结，运化失司，津液不得输布，遂聚而为痰郁怒伤肝，肝失疏泄，气郁化火，灼津成痰。气滞或痰阻均可使血行不畅，脉络不利，导致气滞血瘀，或痰瘀互结，使心脉痹阻而成胸痹心痛。

（4）脏气虚衰：《素问·上古天真论》："……五八肾气衰……"年逾四旬，肾气渐衰，肾阴亏虚，精血化生匮乏，不能上济于心，致使心脏阴血不足，心脉失养，脉络绌急；肾阳虚衰，命火不足。相火不生，君火失充，心脉失于温煦，亦可造成心脉绌急而发生胸痹心痛。

上述病因病机可单一出现，或同时兼有，但多以"阳微阴弦"，本虚标实为主。若病情进一步发展，可因心阳阻遏，心气虚衰，血脉鼓动无力而出现心动悸，脉结代；或因心肾阳衰，水饮泛溢，凌心犯肺，出现喘促、水肿等心衰之象。若病情骤变，心阳暴脱，络脉瘀滞，则可发生真心痛阴阳不交之危候；亦可因邪胜正衰，心气暴绝而发生猝死。

2. 西医病因病理　心绞痛的直接发病原因是心肌供血的绝对或相对不足，因此，各种减少心肌血液（血氧）供应（如血管腔内血栓形成、血管痉挛）和增加氧消耗（如运动、心率增快）的因素，都可诱发心绞痛。心肌供血不足主要源于冠心病。有时，其他类型的心脏病或失控的高血压也能引起心绞痛。

如果血管中脂肪不断沉积，就会形成斑块。斑块若发生在冠状动脉，就会导致其缩窄，进一步减少其对心肌的供血，就形成了冠心病。冠状动脉内脂肪不断沉积逐渐形成斑块的过程称为冠状动脉硬化。一些斑块比较坚硬而稳定，就会导致冠状动脉本身的缩窄和硬化。另外一些斑块比较柔软，容易碎裂形成血液凝块。冠状动脉内壁这种斑块的积累会以下两种方式引起心绞痛：①冠状动脉的固定位置管腔缩窄，进而导致经过的血流大大减少；②形成的血液凝块部分或者全部阻塞冠状动脉。

常由于体力劳动、情绪激动、饱餐、惊吓和寒冷所诱发。典型的心绞痛常在相似的劳动条件下发作，病情严重者也可在吃饭、穿衣、排便或休息时发生，疼痛发生于劳动或激动的当时，而不是一天或一阵劳累过后。安静状态下发作的心绞痛，是冠状动脉痉挛的结果。

（三）临床表现

1. 症状　以发作性胸痛为主要临床表现。具体特点为：

（1）疼痛的部位：主要在胸骨体上段或中段之后，可波及心前区，有手掌大小范围，甚至横贯前胸，界限不很清楚。常放射至左肩、左臂内侧达无名指和小指，或至颈、咽或下颌部。

（2）疼痛的性质：胸痛常为压迫、发闷或紧缩性，也可有烧灼感，但不尖锐，不像针刺或刀扎样痛，偶伴濒死的恐惧感觉。发作时，患者往往不自觉地停止原来的活动，直至症状缓解。

（3）疼痛的诱因：发作常由体力劳动或情绪激动（如愤怒、焦急、过度兴奋等）所激发，寒冷、吸烟、心动过速、休克等亦可诱发。疼痛发生于劳力或激动的当时，而不是在一天或一阵劳累之后。典型的心绞痛常在相似的条件下发生，但有时同样的劳力只在早晨而不在下午引起心绞痛，提示与晨间痛阈较低有关。

（4）疼痛的持续时间和发作频度：心绞痛发作一般持续 3~5 分钟，很少超过 15 分钟。疼痛发作可一日多次，也可数日、数周一次，两次发作之间患者无任何不适。

2. 体征　心绞痛患者平时一般无异常体征，心绞痛发作时常常有心率增快、血压升高、表情焦虑、皮肤冷或出汗，有时出现第四或第三心音奔马律。可有暂时性心尖部收缩期杂音，是乳头肌缺血所致功能失调引起二尖瓣关闭不全所引起，第二心音可有逆分裂或交替脉。

（四）诊断

有典型心绞痛发作病史者诊断不难。症状不典型者，结合年龄、冠心病易患因素、心电图及其负荷试验等检查也多可建立诊断。诊断仍有困难者，可考虑行放射性核素检查和冠状动脉造影。

1. 心电图检查（ECG）　是发现心肌缺血、诊断心绞痛的最常见检查方法。

（1）静息心电图：约半数患者为正常。最常见的心电图异常是 ST – T 改变，包括 ST 段压低，T 波低平或倒置，可伴有或没有陈旧性心肌梗死的表现。

（2）心绞痛发作时的心电图检查：将近 95% 的病例心绞痛发作时出现明显的并伴有相当特征的心电图改变，可出现暂时性心肌缺血引起的 ST 段移位。

（3）心电图负荷试验：是对怀疑有冠心病的患者给心脏增加负荷而激发心肌缺血的心电图检查。运动负荷试验为最常用的方法，运动方式主要为分级踏板或蹬车。

（4）心电图连续检测（动态心电图）：连续记录 24 小时以上的心电图，可从中发现心电图 ST – T 改变和各种心律失常，出现时间可与患者的活动和症状对照。

2. 放射性核素检查　包括^{210}TI – 静息和负荷心肌灌注显像和放射性核素心腔造影。

3. 心导管检查　主要包括冠状动脉造影术和左心造影术，是有创性检查方法。前者是目前诊断冠心病最准确的方法，可以准确地反映冠状动脉狭窄的程度和部位，为选择治疗方案提供依据。

4. 其他　包括超声心动图。

（五）治疗

1. 中医治疗

（1）辨证论治

1）心阳不足，阴寒内盛

主症：胸痛紧束感，胸闷气促，喘息咳唾，面色苍白或紫黯灰滞，爪甲青紫，四肢不温，舌淡紫，苔薄白腻或苔白润，脉沉迟细涩、结代或虚。

治法：温通心阳，开痹宣络。

方剂：瓜蒌薤白桂枝汤、当归四逆汤。

基本处方：制附子 10~30g（先煎 60 分钟），桂枝 5~10g，党参 15g，全瓜蒌 15~30g，薤白 15g，当归 10g，香附 10g，细辛 2~10g，炙甘草 3~12g。每日 1 剂，水煎服。

方解：大温之制附子、桂枝、细辛温振心阳，逐寒止痛；党参、甘草益气；瓜蒌、薤白通阳开结；当归、香附行气活络定痛。

加减：胸痛极剧，去附子，易川草乌各 15g、细辛 10g，另血竭、肉桂末各 1~2g（冲兑），并以开水送服苏合香丸 1 丸；痛引肩背者，加片姜黄 10g；胸闷显著者，加厚朴 6~10g、檀香 6g；肢凉难温者，加鹿角片 30g 以通行督脉；心率显著减慢者，重用附子 20~30g。

2）气滞血瘀，心脉痹阻

主症：胸痛较剧如针刺，痛点多固定并涉肩背，止发无常，面色晦滞，唇甲青紫，舌质紫黯，多现瘀斑，脉沉涩或弦，或结代。

治法：理气活血，开痹定痛。

方剂：桃红四物汤、血府逐瘀汤、丹参饮。

基本处方：当归 10g，桃仁 10g，赤芍 15g，红花 6g，柴胡 6g，桔梗 6g，降香 4~10g，郁金 10g，枳壳 10g，川牛膝 12~30g，川芎 10g，甘草 3~5g。每日 1 剂，水煎服。

方解：本证气滞血瘀，经隧不通，心脉痹阻，不通则痛，故发作常剧，以邪实为主，治疗重在宣通，调畅气血，通则不痛，方选王清任血府逐瘀汤气血双调，桃红四物汤、丹参饮活血化瘀止痛。不用生地黄乃虑阴柔之品碍其气血。

加减：若症无明显热象，可配入略温之品，如乳没、檀香等，温药易于宣散走窜，有助于宣布药力，行气止痛；胸痛显著，酌入失笑散 3g（冲兑）、制乳香 6g、血竭 3g、青葱管 3g；仍痛甚，以田七粉 1.5g（冲兑）；见气虚乏力，加人参粉 3~5g 冲服；憋气闷室，多为胸阳不足，浊阴壅滞，合用瓜蒌薤白桂枝汤；心悸重，加琥珀末 2g 吞服，酸枣仁 15g、红枣 10 枚。

3）气阴两虚

主症：左胸痛或有灼热感，胸闷隐隐，时作时止，头目眩晕，寐差多梦，倦怠乏力，动则气促，心悸，怔忡，口干不欲饮，耳鸣阵作，遇劳则甚，舌质淡紫黯，舌津少，舌苔薄净，脉细或细数。

治法：益气养阴，通脉开痹。

方剂：炙甘草汤、天王补心丹。

基本处方：太子参 15~30g 或西洋参 6g（另煎），生地黄 30~60g，生黄芪 30g，红枣 10 枚，阿胶 12g（烊化），麦门冬 15g，鸡血藤 20~30g，炙甘草 10g，丹参 15~30g，三七末 3g（分吞），桂枝 3~6g。每日 1 剂，水煎服。

方解：本型多见于慢性冠状动脉供血不足或急性发作恢复期，以及伴有高血压者，病程较长，气虚阴血不足。气虚则行气无力，血少则脉通枯涩，心失所养，故不耐疲劳，劳则胸痛，心悸怔忡，少气易倦。治疗重在益气养阴，取法平补，忌过燥过温过腻。少量桂枝，作为反佐，温振心阳兼以通脉。

加减：心气虚明显，以人参须代太子参；心阴虚明显可合用天王补心丹；心悸甚加五味子6～10g、生龙齿20g；失眠加夜交藤30g、龙眼肉10g、远志6～10g；眩晕心烦不宁，乃虚阳偏亢，去桂枝、人参、黄芪，加茺蔚子15g、女贞子20g、石决明24g；胸闷著加郁金10g；汗多加山茱萸12g、五味子10g、煅牡蛎30g；如动则气促，乃心肾之气已衰，加五味子10g、蛤蚧3g（研末分冲）、紫石英15g。本证使用人参机会较多，取效好，多选用白参如西洋参，生晒参也可，最好将人参焙干研末装入胶囊，日服3～5g，既充分利用药材，又便于长时间使用。

4）痰浊壅痹

主症：胸痛常呈窒塞感，胸满憋闷，气短，心悸喘促，腹胀纳差，呕恶痰涎，肢体沉重或形体肥胖，舌体胖大，舌黯苔白腻或浊厚腻，脉沉滑或濡缓。

治法：通阳泄浊、豁痰开痹。

方剂：导痰汤、枳实薤白桂枝汤、瓜蒌薤白半夏汤。

基本处方：胆南星10g，法夏10g，茯苓10～30g，枳实10～15g，瓜蒌15～30g，薤白头15g，桂枝3～10g，川芎6～10g，陈皮6～10g，土鳖虫4～10g。

方解：方取导痰汤燥湿祛痰、瓜蒌薤白桂枝汤通阳宽胸豁痰，土鳖虫、川芎行气活血通痹。本方以开痹治标为主，症缓则以香砂六君子汤为主调治。

加减：胸痛重者，加石菖蒲5～8g、郁金10g；腹胀著者，加厚朴6～10g、炒莱菔子15～30g；痰湿象著者，加苍白术6～15g、车前子15g（布包）；心悸不宁者，加琥珀末4g（分吞）、生牡蛎24～30g；若因饮食诱发者，合用橘枳姜汤；喘促痰多者，加用三子养亲汤；若痰浊化热，证见舌红苔黄腻口干苦等症，应用桂枝，合用黄连温胆汤加黄芩。

（2）中药制剂

1）苏合香丸1粒，开水化服。

2）苏冰滴丸（苏合香酯、冰片）2粒口服。对气滞明显者效佳。

3）苏心丸1～2粒口服，多于30秒至5分钟内止痛，药效可维持8小时。

4）环心丸，1粒口服。

5）麝香保心丸2～4粒吞服，多于1分钟内止痛，可维持7小时。

6）心痛乳剂3～5ml口服，起效迅速。

7）速效救心丸（川芎嗪、冰片），舌下含服5～15粒，具有活血化瘀，理气止痛之功。

8）复方丹参滴丸（丹参、三七、冰片），舌下含服10粒，具有活血化瘀止痛的作用。

以上药物均可扩张冠状动脉，改善冠状动脉血流，降低心肌耗氧量，提高心肌与全身耐缺氧能力，抑制血小板黏附性，并具一定的抗心律失常作用，对剧烈胸痛止痛效果偏差，适用于轻中度心绞痛发作。

（3）针刺

主穴：心俞、厥阴俞、内关、膻中、足三里、巨阙。

随证配穴：心血瘀阻配膈俞、阴郄；气阴不足配阴郄、太溪、三阴交；心阳不振配命门

（灸）、巨阙；痰浊壅盛配中脘、丰隆；阳气暴脱配关元（灸）、气海（灸）。

方法：每次选用主穴 2 个，配穴 1 个，强刺激手法，需得气后止痛效佳，留针 30 分钟，每隔 3～5 分钟行针 1 次，以加强巩固止痛效果，针感强烈疗效最佳。若临时无针具，亦可手指按压至阳穴 3～5 分钟，可取较好的即时疗效，并可起预防作用。连续治疗 10 次后可停针数日，再行治疗。心阳不振、寒凝心脉者可用灸法。

2. 西医治疗

（1）发作时的治疗

1）休息：发作时应立即休息。

2）药物治疗：宜选用作用快、疗效高的硝酸酯制剂。这类药物可扩张冠状动脉，增加冠脉循环的血流量，还可扩张周围血管，减少静脉回心血量，减轻心脏前、后负荷，从而缓解心绞痛。常用药物有：硝酸甘油片、硝酸异山梨酯。

（2）缓解期的治疗

1）一般治疗：尽量避免各种诱发因素如过度劳累、情绪激动等，积极治疗和预防诱发或加重冠心病的危险因素，如高血压、高脂血症、糖尿病等。

2）药物治疗：使用作用持久的抗心绞痛药物，可单独选用、交替联合应用。常用药物为硝酸酯制剂、β 受体阻滞剂、钙通道阻滞剂。

3）冠状动脉介入治疗：对符合适应证的心绞痛患者可行经皮冠状动脉腔内成形术及冠状动脉内支架植入术。

4）外科治疗：对病情严重、药物治疗效果不佳者，应及时做冠脉搭桥术。

（六）护理

1. 护理措施

（1）疼痛：与心肌缺血、缺氧有关。

1）活动与休息：心绞痛发作时立即停止活动，卧床休息，协助患者采取作舒适的体位，解开衣领。

2）心理护理：安慰患者，解除紧张不安情绪，以减少心肌氧耗量。

3）给氧：必要时给予氧气吸入。

4）心电图：及时检查心电图，并通知医生。

5）疼痛的观察：评估疼痛的部位、性质、程度、持续时间，严密观察血压、心率、心律变化和有无面色改变、大汗、恶心、呕吐等。嘱患者发作或加重时告诉护士，警惕心肌梗死。

6）用药护理：给予硝酸甘油 0.3～0.6mg 或硝酸异梨酯（消心痛）5～10mg 舌下含服，若服药后 3～5 分钟仍不缓解，可再服一片。对于心绞痛发作频繁或含服硝酸甘油效果差的患者，遵医嘱静脉滴注硝酸甘油，监测血压及心率的变化，注意滴速的调节，并嘱患者及家属切不可擅自调节滴速，以免造成低血压。部分患者用药后可出现面部潮红、头部胀痛、头昏、心动过速、心悸等不适，应告诉患者是由于药物导致血管扩张造成的，以解除其顾虑。第一次用药时，患者宜平卧片刻。青光眼、低血压时忌用。

7）减少或避免诱因：患者疼痛缓解后，与其一起讨论引起心绞痛发作的诱因，总结预防发作的方法。如避免过度劳累、情绪过分激动或悲伤、寒风刺激；调节饮食，特别是一次进食不应过饱；保持大便通畅；禁烟禁酒；保持心境平和，改变急躁易怒、争强好胜的性格等。

（2）活动无耐力：与心肌氧的供需失调有关。

1）评估活动受限的程度：评估心绞痛的发作过程，找出诱发疼痛的体力活动类型与活动量。

2）制订活动原则：鼓励患者参加适当的体力劳动和体育锻炼，最大活动量以不致发生疼痛症状为度。一般不需卧床休息，但对初发型、恶化型、卧位型、变异型、梗死后心绞痛及急性冠状动脉功能不全，疑为心肌梗死前奏的患者，应予以卧床休息一段时间，并严密观察。按心绞痛发作的规律，在必要的体力活动前舌下含服硝酸甘油预防发作。避免重体力劳动、竞赛性运动和屏气用力动作：推、拉、抬、举、用力排便等；避免精神过度紧张的工作或过长的工作时间，以免诱发心绞痛。适当运动有利于侧支循环建立，从而提高患者的活动耐力。

3）活动中不良反应的观察与处理：观察患者在活动中有无呼吸困难、胸痛、脉搏过快等反应，一旦出现上述症状，应立即停止活动，并给予积极的处理，如含服硝酸甘油、吸氧。

2. 健康教育

（1）疾病知识的指导：根据患者文化背景和生活习惯不同讲解发病有关知识，说明情绪对疾病的影响，当情感压抑时应自我疏泄或向亲人倾诉；克服不良情绪；节制生活中不恰当活动，如快步、追赶车辆等；各种活动以不感疲累、胸部不适及气急为限度，但也不要过分限制活动使体重增加，加重心脏负荷；避免寒冷刺激，注意保暖、睡眠充足。

（2）饮食指导：指导患者合理选择饮食，应少量多餐，避免暴饮暴食，限制高脂食物，肥胖患者应控制热量，多食粗纤维食物以保持大便通畅，避免饮过量咖啡、可乐等饮料以免增加心率，饭后2小时内不宜体力活动。

（3）服药指导：指导患者坚持按医嘱服药，自我监测药物不良反应如受体阻滞剂与钙通道阻滞剂合用时应密切注意脉搏，发生心动过缓时应暂停服药并到医院就诊。外出时随带硝酸甘油以应急，在家中，硝酸甘油应放在易取之处，用后放回原处，家人也应知道药物的位置，以便需要时能及时找到。此外，硝酸甘油见光易分解，应放在棕色瓶中，6个月更换一次，以防止药物受潮、变质而失效。

（4）治疗原发病：嘱患者积极治疗高血压、糖尿病、高脂血症，定期进行心电图、血糖、血脂检查。

（5）生活指导：告诉患者及家属，患者洗澡时应让家属知道，且不宜在饱餐或饥饿时进行，水温勿过冷过热，时间不宜过长，门不要上锁，以防发生意外。

（6）预防心肌梗死的发生：嘱患者如疼痛比以往频繁、程度加重、服用硝酸甘油不易缓解，伴出冷汗等，应即刻由家属护送到医院就诊，警惕心肌梗死的发生。

二、心肌梗死

(一) 定义

心肌梗死是指心肌发生缺血坏死，系在冠状动脉病变的基础上发生冠状动脉血供急剧减少或中断。使相应的心肌发生持久而严重的急性缺血，引起部分心肌缺血坏死，属冠心病的严重类型。临床主要表现为持久而剧烈的胸骨后疼痛，发热，白细胞计数及血清心肌酶增高，心电图进行性改变，常可并发心律失常、心力衰竭或休克。

中医称急性心肌梗死为真心痛，系心气虚羸，心脉骤然痹阻，甚则发生心阳暴脱的一种心脏急危重症。真心痛之名始见于《灵枢·厥病》篇："真心痛，手足青至节，心痛甚，旦发夕死，夕发旦死。"临床主要病象为突发持续性胸痛，伴烦躁闷乱，晕厥，面色苍白，大汗淋漓，手足青至节，甚则神识不清，喘促，脉微细欲绝，夕发旦死，旦发夕死，或猝死。病位在心，可罹及诸脏。病性多属虚实夹杂，亦可以虚证为主。

(二) 病因

1. 中医病因病机　本病的发生与心、肝、脾、肾诸脏的盛衰有关。在心的气、血、阴、阳不足或肝、脾、肾失调的基础上，兼有痰浊、血瘀、气滞、寒凝等病理产物阻于心脉。在寒冷刺激，饱餐之后，情绪激动，劳累过度等诱因的作用下，使胸阳痹阻，气机不畅，心脉挛急或闭塞而发，总属本虚标实之证。在本病形成和发展过程中，大多先实后虚，亦有先虚后实者。在临床证候方面多虚实夹杂，或以实证为主，或以虚证为主。

(1) 寒邪内侵：素体阳虚，胸阳已属不足，加之工作劳累，终日少动致使胸阳不展，阴寒之邪易乘虚而入，阴占阳位；或气候突变，寒凝气滞，致使胸阳痹阻，气机不畅，心脉挛急或闭塞发为本病。

(2) 饮食不节：过饮酒浆、饮料之类，易伤脾阴，脾阳独亢，升降受阻，化热灼津为痰；或过食肥甘厚味，湿热蕴积，脾气被伤，健运失常，郁结中焦，热邪灼津为痰。久之脾运呆滞，痰浊内生，脉道壅滞，气机不畅，心脉挛急或闭塞，而成心痛。

(3) 情志内伤：怒为肝志，过怒伤肝，肝气内痹，失于疏泄而气滞，久之因气滞而致血瘀。甚则气郁化火，灼津成痰；或肝郁横逆犯脾，脾土受抑，升降受阻，运化呆滞，聚湿生痰。无论气滞、血瘀或痰阻，均使血行失畅，脉道壅滞，使胸阳痹阻，气机不畅，心脉挛急或闭塞而发本病。

(4) 肝肾亏虚：年老体衰，先天不足，房劳过度，久而及肾，肾气渐衰。肾为先天之本，肾阳对人体五脏六腑起温煦生化作用，肾阴起滋养柔润作用。肾阳一虚，脾阳、心阳随之而虚；肾阴一亏，肝阴、心阴随之亦亏，心脉失去濡养，则气血运行不畅。凡此，均可在本虚的基础上形成标实，导致痰阻、血瘀、气滞、寒凝，使胸阳痹阻，气机不畅，心脉挛急或闭塞而发为心痛。

另外，消渴、眩晕患者，亦可引发心痛。消渴者因肺、胃、肾阴虚火旺，灼津成痰；眩晕之肝肾阴虚，肝阳上亢，火邪灼津成痰，痰浊阻于心脉，亦可发为心痛。

综上所述，心痛与心、肝、脾、肾关系密切。脾的运化靠肝的疏泄、肾的温煦，才能"中焦受气取汁，变化而赤是为血"，贯注心脉以荣之，心阳才得以鼓舞；心主血脉，营养周身，靠肝的调达以助之，肾精的濡养以敛之，心肾才能相交，水火才能既济。如果脾为湿困，精微不运，凝结成痰，流于经隧，而滞阻于心脉；肝郁则心失所助，心血不畅而易致瘀；肾虚则脾失温照，心失濡养，心肾不交。久之，生化之源不足，心失所养，致心血虚，阴损及阳，而成气阴两虚，阴阳两虚，或兼痰浊中阻，或兼瘀血阻滞，或兼痰瘀互结。严重者可致厥脱等危候。病因病机可以两者或三者并存，或交互为患。病性为本虚标实，其本虚为气、血、阴、阳虚；标实为痰浊、血瘀、气滞、寒凝。

2. 西医病因病理　心肌梗死的基本病因是冠状动脉粥样硬化，偶尔亦有因冠状动脉栓塞、炎症及冠状动脉先天性畸形、痉挛而发生。

冠状动脉广泛的粥样病变，至少1支，多数2支，也可3～4支受累，使管腔狭窄，完全闭塞的管腔内半数以上有血栓形成。冠状动脉闭塞20～30分钟后，受其供血的心肌即有少数坏死，开始了急性心肌梗死的病理过程。心肌梗死常从心室壁的心内膜下和中层开始，发展到外层心肌。梗死累及心室壁的全层或大部分者，称为穿壁性心肌梗死。坏死波及心包时可引起反应性纤维蛋白性心包炎。波及心内膜时，可因心内膜反应性炎症诱发心室腔内附壁血栓形成，如梗死仅累及心室壁的内层，不到室壁厚度的一半，称为心内膜下心肌梗死。

心肌梗死发生后立即出现梗死区心肌收缩功能障碍，出现血流动力学变化，其严重程度和持续时间，取决于梗死的部位、程度和范围。心肌收缩力减弱、顺应性减低、心肌收缩不协调、射血分数减低、心搏量和排出量下降、心率增快或有心律失常、血压下降、静脉血氧含量降低、心脏扩大或心力衰竭，可发生心源性休克。急性心肌梗死引起的心力衰竭，又称泵衰竭，可发生反映轻度左心衰竭、肺水肿、心源性休克、肺水肿兼心源性休克等不同程度或阶段的血流动力学变化。心源性休克是泵衰竭的严重阶段。

（三）临床表现

与心肌梗死面积的大小、部位、侧支循环情况密切相关。

1. 先兆　有50%～81.2%的患者在起病前数日至数周有乏力、胸部不适、活动时心悸、气急烦躁等前驱症状，其中以初发型心绞痛或恶化型心绞痛最为突出。

2. 症状

（1）疼痛：为最早出现的最突出的症状。其性质和部位与心绞痛相似，但多无明显诱因。少数急性心肌梗死患者可无疼痛，一开始即表现为休克或急性心力衰竭。

（2）全身症状：有发热，体温升高至38℃左右，持续约1周。伴心动过速或过缓。

（3）胃肠道症状：疼痛剧烈时常伴频繁的恶心、呕吐和上腹胀痛，肠胀气亦不少见。

（4）心律失常：见于75%～95%的患者，多发生在起病1～2周内，尤以24小时内最多见。以室性心律失常多见。下壁梗死易发生房室传导阻滞。

（5）休克：主要为心源性休克，因心肌广泛坏死，心排血量急剧下降所致。休克多在起病后数小时至一周内发生，发生率约为20%。

（6）心力衰竭：主要为急性左心功能不全，可在起病最初几天内发生。其发生率为32%～48%。

3. 体征

（1）心脏体征：心脏浊音界可正常或轻至中度增大，心率可增快也可减慢，心律不齐，心尖部第一心音减弱，可闻第四心音奔马律。可有各种心律失常。

（2）血压：除急性心肌梗死早期血压可增高外，几乎所有患者都有血压降低。

（3）其他：当伴有心律失常、休克、心力衰竭时可出现相应的体征。

（四）诊断

根据典型的临床表现，特征性的心电图改变，以及血清肌钙蛋白和心肌酶等动态改变，一般诊断本病并不困难。若 ECG 有相应导联 ST 段抬高则诊断为 ST 段抬高型 AMI，否则诊断为非 ST 段抬高型 AMI。对老年患者，突然发生严重心律失常、休克、心力衰竭而原因未明，或突然发生较重而持续较久的胸闷或胸痛者，都应考虑本病的可能，宜先按心肌梗死来处理，并短期内进行心电图和血清心肌酶测定等的动态观察以确定诊断。无病理性 Q 波的心内膜下心肌梗死和小的透壁性心肌梗死，血清心肌酶和肌钙蛋白的诊断价值较高。

（五）治疗

1. 中医治疗

（1）气虚血瘀

主症：胸闷胸痛持续，动则加重，伴短气、乏力、汗出、心悸，舌体胖大，有齿痕、瘀斑或瘀点，或全舌黯淡，苔薄白，脉细涩或结代，重按无力。

治法：益气活血，通脉止痛。

方剂：保元汤合血府逐瘀汤加减。

基本处方：人参 10g，黄芪 30g，肉桂 3g，炙甘草 5g，川芎 10g，桃仁 12g，红花 10g，赤芍 12g，当归 15g，郁金 15g，柴胡 10g，全瓜蒌 15g。每日 1 剂，水煎服。

方解：本证为真心痛基本证型。心脉闭阻，由闭而脱，心气大虚，无力鼓动血脉，故心痛不已，继而气短，汗出，脉现结代或细涩。治疗亟须大补元气，化瘀通脉。气旺则瘀血可行，更加化瘀之品，可望瘀去血活，其痛自止。人参、黄芪、肉桂、炙甘草大补元气，补益心气；川芎、桃仁、红花、赤芍、当归活血祛瘀而通血脉；郁金为血中气药，活血行气；配柴胡、全瓜蒌以调畅气机，开胸通阳，行气而助活血。诸药相伍，共成益气活血，祛瘀通脉之剂。

加减：气虚及阳，阳失温煦，兼见畏寒怕冷，肢凉不温者，加炙桂枝 10g、淫羊藿 15g、炮姜 9g；阳虚不化，痰浊瘀阻，兼见胸脘痞闷，恶心呕吐者，加法半夏 10g、石菖蒲 12g；瘀血明显，疼痛甚者，加延胡索 15g，或合用失笑散包煎 10g；怔忡明显者，加琥珀末 3g（分吞）、枣仁 10g；大便秘结难下者，加酒大黄 6～10g，必要时另用芒硝 6～15g（分冲）。

（2）痰瘀交阻

主症：持续性胸痛，胸闷如窒，肢冷，恶心呕吐，或形体肥胖，舌质黯，边有瘀点，苔厚腻，脉弦滑或结代。

治法：化痰泻浊，活血化瘀。

方剂：温胆汤合桃红四物汤加减。

基本处方：半夏 10g，陈皮 10g，枳实 10g，瓜蒌 15g，茯苓 15g，桃仁 12g，红花 10g，川芎 10g，延胡索 12g，郁金 15g，粉草薢 15g。每日 1 剂，水煎服。

方解：本证以胸憋闷，苔厚腻为主要辨证依据。痰属阴邪，痰瘀交阻，胸阳不振。故治疗重在豁痰祛瘀。半夏、陈皮、茯苓、粉草薢健脾化痰泄浊；桔梗、枳实升降气机，兼化痰浊；桃仁、红花、川芎活血化瘀，郁金既能行气活血止痛，又能泄浊醒窍；瓜蒌、枳实、桃仁均能润肠通腑泄浊。

加减：痰浊甚，苔白或垢浊者，可加桂枝 6g、薤白 12g、石菖蒲 12g；痰浊化热见胸脘烦热，大便干结，口苦，苔黄腻者，加黄连 3g、制大黄 6g；血瘀较甚，疼痛剧者，加失笑散 10g（包煎）；气滞胸脘，胀痛甚者，加香附 12g、青皮 10g。痰浊胶结难化，可佐以淡渗利水之品，如车前草、通草、猪苓等。

（3）气阴两虚

主症：持续性胸闷、胸痛隐隐，短气乏力，心悸怔忡，烦躁少寐，汗出纳差，大便干，舌黯红或红绛，苔少乏津或光苔，脉细数无力或结代。

治法：气阴两补，活血通络。

方剂：生脉散合冠心Ⅱ号方加减。

基本处方：人参 10g，黄芪 30g，麦门冬 15g，五味子 12g，玉竹 15g，丹参 15g，红花 9g，桃仁 12g，赤芍 12g，川芎 10g，降香 9g。每日 1 剂，水煎服。

方解：本病多先自气虚，久病消耗，气虚及阴，或素体阴虚。重在补虚扶正，益气养阴，同时不忘活血通络。人参、黄芪大补元气；麦门冬、玉竹养阴生津；五味子酸甘化阴且固阴；丹参、桃仁、赤芍、红花、川芎、降香活血化瘀，通络止痛。

加减：心阴虚甚，症见心悸盗汗、心烦不寐者，加酸枣仁 15g、柏子仁 15g、夜交藤 15g；肾阴虚甚，症见耳鸣，腰酸膝软，潮热盗汗者，加熟地黄 12g、女贞子 12g、墨旱莲 15g；汗多不敛，加浮小麦 15g、煅牡蛎 30g；阴虚阳亢，头晕目眩，舌麻肢麻，面部烘热者，加怀牛膝 15g、钩藤 15g（后下）；气阴两虚，心失所养，症见脉结代明显者，加炙甘草 5g、干地黄 20g、苦参 30g、甘松 15g；胸痛隐隐不止，加三七粉 3g（分吞）；便干，加火麻仁 15g、炒枣仁 15g、玄参 10g。

（4）心肾阳虚

主症：猝然心痛，胸闷气短，四肢不温，平时畏寒肢冷，腰酸耳鸣，夜尿清长，唇甲淡白，舌紫黯或舌淡，苔白，脉沉细或结代。

治法：温补心肾，祛寒通脉。

方剂：右归饮合当归四逆汤加减。

基本处方：制附子 10g，淫羊藿 12g，干姜 6g，枸杞子 15g，熟地黄 10g，鹿角胶 10g，人参 6g，当归 12g，炙桂枝 6g，细辛 3g，炙甘草 6g。每日 1 剂，水煎服。

方解：阐述本证多危重。心气阳虚，胸阳不振，宗气失于斡旋，血脉失于温煦。当温补心肾，祛寒通脉。附子、干姜温阳逐寒；人参补元气；熟地黄、鹿角胶、淫羊藿、枸杞子补益肾精；当归养血活血；桂枝、细辛温散寒邪；炙甘草益气温中，又能缓姜、附辛烈之性，调和诸药。

加减：寒气甚，见胸痛彻背者，重用附子 12g、干姜 9g，加川椒 3g；阳虚水泛，水气凌心射肺者，症见喘咳不得卧、心悸、水肿者，加葶苈子 15g、车前子 30g（包煎）；阳损及阴，阴阳两虚，兼见心悸盗汗、五心烦热者，加麦门冬 15g、五味子 12g；进一步发展至阳脱阴竭时，症见四肢厥逆、大汗淋漓或汗出如油，神志淡漠或烦躁不安，面色唇甲青紫，脉沉微者，可重用红参至 15g、附子至 15g，加煅龙骨 30g、煅牡蛎 30g，或独参汤急煎服或鼻饲以回阳救逆固脱。

2. 西医治疗

（1）一般治疗

1）休息：急性期需卧床一周，保持环境安静。

2）吸氧：间断或持续吸氧 2~3 天，重者可以面罩给氧。

3）监测：入冠心病监护（CCU）行心电图、血压、呼吸等监测 3~5 天，有血流动力学改变者可行漂浮导管做肺毛细血管楔嵌压和静脉压监测。

（2）解除疼痛：尽快解除患者疼痛。常用药有：哌替啶、吗啡、硝酸甘油或硝酸异山梨醇酯。严重者可行亚冬眠治疗即哌替啶与异丙嗪（非那根）合用。

（3）再灌注心肌：为防止梗死面积扩大，缩小心肌缺血范围，要尽早使闭塞的冠状动脉再通，使心肌得到再灌注。

（4）药物治疗

1）硝酸酯类药物：硝酸酯类药物的主要作用是松弛血管平滑肌产生血管扩张的作用，周围静脉的扩张可降低心脏前负荷，动脉的扩张可减轻心脏后负荷，从而减少心脏做功和心肌耗氧量，硝酸酯类药物还可直接扩张冠状动脉，增加心肌血流。常用的硝酸酯类药物包括硝酸甘油、硝酸异山梨酯等。

2）抗血小板治疗：冠状动脉内斑块破裂诱发局部血栓形成是导致 AMI 的主要原因，在急性血栓形成中血小板活化起着十分重要的作用，抗血小板治疗已成为 AMI 的常规治疗，溶栓前即应使用。阿司匹林和氯吡格雷是目前常用的抗血小板药物。

3）抗凝治疗：对防止梗死面积扩大及再梗死有积极疗效，常用药物有普通肝素、低分子肝素等。

4）β受体阻滞剂、钙通道阻滞剂：急性心肌梗死早期应用β受体阻滞剂对伴有交感神经功能亢进者防止梗死范围扩大、改善预后有利。常用药物有阿替洛尔、美托洛尔。钙通道阻滞剂亦有类似效果，常用药物有地尔硫䓬。

5）极化液疗法：用氯化钾 1.5g、胰岛素 8~12U 加入 10% 葡萄糖液 500ml 静脉滴注。此法对恢复心肌细胞极化状态，改善心肌收缩功能，减少心律失常有益。对伴有二度以上房室传导阻滞者禁用。

（六）护理

1. 护理措施

（1）疼痛：与心肌缺血坏死有关。

1）休息：卧床休息，限制探视，减少干扰，安慰患者，稳定患者情绪。

2）吸氧：间断或持续吸氧，以增加心肌氧的供应。

3）药物使用：遵医嘱给予吗啡或哌替啶止痛，给予硝酸甘油或硝酸异山梨醇酯，并及时询问患者疼痛及伴随症状的变化情况，注意有无呼吸抑制、脉搏加快等不良反应，随时监测血压的变化。

4）不良反应的观察：迅速建立静脉通道，保持输液通畅。ST 段抬高型心肌梗死不足 6 小时的患者，可遵医嘱给予溶栓治疗。其护理包括：询问患者是否有脑血管病史、活动性出血、近期大手术或外伤史、消化性溃疡等溶栓禁忌证；准确、迅速配制并输注溶栓药物；观察患者用药后有无寒战、发热、皮疹等过敏反应，是否发生皮肤、黏膜及内脏出血等不良反应，一旦出血严重应立即终止治疗，紧急处理。使用溶栓药物后，应定时描记心电图及抽血查心肌酶，询问患者胸痛有无缓解。胸痛消失、ST 段回降、CK 峰值前移和出现再灌注心律失常是溶栓成功的指征。

（2）活动无耐力：与氧的供需失调有关。

1）减轻心脏负荷：向患者解释急性期卧床休息可减轻心脏负荷，减少心肌耗氧量，限制或缩小梗死范围，有利于心功能的恢复；病情稳定后逐渐增加活动量可促进侧支循环的形成，提高活动耐力，防止深静脉血栓形成、便秘、肺部感染等并发症的发生。但活动耐力的恢复是一个逐渐的过程，既不能操之过急，过度活动，也不能因担心病情复发而不活动。

2）生活指导：指导并督促患者按照根据其病情制订的活动处方进行活动：急性心肌梗死后第 1～3 天，绝对卧床休息，进食、排便、翻身、洗漱等活动由护士协助完成。第 4～6 天，卧床休息，可做深呼吸运动和上、下肢的被动与主动运动。第一周后，无并发症的患者可开始由床上坐起，逐渐过渡到坐在床边或椅子上，每次 20 分钟，每日 3～5 次。开始起坐时动作要缓慢，防止直立性低血压，有并发症者酌情延长卧床时间。第 1～2 周，开始在床边、病室内走动，在床边完成洗漱等个人卫生活动。根据病情和对活动的反应，逐渐增加活动量和活动时间。病情稳定者，目前主张早期活动，以减少并发症，利于康复。

3）保证患者充足的睡眠，两次活动之间要有充分的休息时间。

4）在患者活动过程中，监测其心率、血压、心电图，询问其感受，观察其反应。若患者活动时主诉乏力、头晕、呼吸困难、心前区疼痛；心率比安静时增加 20～30 次/分；血压降低 10～15mmHg（1.33～2kPa）或血压异常增高；心电图上出现心律失常或 ST 段移动等应立即停止活动，卧床休息。

（3）恐惧：与剧烈疼痛产生濒死感、处于监护病室的陌生环境有关。

1）心理护理：患者胸痛剧烈时应尽量保持有一名护士陪伴在患者身旁，避免只忙于抢救而忽略患者的感受，要允许患者表达出对死亡的恐惧，接受患者的行为反应，如呻吟、易激怒等。用亲切耐心的态度和语言回答患者提出的问题。向患者解释，不良情绪会增加心脏负荷和心肌耗氧量，不利于病情的控制。告诉患者有经验丰富、责任心强的医护人员和先进的救治方法，帮助患者树立战胜疾病的信心。

2）环境：保持环境安静，防止不良刺激。向患者介绍 CCU 的环境、监护仪的作用等。

3）止痛和镇静：积极采取止痛措施，有效缓解胸痛。必要时遵医嘱用镇静剂。

4）工作有条不紊：医护人员应以一种紧张但有条不紊的方式进行工作，不要表现得慌张而忙乱，以免增加患者的不信任感和不安全感，更不要在患者面前讨论其病情。

（4）有便秘的危险：与进食少、活动少、不习惯床上排便有关。

1）评估排便情况：评估患者排便情况如次数、性状、排便难易程度、心理顾虑等。

2）心理护理：心理疏导，解除思想负担。向患者解释床上排便对控制病情的重要意义。指导患者不要因怕弄脏床单而不敢床上排便，或因为怕床上排便而不敢进食，从而加重便秘的危险。

3）通便措施的指导：指导患者采取通便的措施。如食清淡易消化并及时添加纤维素丰富的食物；每日清晨给予蜂蜜 20ml 加适量温开水同饮；适当腹部按摩（按顺时针方向）以促进肠蠕动。遵医嘱给予通便药物如麻仁丸等。嘱患者勿用力排便，必要时含服硝酸甘油，使用开塞露。

4）环境：为患者排便时提供隐蔽条件，如屏风遮挡。

（5）潜在并发症：心律失常。

1）心电监护：急性期持续心电监护，观察有无心律失常。若发现频发室性期前 >5 次/分，或呈二联律、多源性的成对的、RonT 现象的室性期前收缩或严重的房室传导阻滞时应立即通知医生，遵医嘱使用利多卡因等药物，警惕室颤或心脏停搏的发生。

2）抢救设备和药物准备：准备好抢救设备如除颤仪、起搏器和急救药物，随时准备抢救。

3）电解质监测：监测电解质和酸碱平衡状况。电解质紊乱或酸碱平衡失调时更容易并发心律失常。

（6）潜在并发症：心力衰竭。

1）病情观察：严密观察患者有无咳嗽、咳痰、气急、夜尿增多等表现，听诊肺部有无湿啰音，发现异常及时汇报医生。

2）避免诱发：避免一切可能加重心脏负担的因素，如饱餐、用力排便、情绪烦躁等。

3）控制出入量：控制输液速度和液体入量，一旦患者发生急性肺水肿则按急性肺水肿处理。

（7）生活自理缺陷：与治疗需要绝对卧床有关。

1）加强生活护理和基础护理，如喂饭、喂水、喂药；洗漱、更衣；大小便护理等。

2）将呼叫器放于患者伸手可及之处，以便于随时与医护人员联系。

3）经常巡视病房，及时解决患者生活所需。

2. 健康教育　除参见"心绞痛"患者的健康教育措施外，还应注意：

（1）指导患者调整和改变以往生活方式，低糖、低脂、低胆固醇饮食，肥胖者限制热量摄入，控制体重；戒烟禁酒；克服急躁、焦虑情绪，保持乐观、平和的心情；避免饱餐；防止便秘；坚持服药，定期复查等。

（2）告诉患者家属，患者生活方式的改变需要家人的积极配合与支持，家属应给患者创造一个良好的身心休养环境。

（3）嘱患者合理安排休息与活动，保证足够的睡眠，适当参加力所能及的体力活动。若病情稳定无并发症，急性心肌梗死第六周后要每天步行、打太极拳等；第 8～12 周后可开始较在活动量的锻炼，如洗衣、骑车等；第 3～6 个月后可部分或完全恢复工作，但对重体力劳动、驾驶员、高空作业及其他精神紧张或工作量过大的工种应予更换。

（4）指导患者遵医嘱服用 β 受体阻滞剂、血管扩张剂、钙通道阻滞剂、降血脂药及抗血小板药物等。

（孟　新　陈丽青　崔　萌　刘婷婷　杨倩雯）

第二节　充血性心力衰竭

一、定义

充血性心力衰竭（CHF）亦称慢性心功能不全，是一种复杂的临床综合征。新的研究认为 CHF 可分为无症状和有症状两个阶段。无症状性心衰（SHF）有心室功能障碍的客观证据如左心室射血分数（LVEF）降低，但无临床"充血"症状，若未能采取有效治疗措施，迟早会发展为有症状心衰。

"心衰"一词曾在我国古籍中出现。如宋代《圣济总录·心脏门》记有"心气虚则……心衰"，《医述》也有"心主脉，爪甲不华，则心衰矣"等论述，但与西医心力衰竭的概念有很大差异。传统中医尚无与慢性心力衰竭完全对应的病名，按临床特点和概念的内涵，相关疾病有"心痹""心水""惊悸""怔忡""水肿""喘证""支饮""积聚"等。

二、病因

（一）中医病因病机

1. 体质虚弱　禀赋不足，素体亏虚，或脾胃虚弱，化源不足，或久病失养，劳欲过度，皆可使气血不足，心失所养，发为心悸。气虚及阳或失治误治，心阳受损，失其温煦，可致心悸；阳气虚衰，无力鼓动血行，血脉瘀滞，亦致心悸。若虚及脾肾之阳，水湿不得运化，成痰成饮，上逆于心，亦成心悸。血虚日久，心阴损耗，或年老体弱，调摄不善，肝肾阴亏，均致，心失滋养，而成心悸。且肝阴不足，失其条达，易致肝阳上亢，肝火内扰，或肾阴不足，水不济火，心火独亢，火扰心神，皆可扰乱心神而致心悸。此外，肺朝百脉，主治节，若肺气亏虚，不能助心以治节，则心脉运行不畅，心悸不安。

2. 饮食劳倦　嗜食膏粱厚味，煎炸炙煿，蕴热化火生痰，痰火扰心，发为心悸。或饮食不节，损伤脾胃，运化失施，水液输布失常，滋生痰浊，痰阻心气，而致心悸，正如唐容川《血证论·怔忡》所云"心中有痰者，痰入心中，阻其心气，是以跳动不安"。

3. 情志所伤　惊则气乱，恐则气下，平素心虚胆怯，暴受惊恐，易使心气不敛，心神动摇，而心慌不能自主，惊悸不已，渐次加剧，直至稍遇惊恐，即作心悸，甚或外无所惊，时发怔忡。思虑过度，劳伤心脾，不仅暗耗阴血，又能影响脾胃功能，致生化之源不足，气血两虚，心失所养，发生心悸。长期抑郁，肝气郁结，气滞血瘀，心脉不畅，心神失养，引发心悸。大怒伤肝，肝火上炎，气血逆乱，且可夹痰，上扰于心，而出现心神不宁，心脉紊乱。

4. 感受外邪　心气素虚，风湿热邪，合而为痹，痹证日久，内舍于心，痹阻心脉，心血瘀阻，发为心悸。或风寒湿热之邪，由血脉内侵于心，耗伤心气心阴，亦可引起心悸。温病、疫毒均可灼伤营阴，心失所养，或邪毒内扰心神，如春温、风温、暑湿、白喉、梅毒等病，往往伴见心悸。

5. 药物中毒 药物过量或毒性较剧，损及于心，可致心悸，如附子、乌头，或西药，如洋地黄、奎尼丁、肾上腺素、阿托品等用药过量或不当时，均能引发心动悸、脉结代一类证候。

综上所述，心悸的病位主要在心，由于心神失养或不宁，引起心神动摇，悸动不安。但其发病与脾、肾、肺、肝四脏功能失调相关。

本病以虚证居多，亦由虚致实，虚实夹杂。虚者为气血阴阳亏损，心神失养，实者多为血脉瘀阻，痰浊阻滞，气血运行不畅。虚实可相互转化，如脾失健运，则痰浊内生，脾肾阳虚，则水饮内停，气虚则血瘀，阴虚常兼火亢或夹痰热，阳虚易夹水饮，痰湿气血不足者，易见气血瘀滞，瘀血可兼见痰浊；而实证日久，可致正气亏耗。此外，老年人心悸多病程日久，往往阴损及阳，阳损及阴，而成阴阳俱虚证候。总之，本病为本虚标实之证，其本为气血不足，阴阳亏损，其标为血瘀、痰浊、水饮、毒邪，临床表现多为虚实夹杂。

(二) 西医病因病理

1. 病因 从病理生理角度可归纳为下列几方面：

(1) 原发性心肌收缩舒张功能受损，包括心肌病变（如心肌病、心肌炎、心肌梗死和心肌纤维化等，其预后较差）、心肌缺氧、代谢及中毒（如冠心病、肺心病、高原病、休克、严重贫血及中毒等）等都使心肌收缩力减弱而导致心衰。

(2) 心室后负荷（收缩期压力负荷）过重：造成左室后负荷过重的原因常见的有高血压、主动脉口狭窄、梗阻型肥厚性心肌病等；造成右室后负荷过重的原因则是肺动脉口狭窄、各种原因所致的肺动脉高压等，均使心室收缩时阻力增高，后负荷加重而致。

(3) 心室前负荷（舒张期容量负荷）过重：左室前负荷过重常见于二尖瓣关闭不全、主动脉瓣关闭不全等；右室前负荷过重常见于肺动脉瓣或三尖瓣关闭不全、房间隔缺损等。

(4) 机械性心室充盈受阻：如二尖瓣或三尖瓣狭窄、限制性心肌病、缩窄性心包炎、急性心脏压塞等。

(5) 心室舒张顺应性降低：常见于心肌缺血、心室肥厚、心室壁瘤和心肌淀粉样变等。

(6) 高动力循环：常见于甲状腺功能亢进、严重贫血、脚气性心脏病和动静脉瘘等。

2. 诱发因素 大多数心衰的发生均有诱因，常见的有：①感染：以呼吸道感染占首位，次为风湿热，儿童中风湿热占首位，女性患者泌尿系感染也常见；②严重的快速型或缓慢型心律失常；③过度体力劳动或情绪激动；④钠盐摄入过多；⑤大量快速静脉输液；⑥妊娠和分娩、贫血或甲状腺功能亢进恶化；⑦心肌抑制药物的不当使用，如β阻滞剂、奎尼丁、异搏定、洋地黄等；⑧电解质紊乱和酸碱平衡失调，如低血钾或低钙、低镁及酸中毒等。

3. 心衰时，心排出量降低，可导致动脉系统供血不足；同时，由于心排出量降低，心室舒张末压显著升高，回心血量减少，可导致肺循环和（或）体循环静脉系统淤血。在心衰发生发展的过程中，在开始阶段动员心脏储备可以弥补心排血量减少；若心脏代偿不全时，临床就会出现心衰的征象。

三、临床表现

1. 左心衰竭 以肺淤血和心排血量降低表现为主。

（1）症状：①咳嗽、咳痰和咯血：咳嗽、咳痰是肺泡和支气管黏膜淤血所致，常发生在夜间，坐位或立位时可减轻或消失，痰呈白色泡沫状，有时痰中带血丝，当肺淤血明显加重或有肺水肿时，可咳粉红色泡沫痰；②呼吸困难：是左心衰竭最早出现的症状，表现为劳力性呼吸困难、端坐呼吸、夜间阵发性呼吸困难或急性肺水肿，而急性肺水肿是左心衰呼吸困难最严重的形式；③头晕、心慌、疲倦、乏力：这些是心排血量不足的表现，心排血量不足，使器官组织灌注不足及代偿性心率加快而引致上述症状；④少尿及肾功能损害症状：严重的左心衰竭血液进行再分配时，首先是肾的血流量明显减少，患者可出现少尿。长期慢性的肾血流量减少可出现血尿素氮、肌酐升高甚至肾功能不全的相应症状。

（2）体征：①肺部湿性啰音：由于肺毛细血管压增高，液体可渗出到肺泡而出现湿性啰音，随着病情由轻到重，肺部啰音可从局限于肺底部直至全肺；②心脏体征：除基础心脏病的固有体征外，慢性左心衰患者均有心脏扩大，肺动脉区第二心音亢进及舒张期奔马律。

2. 右心衰竭 以体静脉淤血的表现为主。

（1）症状：①劳力性呼吸困难：右心衰竭呼吸困难常继发于左心衰竭；单纯性右心衰竭是分流性先天性心脏病或肺部疾患所致，也有明显的呼吸困难；②消化道症状：胃肠道及肝脏淤血引起腹胀、食欲不振、恶心、呕吐等，是右心衰竭最常见的症状。

（2）体征：①水肿：主要是由于水钠潴留和静脉淤血使毛细血管内压增高所致。其特征为首先出现在身体最低垂的部位，如卧床患者的背骶部、非卧床患者的足踝、胫前部，常为对称性可压陷性水肿，胸腔积液也是因体静脉压力增高所致，多见于全心衰竭时，以双侧多见，如为单侧则以右侧更为多见。腹水多发生于病情晚期，与心源性肝硬化有关；②肝大：持续慢性右心衰竭可导致心源性肝硬化，肝脏因淤血肿大常伴有压痛，晚期可出现黄疸和血清转氨酶升高，肝功能受损及大量腹水；③颈静脉征：颈静脉搏动增强、充盈、怒张是右心衰竭时的主要体征，提示体循环静脉压增高，肝颈静脉反流征阳性则更具特征；④心脏体征：除基础心脏病的相应体征外，右心衰竭时可因右心室显著扩大而出现三尖瓣关闭不全的反流性杂音。

3. 全心衰竭 右心衰竭继发于左心衰竭而形成的全心衰竭，当右心衰竭出现后，右心排血量减少，因此阵发性呼吸困难等肺淤血症状反而有所减轻。扩张型心肌病等表现为左、右心室同时衰竭者，肺淤血征往往不很严重，左心衰竭的表现主要为心排血量减少的相关症状和体征。

四、诊断

1. 心力衰竭的诊断要根据综合病因、症状、体征及客观检查。

2. 有明确的器质性心脏病的诊断。

3. 心力衰竭的症状体征是诊断心衰的重要依据。

4. 左心衰竭的肺淤血引起不同程度的呼吸困难，右心衰竭的体循环淤血引起的颈静脉怒张、肝大、水肿等是诊断心力衰竭的重要依据。

五、治疗

（一）中医治疗

1. 气虚血瘀

主症：心悸气短，每于劳累而发；肢体乏力，或夜来骤然心胸憋闷，呼吸不利，惊醒坐起，移时则安，面色黯滞，舌淡紫黯，脉细涩或小数。

治法：补益心肺，行气活血。

方剂：保元汤合参苏饮加减。

基本处方：党参15~20g，炙黄芪15~30g，桂枝3~6g，炙甘草5~10g，苏木5~10g，丹参15~30g，赤芍10g，当归10~30g，益母草30g，茶树根30g。每日1剂，水煎服。

方解：参、芪能补益心气，推动血液运行，现代研究具有非洋地黄类强心作用，党参、苏木合之为参苏饮，是治气虚血滞的良好方剂；参以丹参、赤芍、当归行血而不伤新血；茶树根、益母草强心利水，合用可以增强心肌收缩力，降低心脏负荷。

加减：本证夜来骤然心胸憋闷、呼吸不利、惊醒坐起，移时则安，一般为心气亏虚基础上加有血滞。心阳不足者，加桂枝、甘草温通心阳；兼脘痞呕吐，为饮阻气滞，可参用橘枳姜汤。该方原治胸痹，对部分心衰夜间阵发性呼吸困难属饮阻气滞者也颇有效，其枳实可以用到30g；本证如有痰浊闭阻，胸痛苔腻者，可参用瓜蒌薤白半夏汤；兼阴伤者，去桂枝、益母草，加麦门冬、玉竹。

2. 气阴虚夹饮邪

主症：心悸气短，动则加重，甚而倚息不得卧，咳嗽，咳吐白沫痰，或痰中带血，色淡红泡沫多，心烦不宁，汗多，口咽干燥，面颧黯红，舌红，脉细数，或至数不匀。

治法：益气敛阴，纳肾固摄，化瘀祛饮。

方剂：生脉散合补络补管汤、葶苈大枣泻肺汤加减。

基本处方：人参10g（另煎），麦门冬15~30g，五味子5~10g，黄精15~30g，山茱萸30g，生龙骨30g（先煎），生牡蛎30g（先煎），三七粉3g，另加丹参15~30g，葶苈子15~30g。每日1剂，水煎服。

方解：本证为心之气阴两虚并夹痰饮所致。本虚标实，故以生脉散益气养阴立方，而咳逆倚息不得卧，咳白色痰责之于肺有饮邪，故用葶苈子泻肺化饮以舒心气。传统认为葶苈子药性峻烈，不可轻用，事实未必如此。现代研究此药是较有前途的强心药物，用量开始宜大，可30g，病情缓解后可减量至10~15g；补络补管汤乃张锡纯所制，其山茱萸可以补肾固摄，敛正气而不敛邪气；龙骨、牡蛎根据张锡纯的经验，同用有止血化滞的作用，与三七配伍，对心衰之咯血、咳粉红色泡沫痰有一定疗效，但龙骨、牡蛎宜生用，煅用则不佳。

加减：咯血严重者，酌加阿胶、生地黄；脾虚食少便溏，去山茱萸、麦门冬，加白术、木香；兼有阳虚，汗出怕冷、脉结代者，可改用炙甘草汤；如复感外邪，痰热蕴肺者，可酌减山茱萸、龙骨、牡蛎，加鱼腥草、瓜蒌皮、海蛤粉、黄芩。

3. 阳虚水泛

主症：面肢浮肿，按之凹陷，或伴腹水，心悸气短，畏寒肢冷，小便量少，脘痞腹胀，颈脉青筋显露，苔白腻或水滑，脉沉细或结代。

治法：温阳利水。

方剂：真武汤化裁。

基本处方：制附子 10~15g，桂枝 10g，白术 10~15g，茯苓 15~30g，泽泻 30g，车前子 15~30g，益母草 30g，北五加皮 4~10g，万年青根 10~15g。每日 1 剂，水煎服。

方解：真武汤温阳利水效捷，心衰中加益母草行血利水更好；北五加皮、万年青根均可强心利水。

加减：如有湿热蕴滞，二便不利，苔黄腻者，可暂用牡蛎泽泻散去商陆。本证温阳利水，要注意养护阴液，温燥渗利太过易耗阴，若有口干咽燥，舌红等，可酌加白芍、麦门冬。

4. 阳气欲脱

主症：心悸烦躁，喘促不宁，张口抬肩，不能平卧，大汗淋漓，四肢厥冷，小便量少，面色青灰，唇甲紫黯，舌淡胖而紫，脉沉细欲绝。

治法：回阳救逆，益气固脱。

方剂：参附龙牡汤、四逆汤加减。

基本处方：人参 10g（另煎），附子 10~30g（先煎），龙骨 30g（先煎），牡蛎 30g（先煎），蛤蚧 3g（研冲），蟾酥 4~8mg（另煎）。每日 1 剂，水煎服，每日 3 次。

方解：生附子较制附子效佳，但易中毒，须先煎 1 小时以上；制附子用量超过 10g 也须先煎半小时至 1 小时；如有阴竭者，可合用生脉散；蟾酥口服吸收好，作用发生及消失均较快，血浆半衰期为 7.5 分钟，用量应严格控制，大剂量可致惊厥、心律失常。

（二）西医治疗

1. 一般治疗

（1）液体管理：严格限制补液量及补液速度，补液量限制在 500ml/d 以下，补液速度限制在 20~30 滴/分。

（2）血压管理：高血压患者，使用降压药控制血压，使血压控制在 140/90mmHg 以下。对于低血压的患者，可适当使用升压药，使血压高于 90/60mmHg。

（3）电解质、酸碱平衡管理：注意电解质平衡，特别对于使用利尿药的患者，注意防治低钾、低钠、低氯血症，及时予以补充电解质。对于合并呼吸衰竭或肾衰竭的患者，注意酸碱平衡的监测，可行血气分析检查。

（4）血糖管理。

2. 西医标准治疗

（1）原发病治疗

1）高血压病：降压治疗一般要求血压控制在 135/85mmHg 以下，对于重度高血压、老年高血压或伴有明显脑动脉硬化、肾功能不全的患者，血压控制在 140~150/90~100mmHg 即可。

2）冠心病：以劳力性心绞痛表现者用药以硝酸酯类和 β 受体阻滞剂为主的药物联合治疗。抗血小板和抗凝治疗：可选用小剂量阿司匹林、氯吡格雷、低分子肝素等。经药物正规治疗无效者，应行冠脉造影，在造影的基础上采用 PTCA、支架或搭桥手术等。

3）瓣膜病严重的瓣膜病者，获得彩超结果后请心外科会诊协助治疗。

心肌病：①扩张型心肌病：同心衰治疗，抗心律失常，抗凝治疗；②肥厚型心肌病：改善左室舒张功能；③限制型心肌病：改善舒张功能，抗心律失常，对明显心内膜纤维化者，可考虑手术剥离心内膜。对明显功能受损的瓣膜行换瓣术，可请心脏外科会诊。

（2）诱因的控制

1）肺部感染：严重肺部感染加抗生素治疗，轻度感染可以纯中医治疗。

2）心律失常的控制 合并房颤患者，如心率超过120次/分，可予以西地兰静推，并同时加上β受体阻滞剂和（或）地高辛，如存在禁忌或不耐受，改为胺碘酮治疗。如心率低于120次/分，应口服β受体阻滞剂和（或）地高辛。

3）电解质紊乱和酸碱失衡的调整：入院后根据电解质、酸碱失衡情况进行调整。

4）纠正贫血。

5）保护肾脏功能，减轻肾功能损害：肾功能减退患者避免使用损伤肾功能药物，轻度肾功能减退，可加 ACEI 或 ARB 类药物，中、重度肾功能减退请肾内科会诊。

3. 治疗慢性心力衰竭具体的药物治疗 患者入院后评估患者既往用药情况，特别对于患者是否正在服用 ACEI 或 ARB，β受体阻滞剂、利尿剂、洋地黄类强心药物等。

（1）ACEI 与 ARB 对于已长期口服 ACEI 或 ARB 类药物的患者，在无禁忌证或血流动力学不稳定的情况下继续服用。

对于未口服 ACEI 或 ARB 类药物的患者，应在住院期间，开始口服 ACEI 或 ARB 类药物，除非有禁忌证。

（2）β受体阻滞剂：对于已长期口服β受体阻滞剂治疗的患者，在无禁忌证或血流动力学不稳定的情况下继续服用。

对于未口服β受体阻滞剂的患者，待病情稳定（4 天内未静脉用药，已无液体潴留并体重恒定）后，从极小剂量开始加用，2～4 周加量。

（3）利尿剂：所有心力衰竭患者，有液体潴留的证据或原先有过液体潴留者，可使用利尿剂。如液体潴留明显，特别当有肾功能损害时，宜选用襻利尿剂。若患者平时正接受口服襻利尿剂治疗，则静脉起始剂量应等同于或超过每日的口服剂量。应连续评估尿量及充血性症状和体征，相应调整利尿剂用量。一旦病情控制，即可改为口服用药，出院时根据情况减为最小有效量长期维持，一般需无限期使用。对近期或目前为 NYHA 心功能Ⅳ级患者，可考虑应用小剂量的螺内酯 20mg/d。

（4）洋地黄类强心药物：患者既往服用地高辛，入院后行洋地黄血药浓度检查低于 20ng/ml，或既往未服用地高辛，对于心室扩大的收缩功能障碍的心力衰竭，特别是合并房颤的患者，入院后给予地高辛治疗，地高辛治疗起始与维持的剂量是 0.125～0.25mg/d；如果患者年龄 >70 岁，或有肾功能减退，或为低体重，则应使用小剂量（0.125mg/d 或 0.25mg 隔日使用）。

（5）血管扩张剂：对于血压不低、利尿剂和标准口服药物治疗（如维持以前的心衰用药）后效果不佳、充血性症状持续的患者，可加用静脉血管扩张剂（如硝普钠、硝酸甘油）。特别对于合并高血压、冠脉缺血或明显二尖瓣反流的心衰患者可使用硝酸甘油静脉制剂。硝普钠对于伴难以控制高血压或重度二尖瓣反流的严重心衰患者，在严密监测情况下可使用。

（6）正性肌力药物：患者主要表现为低心排综合征（如有症状的低血压）或同时存在充血和低心排量时，可考虑使用静脉正性肌力药物（如多巴胺、多巴酚丁胺和米力农）。

六、护理

（一）护理措施

1. 气体交换受损　与左心衰竭致肺循环淤血有关。

（1）休息：①患者有明显呼吸困难时应卧床休息，以减轻心脏负荷，有利于心功能恢复；②劳力性呼吸困难者，应减少活动量，以不引起症状为度；③夜间阵发性呼吸困难者，应加强夜间巡视，协助患者坐起；④端坐呼吸者，需加强生活护理，注意口腔清洁，协助大小便。加强患者安全措施；⑤保持病室安静、整洁，适当开窗通风，每次 15～30 分钟，每日≥3 次。但注意不要让风直接吹向患者。适当限制探视；⑥患者应衣着宽松，盖被轻软，以减轻憋闷感。

（2）体位：根据患者呼吸困难类型和程度采取适当的体位。①严重呼吸困难时，应协助端坐位，使用床上小桌，让患者扶桌休息，必要时双腿下垂，半卧位或端坐位可使横膈下移、增加肺活量，双腿下垂可减少回心血量，有利于改善呼吸困难；②注意患者体位的舒适与安全，可用枕或软垫支托肩、臂、骶、膝部以避免受压或下滑，必要时加用床栏防止坠床。

（3）氧疗：对于有低氧血症者，纠正缺氧对缓解呼吸困难、保护心脏功能、减少缺氧性器官功能损害有重要的意义，氧疗的指征包括：①急性肺水肿；②有明确缺氧表现如 $SaO_2 < 90\%$ 或 $PaO_2 < 60mmHg$；③睡眠性潮式呼吸或合并夜间低通气，睡眠呼吸暂停。

（4）输液护理：输液患者应加强巡视，控制输液量和滴速，并告诉患者及家属此做法的重要性，以防其随意调快滴速，加重心脏负荷，诱发急性肺水肿。24 小时输液量应控制在 1500ml 以内为宜，并将输液滴速控制在每分钟 20～30 滴。必要时使用输液泵控制输液速度。

（5）饮食护理：给予易咀嚼、易消化、富含维生素的饮食，限制总热量的摄入，少量多餐，避免过饱，保持大便通畅。

（6）用药护理：注意观察和预防药物不良反应。血管扩张剂如硝酸酯类可致头痛、面红、心动过速、血压下降等不良反应，尤其是硝酸甘油静脉滴注时应严格掌握滴速，监测血压。血管紧张素转换酶抑制剂的不良反应有直立性低血压、皮炎、蛋白尿、咳嗽、间质性肺炎、高钾血症等。强心、利尿剂的不良反应见下文。

（7）病情监测：密切观察呼吸困难有无改善，发绀是否减轻，听诊肺部湿啰音是否减少，监测血氧饱和度，血气分析结果是否正常等。若病情加重或血氧饱和度降低到94% 以下，应报告医生。

2. 体液过多　与右心衰竭致体循环淤血、水钠潴留有关。

（1）休息与体位：休息有助于增加肾血流量，提高肾小球滤过率，促进水钠排出，减轻水肿。轻度水肿者应限制活动；重度水肿者应卧床休息，伴胸水或腹水者宜采取半卧位。

（2）饮食护理：限制钠盐摄入，给予低盐易消化饮食，少量多餐，伴低蛋白血症者可静脉补充白蛋白。限制钠盐摄入，每天食盐摄入量在5g以下为宜。告诉患者及家属低盐饮食的重要性并督促其执行。限制含钠量高的食品如发酵面食、腌制品、海产品、罐头、啤酒、味精、碳酸饮料等，为增进患者食欲，可适当使用一些调味品如糖、醋、蒜等。

（3）用药护理：遵医嘱正确使用利尿剂，注意观察和预防药物不良反应。如噻嗪类利尿剂最主要的不良反应是低钾血症，严重时伴碱中毒，从而诱发心律失常或洋地黄中毒。故应监测血钾及有无乏力、腹胀、肠鸣音减弱等低钾血症的表现，同时多补充含钾丰富的食物，如菠菜、马铃薯、鲜橙汁、西红柿汁、香蕉、葡萄干、枣、杏、无花果等。必要时遵医嘱补充钾盐。口服补钾时间应在饭后或将水剂与果汁同饮，以减轻胃肠道不适；静脉补钾时每500ml液体中氯化钾含量不宜>1.5g。噻嗪类的其他不良反应还有胃部不适、呕吐、腹泻、高血糖等。氨苯蝶啶的不良反应有胃肠道反应、嗜睡、乏力、皮疹，长期用药可产生高钾血症，尤其是伴肾功能减退、少尿或无尿者应慎用。螺内酯的不良反应有嗜睡、运动失调、男性乳房发育、面部多毛等，肾功能不全及高钾血症者禁用。另外，非紧急情况下，利尿剂的应用时间选择早晨或日间为宜，避免夜间排尿过频而影响患者的休息。

（4）皮肤护理。

（5）病情观察：注意观察水肿的消长情况，每日测量体重，准确记录24小时出入量，并将其重要性告诉患者及家属，以取得配合。若患者尿量<30ml/h，应报告医生。有腹水者应每天测量腹围。适当控制液体摄入量，一般每天入水量限制1500ml以内。此外，询问患者有无畏食、恶心、腹部不适，注意颈静脉充盈程度、肝脏大小等情况，以判断病情进展及疗效。

3. 活动无耐力　与心排血量下降有关。

（1）告诉患者休息是心力衰竭的一种基本治疗，体力和精神休息可减轻心脏负荷，利于心功能恢复。

（2）评估患者目前的心功能状态和日常活动量，确定活动受限的原因，与患者一起制订活动目标与计划，坚持动静结合，循序渐进增加活动量。

（3）活动过程中监护：根据病情鼓励患者坚持动静结合。若患者活动中有面色苍白、头晕、心悸、疲乏、呼吸困难、胸痛、低血压等症状时应停止活动，并协助患者床休息。若患者经休息后症状仍未缓解，应及时通知医生。

4. 潜在并发症　洋地黄中毒。

（1）预防洋地黄中毒：①洋地黄用量个体差异很大，老年人，心肌缺血缺氧如冠心病、重度心力衰竭、低钾低镁血症、肾功能减退等情况对洋地黄较敏感，使用时应严密观察患者用药反应；②严格按时按医嘱给药，口服地高辛前应严密监测脉搏（或心率），当脉搏（或心率）<60次/分或节律不规则时应暂停服药并告诉医生；用毛花苷丙或毒毛花苷K时务必稀释后缓慢均匀静脉注射（10～15分钟），有条件的情况下使用微量注射泵进静脉注射，并同时密切监测心率、心律及心电图变化；③注意不与奎尼丁、普罗帕酮、维拉帕米、钙剂、胺碘酮等药物合用，以免增药物毒性；④长期使用地高辛的患者应定期监测血清地高辛浓度。抽血送检标本后应及时查地高辛浓度的结果，发现异常及时通知医生调整治疗方案。

（2）观察洋地黄毒性反应：①胃肠道反应如食欲不振、恶心、呕吐；②神经系统表现如头痛、乏力、头晕、黄视、绿视；③心脏毒性反应如频发室性期前收缩呈二联律或三联律、心动过缓、房室传导滞等。

（3）洋地黄中毒的处理：①停用洋地黄；②低血钾患者可口服或静脉补充氯化钾，及时停用排钾利尿剂；③纠正心律失常，快速性心律失常可用利多卡因或苯妥英钠，心率缓慢者可用阿托品静脉滴注或使用临时心脏起搏器。

（二）健康教育

1. 与患者及家属一起制订活动目标和计划，根据患者身体情况确定活动的持续时间和频度，循序渐进增加活动量。育龄妇女应避孕。

2. 指导患者及家属饮食宜清淡、易消化、富营养，每餐不宜过饱，多食蔬菜、水果，防止便秘，戒烟禁酒。

3. 严格遵医嘱服药，不随意增减或撤换药物。教会患者服地高辛前自测脉搏，脉搏在 60 次/分以下时暂停服药，及时就诊。服洋地黄者应会识别其中毒反应并及就诊；用血管扩张剂者，改变体位时动作不宜过快，以防止发生直立性低血压。

4. 根据病情劝告患者在事业、家庭、社会关系方面进行必要的角色转换。

5. 出院前根据患者居家生活条件，如所住楼层、居住环境、卫生设备条件以及家庭支持能力等修定活动计划。嘱患者定期门诊随访，防止病情发展。

（单　强　张　爱　王树云）

第三节　心律失常

一、定义

心律失常是指心脏激动的起源、频率、节律、传导速度和（或）传导顺序等异常。在多数情况下，心律失常并不是一种独立的疾病，而是众多心内外疾患或生理情况下的一种特殊临床表现，在少数情况下，心律失常以综合征的形式出现，如预激综合征、病态窦房结综合征和 Brugada 综合征等。

本病属于中医的"心悸""怔忡""心动悸"等范畴。

二、病因

（一）中医病因病机

中医学认为心动悸多由于内外各种病因致使心脏受损，引起心神失宁、心脉运行瘀阻。

1. 外邪或药毒犯心　六淫之邪、疫毒之气，尤其是风湿热邪及风热、湿热邪毒，在人体起居失宜、口腹不慎之时，或从皮毛、或从口鼻而入。表现为邪犯肺卫，营卫不和；或留着经络，气血痹阻；或内淫胃肠，纳运传导失司，邪毒由络及经，内入气血，沿循血脉之路，内舍于心。亦有因误用或过量使用某些毒害心脏的药物，其药毒经口而入，蕴结于脾胃，随其运化，沿脾之支脉上犯于心，或直接经血脉而损伤心脏。轻者心气受伤；重者心体催损，耗气伤阴，引起心神失养，神不守舍，心脉运行瘀阻，发为心动悸。

2. 痰饮凌心 《伤寒论》指出："凡食少饮多，水停心下，甚者则悸。"故凡禀赋薄弱，或夙患咳喘，或饮食不节，或劳倦过度，或久病不愈，或过用苦寒，或妄投攻逐等，皆可引起肺、脾、肾阳气式微，水津失其蒸化而停聚，变生痰饮之邪，饮邪上逆，上犯心神，影响血脉运行而发为心动悸。

3. 七情所伤 精神情志变化与脏腑功能密切相关，若妄用七情，五志过极，尤其抑郁或喜怒无常；或素禀心虚胆怯之人，骤遇惊恐，皆可导致肝胆疏泄失司。气机郁滞，久而母病及子，引起肝、心、胆心功能失调，忤乱心神，发为心动悸。正如《医学正传·怔忡心悸健忘证》所述："夫惊悸怔忡之候，或因怒气伤肝，或因惊恐入胆，母能令子虚，因而心血为之不足……故神明不安而怔忡惊悸之证作矣。"

4. 瘀血阻脉 心动悸以脉象参伍不调为其特征，近代医学家张伯臾谓"结脉皆因气之凝""代脉都因元气衰"，气滞或气虚均可导致血脉运行不畅而使心脉瘀阻。气滞之由，或因情志不遂，肝气怫郁，心气郁结；或因阴寒内盛，痰湿痹阻，气机阻滞。元气衰之由，或因脾胃素弱，气血生化乏源；或因久患肺疾，肺气虚弱；或因心气素虚，心阳不振；或因肾阳虚衰，心失温煦。

5. 脏气虚损 素体虚弱，或久病体虚失于调养，或思虑过度，劳伤心脾，或尝贵后贱、尝富后贫，脱营失精，或脾胃亏虚，气血生化不足，或失血过多，或素禀肾精不足，精血同源。精亏则血无化生等，均可导致心血亏虚，心气不足。"气主煦之""血主濡之"，心之气血不足心神失养。神不守舍而发为心动悸。正如《丹溪心法·惊悸怔忡》所述："人之所主者心，心之所养者血，心血虚，神气不守，此惊悸之肇端也。"

（二）西医病因病机

心律失常的原因及诱因除最常见的心源性疾病以外，也可见于非心源性内科其他系统疾病及医源性因素如药物不良反应或中毒、介入性心脏疾患诊断与治疗、围手术期与麻醉等，日常生活因素如情绪激动、睡眠障碍、饮浓茶、咖啡、吸烟、酗酒等也是导致心律失常的重要原因。

三、临床表现

1. 症状 心律失常发作时，患者多有心悸、胸闷、气短、呼吸困难、头晕、心绞痛等临床表现，甚者可发生血压降低、心力衰竭或昏厥、抽搐等严重后果。

2. 体征 听诊时心音的频率和节律可有异常改变。心电图检查对于心律失常的诊断具有十分重要的意义，从常规 12 导联心电图中可以了解到：①P 波的时间和形态是否正常；②QRS 波群的形状和时限；③P - P 或 R - R 间期的速率和节律性；④P 波与 QRS 波群的关系：如 P 波形状不正常，提示冲动的起源不在窦房结，QRS 波群增宽，则需分辨是否具有左右束支传导阻滞或预激综合征的特征；⑤P 波与 QRS 波群无固定关系，表明有房室分离现象等。

四、诊断

心律失常可以是不伴器质性疾病的单纯的功能失调，但多数是伴有器质性心脏病或其他系统疾病如甲状腺疾病、胆道疾病等器质性心律失常，其发生机制主要包括冲动形成异常和冲动传导异常。因心律失常的临床症状及体征多无特异性，其诊断主要依赖心电图、动态心电图、运动心电图、食管心电图，必要时应用心腔内电生理检查等方法，但病史采集仍能提供对诊断有用的线索：①心律失常的存在及其类型；②心律失常的诱发因素：烟、酒、咖啡、运动及精神刺激等；③心律失常发作的频繁程度、起止方式；④心律失常对患者造成的影响，产生症状或存在潜在预后意义；⑤心律失常对药物和非药物方法如体位、呼吸、活动等的反应。

五、治疗

（一）中医治疗

1. 心胆（气）虚怯

主症：心悸不安，善惊易恐，坐卧不安，梦多易醒，恶闻声响，苔薄白舌淡红，脉细弱，或有结代。

治法：镇惊定志，养心安神。

方剂：安神定志丸等加减。

基本处方：人参10g（另煎），磁石30g（先煎），龙齿30g（先煎），茯神15g，石菖蒲12g，远志10g，柏子仁12g，琥珀1.5g（冲服），炙甘草12g。每日1剂，水煎服。

方解：人参益气养心，磁石、龙齿、琥珀镇惊宁神，茯神、石菖蒲、远志、柏子仁、琥珀、炙甘草安神定志。方中通常可用东北红参或高丽参，冬天寒冷季节或不能耐受红参者则改用西洋参，若无人参则用党参30g替代。

加减：若有自汗、盗汗者，可加黄芪25g、牡蛎30g以益气敛汗；胃肠不适、便溏者，去远志、柏子仁，加益智仁12g、白术15g以行气健脾。本证成方可选用"补心气口服液""参松养心胶囊""稳心颗粒"等。

2. 心脾（气血）两虚

主症：心悸头晕，面色少华，气短乏力，健忘失眠，纳呆腹胀，或有便溏，苔薄舌嫩淡红，脉细弱，或有结代。

治法：健脾养心，补益气血。

方剂：归脾汤加减。

基本处方：人参30g，黄芪30g，白术12g，当归15g，茯神12g，远志10g，炒枣仁30g，龙眼肉12g，木香6g，炙甘草10g。每日1剂，水煎服。

方解：气血互根，心脾相关，病则互相影响，常同时受累，本方重在补益心脾，健旺气血，从而使心脉得养，方中当归、龙眼肉补养心血，黄芪、人参、白术、炙甘草益气生血，茯神、远志、酸枣仁宁心安神，木香行气，使补而不滞。

加减：若食少便溏，脾气虚甚，去当归，加炒薏苡仁15g；血虚甚者，加阿胶15g、生地黄 10g 滋阴养血；善惊易恐者，加生龙骨、生牡蛎各 30g；食欲不振、饭后胃脘撑胀者，加焦山楂 10g、鸡内金 10g；心脾两虚证以虚证为主要，如兼有痰瘀之象，祛痰不宜峻剂，宜和脾化痰；化瘀不宜猛剂，宜益气行瘀。本证成方可选用"补心气口服液""心达康""稳心颗粒"等。

3. 气阴两虚

主症：心悸怔忡，气短乏力，汗多口干，虚烦少寐，苔薄或露质，舌嫩红少津，或有齿印，脉细或数或有结代。

治法：益气养阴，养心安神。

方剂：生脉饮、炙甘草汤加减。

基本处方：炙甘草 10g，人参 10g，麦门冬 12g，五味子 5~10g，生地黄 15g，阿胶 15g（烊化），桂枝 10g，麻仁 10g，大枣 10 枚，生姜 5g。每日 1 剂，水煎服。

方解：本方益气滋阴，补血复脉。方中炙甘草益气，为治心动悸、脉结代之君药；人参、大枣补气益胃，以资脉之本源；桂枝、生姜行阳气，调营卫；生地黄、阿胶、麦门冬、麻仁滋阴补血，以养心阴。

加减：临床运用时若气虚偏甚，气短乏力较甚者，加黄芪 30g；阴虚烦热者加黄连 10g；胸闷胸痛者加葛根 30g、川芎 10g；若肾阴不足，症见腰酸膝软，目眩耳鸣者，加山茱萸 15g，龟板 20g（先煎）。本证成方可选用"稳心颗粒""生脉饮""滋心阴口服液""参松养心胶囊"等。

4. 阴虚火旺

主症：心悸怔忡，心烦失眠，五心烦热，盗汗，口干，大便偏艰，苔少舌瘦质红，脉细或数，或有结代。

治法：滋阴降火，养心安神。

方剂：黄连阿胶汤加减。

基本处方：黄连 5g，阿胶 10g（烊化），黄芩 10g，白芍 20g，生地黄 15g，炒枣仁 10g，柏子仁 12g，珍珠母 20g（先煎）。每日 1 剂，水煎服。

方解：本方滋阴降火，交通心肾，清心定悸。方中黄连、黄芩清心火，阿胶、芍药、生地黄滋阴养血，加炒枣仁、柏子仁、珍珠母以加强安神定悸之功。

加减：失眠重者，加山栀 10g、淡竹叶 10g、莲子心 5g 以清心火，宁心神；大便干者，加玄参 30g；口干口渴甚者，加麦门冬 30g、葛根 30g；若阴虚夹瘀者，加丹参 10g、赤芍 10g、知母 10g 以清热凉血，活血化瘀。本证成方可选用"朱砂安神丸""知柏地黄丸""天王补心丹"等。

5. 心阳不振

主症：心悸怔忡，形寒肢冷，胸闷气短，乏力，面色㿠白或有浮肿，苔薄舌淡胖嫩，脉沉细或迟或结代。

治法：温补心阳，宁心安神。

方剂：桂枝甘草龙骨牡蛎汤加减。

基本处方：桂枝 15g，炙甘草 10g，生龙齿 30g，生牡蛎 30g，生晒参 10g，黄芪 30g，白术 15g。每日 1 剂，水煎服。

方解：本方温补心阳，镇心安神，方中桂枝、炙甘草温补心阳，生龙齿、生牡蛎安神定悸，加生晒参、黄芪、白术益气以振奋心阳。

加减：若腰膝冷痛，加杜仲 10g、补骨脂 10g；若胸痛、舌质紫黯，加细辛 3g、当归 10g、红花 10g；若见浮肿者，加益母草 20g、泽兰 20g；以心动过缓为著者，酌加炙麻黄 10g、制附子 10～15g，并重用桂枝 20～30g。温补心阳同时宜兼顾心阴，以免耗伤心阴，致心阴心阳平衡失调。本证成方可选用"心宝丸""中汇川黄液""稳心颗粒"等。

6. 水饮凌心

主症：心悸怔忡，眩晕恶心，或吐痰涎，咳喘动则尤甚，胸脘痞满，渴不欲饮，尿少浮肿，形寒肢冷，苔白滑，舌淡红，脉象沉细或弦或滑，或结代。

治法：化饮利水，振奋心阳。

方剂：苓桂术甘汤加减。

基本处方：茯苓 15g，桂枝 10g，白术 12g，炙甘草 6g，泽泻 12g，半夏 12g，陈皮 12g。每日 1 剂，水煎服。

方解：本方通阳利水，方中茯苓、泽泻淡渗利水，桂枝、炙甘草通阳化气，白术、半夏、陈皮健脾祛湿。

加减：如肾阳虚衰，不能制水，水气凌心，症见心悸喘促，不能平卧，小便不利，浮肿较甚者，宜用真武汤；若心脾阳气虚弱，水饮停聚，水气凌心，症见心悸水肿，倦怠乏力者，可用春泽汤。本证成方可选用"宁心宝胶囊""参松养心胶囊"等。

7. 痰火扰心

主症：心悸、心跳易快，胸闷烦躁，寐差梦多，口黏口苦，苔黄腻，舌红，脉滑数或结代。

治法：清化痰热，宁心安神。

方剂：黄连温胆汤加减。

基本处方：黄连 6g，半夏 10g，橘皮 10g，竹茹 12g，枳实 15g，甘草 5g。每日 1 剂，水煎服。

方解：本方清心降火，化痰安中。方中黄连苦寒泻火，清心除烦；半夏辛温，和胃降逆，燥湿化痰；橘皮理气和胃，化湿祛痰；竹茹甘寒，涤痰开郁，清热化痰；枳实下气行痰；甘草和中。

加减：若痰火较甚者，加山栀 15g、黄芩 15g、陈胆星 15g 以加强清火化痰之功；痰火互结，大便秘结者，加生大黄 15g；心悸重症者，加远志 15g、菖蒲 15g、酸枣仁 15g、生龙齿 15g、生牡蛎 15g 以镇心安神。本证成方可选用"黄连素片""玉丹荣心丸"等。

8. 心血瘀阻

主症：心悸，心痛或胸闷间发，面唇晦暗，舌质黯紫或有瘀点、瘀斑，脉涩或结代。

治法：活血化瘀，宁心安神。

方剂：血府逐瘀汤加减。

基本处方：桃仁 12g，红花 10g，川芎 10g，赤芍 10g，当归 12g，柴胡 10g，枳壳 10g，牛膝12g，桔梗6g，延胡索10g，炒枣仁30g，甘草6g。每日1剂，水煎服。

方解：方中桃仁、红花、川芎、赤芍活血化瘀，柴胡、延胡索、枳壳、桔梗理气通脉，牛膝、当归养血和血，炒枣仁、甘草宁心安神。

加减：若伴气短、乏力、倦怠者，加黄芪30g，党参30g；兼阳虚、畏寒肢冷者，加桂枝10g。本证成方可选用"血府逐瘀口服液""通心络胶囊"等。

（二）西医治疗

1. Ⅰ类药物

（1）奎尼丁：应用转复房颤或房扑，首先给0.1g，试服剂量，如无不良反应，予0.2g，1次/8小时，连服3天左右，因其不良反应，且有报道本药在维持窦律时死亡率增加，近年已少用。

（2）普鲁卡因：治疗室速可先给负荷量静脉滴注15mg/kg，然后以2～4mg/min静脉滴注维持。口服曾用于治疗室性或房性期前收缩，或预防室上速或室速复发，0.25～0.5g，1次/6小时。

（3）利多卡因：仅适用于室性心律失常，负荷量1.0mg/kg，3～5分钟内静脉滴注，继以1～2mg/min静脉滴注维持，但1小时内最大用量不超过4.5mg/kg。

（4）美西律：适用于室性心律失常，起始剂量100～150mg，1次/8小时。

（5）莫雷西嗪：适用于房性和室性心律失常，150mg，1次/8小时。

（6）普罗帕酮：适用于室上性和室性心律失常，初始剂量150mg，1次/8小时，最大200mg，1次/6小时。静脉滴注可用1～2mg/kg，单次最大剂量不超过140mg。

2. Ⅱ类药物

（1）艾司洛尔：适用于房颤或房扑紧急控制心室率，负荷量0.5mg/kg，1分钟内静脉滴注，继之以0.05mg/（kg·min）静脉滴注4分钟。

（2）其他β受体阻滞剂：适用于控制房颤和房扑的心室率，也可减少房性和室性期前收缩。如美托洛尔25mg，2次/日；普萘洛尔10mg，3次/日或阿替洛尔12.5～25mg，3次/日，根据治疗反应和心率增减剂量。

3. Ⅲ类药物

（1）胺碘酮：适用于室上性和室性心律失常，静脉滴注负荷量3～5mg/kg，随后1～1.5mg/min静脉滴注6小时，以后根据病情逐渐减量，口服负荷量0.2g，3次/日，共5～7天，0.2g，2次/日，共5～7天，以后0.1～0.3g，1次/日维持。

（2）索他洛尔：适用于室上性和室性心律失常，80～160mg，2次/日。

（3）伊布利特：适用于转复近期发生的房颤。成人体重：≥60kg者，用1mg溶于5%葡萄糖注射液50ml内静脉滴注，成人<60kg者，以0.01mg/kg按上法应用。

（4）多非利特：适用于房颤复律及维持窦律，250～500g，2次/日。

（5）溴苄胺：5～10mg/kg，适用于其他药物无效的严重室性心律失常。

4. Ⅳ类药物

（1）维拉帕米：适用于控制房颤和房扑的心室率，减慢窦速。80～120mg，1次/8小时，最大480mg/d，静脉滴注用于终止阵发性室上速和某些特殊类型的室速，5～10mg/

（5～10）min 静脉滴注。

（2）地尔硫草：适用于控制房颤和房扑的心室率，减慢窦速，静脉滴注负荷量 0.25mg/kg，随后 5～15mg/h 静脉滴注。

5. 其他

（1）腺苷：适用于终止室上速，3～6mg，2 秒内静脉滴注，2 分钟内不终止，可再以 6～12mg 推注。三磷酸腺苷适应证与腺苷相同，10mg，2 秒内静脉滴注，2 分钟内无反应，15mg，2 秒再次推注。

（2）洋地黄类：适用于终止室上速或控制快速房颤的心室率，毛花苷丙 0.4～0.8mg 稀释后静脉滴注，可以再追加 0.2～0.4mg，或地高辛 0.125～0.25mg，1 次/日，口服。

六、护理

（一）护理措施

1. 活动无耐力　与心律失常致心排血量减少有关。

（1）休息与活动：保证患者充足的休息和睡眠。无器质性心脏病的患者，鼓励其正常工作和生活，建立健康的生活方式，避免过度劳累。窦性停搏、第二度Ⅱ型或第三度房室传导阻滞、持续性室性心动过速等严重心律失常患者应卧床休息，加强生活护理。指导患者在心律失常发作引起心悸、胸闷、头晕等症状时采取高枕卧位或半卧位，避免左侧卧位，因左侧卧位时患者感觉到心脏搏动而加重不适。

（2）饮食：给予富含纤维素的食物，以防便秘；避免饱餐及摄入刺激性食物如咖啡、浓茶等。

（3）氧疗：密切观察患者缺氧症状，如伴有呼吸困难、发绀时，给予 2～4L/min 氧气吸入。

（4）用药护理：遵医嘱准确、及时应用抗心律失常药物，注意观察患者的生命体征和心电图的变化，密切观察药物的效果及不良反应。

2. 潜在并发症　猝死。

（1）心电监护：对严重心律失常者，应持续心电监护，严密监测心率、心律和血氧饱和度变化。发现频发、多源、成对的或 RonT 现象的室性期前收缩，阵发性室性心动过速，窦性停搏，第二度Ⅱ型或第三度房室传导阻滞，立即报告医生。安放监护电极前注意清洁皮肤，电极放置部位应在胸骨右缘及心前区，以免影响做心电图和紧急电复律。电极片松动时及时更换，观察有无皮肤发红、发痒等。

（2）配合抢救：建立静脉通道，准备抢救仪器（如除颤器、心电图机、心电监护仪、临时心脏起搏器等）及各种抗心律失常药物和其他抢救药品，做好抢救准备。一旦发生猝死，立即抢救。

3. 有受伤的危险　与心律失常引起的头晕、晕厥有关。

（1）避免诱因：嘱患者避免剧烈活动、情绪激动或紧张、快速改变体位等，一旦有头晕或黑蒙等立即平卧，以免跌伤。

（2）避免受伤：有头晕、晕厥发作或曾有跌倒史者应卧床休息，加强生活护理。嘱患者避免单独外出，防止意外。

（3）对症处理：遵医嘱给予治疗抗心律失常药物，如心率显著缓慢的患者可予阿托品、异丙肾上腺素等药物或配合人工心脏起搏器治疗。

（二）健康教育

1. 疾病知识指导　向患者讲解心律失常的常见原因、诱发因素及防治知识，避免诱发因素如情绪紧张、过度劳累、急性感染、寒冷刺激、不良生活习惯（吸烟、饮浓茶和咖啡）等。

2. 生活指导　指导患者劳逸结合，有规律生活。无器质性心脏病者应积极参加体育锻炼。保持情绪稳定。戒烟和酒。避免浓茶、咖啡和可乐等刺激性食物。保持大便通畅，避免排便用力而加重心律失常。

3. 用药指导　说明患者所用药物的名称、剂量、用法、作用及不良反应，嘱患者坚持服药，不得随意增减药量、停药或更换药物，教会患者观察药物疗效和不良反应，有异常时及时就诊。

4. 自我护理指导　教会患者及家属测量脉搏的方法，心律失常发作时的应对措施及心肺复苏术，以便于自我监测病情和自救。对安置心脏起搏器患者，讲解自我监测与家庭护理方法。定期复查心电图和随访，发现异常及时就诊。

（焦珊珊　朱秋芳　王凤娇　燕丽萍　张春歌）

第四节　原发性高血压

一、定义

原发性高血压是以血压升高为主要临床表现的综合征，通常简称为高血压。高血压是多种心、脑血管疾病的重要病因和危险因素，影响心、脑、肾等重要脏器的结构和功能，最终导致这些器官的功能衰竭。迄今仍是心血管疾病死亡的主要原因之一。病因未明的高血压称原发性高血压，亦名原发性高血压病。病因明确，血压升高只是某些疾病的一种表现，称为继发性（症状性）高血压，本节着重阐述原发性高血压。

表 3 - 1　2007 年欧洲高血压学会（ESC）/欧洲心脏病学会（ESC）血压水平的定义和分类

类别	收缩压（mmHg）		舒张压（mmHg）
理想血压	< 120	和	< 80
正常高值	120 ~ 129	和（或）	80 ~ 89
正常高值	130 ~ 139	和（或）	85 ~ 89
1 级高血压（轻度）	140 ~ 159	和（或）	90 ~ 99
2 级高血压（中度）	160 ~ 179	和（或）	100 ~ 109
3 级高血压（重度）	≥ 180	和（或）	≥ 110
单纯收缩期高血压	≥ 140	和	< 90

本病在中医属肝火、肝阳、头痛、头晕范畴，若后期因阳升风动导致昏仆痉搐诸证，则归于肝风、厥脱范畴；涉及心肾，则归于"心悸""胸痹""水肿""喘证"等范畴。国家标准《中医临床诊断术语·疾病部分》，将高血压称为"风眩"病，定义为"风眩是以眩晕、头痛、血压增高、脉弦等为主要表现的眩晕类疾病"。

二、病因

（一）中医病因病机

中医学认为原发性高血压所引起的眩晕、头痛其病因病机常与情志失调、饮食不节、内伤虚损等因素有关。

1. 五志过极，肝郁化火　素禀急躁、阳刚之体，或长期精神紧张，妄用七情，五志过极，致使肝气郁结，肝阳上亢，清窍失宁而致眩晕、头痛；甚者肝阳化风，上扰清窍，损伤脑络，内犯心神，旁窜经络而成抽搐、中风；肝用日久，阴血暗耗，既可母病及子，心脉受损，心络失养而致胸痹心痛；亦可因乙癸同源，子病及母，致使肾司二便、化气行水、封藏肾精之职受损而变生有关病证。

2. 饮食不节，烟酒嗜癖　长期恣食膏粱厚味，或饮酒无度，损伤脾胃、健运失司，水谷不化精微反成痰湿；或嗜烟成癖。火热内蕴，煎熬肺阴，灼津成痰；或习食咸食，咸能伤肾，或肝病及肾，致使肾虚不能化气行水，水聚为痰。凡此皆可引起痰浊内生，阻塞气机，血行不畅，若因肝阳偏亢，或阳亢风动，夹痰、夹火上扰清窍，脑络失养，进而损伤，轻则可致眩晕、头痛，甚者可发生薄厥、中风；若肝阳上亢日久，阴血暗耗，母病及子，累及心脏，痰瘀互阻，心脉不通，心络失养，发为胸痹心痛或真心痛。

3. 内伤虚损　劳伤过度，精血亏虚，肝肾失于充养；或年老肾亏，乙癸同源，水不涵木，肝失滋养，肝阴不足。阴虚则阳亢，导致肝阳上亢，上扰清窍，轻者可为眩晕、头痛；重者发生薄厥、中风，或肝病及心，心体用受损，心脉不畅，心络失养，发为心悸或胸痹心痛。

总之，原发性高血压所引起的眩晕、头痛，其病因虽然不一，但总以肝肾阴阳失调，心脑等脏器受损为其病机关键。肝肾不足为下虚；肝阳上亢为上实，故其病性多为下虚上实，虚实夹杂。此外，尚可兼夹风、火、痰、瘀等证候。

（二）西医病因病理

1. 病因　本病的病因和发病原理尚未完全明了。通过多年观察研究，目前比较公认的与以下因素有关。

（1）年龄：统计发现40岁以上患高血压人数增多，比40岁以下的人高3.5倍。

（2）职业与环境：凡注意力高度集中，过度紧张的脑力劳动者或工作环境刺激性大均易患高血压。

（3）家庭遗传：统计发现高血压患者中50%有家族史，故认为与遗传有关。

（4）食盐过多：有人进行过试验，每日食盐>5g比少于5g者患高血压比例大。

（5）肥胖：超重者高血压发病率比正常人高2～4倍。

（6）吸烟：实验证明烟中的尼古丁对血管内皮有损伤作用，可导致血管硬化，发生高血压。

血压是心脏射血与外周阻力相互作用的结果，两者互相依赖，维持血压平衡如果因某种因素破坏了这种平衡就会发生血压高，如人的中枢神经血管运动中枢功能失调，导致血管舒缩功能障碍，又因肾素－血管紧张素分泌过多，均可使全身小动脉痉挛，久之，小动脉壁发生缺血氧透明变性，内膜纤维组织和弹力纤维增生，形成小动脉硬化，晚期因重要器官缺血缺氧可发生功能障碍。

2. 病理 发生原发性高血压后的病理改变为早期周身细小动脉痉挛，日久管壁缺氧，呈透明样变性。小动脉压力持续增高时，内膜纤维组织和弹力纤维增生，管腔变窄，加重缺血。随着细、小动脉硬化和血压升高。各脏器发生继发性改变，以心、脑、肾受累为主。

（1）心：高血压可导致心脏功能和结构改变。血压增高后左心室负荷加重，日久可引起左心室肥厚与扩大，进而发生心力衰竭。

（2）脑：脑小动脉硬化。高血压可导致脑部血管痉挛，在痉挛处远端血管壁可发生营养性坏死而形成微小动脉瘤，若破裂则引起出血。普遍而急剧的脑小动脉痉挛与硬化使毛细血管壁缺血，通透性增高，引起急性脑水肿。脑动脉硬化，管腔狭窄或闭塞，导致相应脑组织缺血、坏死和软化，可发生脑梗死。

（3）肾：肾细小动脉硬化。肾小球入球细动脉玻璃样变性和纤维化，引起肾单位萎缩、消失，病变重者致肾功能衰竭。

三、临床表现

1. 症状 大多数起病缓慢，缺乏特殊临床表现，导致诊断延迟，仅在测量血压时或发生心、脑、肾等并发症时才被发现。常见症状有头晕、头痛、颈项板紧、疲劳、心悸等，也可出现视物模糊、鼻出血等较重症状，典型的高血压头痛在血压下降后即可消失。高血压患者可以同时合并其他原因的头痛，往往与血压水平无关，例如，精神焦虑性头痛、偏头痛、青光眼等。如果突然发生严重头晕与眩晕，要注意可能是脑血管病或者降压过度、直立性低血压。高血压患者还可以出现受累器官的症状，如胸闷、气短、心绞痛、多尿等。另外，有些症状可能是降压药的不良反应所致。

2. 体征 高血压体征一般较少。周围血管搏动、血管杂音、心脏杂音等是重点检查的项目。应重视的是颈部、背部两侧肋脊角、上腹部脐两侧、腰部肋脊处的血管杂音，较常见。心脏听诊可有主动脉瓣区第二心音亢进、收缩期杂音或收缩早期喀喇音。

有些体征常提示继发性高血压可能，例如腰部肿块提示多囊肾或嗜铬细胞瘤；股动脉搏动延迟出现或缺如，下肢血压明显低于上肢，提示主动脉缩窄；向心性肥胖、紫纹与多毛，提示皮质醇增多症。

3. 并发症的表现 左心室肥厚的可靠体征为抬举性心尖区搏动，表现为心尖区搏动明显增强，搏动范围扩大以及心尖区搏动向左下移位，提示左心室增大；主动脉瓣区第二心音可增强，带有金属音调；合并冠心病时可有心绞痛、心肌梗死和猝死；晚期可发生心力衰竭。

脑血管并发症是我国高血压病最常见的并发症，脑卒中患者中高血压占 50% ~60%。

年发病率为 120/10 万 ~ 180/10 万，是急性心肌梗死的 4 ~ 6 倍。早期可出现一过性脑缺血发作（transient ischemia attack，TIA），还可发生脑血栓形成、脑栓塞（包括腔隙性脑梗死）、高血压脑病以及脑出血等。

累及眼底血管时可出现视力进行性减退；肾脏受累时尿液中可有少量蛋白和红细胞，严重者可出现肾功能减退的表现。

四、诊断

目前，我国采用国际上统一的标准，即收缩压≥140mmHg 和（或）舒张压≥90mmHg 即诊断为高血压。根据血压增高的水平，可进一步分高血压第一、二、三级。

当收缩压和舒张压分属于不同分级时，以较高的级别作为标准。以上诊断标准适用于男女两性任何年龄的成人，对于儿童，目前尚无公认的高血压诊断标准，但通常低于成人高血压诊断的标准。上述高血压的诊断必须以非药物状态下二次或二次以上非同日多次重复血压测定所得的平均值为依据，偶然测得一次血压增高不能诊断为高血压，必须重复或进一步观察。

五、治疗

（一）中医治疗

1. 肝火上炎

主症：头目胀痛，眩晕，面红目赤，急躁易怒，耳鸣耳聋，口苦咽干喜凉饮，尿赤便结，舌红苔黄或黄糙，脉弦数或弦劲有力。

治法：清泻肝火，佐以柔肝。

方剂：龙胆泻肝汤加减。

基本处方：龙胆草 3 ~ 5g，白菊花 10g，霜桑叶 10g，黄芩 10g，栀子 10g，夏枯草 15 ~ 30g，白芍 10g，生地黄 15 ~ 30g，牡丹皮 10g，钩藤 15 ~ 30g（后下），苦丁茶 10g，柴胡 6g，木通 6g。每日 1 剂，水煎服。

方解：本型见于病变早期，多源于肝郁化火所致，表现一派肝火上腾之象。故以芩、栀、龙胆草、夏枯草、苦丁茶苦寒清泻肝火为主，桑、菊兼清利头目，柴胡乃取"火郁则发之"之义，但量宜少，多用则升阳。火邪极易伤阴，故用生地黄、白芍滋阴护阴，兼能清热。

加减：惊悸烦躁不安，乃肝火扰心，酌加黄连 3 ~ 6g，莲子心 3 ~ 6g，茯神 10 ~ 15g；头晕眩，胀痛如劈，为肝阳上冲，扰动清空，入珍珠母 30g，石决明 15 ~ 30g 以镇肝潜阳；痛甚加全蝎 6g 或加蜈蚣 2 条以加强息风止痛；大便燥结，入生大黄 10 ~ 15g（后下）泻火通便。高血压并发鼻衄，有时来势凶猛，乃木火刑金，肝火上迫血分，急宜通腑泻热，导热下趋，投入生大黄可发挥重要作用。高血压患者保持大便通畅十分重要，不少患者在便畅后，血压平稳下降。临证时应予重视。

2. 阴虚阳亢

主症：头痛眩晕，双目糊涩，耳鸣心烦，头重足轻，心悸少寐，咽干口燥，舌红干燥苔少或薄黄苔，脉弦细数。

治法：滋水涵木，育阴潜阳。

方剂：天麻钩藤饮、杞菊地黄丸、耳聋左慈丸化裁。

基本处方：天麻10g，钩藤15~30g（后下），川牛膝10~15g，桑寄生15~30g，茯神15~30g，牡蛎20~30g（先煎），生地黄15~30g，白菊花12g，山茱萸12g，石决明30g（先煎）。每日1剂，水煎服。

方解：本型在高血压病中最多见，在中后期患者中出现率高，多以舒张压升高为主。肝肾阴虚，阴不制阳，阴虚为本，阳亢为标。标实如头痛眩晕，面赤躁动，头目胀重等症，本虚如腰膝酸软，目糊干涩，苔少脉细等症，通常谓之上实下虚，治疗中根据标本虚实主次轻重的不同，斟酌用药。或育阴为主，兼以潜阳，如杞菊地黄丸加味；或镇潜为主，兼以育阴清泄，如天麻钩藤饮；或滋潜并重，如张锡纯建瓴汤。尚须分清肝肾之阴亏，以何脏虚为主，使选药治疗更具针对性。

加减：肢麻可加豨莶草、鸡血藤各15~30g；头晕甚加女贞子20g、墨旱莲20g、霜桑叶10g；双胫软乏加杜仲、熟地黄；大便燥结合增液汤炒决明子30g；胸闷痛加丹参15g、川芎10g、红花6g；颈项紧僵不适加葛根。待血压下降，证情稳定后，宜间断用药以巩固疗效。邓铁涛教授处方可供参考：泽泻、菊花、茯苓各9g，寄生、白芍、首乌、怀山药、桑椹子各12g，女贞子15g，陈皮6g，共研末炼蜜为丸。

3. 痰热内盛

主症：头重而胀痛，眩晕或昏蒙，耳鸣，胸闷泛恶多痰，纳差腹胀，心烦不寐，口苦尿短赤，舌红苔腻且厚，黄色或黄白相间，脉弦滑或数。

治法：涤痰清热平肝。

方剂：黄连温胆汤、清气化痰丸加减。

基本处方：黄连6g，法半夏10g，茯苓10g，陈皮10g，枳实10~20g，白菊花10g，全瓜蒌15~30g，青礞石15g，胆南星6~10g，黄芩10~15g，车前子15~30g。每日1剂，水煎服。

方解：此型患者多数形体肥盛，血脂常偏高，多源于家族脾湿之体或素食肥甘，蕴湿积热，酿成痰热之邪，上扰清空。治以芩、连、瓜蒌、胆星、青礞石、枳实化痰泄热，二陈汤化痰燥湿，菊花清肝潜阳，车前子利湿祛痰。

加减：心悸胸闷显著加郁金10g、生龙齿15g；腹胀重加厚朴6~10g、大黄10g；痰火征象明显，加生大黄10g、天竺黄6g、黛蛤散10~15g；热象重可致以当归芦荟丸10g，日服2次，通腑泄浊导热；若头目昏沉，肢体困重，呕恶脘痞，苔白腻，脉濡滑，治宜涤痰化湿平肝，改用半夏白术天麻汤：半夏、白术、胆南星各10g，天麻10g，茯苓10~15g，陈皮6g，泽泻10g，白菊花10g；肢体浮肿加玉米须30g、汉防己15g、牛膝15g。

4. 阴阳两虚

主症：头目眩晕，脑空健忘，身疲腰酸腿软，耳聋耳鸣，心悸，气促，肢凉身疲，夜尿频数，或见阴冷阳痿，舌淡苔净，脉细弱或沉细弦。

治法：益阴助阳，兼以平肝。

方剂：右归丸加减。

基本处方：制附子9g，肉桂9g（后下），熟地黄15～30g，山茱萸12g，杜仲10g，淫羊藿12g，菟丝子15g，桑寄生10g，牡蛎20g（先煎），五味子6～10g。每日1剂，水煎服。

方解：本型多见于高血压晚期和年老体弱患者，多因长期肝肾阴虚，渐而阴损及阳。此时多已伴有脑动脉硬化和肾小动脉硬化，肾功能减退。高血压常较顽固，西药降压往往效果不佳。《灵枢·口问》曰："上气不足，脑为之不满，耳为之苦鸣，头为之苦倾，目为之眩。"此之谓也。年老久病，气血虚少，阴阳俱不足。治宜阴阳两补，气血双调。治以制附子、肉桂、淫羊藿、菟丝子温补肾阳；熟地黄、山茱萸、杜仲、桑寄生滋补肝肾；牡蛎、五味子潜阳敛摄。

加减：气虚明显，加黄芪30～45g，黄芪升补，但对气虚阳亏所致高血压用后非但不升，反有较好的降压作用；阳虚著者，加附子5～10g；夜尿频数加益智仁、补骨脂各10g；肢体浮肿为阳虚水泛，宜加强温阳化气利水，选加真武汤化裁。

5. 冲任失调

主症：头面烘热，升火汗出，头晕头痛，烦躁不宁，咽干口燥，足冷膝软，或有浮肿，或女性月经紊乱，脉弦细或细数。

治法：补肾泻火，调理冲任。

方剂：二仙汤加减。

基本处方：淫羊藿15g，巴戟天12g，肉苁蓉15g，黄柏10g，知母9g，当归15g，白芍12g，益母草15g，牡蛎20g（先煎）。每日1剂，水煎服。

方解：本型多见于天癸将绝，肾气渐衰，冲任脉虚者。肾虚（包括肾阴、肾阳）于下，阴不足则咽干、膝软；阳不足则足冷浮肿；虚火炎于上，则头面烘热、头晕、汗出、烦躁。冲任亏损则月经紊乱。治以淫羊藿、巴戟天、肉苁蓉温肾阳，补肾精；黄柏、知母滋阴泻火；当归、白芍、益母草养血而调理冲任；牡蛎潜阳敛摄。

加减：兼肝郁气滞见胸闷烦躁者，酌加柴胡9g、苏梗10g；兼心烦失眠者，酌加合欢皮10g、夜交藤15g、远志6g；兼血热证见月经量多色鲜者，酌加女贞子15g、墨旱莲10g、牡丹皮9g以滋阴清热。

6. 肝风内动

主症：眩晕甚，如坐舟车，行走飘浮，肢体麻木或震颤，或偏侧肢体无力，脉弦劲而数，或浮滑重按无力，舌红或嫩红，苔薄黄；或肢麻肉瞤，视物模糊，舌红少苔，脉弦细数。

治法：实风：清热凉肝，平肝息风；虚风：滋阴平肝，潜阳息风。

方剂：实风：羚角钩藤汤、镇肝熄风汤。

基本处方：羚羊角粉1.5g（分冲），钩藤15～30g（后下），桑叶10g，菊花10g，白芍10g，枸杞子10g，茯神15～30g，生地黄15～30g，代赭石30～60g，生牡蛎30～60g，黄芩12g，蜈蚣2条。每日1剂，水煎服。

方剂：虚风：大定风珠合左归饮。

基本处方：生地黄20g，麦门冬20g，白芍12g，炙甘草12g，生龟板15～30g，生牡蛎

15～30g，鳖甲 15～30g，火麻仁 10～15g，五味子 10g，阿胶珠 12g（烊化），山茱萸 10g，枸杞子 12g。

方解：肝为风木之脏，内寄相火，体阴而用阳，其性主动主升。若肝用过强，升动无制，化火生风，形成阳实之候，是为实风；若水不涵木，肝肾阴虚，阴不制阳，导致肝阳过亢，阳亢风动，是为虚风。可见，实风多由火化阳亢而成，虚风乃由阴亏精少而来。内风既动，勿论虚实，极易夹引气血痰浊上逆，扰乱神明，或横窜脉络，以致发为中风。在高血压急症、脑卒中之先兆时，此候多见。故无论虚风、实风，必须尽快平息，以防蕴成卒中危候，要注重滋肝肾、补精血的治疗，兼顾其阳，方能做到防患于未然。常选加减复脉汤、大定风珠、左归饮等为主治。此外，熟地黄、丹参、归身、首乌、牡丹皮等养血和血之品亦常选用，此即"血行风自灭"之意。

加减：如以肢麻为重，可重用豨莶草、桑枝各 30g；头眩振摇为主者，重用生石决明、羚羊角配合杞菊地黄丸。实风每多夹肝火，或兼痰热，夹肝火者必用桑、菊、牡丹皮、夏枯草，甚者加牛黄清心丸 1 丸，每日 2 次；大便干结者，加生大黄 10g（后下）、芒硝 10g（烊化）；夹痰热者，除平肝镇潜外需配大黄、枳实、竹茹、青礞石、黄芩、胆星之类；肢体抽搐频繁者，可取水牛角粉 60g、羚羊角 1g（分冲）、夏枯草 15g、钩藤 30g、全蝎 5g、天麻 10g、石决明 60～120g、生地黄 30g、白芍 10g，水煎服，日 1～2 剂，另以紫雪丹 2g 化服，2 次/日。实风虽证见标实之象，但多寓下元阴精亏虚，切勿为动风之象所惑而忽视图本之法。至于虚证，则纯由肾之精血不足所致，其风象只是虚阳上越所致虚风，填其下则风自息。

（二）西医治疗

1. 治疗目的 使血压降至正常范围，减少高血压患者心脑血管病的发生率和死亡率。

2. 降压药物治疗 目前常用降压药物可归纳为五大类，即利尿剂、β 受体阻滞剂、钙通道阻滞剂（CCB）、血管紧张素转换酶抑制剂（ACEI）和血管紧张素 Ⅱ 受体阻滞剂（ARB）。用药原则：降压治疗的益处是通过长期控制血压达到的，所以高血压患者需要长期降压治疗，不要随意停止治疗或频繁改变治疗方案；降压药物应从小剂量开始，逐步递增剂量；大多数无并发症或合并症的患者可以单独或联合使用降压药物，联合用药尚有减少每种药物剂量，降低不良反应的优点。

3. 高血压急症的治疗 高血压急症是指短时期内（数小时或数天）血压重度升高，舒张压 >130mmHg 和（或）收缩压 >200mmHg，伴有重要器官组织如心、脑、肾、眼底、大动脉的严重功能障碍或不可逆损害。及时正确处理离血压急症十分重要，必需迅速使血压下降，同时也应对靶器官的损害和功能障碍予以处理。采用静脉途径给药，常用药物有：

（1）硝普钠：通过直接扩张动脉和静脉使血压下降，开始以每分钟 10～25μg 速率静脉滴注，根据血压情况调节滴注速率。

（2）硝酸甘油：开始以每分钟 5～10μg 速率静脉滴注，可逐渐增至 20～50μg 速率静脉滴注。

（3）有烦躁、抽搐者用地西泮肌内注射或静脉滴注。

（4）有高血压脑病者宜给予脱水剂，如甘露醇快速静脉滴注或快速利尿如呋塞米静脉注射，以降低颅内压、减轻脑水肿。

六、护理

（一）护理措施

1. 头痛　与血压升高有关。

（1）休息与活动：保持病室清洁、安静、舒适，光线柔和，尽量减少探视。护理人员操作应相对集中，动作轻柔，防止过多干扰患者。头痛时指导患者卧床休息，抬高床头，改变体位时动作宜缓慢。患者活动时加强保护意识，如日常活动注意手扶栏杆。避免劳累、情绪激动、精神紧张、吸烟、酗酒、环境嘈杂等。

（2）用药护理：遵医嘱给予降压药物治疗，测量用药后的血压以判断疗效，并观察药物的不良反应。使用噻嗪类和襻利尿剂时应注意补钾，防止低钾血症；用 β 受体阻滞剂应注意其抑制心肌收缩力、心动过缓、房室传导时间延长、支气管痉挛、低血糖、血脂升高的不良反应；钙通道阻滞剂硝苯地平的不良反应有头痛、面部潮红、下肢浮肿、心动过速，而地尔硫䓬可致负性肌力作用和心动过缓；血管紧张素转换酶抑制剂的不良反应主要是刺激性干咳和血管性水肿。

（3）心理护理：向患者解释头痛主要与高血压有关，血压恢复正常且平稳后头痛症状可减轻或消失。指导患者使用放松技术，如心理训练、音乐疗法和缓慢呼吸等。

2. 有受伤的危险　与血压增高致头晕和视物模糊、与降压药致低血压有关。

（1）避免受伤：患者有头晕、眼花、耳鸣等症状时应卧床休息，上厕所或外出活动应有人陪伴，若头晕严重，应协助患者生活护理。伴恶心、呕吐的患者，应提供容器方便患者使用。注意改变患者体位时应缓慢、环境应光线充足且无障碍物及避免地面滑、厕所无扶手等危险因素，必要时加用床栏保护。

（2）防止低血压反应：指导患者正确的改变体位方法，避免长时间站立，选择平静休息时服药，避免用过热的水洗澡或蒸汽浴而引起周围血管扩张，防止发生低血压反应。如患者出现乏力、头晕、心悸、出汗、恶心、呕吐时提示发生低血压反应，应指导患者采取平卧位，下肢抬高，促进下肢血液回流。

3. 潜在并发症　高血压急症。

（1）避免诱因：向患者说明不良情绪可诱发高血压急症，根据患者的性格特点，指导其保持心绪平和、轻松和稳定，避免情绪激动。避免过劳和寒冷刺激。必须按医嘱坚持规律服用降压药，不可擅自增减药量，更不可突然停服，以免血压突然急剧升高或下降。

（2）病情观察：定期监测血压，严密观察病情变化，发现血压急剧升高、剧烈头痛、呕吐、大汗、视物模糊、面色及神志改变、肢体运动障碍等症状，立即通知医生。

（3）对症的处理：一旦发生高血压急症，应立即卧床休息，抬高床头。吸氧，保持呼吸道通畅。持续心电血压监护。立即建立静脉通路，遵医嘱迅速准确给予降压药，一般首选硝普钠，应避光，调整给药速度，现用现配。严密监测血压，每 5～10 分钟测血压一次。当患者发生脑水肿用脱水剂时，滴速宜快，以达到快速脱水作用。避免任何刺激。协助患者生活护理，安定情绪，必要时按医嘱用镇静剂。

（二）健康教育

1. 生活方式指导

（1）适当活动：保证身心休息与适当活动，提高机体活动能力，高血压初期可适当休息，保证足够睡眠，安排合适的运动，如散步、打太极拳、练气功等，不宜登高、提取重物、跑步等。血压较高、症状较多或有并发症的患者需卧床休息。

（2）指导患者合理安排休息与工作，避免大脑过度兴奋，可组织患者听音乐、看画报、下棋、体操等调节紧张情绪，放慢生活节奏，学会自我心理平衡调整，保持乐观情绪，家属也应给患者以理解、宽容与支持。

（3）增加运动：较好的运动方式是低或中等强度的等张运动，可根据年龄及身体状况选择慢跑或步行，一般每周 3～5 次，每次 30～60 分钟。

2. 饮食指导

（1）减轻体重：尽量将体重指数（BMI）控制在 < 25。体重降低对改善胰岛素抵抗、糖尿病、高脂血症和左心室肥厚均有益。

（2）减少钠盐摄入：膳食中约 80% 的钠盐来自烹调和各种脂制品，所以应减少烹调用盐，每人每日食盐量以不超过 6g 为宜。

（3）补充钙和钾盐：每人每日吃新鲜蔬菜 400～500g，喝牛奶 500ml，可以补充钾 1000mg 和钙 400mg。

（4）减少脂肪摄入：膳食中脂肪量应控制在总热量的 25% 以下。

（5）限制饮酒：饮酒量每日不可超过相当于 50g 乙醇的量。

3. 疾病知识指导 向患者及家属解释引起原发性高血压的生理、心理、社会因素及高血压对机体的危害，以引起高度重视，坚持长期的饮食、运动、药物治疗，将血压控制在正常的水平，以减少对靶器官的进一步损害。

4. 用药指导 告诉患者药物的名称、剂量、用法、作用及不良反应。指导患者及家属坚持服药治疗，帮助患者建立长期治疗的思想准备。教育患者服药剂量必须按医嘱执行，不可随意增减药量或突然撤换药物。提醒患者注意药物的不良反应，学会自我观察及护理。指导患者和家属正确保管药物的方法。

5. 自我监测指导 教会患者或家属及时测量血压并记录，定期门诊随访复查，病情变化时立即就医。

（芦 鑫 陈韦如 秦 峰 张倩倩 张 杰）

第五节　病毒性心肌炎

一、定义

病毒性心肌炎系心肌中有局限或弥漫性的急性、亚急性或慢性炎性病变。致病因子为多种病毒，其中以柯萨奇 B（简称 CB）病毒感染最多见。近年发现除病毒直接作用于心肌外，并存在细胞（主要为 T 细胞）介导免疫的致病作用，加重了对心肌的损害。

本病在中医属"心痹""心悸""怔忡"范畴，危重者可归之于"心衰""厥脱"范畴。

二、病因

（一）中医病因病机

1. 外感时邪温毒　时邪温毒或从肌表外袭，或从口鼻上受、导致肺卫不和，正邪相争，体质强壮者，则可御邪外达；若禀赋薄弱，或适逢饥寒、劳累，正气虚弱者，则邪毒可循肺朝百脉之径，由肺卫而入血脉。血脉为心所主，邪毒由血脉而内舍于心，或耗其气血，或损其阴阳，或导致心脉瘀阻，发为温毒心痹。

2. 湿热温毒内犯胃肠　饮食不慎，进食生冷不洁之物，湿热之邪内犯胃肠，引起脾胃运化失司，阳明传导失职。若脾胃素弱，或邪毒较甚者，则湿热温毒之邪可沿脾经之支脉，从胃入膈，注入心中，引起心脉痹阻，心脏体用俱损而发为温毒心痹。

温毒心痹初期，由于正气尚盛，故病情多以邪实为主。表现为时邪或湿热温毒未尽，或心脉瘀阻；继而虽然心体受损，气血阴阳亏虚之象可见，而邪毒犹存之象亦著，病情常以虚实夹杂多见；后期则心脏体用俱损，脏真不足之象显著。虽仍有痰瘀或湿热之征，然总以损极为主。

本病的病理机制为心气虚弱，肺卫功能失调，时邪病毒乘袭，心脏御敌之力削弱，邪毒得以入血循脉、客留舍心，心脏之气不得其正而发病，其中心气虚弱为关键因素。心气虚弱，日久伤阴，可致气阴两虚；心气虚弱，运血无力，可致瘀血阻滞；心病及脾，一则气血生化乏源，而致心脾气血两虚，二则脾病失健，水湿不化，痰湿内生；若心虚及肺，卫外失固，可反复感受外邪，致使病情反复发作，迁延难愈；若心虚及肾，命门火衰，不能制水，水邪泛滥肌肤则水肿，凌心射肺则见喘逆危证；若心阳暴脱则可致猝死。综上可知，心气虚是影响本病发生、发展、转归、预后的基本病理。

（二）西医病因病理

1. 病因　各种病毒均可引起心肌炎，其中以引起肠道和上呼吸道感染的各种病毒为多见，其中又以柯萨奇病毒 B 组 1～5 型和 A 组 1、4、9、16、23 型，埃可病毒中的 6、11、12、16、19、22 和 25 型，流行性感冒病毒，流行性腮腺炎病毒及脊髓灰质炎病毒最常见。

2. 病理　病变范围大小不一，可为弥漫性或局限性。随病情发展可为急性或慢性。病变较轻者肉眼见心肌非常松弛，呈灰色或黄色，心脏扩大。在显微镜下，心肌纤维之间与血管四周的结缔组织中可发现细胞浸润，以单核细胞为主。心肌细胞可有变性、溶解和坏死。病变如在心包下区则会合并心包炎。病变可涉及心肌与间质，也可涉及心脏的起搏与传导系统如窦房结、房室束和束支。病毒的毒力越强，病变范围越广。

三、临床表现

病毒性心肌炎的临床症状具有轻重程度差异大，症状表现常缺少特异典型性的特点。约有半数患者在发病前（1～3 周）有上呼吸道感染和消化道感染史。

1. 症状

（1）心脏受累的症状可表现为胸闷、心前区隐痛、心悸、气促等。

（2）有一些病毒性心肌炎是以一种与心脏有关或无关的，突出症状为主要或首发症状而就诊的。如：①心律失常为主诉和首发症状；②以突然剧烈的胸痛为主诉者，而全身症状很轻，此类情况多见于病毒性心肌炎累及心包或胸膜者；③少数以急性或严重心功能不全症状为主就诊；④极少数以身痛、发热、少尿、昏厥等全身症状严重为主，心脏症状不明显而就诊。

2. 体征

（1）心率改变：或为心率增快，并与体温升高不相称；或为心率缓慢。

（2）心律失常：节律常呈不整齐，房性或室性早搏最为常见，成为房性或为室性早搏。其他缓慢性心律失常：房室传导阻滞、病态窦房结综合征也可出现。

（3）心界扩大：病轻者心脏无扩大，一般可有暂时性扩大，可以恢复。

（4）心音及心脏杂音心尖区第一心音可有减低或分裂，也可呈胎心样心音。发生心包炎时有心包摩擦音出现。心尖区可听到收缩期吹风样杂音。此系发热、心腔扩大所致；也可闻及心尖部舒张期杂音，也为心室腔扩大、相对二尖瓣狭窄所产生。

（5）心力衰竭体征：较重病例可出现左心或右心心力衰竭的体征，甚至极少数出现心源性休克的一系列体征。

3. 并发症

（1）心律失常：超过50%患者可并发心律失常，一部分相当顽固，极少数严重者为高度房室传导阻滞，室性心动过速可危及生命。

（2）心力衰竭：部分进入慢性期后，心脏进行性扩大，心功能减退，形成慢性充血性心衰。少数重症患者在急性期内可突发急性左心衰，出现急性肺水肿，救治不及时可致死亡。

（3）心源性休克：重症患者心脏泵功能衰竭，使心排血量急骤降低而导致全身脏器组织血流灌注不良，周围循环衰竭，救治不及时可迅速致死。

四、诊断

病毒性心肌炎的诊断必须建立在有心肌炎的证据和病毒感染的证据基础上。胸闷、心悸常可提示心脏波及，心脏扩大、心律失常或心力衰竭为心脏明显受损的表现，心电图上ST-T改变与异位心律或传导障碍反映心肌病变的存在。

1. 病史与体征 在上呼吸道感染、腹泻等病毒感染后3周内出现心脏表现，如出现不能用一般原因解释的感染后重度乏力、胸闷、头昏（心排血量降低所致）、心尖第一心音明显减弱、舒张期奔马律、心包摩擦音、心脏扩大、充血性心力衰竭或阿-斯综合征等。

2. 上述感染后3周内新出现下列心律失常或心电图改变：

（1）窦性心动过速、房室传导阻滞、窦房阻滞或束支阻滞。

（2）多源、成对室性早搏，自主性房性或交界性心动过速，阵发或非阵发性室性心动过速，心房或心室扑动或颤动。

（3）两个以上导联 ST 段呈水平型或下斜型下移≥0.01mV 或 ST 段异常抬高或出现异常Q 波。

3. 心肌损伤的参考指标　病程中血清心肌肌钙蛋白 I 或肌钙蛋白 T（强调定量测定）、CK－MB 明显增高。超声心动图示心腔扩大或室壁活动异常和（或）核素心功能检查证实左室收缩或舒张功能减弱。

4. 病原学依据

（1）在急性期从心内膜、心肌、心包或心包穿刺液中检测出病毒、病毒基因片段或病毒蛋白抗原。

（2）病毒抗体：第二份血清中同型病毒抗体（如柯萨奇 B 组病毒中和抗体或流行性感冒病毒血凝抑制抗体等）滴度较第一份血清升高 4 倍（2 份血清应相隔 2 周以上）或一次抗体效价≥640 者为阳性，320 者为可疑阳性（如以 1:32 为基础者则宜以≥256 为阳性，128 为可疑阳性，根据不同实验室标准作决定）。

（3）病毒特异性 IgM：以≥1:320 者为阳性（按各实验室诊断标准，需在严格质控条件下）。如同时有血中肠道病毒核酸阳性者更支持有近期病毒感染。

对同时具有上述 1、2、3 中任何两项，在排除其他原因心肌疾病后，临床上可诊断急性病毒性心肌炎。如同时具有 4 中（1）项者，可从病原学上确诊急性病毒性心肌炎；如仅具有 4 中（2）、（3）项者，在病原学上只能拟诊为急性病毒性心肌炎。

如患者有阿－斯综合征发作、充血性心力衰竭伴或不伴心肌梗死样心电图改变、心源性休克、急性肾衰竭、持续性室性心动过速伴低血压或心肌心包炎等一项或多项表现，可诊断为重症病毒性心肌炎。如仅在病毒感染后 3 周内出现少数早搏或轻度 T 波改变，不宜轻易诊断为急性病毒性心肌炎。对难以明确诊断者，可进行长期随访，有条件时可做心内膜心肌活检进行病毒基因检测及病理学检查。

五、治疗

（一）中医治疗

1. 辨证论治

（1）邪毒扰心

主症：发热，或微恶风寒，咽痒喉痛，肌肉酸痛常较明显，或咳嗽咳痰，心悸胸闷，心前区隐痛，气短乏力，汗出心烦，舌尖红，苔薄白或薄黄，脉浮数或数。

治法：疏风清热解毒，益气滋阴宁心。

方剂：银翘散合生脉饮加减。

基本处方：金银花 10g，连翘 12g，板蓝根 15g，荆芥 10g，丹参 15g，生甘草 6g，太子参 15g，麦门冬 12g。每日 1 剂，水煎服。

方解：金银花、连翘、板蓝根清热解毒；荆芥疏风发汗逐邪；太子参、麦门冬益气滋阴，扶正达邪；丹参养血活血，因心主血，心被邪侵，血行必受其碍，活血则有利正气恢复，又可助驱邪之力；生甘草清热解毒，助正达邪。

加减：若表邪重，恶寒、畏风明显，苔薄白者，加防风 10g、紫苏 10g；咽喉痛甚，加桔梗6g、山豆根10g；湿热蕴脾，症见泄泻腹痛，苔黄腻者，加黄连5g、木香10g、黄芩12g；心络不和，症见胸痛者，加延胡索12g、郁金12g；心气虚甚，症见心悸怔忡者，加炙黄芪12g、炙甘草9g。

（2）心气虚弱

主症：心慌，胸闷隐痛，气短乏力，不耐活动，自汗，易外感，舌质淡，苔薄白，脉细弱或结代。

治法：补益心气。

方剂：举元煎加减。

基本处方：党参12g，炙黄芪15g，炒白术12g，炙甘草6g，当归10g，炙桂枝6g，炒白芍10g，苦参15g。每日1剂，水煎服。

方解：党参、黄芪、白术、甘草补益心气；桂枝、白芍调和营卫，固表止汗；桂枝温通心阳，又可增强益气功能；当归养血活血，行血中瘀滞；苦参辨病用药，抗病毒、抗早搏，尚能制约以上药物的温热燥性之弊。

加减：若气虚甚，见气短乏力明显者，加太子参12g，增加黄芪用量至30g；气虚及阳，症见肢冷不温、怕冷者，加淫羊藿12g、制附子6g；气阳欲脱，症见气喘，倚息不得卧，大汗淋漓，四肢厥冷，脉微欲绝者，加制附子10g、人参10g（另煎）、煅龙骨30g、煅牡蛎30g；瘀血较显，见胸痛、舌紫者，加三七9g、丹参15g；兼脾胃不和，症见脘痞、便溏者，加木香9g、砂仁3g（后下）。

（3）气阴两虚

主症：心悸怔忡，胸闷气短，神疲乏力，失眠多梦，口舌干燥，咽部不适，舌淡尖红少津，苔薄白或淡黄，脉细数或结代。

治法：益气滋阴，养心安神。

方剂：人参芍药散加减。

基本处方：太子参15g，炙黄芪15g，麦门冬10g，玉竹10g，白芍10g，炙甘草5g，山茱萸10g，石菖蒲10g，板蓝根30g。每日1剂，水煎服。

方解：太子参、黄芪、炙甘草补心气；麦门冬、玉竹、白芍滋心阴；山茱萸益气滋阴，收敛正气；石菖蒲宁心安神；板蓝根清利咽喉，清热解毒。

加减：若阴虚明显，症见烦扰不宁，手足心热者，加生地黄15g、莲子心3g；夹有痰火，症见口苦、苔黄腻者，加黄连3g、竹沥半夏10g。本证进一步发展至气血阴阳俱亏时，症见面黄无华、畏寒者，加炙桂枝9g、阿胶10g（烊化）、当归10g，去玉竹、板蓝根，增甘草量为10g；夹有瘀滞，症见胸痛，舌质黯红或有瘀斑、瘀点者，加丹参15g、延胡索12g；兼胃气郁滞，症见脘痞闷胀，纳少不馨者，加陈皮9g、炒枳壳10g。

（4）心阳虚损

主症：心悸气短，怔忡，动则气促，胸憋闷疼痛，形寒肢肿，面色虚浮，面白无华，舌淡胖，苔白，脉细沉迟，或结或代。

治法：温阳益气，活血利水。

方剂：参附汤合右归饮加减。

基本处方：人参10g（另煎），制附子10g，熟地黄12g，山茱萸12g，枸杞子10g，杜仲10g，肉桂6g，益母草15g，炙甘草6g。每日1剂，水煎服。

方解：以参、附、桂温阳散寒，益气强心；熟地黄、山茱萸、枸杞子、杜仲补益心阳；阳虚血滞，血不利则为水，取桂枝、益母草活血以利水。

加减：浮肿严重加车前子30g（布包）、玉米须10～20g；心胸疼痛，加降香10g、失笑散10g、参三七10g；喘甚不得卧加葶苈子30g；汗多不止加炙黄芪30～60g，浮小麦30g；若阳损及阴，阴阳两虚者，可加麦门冬10g、五味子5g；如出现面色苍白，喘促不宁，冷汗淋漓，四肢厥逆，脉微欲绝，为正气不支，心阳暴脱，宜中西医结合抢救，中医亟宜回阳救逆，改用参附龙牡四逆汤：吉林红参30g，制附子30g（先煎20分钟），干姜10g，炙甘草15g，生龙牡各30g。

2. 中药制剂

（1）生脉注射液：适用于本病气阴两虚证。生脉注射液20～60ml加入5%或10%葡萄糖注射液250～500ml内静脉滴注，每日1次，10～15天为一个疗程。

（2）丹参注射液：适用于本病表现血行失畅者。丹参注射液20～40ml加入5%或10%葡萄糖注射液250～500ml内静脉滴注；每日1次，10～15天为一个疗程。

（3）黄芪注射液：适用于本病表现气虚证为主者。本品20～30ml加入5%或10%葡萄糖注射液250～500ml内，静脉滴注。每日1次，10～15天为一个疗程。

（4）参附注射液：适用于本病心阳虚损证。本品40～80ml加入5%或10%葡萄糖注射液250～500ml中，静脉滴注，每日1次，10～15天为一个疗程。

（5）补心气口服液：适用于本病气虚为主证者。本品每次10ml，口服，每日2次。

（6）滋心阴口服液：适用于本病心阴不足证。本品每次10ml，口服，每日2次。

（7）心可舒：适用于本病兼有瘀血证及胃气不和者。本品4片，口服，每日3次。

（8）心宝：适用于本病心阳虚证，尤适宜心跳缓慢者。本品每次2粒，口服，每日2次。

（9）双黄连口服液：适用于本病急性期及本病兼外感风热证者。本品每次10ml，口服，每日2次。

（二）西医治疗

1. 一般疗法　本病应注意休息，防止过劳。一般急性期应休息3个月。重症心肌炎，尤其是心脏扩大者更应严格卧床休息，时间延长至半年，直至心脏复常，症状消失，心电图、X线检查无异常。

2. 改善心肌营养与代谢药物　辅酶A 50～100U或肌苷200～400mg，每日肌内注射或静脉滴注1～2次。细胞色素C 15～30mg，每日静脉滴注1～2次（该药应先皮试，无过敏者才能注射）。三磷酸腺苷（ATP）或三磷酸胞苷（CTP）20～40mg，肌内注射，每日1～2次；前者尚有口服及静脉制剂，剂量相同。辅酶Q10每日口服30～60mg或肌内注射及静脉滴注10mg，每日2次。重症心肌炎可用1,6-二磷酸果糖（FDP）5g静脉滴注，每日1～2次；极化液疗法：10%葡萄糖500ml，内加氯化钾1～1.5g，普通胰岛素8～12U静脉滴注，每日1次，7～14日为一个疗程，尤其适用于频发室性早搏者。

3. 抗病毒药物　吗啉胍 0.1 ~ 0.2g，口服，每日 3 次。还有金刚胺、阿糖胞苷等，但疗效不确切而限制了应用。

4. 调节免疫药物　免疫核糖核酸 6mg，皮下注射，每周 1 ~ 2 次，3 个月为一个疗程，以后每月 1 次，治疗 6 个月。胸腺肽 2 ~ 10mg，每日或隔日 1 次，肌内注射，症状改善后，改为每周 1mg/kg，做长期替代治疗；聚肌胞 1 ~ 2mg，每 2 ~ 3 日 1 次，肌内注射；转移因子 1mg 加注射用水 2ml，皮下或肌内注射，每周 1 ~ 2 次；人白细胞干扰素 1.5 万 ~ 2.5 万 U，每日肌内注射 1 次，7 ~ 10 天为一个疗程，可间隔 2 ~ 3 日再做一个疗程。

5. 肾上腺皮质激素　仅限用于严重心力衰竭，严重心律失常，休克以及其他疗法效果不佳的患者。可用泼尼松 40 ~ 60mg，每日 1 次口服；或氢化可的松 400 ~ 600mg 加入葡萄糖水内静脉滴注，每日 1 次；或地塞米松 10 ~ 30mg，每日 1 次，分次静脉滴注。

六、护理

（一）护理措施

1. 心悸气促　与心肌炎症损伤致心律失常、心功能不全有关。

（1）休息与活动：急性期卧床休息到体温下降至正常后 3 ~ 4 周，症状及体征基本消失，心电图恢复正常后逐渐增加活动。若在活动时出现心悸气促等反应应立即停止活动。

（2）饮食：给予高蛋白、高维生素、易消化的低盐饮食。嘱患者少量多餐，避免刺激性食物。

（3）病情观察：注意生命体征变化，发现异常报告医生。监测患者症状及心脏体征变化，如心悸、胸闷、头晕及心脏杂音、心律失常等。严密观察患者是否有猝死的表现，如神志不清、抽搐、呼吸减慢、脉搏触不到、血压测不到等，一旦发现立即进行心肺复苏，积极配合医生进行抢救，做好护理记录。

2. 体温过高　与病毒感染有关。

3. 恐惧　与害怕疾病危及生命有关。

（1）疾病知识的宣教：向患者讲解疾病相关知识，缓解患者的紧张焦虑情绪。

（2）关心患者：多关心患者，可减少其恐惧心理，树立战胜疾病的信心。

（二）健康教育

1. 护理人员应向患者讲解病毒性心肌炎发生的原因、病程、预防保健等知识。教会患者自测脉率和节律，一旦发现节律不齐伴心悸应及时告知医生。

2. 指导患者进行适当体育锻炼，应避免剧烈体育运动。加强营养，增强机体抵抗力。少到公共场所，预防流感、麻疹等。

3. 指导患者遵医嘱定时定量服药，如有异常及时复诊。

（姜振田　崔　艳　陈　梅　赵圣丽　王真真）

第四章　泌尿系统疾病

第一节　急性肾小球肾炎

一、定义

急性肾小球肾炎（简称急性肾炎）是肾小球疾病中常见的一种类型，为原发性肾小球肾炎，多起病较急，临床以血尿、蛋白尿、水肿、高血压为主要表现。病程大多为 4~6 周，少数成人患者可长达半年至 1 年。发病前 1~4 周多有上呼吸道感染、皮肤感染等病史，基本病理变化为肾小球弥漫性增生性改变，与免疫复合物的沉积关系最为密切。预后大多良好，约有 30% 的成年人患者迁延不愈，转为慢性肾炎，极少部分重症患者可导致急性心力衰竭、高血压脑病、尿毒症而危及生命。

本病属于中医的"水肿""尿血"范畴。

二、病因

（一）中医病因病机

1. 风邪外袭，肺失通调　肺为水之上源，主一身之表，外合皮毛，最易遭受外邪侵袭。一旦为风邪所伤，则肺气失宣，不能通调水道下输膀胱，以致风遏水阻，风水相搏，流溢于肌肤，发为水肿。

2. 湿毒浸淫，内归肺脾　肺主皮毛，脾主肌肉，肌肤疮疡湿毒未能及时清解，内归脏腑，肺失通调水道之职，脾失运化水湿之功，水液溢于肌肤，亦成水肿。《济生方·水肿》曰："又有年少，血热生疮，变为肿满，烦渴，小便少，此为热肿。"明·李梴《医学入门》亦指出："阳水多兼食积，或饮毒水，或疮毒所致也。"可见疮毒所致之肿满，早为中医学所认识。

3. 水湿浸渍，脾气受阻　冒雨涉水，居所潮湿，水湿之气内侵；或平素饮食不节，多食生冷，均可使脾为湿困，失其健运。脾胃伤损，内湿中生，又更易招致外湿之浸渍。内外病发，皆可令水湿不运，泛于肌肤，而成水肿。

4. 湿热内盛，三焦阻滞　三焦为水液运行之通道。湿热侵袭，或湿郁化热，或热久湿生。中焦脾胃不能升清降浊，三焦气机阻滞，水道不利，而为水肿。

总之，本病的发生，病因为感受风邪、水湿、湿毒、湿热。在急性肾炎水肿阶段，主要病位在肺、脾，以肺气不宣为主。若尿血明显者，多由湿热蓄结膀胱、热伤血络所致。若湿郁化热，热盛动风，风火上扰清阳，可引起头痛、头晕、眼花，甚至惊厥、神昏等邪犯心肝之证。水气上凌心肺，则可见心悸、胸闷、咳呛、气急、烦躁诸证。浊邪壅塞三焦，气机升降失常，水毒内闭，则可见尿少、尿闭、头晕、恶心、呕吐，甚至昏迷。

（二）西医病因病理

1. 急性肾炎大部分发生于甲型 β 溶血性链球菌感染之后，如扁桃体炎、咽峡炎、猩红热、丹毒、脓疱病。感染的严重程度与是否发生急性肾炎及其严重性之间并无一致性。目前认为，本病系感染后的免疫反应引起。其主要依据为：①链球菌感染后的急性肾炎在感染后 1~3 周发病，符合一般免疫反应的出现期；②患者血中抗链球菌溶血素"O"（ASO）的滴定度常升高，表明机体在近期内有过链球菌感染；③在肾小球基膜外侧可见到团丘状免疫沉积物，其中除证明有免疫球蛋白 IgG 和补体 C_3 外，约有 1/3 可找到与链球菌相关的成分，表明机体的免疫反应确与链球菌感染有关；④患者发病早期循环免疫复合物常为阳性，血清补体水平下降。

除溶血性链球菌外，其他致病微生物如葡萄球菌、肺炎球菌、疟原虫、乙型肝炎病毒、麻疹病毒、水痘及肠道病毒等感染都可诱发肾炎。其发病机制可能和链球菌感染相似。此外，异种蛋白、药物以及内源性抗原如甲状腺球蛋白、肿瘤蛋白等也可引起急性肾炎，但临床上少见。

2. 病理　急性肾炎的病理改变主要为肾小球的弥漫增生性炎症。肾小球内皮细胞增生、肿胀，系膜细胞增生。致使毛细血管腔狭窄，甚至闭塞。肾小球系膜、毛细血管及囊腔均有明显的中性粒细胞、单核细胞浸润。严重者可有肾小球毛细血管襻坏死、断裂、小血栓形成，红细胞自血管腔溢出。电镜下可见到肾小球基膜的上皮侧有驼峰状沉积物，有时也见到微小的内皮下沉积物。炎症较轻者经 4~6 周后可痊愈，较重者则常经 2~3 个月才逐渐恢复，而且恢复后会在肾小球中留下瘢痕。肾小球的弥漫性病变改变了其滤过膜的通透性，是引起血尿、蛋白尿的病理基础；肾小管病变不明显，功能基本正常，导致管球失衡，水钠潴留，成为水肿、高血压临床症状的病理基础。

三、临床表现

急性肾炎多见于儿童，男性多于女性。通常于前驱感染后 1~3 周（平均 10 天左右）起病，潜伏期相当于机体接触抗原后产生免疫复合物所需时间，呼吸道感染者潜伏期较皮肤感染短。起病较急，病情轻重不一，轻者呈亚临床型（仅有尿常规及血清补体 C_3 异常）；典型者呈急性肾炎综合征表现，重症者可有急性肾衰竭、急性左心衰、高血压脑病等。

四、诊断

根据病史、症状、体征，血尿、蛋白尿、补体下降以及肾组织病理检查为毛细血管内增生性肾炎，即可确诊。

五、治疗

（一）中医治疗

1. 风寒束肺

主症：起病急骤，眼睑先肿，继则四肢及全身皆肿，微恶风寒，咳喘，骨节酸痛，溲少便稠，舌质淡，苔薄白，脉浮滑或紧。

治法：疏风散寒，宣肺利水。

方剂：麻黄汤合五皮饮加减。

基本处方：麻黄 10g，杏仁 10g，桂枝 10g，甘草 6g，生姜皮 15g，桑白皮 15g，陈皮 10g，大腹皮 30g，茯苓皮 15g。每日 1 剂，水煎服。

方解：方用麻黄汤解表散寒，开利肺之郁闭；五皮饮利水消肿，两者相合，可奏祛风寒，利肺气，行水湿之效。

加减：兼呕恶欲吐者，加苏叶、藿香；尿中有白细胞者，加白花蛇舌草、半枝莲；红细胞较多甚至肉眼血尿者，加小蓟、三七；若恶风有汗者，加白芍，酌减麻黄之量。本证发于起病之初，临床并不少见，只是由于一般多运用西药利尿等法，而为医者所忽视。临床运用时，可于本方加入石膏，用麻黄、石膏相伍，一宣一清，使肺布散有度，水气自消。麻黄、石膏用量比以 1:(3~5) 最佳。

2. 风热犯肺

主症：突然眼睑和面部浮肿，血尿明显，发热恶风，咽喉肿痛，口干而渴，小便短赤，舌边尖微红，苔薄而黄，脉浮数或沉数。

治法：疏风清热，宣肺利水。

方剂：桑菊饮加味。

基本处方：桑叶 12g，菊花 9g，桔梗 6g，连翘 12g，杏仁 9g，甘草 3g，薄荷 6g，蒲公英 15g，紫花地丁 15g，金银花 12g，益母草 15g，桑白皮 30g，茯苓皮 30g。每日 1 剂，水煎服。

方解：方以桑菊饮辛凉疏表，宣散肺热；又以蒲公英、紫花地丁清热解毒；金银花合连翘透邪清热，发表肃肺；桑白皮肃肺走表，散表湿；茯苓皮淡渗行水湿；佐以益母草活血利水，取血行气畅而水去之义。诸药合用，共奏宣肺清热利水之效。

加减：肺热甚，咳嗽重者，可加黄芩；咽喉痛甚者，加僵蚕、射干；尿痛者，加生地黄、瞿麦；血尿者，加鲜茅根、地榆。

上述风邪外袭两个证候，均见于急性肾炎初起，风水搏击，起病急骤，病情变化迅速，治疗用药同中有异，宜细审之。

3. 湿毒浸淫

主症：眼睑浮肿，延及全身，小便不利，身发疮痍，甚则溃烂，舌质红，苔薄黄腻，脉濡数或滑数。

治法：祛湿消肿，清热解毒。

方剂：麻黄连翘赤小豆汤合五味消毒饮加减。

基本处方：麻黄 12g，连翘 15g，赤小豆 15g，桑白皮 15g，杏仁 10g，生姜皮 12g，金银花 15g，菊花 12g，蒲公英 15g，紫花地丁 15g，紫背天葵 15g。每日 1 剂，水煎服。

方解：此证气候炎热地区多见。多由于皮肤湿疹疮毒或外感表证已解，湿郁化热而引起。方中麻黄、杏仁、生姜皮发表逐邪，宣降肺气，调畅水道；连翘、赤小豆、桑白皮苦寒性善下行，清利肺热，又能清热解毒，行血排脓；金银花、蒲公英、菊花味苦性寒，与紫花地丁、紫背天葵共为疗疮肿脓毒之良品；甘草、大枣和胃缓中。此方可发表利水，消肿解毒。

加减：若湿热壅盛，皮肤糜烂者，加苦参、土茯苓；风盛夹湿而瘙痒者，加白藓皮、地肤子疏风利湿止痒；血热红肿甚者，加牡丹皮、赤芍；肿势重者，加大腹皮、茯苓皮。

4. 水湿浸渍

主症：肢体浮肿，延及全身，按之没指，小便短少浑浊，身重困倦，胸闷纳呆，泛恶，苔白腻，脉沉缓。

治法：行气利水，渗湿消肿。

方剂：中满分消丸加减。

基本处方：厚朴 12g，枳实 10g，黄连 6g，黄芩 9g，知母 12g，半夏 12g，陈皮 9g，茯苓 12g，泽泻 12g，猪苓 12g，砂仁 6g，干姜 6g，党参 12g，白术 9g。每日 1 剂，水煎服。

方解：本型出现于急性肾炎以肾病综合征表现为主的患者。水势弥漫，内外交困，外肿肌肤，内肿脏腑，极易出现多种并发症。故当以利水为第一要务。方用李东垣的中满分消丸，集行气燥湿利水于一体，使脾气振奋，水湿得除。

加减：若上半身肿甚者，加麻黄、杏仁；下半身肿甚者，加防己、薏苡仁；若身寒肢冷、脉沉迟者，加附子、干姜。

5. 肾虚湿热

主症：血尿、蛋白尿迁延不愈，水肿时起时消，全身疲乏，口干口苦口腻，纳食不佳，夜有盗汗，五心烦热，舌质红，苔腻或厚，脉细弱或滑数。

治法：清利湿热，和阴益肾。

方剂：八正散合二至丸加减。

基本处方：车前子 12g（包煎），黄柏 12g，萹蓄 15g，瞿麦 15g，茯苓 12g，蒲公英 15g，紫花地丁 15g，金银花 15g，连翘 15g，白花蛇舌草 15g，墨旱莲 12g，女贞子 12g。每日 1 剂，水煎服。

方解：此型为急性肾炎急性期过后，主症已不显著，但尿液检查仍未转阴，临床似乎是无证可辨。此时不可早进温补，免致滋腻生湿留热之弊。方用车前子、茯苓利湿于下窍，配以萹蓄、瞿麦泄热利湿；蒲公英、紫花地丁、白花蛇舌草苦寒，清热解毒，以肃清残余之热；用二至丸益肾阴，扶助被邪耗伤之阴。此型属正虚邪恋，治宜标本兼顾。

6. 肾络瘀阻

主症：血尿、蛋白尿持续不愈，水肿大部消退，腰膝酸痛，或有肢体麻木，舌质紫黯，脉细涩。

治法：活血化瘀，利水泄浊。

方剂：益肾汤加减。

基本处方：当归12g，川芎9g，白芍12g，生地黄12g，益母草30g，白茅根15g，丹参12g，泽兰12g，红花6g。每日1剂，水煎服。

方解：本型常见于本病的后期，有转化成慢性肾炎之趋势，为水湿潴留，三焦气滞，血行不畅与水湿相合而致，病难速愈。方以四物汤养血和血，益母草、丹参、泽兰活血利水，红花活血化瘀，白茅根凉血止血，共成祛瘀活络之效。

（二）西医治疗

本病治疗以休息及对症治疗为主，急性期应卧床休息，直至肉眼血尿消失，利尿消肿，血压恢复正常。少数急性肾衰竭患者可予透析治疗。本病为自限性疾病，不宜用糖皮质激素及细胞毒药物。一般于发病2周内可用抗生素控制原发感染灶。

1. 利尿剂　常用利尿剂有噻嗪类利尿剂如氢氯噻嗪25~60mg，每日2~3次。保钾利尿剂如氨苯蝶啶50mg，每日3次。襻利尿剂如呋塞米20~60mg，每日3次。一般选用噻嗪类和保钾利尿剂并用，疗效不好，改用呋塞米，该药可以口服、肌内注射和静脉注射。

2. 降压药的选用　一般经过休息、限制食盐的摄入和利尿治疗后高血压仍然不能控制者可选用其他降压药，如钙通道阻滞剂硝苯地平10mg，每日3~4次。对于高血压危象或高血压脑病、急性左心衰竭应给予静脉降压药。

3. 治疗感染灶　首选青霉素80万U肌内注射，每8小时1次，或320万~480万U放入葡萄糖注射液静脉点滴，每日2次。对青霉素过敏者，可选用大环内酯类、第三代头孢菌素类等抗生素进行治疗。10~14天为一个疗程。

4. 透析治疗　少数发生急性肾衰竭并有透析指征时，应及时给予短期透析治疗，帮助患者度过急性期。

六、护理

（一）护理措施

1. 体液过多　与肾小球滤过率下降、尿量减少、水钠潴留有关。

（1）病情观察：准确记录24小时出入量，密切观察血压及体重改变情况。

（2）饮食护理：发病初期一般给予高糖、低盐饮食。有水肿、高血压或心衰者应无盐饮食，一般食盐1~2g/d。每天进入体内的液体量一般等于前1天的出量另加500ml。有急性肾衰竭者应限制蛋白质和水的摄入，水肿消退、血压正常即应过渡到正常饮食，对生长发育中的儿童由于需要盐及蛋白质较多，因而限制时间不宜过久。让患者了解体液过多的原因是由于肾小球炎症导致肾小球滤过率下降，进入体内的水钠不能排出体外。液体的进入应包括静脉输液、饮水、食物所含水分及物质在体内氧化所产生的水分。

（3）用药护理：主要是利尿剂和降压药。患者的病情、对药物的敏感性各不相同，药物剂量、给药途径、每天用药次数灵活性很大，要根据病情和药物的疗效随时调整，护理人员要密切观察血压及尿量的变化，如尿量增加和血压下降说明药物的疗效已经发挥作用，及时反馈给医生便于调整用药。静脉用药者滴速应缓慢。

（4）心理护理：加强对年轻患者家属的解释工作，消除紧张焦虑情绪。多与患者和家属沟通交流，了解思想动态，尽量让患者处于最佳心态，促进患者的身心健康。

2. 活动无耐力

（1）休息：向患者及家属介绍休息的依据，鼓励患者及家属参与休息计划的制订。一般起病 1~2 周不论病情轻重均应卧床休息，能够改善肾血流量和减少并发症的发生。水肿消退、肉眼血尿消失、血压接近正常后，即可下床在室内活动或到户外散步。血沉正常时可恢复上学，但应避免剧烈体力活动。一年后方可正常活动。

（2）加强生活护理：卧床患者给予生活帮助，指导患者应进含盐少、能量高的可口食物。提供生活用水，搀扶如厕或提供便盆，尽量减少患者活动量。如果活动无耐力是由于长期限低盐饮食所致，指导患者适当增加摄入。

（3）创造良好的休息环境：病房要宽敞明亮、清洁卫生，对于不能遵循休息的患者，除耐心说服教育外，可提供画报、讲故事、听音乐及患者感兴趣的其他物品，但尽量不要让患者过于兴奋。有焦虑的患者可进行开导，尽量让患者处于最佳心态，促进患者的身心健康。

（二）健康教育

1. 告知患者及家属出现水肿的原因，教会患者及家属如何观察皮肤水肿的变化。

2. 解释限制水钠的摄入对水肿消退的重要性，与患者一起探讨制订符合患者治疗要求而又能为患者接受的饮食治疗计划。

3. 教会患者及家属如何保护水肿部位的皮肤，做好皮肤的自我护理。

（姚　榆　于莉莉　杨青玉　吕雪娜　任文丽）

第二节　慢性肾小球肾炎

一、定义

慢性肾小球肾炎（CGN），简称慢性肾炎，系指各种病因引起的不同病理类型的双侧肾小球弥漫性或局灶性炎症改变，临床起病隐匿，病变缓慢进展，其临床表现复杂，有浮肿、蛋白尿、血尿、高血压等表现，可有不同程度的肾功能减退，最终将发展为慢性肾衰竭的一组原发性肾小球疾病。尿常规检查以蛋白尿、管型、红细胞为主。治疗困难，预后相对较差。

慢性肾小球肾炎属于中医学"水肿""腰痛""血尿""虚劳"等范畴，证属本虚标实。中医学认为，气为人体生命活动的根本。正气充足，阴平阳秘，则疾病就无以发生，即所谓"正气存内，邪不可干"，反之，疾病就容易发生。亦即《内经》中所说的"邪之所凑，其气必虚"。加上本病病程较长，反复发作，久病必虚，因此临床总以本虚为主。

二、病因

（一）中医病因病机

慢性肾炎的病因要考虑素因、主因及诱因三个方面。由于本病的发生，多因外邪侵袭，

· 209 ·

内伤脾肾，但外因必须通过内因而起作用，因此脾肾虚损实为本病的素因。《诸病源候论》说："水肿无不由脾肾虚所为，脾肾虚则水妄行，盈溢皮肤而令身体肿满。"《丹溪心法》说："夫人所以得全其性命者，水与谷而已，水则肾主之，谷则脾主之，唯肾虚不能行水，唯脾虚不能制水，胃与脾合气，胃为水谷之海，又因虚而不能传化焉，故肾水泛滥，反得以浸渍脾土，于是三焦停滞，经络壅塞，水渗于皮肤，注于肌肉而发肿矣。"由上可知水肿的素因，必有脾肾虚损。

《素问·气交变大论》说："岁土太过，雨湿流行，肾水受邪……体重烦冤""岁水太过，寒气流行，邪害心火……甚则腹大胫肿"，说明了外界气候的寒冷、潮湿，可以引起身体沉重、腹大胫肿。在五行中湿属土，寒属水，因此外湿侵袭多能伤脾，寒水外受多致伤肾，如《素问·水热穴论》提到："勇而劳甚则肾汗出，肾汗出，逢于风，内不得入于脏腑，外不得越于皮肤，客于玄府，行于皮里。传为胕肿，本之于肾，名曰风水。"《素问·气厥论》提到："肺移塞于肾为涌水"，《灵枢·邪气脏腑病形篇》有："若醉入房，汗出当风，则伤脾；……若入房过夜、汗出浴水，则伤肾"。说明了外受风寒，与汗出水湿相合，可以伤及脾肾。《金匮要略》有："肾着之病，其人身体重，腰中冷，如坐水中，形如水状，若不渴，小便自利，饮食如故，病属下焦，身劳汗出，表里冷湿，久卧得之……久久得之……"某些慢性肾炎脾肾阳虚而无水肿的患者，有此临床表现，与伤于寒湿有关，《金匮要略》从脾治，用甘姜苓术汤，即尤在泾称之为培土以胜水之法，也说明肾着是脾肾俱虚。但是慢性肾炎急性发作也与风邪有关，如《内经》中提到的风水，或面庞然浮肿的肾风。因此，慢性肾炎的主因与风、寒、湿有关。

《医宗必读》在肿胀中说："凡诸实证，或六淫外客，或饮食内伤，阳邪急促，其至必暴，每成于数日之间；若是虚证，或情志多劳，或酒色过度，日积月累，其来由渐，每成于经月之后。"《景岳全书》提出："道路冲风冒雨，或动作辛苦之人，汗湿沾衣，此皆湿从外入者也；若嗜好酒浆生冷，以致……肿胀之类，此湿从内出者也。"《医学入门》云："阳水多外因，涉水冒雨，或兼风寒暑气而见阳证；阴水多内因，饮水及茶酒过多，或饥饱劳役房欲而见阴水。"慢性肾炎一般属于阴水，故其诱因与七情、酒色、饮食、劳累有关，但慢性肾炎急性发作者，亦可属于阳水，当于外感诱发有关。

（二）西医病因病理

1. 病因　仅有少数慢性肾炎是由急性肾小球肾炎发展所致，但大多数病因不清，其发病机制和急性肾小球肾炎相似，是一个自身免疫反应过程。但为何导致慢性过程的机制尚不清楚，可能与机体存在某些免疫功能缺陷有关。免疫功能缺陷可使机体抵抗感染能力下降，招致微生物反复侵袭；机体又不能产生足够量的抗体，以清除致病物质（抗原），致使抗原持续存留机体内，并形成免疫复合物，沉积于肾组织，产生慢性炎症过程。

此外，非免疫介导的肾脏损害在慢性肾炎的发生与发展中亦可能起重要作用，如健存肾单位代偿性血浆灌注压增高，肾小球毛细血管襻跨膜压力及滤过压增高，均可引致肾小球硬化。疾病过程中的高血压，长期存在，可导致肾小动脉狭窄，闭塞，加速肾小球硬化。

引起慢性肾炎的原因主要有：

（1）原发性：也就是目前并不知道原因，这在慢性肾炎中占大多数。但是不明原因并不表示就没有原因，许多环境因素、轻微的感染都可能是导致慢性肾炎发病的原因，只是目前并不清楚而已。

（2）肿瘤：一些血液肿瘤或是大肠癌、肺癌，均可能引起慢性肾炎。这些肿瘤可能表现特异的抗原或分泌某些因子，引起体内制造抗体而形成免疫复合体沉积在肾小球。

（3）药物：某些药物如止痛药、含金化合物、某些抗生素等，会引起肾小球病变，导致慢性肾炎的发生。

（4）遗传：有些慢性肾炎是因家族遗传胶原蛋白的缺陷而导致肾小球肾炎，最后造成末期肾衰竭，患者也会有其他的异常，如耳聋或骨骼异常，通常家族史上会有明显的末期肾衰竭病史。

（5）自体免疫疾病及血管炎：如红斑性狼疮，也会因免疫复合体的沉积而造成慢性肾炎。而有些自体免疫疾病，本身很少有慢性肾炎表现如类风湿性关节炎，但使用一些药物如非类固醇止痛消炎药或含金药物，而并发肾小球病变。至于血管炎所造成的肾小球肾炎，情形通常较严重，需要积极治疗。

（6）感染：许多病毒或细菌的感染，均可并发肾小球病变。在台湾常见的 B 型肝炎病毒和儿童的膜性肾病变即有相关；而 C 型肝炎病毒则和冷凝球蛋白引起的膜增生型肾小球肾炎有关。至于链球菌引起的咽喉炎或皮肤感染，则在儿童可引起急性肾小球肾炎。

2. 病理　慢性肾小球肾炎的病变是两肾一致性的肾小球病变。长期持续进展及反复发作，必然使肾小管和肾间质出现继发病变，久之肾皮质变薄、肾脏的体积逐渐变小。如上所述，由于慢性肾小球肾炎是临床表现相似的一组肾小球疾病，病因和发病机制不尽相同，所以，其病理类型以及病变轻重也不一样。肾活检病理检查对诊断有意义，甚至终末肾时仍有48% 的病例可明确基础病诊断，但对肾功能差者做肾活检需要慎重。慢性肾小球肾炎根据大部分肾小球的主要病变，可分为如下几型：

（1）系膜增殖性肾炎：可见于儿童和成人。多数隐匿起病，无明显的先驱感染史。临床表现多样，可呈肾炎综合征或肾病综合征表现。不少患者也可无自觉症状，而呈无症状性蛋白尿或反复发作性血尿。光镜下以系膜细胞、系膜细胞伴系膜基质增生或系膜基质增生为主要特点根据增生程度分为：①轻度系膜增生性肾小球肾炎；②中度系膜增生性肾小球肾炎；③重度系膜增生性肾小球肾炎。

（2）局灶性肾小球硬化：局灶性肾小球硬化也称局灶性硬化性肾炎，可发生于任何年龄，以 30～40 岁较为多见。临床表现以肾病综合征多见，蛋白尿为非选择性，对激素不敏感。部分患者可伴有血尿、高血压和肾功能不全表现。病情常呈进行性加重，预后较差。光镜下可见：病变呈局灶节段性分布，系膜基质增多和血浆蛋白沉积为主，可有少数系膜细胞增生，早期出现于皮髓交界处，晚期呈现弥漫性肾小球硬化。

（3）膜增殖性肾炎：多见于儿童和青年，半数患者于症状出现前有上呼吸道感染史，临床表现为肾炎综合征，少数呈肾病综合征，化验中常呈持续性补体过低，故又可称为低补体血症性肾炎，对激素和细胞毒性药物治疗无效。根据病理特点分为三型：① I 型膜增殖性肾炎：光镜下系膜细胞和系膜基质重度弥漫性增生，广泛插入，GBM 弥漫增厚，双轨征形成；②Ⅱ型膜增殖性肾炎；③Ⅲ型膜增殖性肾炎。

（4）膜性肾炎或膜性肾病：发病前通常无前驱感染史，多数缓慢起病，可发生于任何年龄，以青年为多。疾病早期就有大量蛋白尿，1/3 病例发生镜下血尿，肾病综合征为主要表现，是成人肾病综合征最常见的类型之一，占 30% ~ 40%。病程常呈缓慢进展，对激素和细胞毒性药物的疗效不佳。

（5）硬化性肾小球肾炎：其发生于各型病变的末期，患者主要表现为慢性肾功能衰竭，少尿，夜尿，血肌酐、尿素氮升高，体重减轻，贫血，乏力，精神不集中，以致出现尿毒症昏迷而死亡。镜下大部分的肾小球呈现球性硬化，其余肾单位有代偿性肥大现象。

三、临床表现

慢性肾炎的临床表现多种多样，本节主要叙述其共同的临床表现。本病可发生于任何年龄，但以中青年为主，男性居多。多起病缓慢、隐匿，病情迁延，最终发展为慢性肾衰竭。

1. 蛋白尿　一般为轻、中度蛋白尿，尿蛋白量在 1 ~ 3g/d。

2. 血尿　为肾小球源性血尿，以增生或局灶性硬化为主要病理改变者，可出现肉眼血尿。

3. 水肿　一般不重，可时有时无；多为眼睑、下肢、骶尾部出现轻中度水肿，一般无浆膜腔积液。

4. 高血压　早期血压可正常或轻度增高。肾衰竭时，>90% 的病例有高血压。

5. 肾功能损害　早期肾功能可正常或轻度受损，一般呈慢性进行性损害，进展的快慢与病理类型、治疗和保养等因素有关。感染、劳累、血压增高、使用肾毒性药物等诱因均可加剧肾损害。

四、诊断

1. 临床表现　起病隐匿，进展缓慢，病情迁延，临床表现可轻可重，或时轻时重。好发于中青年，男性多于女性。病程早期患者表现为乏力、倦怠、腰酸背痛和食欲差等一般失健症状。病情未能及时控制出现水肿，多为眼睑、下肢和骶部，体检有压痕，浮肿时现时隐。一般无浆膜腔积液。尿液泡沫多，尿检每有蛋白，24h 尿蛋白定量在 1.0 ~ 3.5g，有透明管型。部分病例尿检有红细胞，以变形红细胞为著，有颗粒管型或红细胞管型，肉眼血尿较为少见。高血压可发生在疾病早期，当有肾功能不全时，90% 的病例有高血压。按不同病理类型和病程可有不同程度肾功能损害。肾功能不全代偿期表现为夜尿和多尿，尿渗量降低。肾小球滤过率下降进入氮质血症时有贫血和电解质紊乱。

2. 尿检查异常　常有长期持续性蛋白尿，尿蛋白定量常 <3.5g/24h，血尿（在显微镜多见多形态改变的红细胞），有颗粒管型或红细胞管型，肉眼血尿较为少见。

3. 病程中可因呼吸道感染等原因诱发急性发作，出现类似急性肾小球肾炎的表现，出现蛋白质、血尿、浮肿和肾功能减退。

4. 排除继发性肾小球肾炎后，方可诊断为原发性肾小球肾炎。

五、治疗

（一）中医治疗

1. 辨证论治

（1）肺肾气虚

主症：面色少华，面浮肢肿，倦怠乏力，易感冒，自汗，腰膝酸软，手足不温，尿频数清长或夜尿多，舌淡红，苔白，脉弱。

治法：补益肺肾。

方剂：防己黄芪汤加减。

基本处方：汉中防己 15g，黄芪 15g，白术 12g，枇杷叶 9g，桑白皮 15g，金樱子 30g，菟丝子 15g，玉米须 15g 等。每日 1 剂，水煎服。

加减：畏冷、舌质淡，加桂枝 6g；见面、唇、爪甲、舌质黯，舌下脉络纡曲者，加桃仁 9g、红花 9g、川芎 9g。

（2）脾肾气虚

主症：腰脊酸痛，疲倦乏力，面浮肢肿，纳少或腹胀，少气懒言，尿频或夜尿多，大便溏，舌质淡红，有齿印，苔薄白，脉细。

治法：补脾益肾。

方剂：补脾益肾方加减。

基本处方：黄芪 30g，制首乌 15g，丹参 15g，山药 18g，党参 15g，杜仲 15g，益母草 30g，当归 15g，淫羊藿 15g，泽泻 9g 等。每日 1 剂，水煎服。

加减：纳差者加谷芽 15g、麦芽 15g、鸡内金 9g；咽痛者加南北沙参各 15g、麦门冬 15g、百合 18g；兼气虚加党参 12g、黄芪 30g、白术 10g；血虚加当归 12g、阿胶 12g（烊化）；阴虚加麦门冬 12g、生地黄 30g、黄精 12g；阳虚加制附子 10g；小便黄赤不爽，加萹蓄 15g、瞿麦 15g、通草 10g；水肿加车前子 30g（另包）、冬瓜皮 30g；气虚夹瘀者，加桂枝茯苓丸，益气补肾，活血化瘀。

（3）气阴两虚

主症：面色少华或面色晦暗，倦怠乏力，易感冒，腰膝酸软，手足心热，口干咽燥，午后潮热，下肢浮肿，舌红，少苔，脉细数或细涩。

治法：益气养阴，调补肾气。

方剂：六味地黄汤合生脉散加减。

基本处方：生地黄 15g，山药 15g，茯苓 15g，牡丹皮 9g，泽泻 15g，山茱萸 9g，沙参 15g，麦门冬 9g，五味子 9g 等。每日 1 剂，水煎服。

加减：兼湿浊者，见纳呆、恶心或呕吐，身重困倦，或精神萎靡，加陈皮 9g、半夏 9g、竹茹 9g、砂仁 6g。

（4）肝肾阴虚

主症：头晕耳鸣，腰膝酸软，咽干舌燥，五心烦热，潮热盗汗，失眠多梦，目睛干涩或视物模糊，性功能低下或月经失调，舌红，少苔，脉弦细或细数。

治法：滋补肝肾，滋阴清热。

方剂：杞菊地黄丸合大补阴煎加减。

基本处方：熟地黄18g，龟板15g，黄柏12g，知母12g，生地黄15g，山药15g，茯苓15g，牡丹皮9g，泽泻9g，山茱萸9g，枸杞15g，杭菊花15g等。每日1剂，水煎服。

加减：头痛头晕剧烈者，加川芎9g、益母草18g、葛根15g、汉中防己9g；失眠者，加酸枣仁15g、生铁落18g；耳鸣者，加灵磁石18g。

（5）脾肾阳虚

主症：面色㿠白，形寒肢冷，腰膝酸软，尿少浮肿，甚则出现胸腹水，神疲乏力，腹胀纳差，大便稀溏，性功能低下或月经失调，舌淡胖、有齿印，苔白滑，脉沉细或沉迟无力。

治法：温补脾肾，行气利水。

方剂：黄芪补中汤或真武汤加减。

基本处方：黄芪30g，党参15g，山药15g，制附子9g，白术15g，茯苓15g，猪苓9g，泽泻9g，陈皮9g，肉桂4.5g等。每日1剂，水煎服。

加减：夹有瘀血者，加益母草18g、丹参15g、当归15g、川芎9g、泽兰15g；浮肿少尿者，加车前子18g、大腹皮15g、葫芦30g。

2. 针灸　主穴取关元、气海、中脘、百会、足三里、三阴交、肾俞。临床时随症加减。采用相应补泻手法、留针30分钟，冬天可适当延长，每日1次，1个月为一个疗程。

3. 穴位注射　用板蓝根注射液注射双侧肾俞、足三里，每穴注射2ml，隔日1次，20次为1疗程。

4. 按摩、刮痧　患者取坐位，医者以双手拇指点按脾俞、命门，以补脾益肾；再嘱患者俯卧位，施以双龙点肾法，以调补肾气；又嘱患者仰卧位点按关元、气海，以调补下焦气机，补肾虚益气候阳固精；点按足三里、太溪、三阴交，以调补肾气补中益气。

5. 中药外敷　在西医常规治疗的基础上加用保肾膏调制成五分硬币大小敷贴于双肾俞、命门、神阙、双复溜穴，每次敷贴4~6h，每10日1次，一共9次，中医辨证分型为肾阳虚型、肾阴虚型，分别用保肾膏1号、保肾膏2号敷贴，3个月为一个疗程。保肾膏1号由肉桂、淫羊藿、丁香、花椒等组成；保肾膏2号由何首乌、牛膝、乌梅、丁香、花椒等组成，再加生姜汁、蜂蜜按一定比例调制而成的膏剂。

6. 中药灌肠　对肾功能不全者配合中药大黄15g、芒硝30g、红花10g，水煎取60ml保留灌肠。对服药呕吐或服药后效果不佳，以及胃肠道症状明显者，配以四物汤合附子大黄汤加减浓煎取汁，保留灌肠。

（二）西医治疗

截至目前，仍然没有治愈慢性肾小球肾炎的特效方法。临床上一般治疗方法是：

1. 嘱患者注意休息，避免过度劳累，以免降低抗病能力。

2. 有浮肿者，应限制盐的摄入，采用低盐，甚至无盐饮食，选用适当的利尿药。

3. 轻度蛋白尿适当限制蛋白摄入，以1g/（kg·d）为宜。若出现肾功能减退，要采用低蛋白饮食，如0.8g/（kg·d）。应以优质蛋白如瘦肉、蛋、牛奶为宜。还要补充足够的热量和复合维生素，保证营养平衡。

4. 及时有效地控制血压，一般应选用长效降压药物，如洛丁新、络活喜等。

5. 并发感染时，应积极抗感染治疗，避免肾毒性抗生素。

6. 长期抗血小板治疗，口服潘生丁300mg/d（可从小剂量用起），可延缓慢性肾小球肾炎的进程。

六、护理

（一）护理措施

体液过多，与肾小球滤过率下降导致水钠潴留等因素有关。

1. 一般护理　无明显并发症者可适当活动，同时要保证充分的休息和睡眠，切忌劳累。急性发作者或伴有高血压或肾功能不全者应卧床休息。

2. 饮食护理　慢性肾炎患者一般给予低盐、适量蛋白质、高维生素的饮食。对于有氮质血症的患者，应限制蛋白质的摄入，一般为 0.5～0.8g/（kg·d）。向患者及家属解释低蛋白饮食的重要性，因摄入高蛋白饮食可使肾功能进一步恶化。宜给予优质的动物蛋白，使之既能保证身体所需的营养，又可减少蛋白质代谢的产物，起到保护肾功能的作用。高血压患者应限制盐的摄入。水肿患者应限制水分的摄入。

3. 用药护理　各种降压药有不同的作用机制，也有不同的不良反应，应根据患者的具体情况选用。如容量性高血压时多采用利尿剂，潴留钾的利尿剂如螺内酯、氨苯蝶啶，长期应用可引起高血钾，而长期应用排钾利尿剂如氢氯噻嗪则可导致低血钾。呋塞米、布美他尼等一类襻利尿剂，则可导致低钠血症、低氯性碱中毒、低钾血症、耳毒性。血管紧张素转换酶抑制剂如依那普利可导致高血钾，肾功能不全时慎用。抗血小板药物阿司匹林可引起胃黏膜损害，严重时可导致出血。双嘧达莫也为常用药物，应缓慢加量，使患者逐渐耐受，不良反应常为血管扩张性头疼。因此，护理人员应熟悉以上药物不良反应的临床表现并予以严密观察，定期检测电解质、肾功能、心电图等，一旦发现异常及时报告医生，做出相应处理。另外，要注意尽量避免使用肾毒性的药物，以免加重病情。

4. 感染的防治　本病由于营养不良、贫血、透析及免疫抑制剂的使用等原因易于发生感染，而感染则可加重肾功能损害，促进病情恶化。因此，应积极防治感染，注意加强机体潜在感染病灶的清除，如龋齿、咽喉炎、扁桃体炎、毛囊炎、注射结节等；注意观察所谓感染前驱表现如体温增高、蛋白尿无原因增多等，并及时予以有效治疗；预防呼吸道、消化道、泌尿系感染，定期空气消毒，减少探视人员，外出戴口罩，减少出入公共场所的机会，注意个人卫生，不吃生食，严格无菌操作。

5. 心理护理　多数患者病程较长，肾功能逐渐恶化，预后差，因此心理护理尤为重要，特别对于那些由于疾病而影响了正常的工作、学习和生活的患者。应指导患者注意避免长期精神紧张、焦虑、抑郁等，这些不良心理可造成肾血流量的减少，加速肾功能的减退。

（二）健康教育

1. 指导患者及家属勿使用对肾功能有害的药物，如氨基糖苷类抗生素、抗真菌药等。

2. 饮食上注意摄入优质低蛋白，如牛奶、鸡蛋、鱼类等。勿食过咸食物。保证热量充足和富含维生素。

3. 指导患者与疾病有关的家庭护理知识，如控制饮水量、自我监测血压等。避免受凉、潮湿，注意休息。避免剧烈运动和过重的体力劳动，防治呼吸道感染。注意个人卫生，预防泌尿道感染，如出现尿路刺激征时，应及时治疗。

4. 需做肾组织活检者，应做好解释和术前准备工作。

5. 定期门诊随访，讲明定期复查的必要性。让患者了解病情变化的特点，如出现水肿或水肿加重、血压增高、血尿等应及时就医。

（辛　蕾　王慧敏　崔璐璐　宋丽霞　迟晓婷）

第三节　肾病综合征

一、定义

肾病综合征（nephrotic syndrome，NS）是以大量蛋白尿（>3.5g/24h）、低白蛋白血症（<30g/L）、水肿和高脂血症为主要表现的肾脏疾病，是肾小球疾病的常见表现。肾病综合征虽然作为一组临床征候群具有共同的临床表现、病理生理和代谢变化，甚至治疗方面亦有共同的规律。但是，由于这是多种病因、病理和临床疾病所引起的一组综合征，所以其表现、机制和防治又各有其特殊之处。在此着重介绍原发性肾病综合征。

肾病综合征属于中医"水肿"范畴，在水肿消退后则属"虚劳""腰痛"等范畴。在发病过程中常出现感染、血栓形成、循环衰竭、急性肾衰竭、冠状动脉硬化、肾小管功能异常等并发症，则应分别参考温热、瘀血、厥脱、关格、胸痹、消渴诸证进行辨证论治。

二、病因

（一）中医病因病机

本病发生，多因素体脾肾亏虚，复感风、寒、湿邪所致，而其反复发作，往往与酒色、饮食、劳累及外感客邪等诱因有关。

《景岳全书·肿胀》指出："凡水肿等证，乃肺脾肾三脏相干之病，盖水为至阴，故其本在肾；水化于气，故其标在肺；水唯畏土，故其制在脾。"《素问·灵兰秘典论》说："三焦者，决渎之官，水道出焉。"水肿的病机，主要与肺、脾、肾三脏及三焦对水液代谢功能的失调有关。由于外邪侵袭，肺失治节、肃降失司，可以出现面部水肿，或加重原来脾、肾两虚所引起的水肿；脾虚不能运化则水湿潴留也可以致水肿；肾虚不能化气，更可使水肿加重。三焦为水液运行之道路，三焦气化的正常与否，直接与肺、脾、肾三脏的功能有关；另外，肝主疏泄、肝失条达，亦可使三焦气机壅塞，决渎无权，而致水肿，在水肿发生过程中，瘀血阻滞，往往可使水肿顽固不愈。其机制正如《金匮要略》所言："血不利则为水。"

（二）西医病因病理

1. 病因　2/3 的成人肾病综合征和 90% 的儿童肾病综合征均为原发性，主要由微小病变肾病、系膜增生性肾炎、膜性肾病、系膜毛细血管性肾炎及局灶性肾小球硬化症等肾小球疾病引起。其他经常表现为急、慢性肾炎综合征的原发性肾小球疾病，有时也可表现为肾病综合征。少数肾病综合征还可继发于其他慢性疾病，如系统性红斑狼疮性肾炎、糖尿病肾病、肾淀粉样变、肾静脉高压、过敏性紫癜肾炎等。此外。一些恶性肿瘤如霍奇金淋巴瘤，肺、乳房、胃肠道实体肿瘤等也可出现肾病综合征的表现。

2. 病理　原发性肾病综合征的肾小球主要病理改变为：

（1）微小病变肾病：以肾小球上皮细胞足突的超微结构改变为特征。弥漫性足突融合和足突隔孔隙消失。光学显微镜下仅见轻度系膜增生和近曲小管上皮细胞继发性空泡变性、浑浊肿胀、免疫病理阴性或可见少量 IgG 和（或）IgM、C_3 沉着。

（2）系膜增生性肾炎：以弥漫性系膜细胞及基质增生为特点。肾小球基底膜本身并不受累。病变程度不一，轻者仅有少数系膜细胞增生和（或）基质增宽。重者可因严重的系膜病变导致毛细血管襻广泛受压，并常伴有局灶、节段性肾小球硬化以及相应肾小管萎缩、间质细胞浸润和纤维化。免疫病理所见国外报告以系膜区 IgM 沉着为主，我国则以 IgG 为多见，伴或不伴 C_3 沉着。电镜检查系膜区电子高密度物质沉着证实免疫病理所见。

（3）膜性肾病：病变以肾小球毛细血管襻上皮下免疫复合物沉着为特点。免疫病理证实此种沉着物含 IgG 及 C_3 成分。沉着的免疫复合物刺激基底膜产生钉突样反应，至后期基底膜广泛增厚、固缩。

（4）系膜毛细血管性肾炎：病理改变为系膜细胞和基质严重增生，并沿内皮下向基底膜间插入，从而形成毛细血管襻的双轨征。电镜亦证实上述病变，并可见系膜区和内皮下免疫复合物沉着。免疫病理可见 IgG、IgM 及 C_3 于系膜和基底膜沉着。

（5）局灶、节段性肾小球硬化：病理改变为肾小球局灶性（部分肾小球）和节段性（每个肾小球的部分毛细血管襻）、PAS 阳性玻璃样变物质沉积，泡沫细胞浸润和球囊粘连。该沉积部位可见 IgM 和 C_3 不定型团块状沉积。相应肾小管萎缩，间质细胞浸润和纤维化。

三、临床表现

原发性肾病综合征有前驱感染者起病较急，部分可隐匿起病，典型临床表现如下：

1. 大量蛋白尿（尿蛋白 > 3.5g/d）和低蛋白血症　当原尿中蛋白含量超过肾小管吸收能力时，导致大量蛋白尿，这是低蛋白血症的主要原因。另外，肝代偿合成血浆蛋白不足、胃黏膜水肿引起蛋白质摄入减少等因素也加重了低蛋白血症。

2. 水肿　低蛋白血症造成血浆胶体渗透压下降是患者出现水肿的主要原因。

3. 高脂血症　低蛋白血症刺激肝脏合成脂蛋白代偿性增加，加之脂蛋白分解减少，使得血中胆固醇、三酰甘油含量升高，低密度脂蛋白和极低密度脂蛋白的浓度也增高。

4. 并发症

（1）感染：是常见的并发症。患者可出现全身各系统的感染，常见的如呼吸道、泌尿道、皮肤及腹腔（原发性腹膜炎）感染等。

（2）血栓、栓塞：多数肾病综合征患者的血液呈高凝状态，加之高脂血症、血液黏稠度增加、强力利尿剂的应用等因素易导致血管内血栓形成和栓塞。

（3）急性肾衰竭：低蛋白血症使血浆胶体渗透压下降，水分从血管内进入组织间隙，引起有效循环血容量的减少，肾血流量不足，易导致肾前性氮质血症，经扩容、利尿治疗可恢复；少数患者可出现肾实质性急性肾衰竭。

（4）其他：长期高脂血症易引起动脉硬化、冠心病等心血管并发症；长期大量蛋白尿可导致严重的负氮平衡和蛋白质营养不良，引起肌肉萎缩，儿童生长发育障碍。

四、诊断

1. 大量蛋白尿 [≥3.5g/24h，或≥3.5g/ （1.73m^2·24h）]。
2. 低蛋白血症（血清白蛋白＜30g/L）。
3. 水肿。
4. 高脂血症。

上述四条中，前两条为必要条件。诊断原发性肾病综合征，须排除继发性肾病综合征。

五、治疗

（一）中医治疗

1. 水肿期

（1）脾肾阳虚

主症：周身肢体明显浮肿，甚则伴有胸水、腹水，而有胸闷气急，腹满而胀，不得平卧，小便不利而量少，面色苍白或黧黑，精神委顿，形寒怯冷，身肢瞤动或沉重疼痛，或腰酸腿软，纳少便溏，舌质淡，舌体胖大而有齿痕，舌苔薄白或白腻而滑，脉沉细或沉紧。

治法：温阳利水。

方剂：真武汤合五苓散、济生肾气汤、肾水散（经验方）化裁。

基本处方：附子12g，白术12g，茯苓30g，生姜10g，泽泻15g，肉桂10g，猪苓15g，胡芦巴10g，仙茅10g。每日1剂，水煎服。

方解：脾肾阳虚，水湿泛滥为肾病水肿常见证型，温阳利水方药有较好疗效。方药组成不外两部分：一部分为利水药，一般以茯苓、猪苓、泽泻为主，水肿严重可暂用逐水药，如葶苈子、川椒目、黑白丑之类；另一部分为温阳药，以附子、肉桂为主，或加仙茅、胡芦巴之类。

加减：脾阳虚为主，面色多萎黄或苍白，纳少腹胀便溏，除白术健脾外，散水用生姜，温脾则易干姜，或加厚朴、大腹皮、草豆蔻行气之药，以达温而运之的目的；肾阳虚为主，面色多黧黑，腰膝酸软，可加淫羊藿、补骨脂、巴戟天之类；水肿渐消，肿势不重，可应用济生肾气汤或加龟板胶、鹿角胶、紫河车等血肉有情之品；肾气不足在应用前方无效时，可采用自拟肾水散 [猪肾（1对，阴干）、附子、肉桂、泽泻共研细粉]，每次10g，开水顿服，每日3次，有较好疗效，可供参考。

（2）脾虚湿困

主症：肌肤或全身浮肿或有轻度水肿，但持续不退，面色萎黄不泽，气短懒言，肢软无力，或胸闷腹胀泛恶，小便短少，大便溏软，舌淡红，苔薄白或白腻，脉濡软或沉缓。

治法：益气健脾，燥湿利水。

方剂：防己茯苓汤合参苓白术散、胃苓汤。

基本处方：防己 15g，桂枝 10g，生黄芪 30g，茯苓 30g，党参 12g，白术 12g，薏苡仁 15g，白扁豆 10g，山药 15g，甘草 6g。每日 1 剂，水煎服。

方解：脾虚湿困当分两端：一为脾虚气弱，健运失司，水湿潴留，其水肿较轻但持续减退，以气短乏力、面色萎黄之脾气虚证明显，治宜健脾益气以利水，以黄芪、党参、白术益气健脾，以防己、茯苓、泽泻利水，此类患者血浆白蛋白常较低，随着水肿缓慢消退，血浆白蛋白往往有所升高，蛋白尿亦有所减轻；二为湿盛困脾，脾运迟滞，亦致水肿，其脾气虚证不著，而水肿、胀满、泛恶、口黏等湿困见症明显，治宜燥湿运脾以利水，方用胃苓汤，以苍术、厚朴、陈皮燥湿运脾，以猪苓、茯苓、泽泻利水消肿，或稍加木香、砂仁、大腹皮之引气以助脾运。在水肿消退后，蛋白尿及血浆蛋白往往无明显之变化。

（3）风邪犯肺

主症：全身浮肿，头面眼睑尤甚，恶寒发热，头痛身痛，咳嗽气急，胸满，小便不利，舌苔薄白，脉浮或弦滑。

治法：疏风宣肺利水。

方剂：越脾加术汤合五皮饮、麻黄连翘赤小豆汤。

基本处方：炙麻黄 10g，生石膏 30g，甘草 10g，生姜 3 片，大枣 4 枚，白术 12g，桑白皮 10g，茯苓皮 30g，陈皮 10g，大腹皮 15g。每日 1 剂，水煎服。

方解：肾病综合征因感受风寒或风热之邪，突然引起周身浮肿或原有之浮肿骤然加重，以头面部为重，并伴风寒或风热表证及肺气失宣之证，此时当急则治其标，宜疏风宣肺利水，用越婢加术汤，重在宣开肺气，服药后并不见汗出，小便增加，水肿迅速消除。五皮饮则可视病情选用一两味药即可。

加减：若咽喉疼痛或皮肤疮毒感染，而兼有风热表证，应用麻黄连翘赤小豆汤加黄芩、桔梗、金银花、蒲公英之类。此类患者常见反复感染性病灶存在，在使用激素时往往被掩盖，因此，应仔细检查搜寻，及时加以清除。

（4）气滞水停

主症：肢体或全身浮肿，反复发作，脘腹胀满，胸闷短气，喘气不舒，纳呆，尿少，大便不畅，舌淡红，脉弦。

治法：行气利水。

方剂：大橘皮汤、木香流气饮。

基本处方：橘皮 10g，滑石 12g，赤茯苓 15g，猪苓 15g，泽泻 15g，肉桂 5g，生姜 2 片，木香 6g，槟榔 10g，乌药 12g，威灵仙 10g，木瓜 6g，桑皮 12g，厚朴 6g。每日 1 剂，水煎服。

方解：三焦气滞，水道不利因致水肿，胸闷嗳气为上焦气壅，脘腹胀满为中焦气滞，泄便不利为下焦气滞，故用大橘皮汤加味，以五苓六一散利水以消肿，以桑皮泻肺理上焦之气，厚朴、陈皮宽中理中焦之气，槟榔、木香下气理下焦之气。又三焦之决渎，气机之畅通，还赖肝气之疏泄，故每于方中稍加柴胡、白芍、香橼、佛手疏肝调气之品，既有利于三焦气机之调运，又有利于水液之运行。行气虽非肾病综合征之主要治法，但于宣肺、健脾、温肾之中稍佐疏气之品，则可增该方之条达，有利于水湿之消散。

（5）瘀水交阻

主症：浮肿尿少日久不愈，面色晦暗不泽，两目黑环，肌肤粗糙不润，或有瘀点或色素沉着，舌质黯有瘀斑，舌下血脉青紫，苔薄白微腻，脉涩。

治法：活血化瘀利水。

方剂：当归芍药散。

基本处方：当归 12g，赤芍 15g，川芎 10g，茯苓 15g，白术 12g，泽泻 15g，丹参 30g，桃仁 10g，红花 10g，益母草 30g，车前子 15g。每日 1 剂，水煎服。

方解："血不利则为水"，瘀血内停，气机不利，水湿不运，故成水肿。水肿不退，湿阻气机，气滞血涩，亦成瘀血。故临床既有水肿尿少等水湿见症，又有晦暗瘀滞等瘀血见症。治疗当活血化瘀与利水消肿合用。当归芍药散中归、芍、芎为活血化瘀药，丹参、桃仁、红花，茯苓、白术、泽泻则为渗利水湿药，尚可加防己、车前子之类，还有泽兰、益母草既能化瘀又可利水。

加减：若瘀血较重水肿顽固不退，则可加水蛭散结破血之品，常能取效，不但水肿消退，蛋白尿常可明显减轻。

（6）湿热蕴结

主症：周身浮肿，面赤气粗，烦热汗出，胸脘痞闷，口苦口黏，咽痛，小便短涩，大便不畅，舌质红，苔黄腻，脉弦滑而数。

治法：清热利湿。

方剂：萆薢分清饮、五味消毒饮，阴虚夹湿热者可用猪苓汤。

基本处方：萆薢 15g，菖蒲 10g，白术 10g，丹参 15g，莲子心 6g，茯苓 15g，黄柏 10g，车前子 10g，金银花 30g，连翘 10g，蒲公英 10g，紫花地丁 10g。每日 1 剂，水煎服。

方解：肾病水肿乃由肾之气化失常，水湿泛滥而成，湿邪久郁化热则成湿热壅滞。或痤疮或疮疖，或上呼吸道感染，或久用激素治疗，致气机升降出入紊乱，气血痰湿郁滞经隧，也为湿热蕴结或热毒壅盛。故见烦满泄浊、咽痛口黏等湿热征象。若湿热之邪不能得到彻底清除，在继发感染下又易致肾之气化失常，以致肾病综合征反复发作而缠绵难愈。故清利湿热虽未必直接消除水肿，但仍为治疗中的重要一环。用萆薢分清饮重在清利湿热、分清泌浊，方以黄柏、车前子清热利水，白术、茯苓健脾祛湿，萆薢、菖蒲分清泌浊，丹参、莲子心清心通络，一方之中清热利湿通络兼顾。

加减：如水肿较重可加萹蓄、泽泻、滑石，或合八正散。五味消毒饮以五种清热解毒药并用，对于疮疖感染有较好疗效。若阴虚而夹湿热者，则既有尿频尿急、下肢水肿，又伴口干欲饮、心烦不得眠等阴虚内热之症，应滋阴利水，方用猪苓汤，以猪苓、泽泻甘淡利水，滑石滑利水道，阿胶养阴清热。

2. 无水肿期　水肿消退之后，或始终未见水肿者，常表现为面色无华，头晕目眩，腰膝酸软，疲乏无力等虚证，并常见蛋白尿、管型尿、血尿及肾功能减退，故应按中医虚劳进行辨证。

（1）脾肾气虚

主症：面色淡黄，神疲气短，纳差，腹满便溏，腰膝酸软，夜尿频多，小便清长，舌淡有齿痕，脉沉缓。

治法：健脾补肾。

方剂：参苓白术散、五子衍宗丸化裁。

基本处方：党参15g，茯苓10g，白术12g，山药20g，白扁豆12g，桔梗10g，菟丝子15g，枸杞子15g，覆盆子10g，芡实15g，车前子10g。每日1剂，水煎服。

方解：水肿退后或始终无水肿的肾病综合征，常见上述脾肾气虚的症状，也有患者仅有蛋白尿而无明显自觉症状，亦可采用健脾补肾法治疗。偏脾虚者可用参苓白术散加芡实、金樱子、菟丝子等固精补肾之品，偏肾虚者可用五子衍宗丸加党参、黄芪等健脾益气之药。若见脾肾阳虚者宜加仙茅、淫羊藿、补骨脂、巴戟天等温和的补阳药，因阳虚水肿在水肿消退后，往往出现气阴耗伤，虽此时仍现阳虚，但不宜姜、附、桂等刚燥之品，而仍应用健脾益气、补肾固精之法治疗，不但能改善整体状况，而且能使蛋白尿减少或消失，肾功能恢复。

（2）肝肾阴虚

主症：面白颧赤，眩晕耳鸣，目涩肢颤，口干咽燥，渴欲饮水，五心烦热，溲赤便干，舌红少津，脉细数或细结。

治法：滋补肝肾。

方剂：知柏地黄汤、建瓴汤。

基本处方：生地黄25g，山茱萸12g，山药12g，牡丹皮10g，茯苓10g，泽泻10g，知母10g，黄柏10g，龟板20g，白茅根30g，益母草30g。每日1剂，水煎服。

方解：肝肾阴虚常因过用温热刚燥之品，或长期大量应用激素而耗伤阴液，使原有的脾肾阳虚或气虚转化为肾阴亏损和肝肾阴虚。亦可因素体阳盛阴亏发病即见肝肾阴虚。其证有二：一为阴虚内热，见五心烦热、口干便结等症，宜滋阴降火，常用知柏地黄丸、大补阴丸之类，如热伤血络而见镜下血尿，可加小蓟、白茅根、生侧柏、血余炭、墨旱莲等；二为阴虚阳亢，见眩晕耳鸣、头胀易怒等症，常伴血压升高，宜滋肾平肝，可用建瓴汤，或六味地黄丸加天麻、钩藤、菊花、生石决等。

（3）气阴两虚

主症：神疲气短，腹胀纳差，手足心热，口咽干燥，口渴喜饮，腰酸腰痛，头晕头疼，舌淡红有齿痕，苔薄，脉沉细或弦细。

治法：益气养阴。

方剂：参芪地黄汤、大补元煎。

基本处方：党参15g，生黄芪30g，熟地黄25g，山茱萸12g，山药12g，茯苓10g，牡丹皮10g，泽泻10g。每日1剂，水煎服。

方解：水肿退后阴液耗伤，过用滋腻反令脾虚，故既见脾气不足，又有肾阴亏损之证，加之肾病综合征病程缠绵，迁延不愈，气损及阴或阴损及气，故气阴两虚证近年来明显增多，而单纯的虚证较以前有所减少。气阴两虚涉及五脏，而以脾肾气阴两虚为多，故治疗一方面健脾益气，另一方面滋补肾阴。参芪地黄汤、大补元煎均有疗效，应用时还须看气虚阴虚轻重而灵活加减。使用本方可使患者的免疫功能及血浆环核苷酸的双向调节趋向平衡，保护和促进肾功能恢复。

无水肿期上述各型亦涉及湿热、热毒、瘀血诸邪，可参考水肿期有关证型及慢性肾炎有关治法辨证施治。

（二）西医治疗

肾病综合征应根据不同病因，首要治疗原发病。在临床症状明显时，可采用对症治疗，改善食欲和全身健康状况，预防和治疗感染。在一般情况得到改善后，应用激素和免疫抑制剂，以减少和消除蛋白尿，巩固疗效防止复发。

1. 一般治疗

（1）饮食以高蛋白、低钠饮食为主。高蛋白饮食必须在食欲改善后才能耐受，一般每日每千克体重 1~1.5g，再加上每天尿中蛋白丢失量，还须补充由激素引起的消耗量（每日应用泼尼松 30~40mg 时，约增加蛋白质消耗 19g），这样在一个体重 60kg 的患者，每天需供应 90~100g 蛋白质。但在有氮质血症时，蛋白摄入量应适当限制。在水肿明显时须严格限制食盐及含钠药物，一般每日应在 1g 以下，高度水肿应限在 200mg 以下，水肿减轻时可适当增加，但以每天不超过 5g 为宜。

（2）利尿消肿：利尿剂能增加尿量，但又不能利尿过快，以免引起电解质的紊乱及钾的负平衡。一般水肿为了减少尿钾丢失过多，最好先用螺内酯 20~40mg，每日 3 次，然后加用氢氯噻嗪每日 70~100mg，分 2~3 次服；水肿严重可用呋塞米 20~40mg，每日 2~3 次，口服或静脉注射，用量应根据水肿程度及肾功能情况，逐渐增加直至达到利尿效果，可用到 400mg/d；若此时仍不能达到利尿效果，则应考虑因严重低蛋白血症而引起血容量减低，此时应加用扩容剂，可输入新鲜血浆、5% 无盐右旋糖酐 500~1000ml，适当补充人体白蛋白固属必要，而过多地输入白蛋白，则徒然增加尿蛋白的丢失，加重肾小管的损害，故不宜长期大量地使用。

2. 肾上腺皮质激素及免疫抑制剂的应用

（1）肾上腺皮质激素：具有免疫抑制及抗炎作用。一般以泼尼松为首选，每日 30~40mg，分 3~4 次口服，或晨起顿服，效果不著增至 60mg/d，如增至 80mg/d 以上仍无效，或出现精神或其他系统不良反应，应立即减量停药。多数有效患者在使用 1~2 周尿蛋白开始减少，亦有 1 个月方见效，持续用药 8 周，然后逐渐减量，至 15mg/d 时递减速度应放慢，以不出现尿蛋白或仅有微量时的用量为维持量，为 5~15mg，维持半年左右，采用隔日或每日服药。在服维持量过程中如有复发，需重新用足量治疗，待病情控制后再改为维持量。在治疗 4~8 周之后，应注射 10~20U 的促肾上腺皮质激素，每周 1 次，以减轻泼尼松对肾上腺皮质的抑制。在用大量激素时，应适当补钾，予氯化钾 1~3g/d，以及小量的钙和维生素 D。

（2）免疫抑制剂：通过抗体的形成，可以减少抗原抗体复合物在肾小球基底膜的沉积。一般在激素治疗效果不满意时加用。常用的有环磷酰胺、硫唑嘌呤、苯丁酸氮芥、噻替哌等。首选为环磷酰胺，每日或间日静脉滴注 200mg（于 0.9% 氯化钠注射液内），以 10 次为一个疗程，或每天 100~150mg，分 2~3 次口服，总量 6~12g，2~3 个月为一个疗程，激素和环磷酰胺合用可减少各自的药量和不良反应。

（3）抗凝疗法：可采用肝素每天 125～250mg，静脉滴注，但大剂量易导致出血。肝素主要作用是减少肾小球新月体形成和纤维蛋白样物沉着，对水肿明显者采用激素、环磷酰胺和肝素联合治疗，可显著利尿，肾小球滤过率增加，肾功能改善。而对水肿不明显的肾病综合征则无效。肝素主要用于肾病综合征伴高凝状态者。血小板凝集拮抗药双嘧达莫等有时亦应用。

（4）吲哚美辛：为非固醇类抗炎药，对部分患者能减少蛋白尿的排出。但该药为前列腺素抑制剂，可引起肾血流量下降，降低肾小球滤过率，而易致血尿素氮及肌酐升高，所以应慎用。

目前，西医治疗的总趋势是以小剂量、多品种联合用药为主，这样可以协同作战，最大限度地发挥治疗作用，而减少各自的不良反应，以利于长期用药巩固疗效防止复发。只是在顽固性难治性肾病综合征时才有限地、暂时地应用大剂量激素和环磷酰胺冲击疗法，而且同样需要联合用药，至于疗效的评价还有待于进一步探讨。

六、护理

（一）护理措施

1. 体液过多　与大量蛋白尿致低蛋白血症引致血浆胶体渗透压下降等有关。

2. 营养失调，低于机体需要量　与大量蛋白质从尿中丢失、胃肠黏膜水肿导致蛋白质摄入减少，食欲不好有关。

饮食护理：肾病综合征患者的食物中各营养成分的构成一般为：①蛋白质：提倡正常量的优质蛋白（富含必需氨基酸的动物蛋白）摄入，即 1g/（kg·d）。但当肾功能不全时，应根据肌酐清除率调整蛋白质的摄入量；②供给的热量要充足，不小于 126～147kJ（30～35kcal）/（kg·d）；③为减轻高脂血症，应少进富含饱和脂肪酸的食物如动物油脂，而多吃富含多聚不饱和脂肪酸的食物如植物油及鱼油，以及富含可溶性纤维的食物如燕麦、豆类等；④水肿时应低盐饮食，勿食腌制食品，同时要限制液体入量。尿少血钾高者应禁食含钾高的水果和蔬菜，如香蕉、橙子、柑、西瓜、冬菇、紫菜、马铃薯、冬笋等食物。对低蛋白血症患者可输入白蛋白。监测营养指标：定期测量血浆白蛋白、血红蛋白等指标反映机体的营养状态。

3. 有感染的危险　与使用免疫抑制剂治疗、贫血、营养不良、免疫功能紊乱及应用糖皮质激素有关。

（1）保持病区环境清洁、舒适，定期做好病室的空气消毒，用消毒药水拖地板、湿擦桌椅等。病室内保持合适的温、湿度，定时开放门窗进行通风换气，以降低室内空气的含菌密度。

（2）尽量减少病区的探访人次，对有上呼吸道感染者应限制探访。同时指导患者少去公共场所等人多聚集的地方。遇寒冷季节，嘱患者少外出，注意保暖。

（3）做好生活护理，指导和协助患者进行全身皮肤、口腔黏膜的清洁。保持水肿皮肤清洁、干燥，避免损伤，防止感染。卧床患者经常变换体位，必要时协助患者翻身。为防止压疮，可加用气垫或软垫，避免穿紧身衣裤，以防静脉淤血。抬高水肿的肢体，增加静脉回流，以减轻水肿。

（二）健康教育

1. 心理指导　耐心解答患者提出的问题，避免不良刺激。培养乐观情绪。

2. 饮食指导　坚持合理膳食，应进食易消化、清淡、半流质饮食。水肿时应进低盐低钠饮食，禁用脂制食品，少用味精及食用碱；无肾衰竭时，可进食优质高蛋白饮食；肾病综合征患者常有高脂血症，故需限制动物内脏、肥肉、某些海产品等富含胆固醇及脂肪的食物摄入。注意补充微量元素，可进食新鲜蔬菜、水果、杂粮。激素治疗过程中，应调整饭量，勿暴饮暴食。

3. 活动、休息指导　指导患者合理安排作息时间，卧床休息期间应保持适度床上及床旁活动，以防止肢体血栓形成。肾病综合征缓解后可逐步增加活动，但应避免剧烈的体育活动。应尽量到空气清新之处，避免去公共场所。同时活动时要避免皮肤损伤，以免引起感染而加重病情。

4. 用药指导　了解利尿药、降压药、免疫抑制剂及糖皮质激素的作用、不良反应及服药方法。

（1）利尿剂：长期服用注意防止低钾、低氯血症碱中毒发生。呋塞米等强效利尿药有耳毒性，应避免与链霉素等氨基糖苷类抗生素同时使用。

（2）糖皮质激素：长期服用糖皮质激素可导致医源性库欣综合征，应密切观察患者有无：①因水、钠潴留加重高血压；②低血钾表现；③抵抗力减弱，易发生多种感染；④患者有兴奋失眠等精神症状；⑤骨质疏松易骨折；⑥诱发溃疡病、消化道出血和血糖升高的类固醇性糖尿病；⑦毛细血管脆性增加，皮下瘀斑；⑧向心性肥胖、多毛、痤疮等。应密切观察患者的情况，服用糖皮质激素时应注意：①口服激素应饭后服用，以减少对胃黏膜的刺激；②服用时间最好在早上 6~8 时，因这段时间正是人体内激素分泌高峰，此时服用可减轻激素的不良反应；③长期用药者应补充钙剂和维生素 D，以防骨质疏松。

（3）细胞毒类药物：常用环磷酰胺，该药有较强的免疫抑制作用。不良反应有骨髓抑制及中毒性肝炎，并可出现性腺抑制（尤其男性）、脱发及出血性膀胱炎。使用环磷酰胺时注意多饮水，以促进药物从尿中排泄。

（4）环孢素 A：不良反应较大（肝毒性、高血压、高尿酸血症、多毛及牙龈增生等），停药后病情易复发。

（5）中药：如雷公藤制剂，应注意其对血液系统、胃肠道、生殖系统等的不良反应。

（6）抗凝药：如肝素、双嘧达莫等。

（单　强　张　爱　赵彦明）

第四节　尿路感染

一、定义

泌尿系感染（UTI），简称尿感，是指各种病原微生物在泌尿系统生长繁殖所致的尿路急、慢性炎症反应。好发于女性，尤以妊娠和产褥期发病率为最高。临床以小便次数明显增多，排尿时急迫、疼痛、寒战、发热、腰痛为特征。如反复感染，可变为慢性。

古医籍中未见本病名记载，据其临床表现及病机特点，可以归纳到中医学的"淋证""腰痛""血淋""劳淋"的范畴。

二、病因

（一）中医病因病机

1. 膀胱湿热　过食辛热肥甘之品，或嗜酒太过，酿成湿热，下注膀胱；或下阴不洁，秽浊之邪侵入膀胱，酿成湿热，发而为淋。若湿热蕴积，尿液受其煎熬，日积月累，尿中杂质结为砂石，则为石淋。若湿热蕴结于下，以致气化不利，无以分清泌浊，脂液随小便而出，小便如脂如膏，则为膏淋。若热盛伤络，迫血妄行，小便涩痛有血，则为血淋。

2. 脾肾亏虚　久淋不愈，湿热耗伤正气，或年老、久病体弱，以及劳累过度，房室不节，均可导致脾肾亏虚。脾虚则中气下陷，肾虚则下元不固，因而小便淋沥不已。如遇劳即发者，则为劳淋；中气不足，气虚下陷者，则为气淋；肾气亏虚，下元不固，不能制约脂液，脂液下泄，尿液浑浊，则为膏淋，肾阴亏虚，虚火扰络，尿中夹血，则为血淋。

3. 肝郁气滞　恼怒伤肝，气滞不宣，气郁化火，或气火郁于下焦，影响膀胱的气化，则少腹作胀，小便艰涩而痛，余沥不尽，而发为气淋，此属气淋之实证。中气下陷所致气淋，是气淋的虚证。所以《医宗必读·淋证》指出"气淋有虚实之分"。

其病机主要是湿热蕴结下焦，导致膀胱气化不利。若病延日久，热郁伤阴，湿遏阳气，或阴伤及气，可导致脾肾两虚，膀胱气化无权，则病证从实转虚，而见虚实夹杂。

（二）西医病因病理

1. 病因　尿路感染95%以上是由单一细菌引起的。其中90%的门诊患者和50%左右的住院患者，其病原菌是大肠埃希杆菌，此菌血清分型可达140种，致尿感型大肠埃希杆菌与患者粪便中分离出来的大肠埃希杆菌属同一种菌型，多见于无症状菌尿或无并发症的尿感；变形杆菌、产气杆菌、克雷伯肺炎杆菌、铜绿假单胞菌、粪链球菌等见于再感染、留置导尿管、有并发症之尿路感染者；白色念珠菌、新型隐球菌感染多见于糖尿病及使用糖皮质激素和免疫抑制药的患者及肾移植后；金黄色葡萄球菌多见于皮肤创伤及吸毒者引起的菌血症和败血症；病毒、支原体感染虽属少见，近年来有逐渐增多趋向。多种细菌感染见于留置导尿管、神经源性膀胱、结石、先天性畸形和阴道，肠道、尿道瘘等。

2. 病理　尿路感染的部位不同，病理解剖改变的差异很大。急性肾盂肾炎病变可为单侧或双侧，肾盂肾盏黏膜充血水肿，表面有脓性分泌物，黏膜下可散在细小的炎症病灶，严重者炎症可融合成小脓疡。镜下可见病灶内有肾小管上皮细胞肿胀、坏死、脱落，间质内有白细胞浸润和小脓肿形成；肾小球一般形态正常。下尿路感染没有发生解剖形态的变化，只有下尿路黏膜浅表的炎症、充血，可于短期内随菌尿的消失而消退。

三、临床表现

1. 尿道炎　临床表现可见尿道刺痒、尿痛、脓尿，尿道口红肿，尿道口可见分泌物。

可累及腹股沟淋巴结及男性附睾。临床上与膀胱炎不易区分，并应与沙眼衣原体、淋球菌、单纯疱疹病毒等性传播性疾病相鉴别。

2. **膀胱炎**　即通常指的下尿路感染，在成年人尿感中最常见，可分为急性和慢性两类。

（1）急性膀胱炎：多有上行感染所致，同时伴有急性尿道炎。主要临床表现包括轻重不等的膀胱刺激症状，如尿频、尿急、尿痛（排尿时的烧灼感、尿道和小腹的疼痛），偶有血尿，严重者可出现肉眼血尿，部分患者可出现发热（一般低于38.5℃）、乏力、腰痛等全身症状。实验室检查：血白细胞可不增加，尿白细胞明显增多，尿培养可培养出相应致病菌。

（2）慢性膀胱炎：长期存在尿频及尿急症状，但不如急性膀胱炎严重。尿中有少量或中量脓细胞、红细胞。这些患者常有急性膀胱炎病史，常伴有结石、畸形或其他梗阻因素存在，应做进一步检查。

3. **急性肾盂肾炎**　常发生于生育年龄妇女，临床表现为：

（1）泌尿系统症状：包括尿频、尿急、尿痛等膀胱刺激症状，腰痛和（或）下腹部痛。

（2）全身症状：可出现寒战、发热（体温常高于38.5℃），热型一般为弛张热，可为间歇热或稽留热，伴有头痛、肌肉酸痛、周身乏力等，可有恶心、呕吐、食欲不振等消化道症状，一般无高血压。

（3）局部体征：肋脊角及输尿管点压痛，一侧或两侧肾区压痛和叩击痛。

4. **慢性肾盂肾炎**　起病可隐匿或不典型，病程经过很隐蔽。症状较急性期轻，尿路感染表现很不明显，一般平时没有表现，可为无症状细菌尿，半数患者既往有急性肾盂肾炎发作病史，可伴有间歇性尿急、尿频等下尿路感染症状，和（或）间歇性低热。反复发作、病情迁延可有慢性间质性肾炎表现，如尿浓缩能力损害，而出现多尿、夜尿，易于发生脱水；肾小管重吸收钠的能力差而致低钠；可发生低或高血钾；可发生肾小管性酸中毒。至晚期，可出现肾小球功能损害、氮质血症，最后发展至尿毒症。一般有血压升高表现。因肾盂肾盏黏膜、肾乳头部瘢痕变形，利于细菌潜伏及长期应用抗生素细菌产生耐药性，慢性肾盂肾炎易反复发作。

5. **不典型尿感**　较常见的有以下几种：

（1）以全身急性感染症状为主，尿路局部症状不明显，易误诊为感冒、伤寒、败血症等。

（2）腹痛和胃肠功能紊乱为主要表现，尿感症状不明显。

（3）以血尿和轻度发热、腰痛为主要临床表现。

（4）肾绞痛明显，血尿，与尿路结石不易鉴别。

（5）仅有腰痛、肾区叩击痛，无明显尿路症状。

（6）无症状性菌尿，尿培养，菌落计数≥10^5/ml。

四、诊断

1. 病史采集

（1）临床表现尿路感染相关症状的特点、持续时间及伴随症状。

（2）既往史、药物史及相关疾病史等寻找发病的可能原因、伴随疾病、曾经的药物治疗史及可能影响疾病发展、转归的因素等。

2. **体格检查** 包括泌尿外生殖器的检查，腹部和肾区的体检。盆腔和直肠指诊对鉴别是否合并其他疾病有意义。

3. **辅助检查**

（1）实验室检查包括血常规、尿常规、尿涂片镜检细菌、中段尿细菌培养＋药敏、血液细菌培养＋药敏、肾功能检查等。

（2）影像学检查包括超声、腹部平片、静脉肾盂造影等，必要时可选择 CT 或 MRI 检查。

五、治疗

（一）中医治疗

1. 膀胱湿热

主症：以膀胱、尿道刺激症状为主，小便短数、频急、灼热刺痛，排尿困难，尿少，少腹拘急胀痛，腰痛，苔黄腻，脉滑数或濡数。

治法：清热泻火，利水通淋。

方剂：八正散加减。

基本处方：川木通6g，车前子20g（包煎），萹蓄15g，瞿麦15g，六一散15g（包煎），酒大黄10g，炒栀子10g，甘草10g，石韦15g。

方解：在本病急性发作期绝大多数表现为此证，予本方多能取效。方中大黄清热解毒泻浊，保持大便通畅，有利于湿热下趋。

加减：大便秘结、腹胀者，还可用芒硝6～10g冲化或同煎，枳实10g以助通腑泄热；发热症重者，可加金银花30g、水牛角粉15g、炒草果10g，以加强清热解毒祛湿之效；恶寒发热、呕恶者，加柴胡15g、黄芩12g、半夏10g以和解降逆；血尿明显者，加白茅根30g、小蓟30g、藕节30g、生地黄15～30g以凉血止血；小便涩滞不畅者，加入乌药6g，琥珀粉3g（分冲）。

2. 少阳郁热

主症：寒热往来，口苦口干，小腹胀痛不适，小便热涩浑浊，苔薄黄，脉弦数。

治法：和解少阳，清利下焦。

方剂：柴苓汤加减。

基本处方：柴胡10～15g，黄芩10g，茯苓15g，炒白术10g，泽泻15g，知母10g，黄柏10g，萹蓄15g，瞿麦15g，白头翁15～30g，滑石15g，白花蛇舌草30g，石韦20g，甘草6g。每日1剂，水煎服。

方解：本证为膀胱湿热毒邪极盛，上犯少阳，致少阳郁热，故现寒热往来、口苦口干、小便热涩浑浊等。治疗当用柴苓汤加减。可加半枝莲、马齿苋、野菊花、红藤、连翘、土贝母等以通利膀胱，清热解毒，和解少阳。

加减：若热毒入血，弥漫三焦，又当急则治其标，用黄连解毒汤合五味消毒饮，以清热泻火解毒；高热，腰痛，肉眼血尿明显者，可用犀角地黄汤合小蓟饮子或四生丸加减治疗，以水牛角粉易犀角；肝郁气滞明显，或见排尿艰涩、癃闭，可用沉香散加减治疗，可加木香、青皮、乌药、小茴香开郁破气；有刺痛感，尿有血块等血瘀征象者，可加桂枝、酒大黄、土鳖虫、桃仁或川牛膝、红花、赤芍等。

3. 虚实夹杂　慢性肾盂肾炎属中医"劳淋"范畴，为本虚标实之证，在治疗时当分清标本的轻重缓急。标急者，先予治标，标证缓解再予治本。标证不急者，可采用标本兼治。正虚者适当加用顾肾之药，以复其正气。

（1）气阴两虚，湿热留恋

主症：小便频急，淋涩不已，反复发作，遇劳尤甚，伴头晕耳鸣，乏力多汗，腰酸软，手足心热，舌红苔少，脉细。

治法：益气养阴，清热利湿。

方剂：清心莲子饮加减。

基本处方：太子参、生黄芪、麦门冬、石莲子、萹蓄、石韦、地骨皮、生地黄、茯苓各15g，黄芩、炒蒲黄、仙鹤草、六一散各10g，丹参、白茅根、小蓟各30g，车前子20g（包煎），生甘草6g。每日1剂，水煎服。

方解：清心莲子饮主用于劳淋中的"心劳"，由于思虑劳心而发病，气阴不足，兼湿热未清，虚实夹杂，可用本方益气养阴，交通心肾，佐以清热利湿。方中用太子参、生黄芪益气，麦门冬养阴，石莲子交通心肾，黄芩、地骨皮、甘草清热，茯苓、车前子导湿热从小便而出。

加减：有热者加柴胡、炒栀子；小肠有热，舌尖红赤，尿痛者合导赤散，或可加莲子心6g、灯心草6g、淡竹叶10g；兼有下焦虚寒或排尿涩滞不畅者，可加肉桂10g、制附子10g、小茴香6g。

（2）肝肾阴虚，湿热未尽

主症：头晕耳鸣，腰膝酸软或酸痛，咽干口燥，尿频而短，小便涩痛，或伴低热，乏力，女性月经量少，舌红，苔薄黄或苔少，脉弦细或细数。

治法：滋养肝肾，清利湿热。

方剂：滋水清肝饮加减。

基本处方：柴胡10g，当归10g，白芍10g，生地黄25g，山茱萸10g，山药10g，牡丹皮10g，泽泻10g，甘草6g。每日1剂，水煎服。

方解：此证属劳淋中"肾劳"以阴虚为主者。与素体肝肾阴虚或久病热淋伤阴，病情缠绵，或房劳过度损伤肝肾之阴有关。以腰痛绵绵，小便频数，尿热涩，疼痛不甚，头晕耳鸣，舌红少苔等为证候特征。临床兼见尿路刺激症状者，诊断不难，临床也常见尿培养无致病菌或见革兰阴性杆菌的情况，此时治疗当滋补肝肾之阴，兼清利湿热。当随阴虚及下焦湿热证之轻重主次配伍。

加减：若阴虚内热明显者，可重用生地黄30g，酌加青蒿15g、白薇15g、胡黄连12g；肾阴虚明显者，可用知柏地黄丸合猪苓汤加减；肝阴虚为主者，可用滋水清肝饮合二至丸、四物汤加减；湿热明显时，可加野菊花15g、红藤20g、石韦20g。

（3）脾肾阳虚，湿热未清

主症：畏寒肢冷，神疲乏力，每因劳累则有腰腿酸痛，小便淋漓不尽，或有轻度浮肿，或有尿频数、尿急、尿热，排尿涩痛不畅，因寒或劳累易诱发。舌胖质黯，苔白黏腻，脉沉细尺弱。

治法：温化肾气，兼清热利湿。

方剂：金匮肾气丸或合八正散加减。

基本处方：熟地黄15g，山药15g，山茱萸10g，泽泻15g，茯苓15g，牡丹皮10g，桂枝6g，附子10g，川牛膝15g，车前子20g（包煎），川木通6g，萹蓄15g，酒大黄6g，炒栀子10g，滑石15g（包煎），菟丝子20g，乌药6g。每日1剂，水煎服。

方解：此证属劳淋中"肾劳"以阳虚为主者。与素体脾肾阳虚或久病热淋伤阴耗气，病情缠绵，日久阴损及阳，导致脾肾阳虚，或房劳过度损伤肾阳有关。本证属中医"冷淋"范畴。戴思恭谓：淋证"进冷剂愈甚者，此是冷淋，宜地髓汤下附子八味丸。有因服五苓散等药不效者，用生料鹿茸丸却愈，此证病于下元虚冷之故……若因思虑用心过度致淋，辰砂妙香散吞威喜丸，或妙香散合五苓散"（《证治要诀·淋》）。寒凝气滞较著者，可用寒淋汤。《三因极一病证方论》提出治疗冷淋的生附散（生附子、滑石、瞿麦、木通、半夏、生姜、灯心草、蜜）可资借鉴。

（二）西医治疗

1. 一般治疗　发热或症状明显时应卧床休息。宜多饮水以增加尿量，促进细菌和炎症分泌物的排泄。给予足够热量及维生素。

2. 抗菌治疗　主要为针对病原体的治疗，一般首选对革兰阴性杆菌有效的抗生素，但应顾及革兰阳性菌感染。常用抗菌药有头孢类、喹诺酮类。若全身症状明显，应选用注射给药，疗程一般急性患者为10～14天，慢性患者为半年至1年。

3. 祛除诱因　对尿路感染尤其是慢性肾盂肾炎，首先应积极寻找易感因素并尽力祛除。如解除尿路梗阻、提高机体免疫力等，以免复发。对孕妇应避免用影响胎儿发育的药物。无症状性细菌尿者，应进行正规抗菌治疗。

六、护理

（一）护理措施

1. 体温过高　与急性肾盂肾炎发作有关。

（1）饮食护理：轻症者进食清淡、富于营养的饮食。发热、全身症状明显者，应给予流质或半流质饮食，消化道症状明显者可静脉补液，同时做好口腔护理，必要时遵医嘱用止呕药。指导患者尽量多摄入水分，每日入量应在2000ml以上。

（2）保证休息和睡眠：急性期患者应注意卧床休息，各项护理操作最好能集中进行，避免过多干扰患者，加重患者不适。给患者提供安静、舒适的休息环境，加强生活护理，及时更换汗湿衣服。

（3）观察病情：检测体温的变化并做好记录，如高热持续不退或体温进一步升高，且出现腰痛加剧等，应考虑是否出现肾周脓肿、肾乳头坏死等并发症，应及时通知医生处理。

肾乳头坏死时，尿中可出现脱落坏死组织。配合医生做肾周脓肿切术。

（4）物理降温：高热患者可采用冰敷、酒精擦浴等物理降温的措施，并注意观察记录降温的效果。

2. 尿异常——尿频、尿急、尿痛　与泌尿道感染有关。

（1）保持身心两方面休息：嘱患者于急性发作期间注意休息，心情尽量放松，因过分紧张可加重尿频。指导患者从事一些感兴趣的活动，以减轻患者的焦虑，缓解尿路刺激征。

（2）水分的摄入：在无禁忌的情况下，应嘱患者多饮水、勤排尿，以达到不断冲洗尿路的目的，减少细菌在尿路停留的时间。

（3）皮肤黏膜的清洁：指导患者做好个人卫生，女性患者月经期间增加外阴清洗次数。

（4）疼痛护理：指导患者进行膀胱区热敷或按摩，以缓解疼痛。

（5）用药护理：遵医嘱使用抗生素，注意观察药物的治疗效果与不良反应。嘱患者按时、按量、按疗程服药，勿随意停药以达到彻底治疗目的。向患者讲述疾病常识，急性尿路感染患者要坚持治疗，在症状消失、尿检查阴性后，仍要服药3~5天，并继续每周做尿常规检查，连续2~3周。口服碳酸氢钠可碱化尿液，减轻尿路刺激征。此外，尿路刺激征明显者可予以阿托品、普鲁苯辛等抗胆碱能药物对症治疗。

（6）尿细菌学检查的护理：向患者解释检查的意义和方法。作细菌定量培养时，最好用清晨第一次（尿液停留膀胱6~8小时）的清洁、新鲜中段尿送检。

（二）健康教育

1. 妊娠期、产褥期、女婴应特别注意尿道口、会阴部卫生。

2. 避免劳累，坚持体育运动，增强机体的抵抗力。

3. 多饮水、勤排尿是最简便而有效的预防尿路感染的措施。若局部有炎症（如女性尿道旁腺炎、阴道炎、男性前列腺炎等）应及时治疗。若炎症的反复发作与性生活有关，应注意性生活后即排尿，并口服抗菌药物预防。严格掌握尿路器械检查的指征。

4. 定期门诊随访，了解尿液检查的内容、方法和注意事项。

（姚　榆　于莉莉　杨青玉　吕雪娜　任文丽）

第五节　慢性肾衰竭

一、定义

慢性肾衰竭是由多种慢性疾病造成的肾单位严重损伤，基本功能丧失，使机体在排泄代谢废物和调节水、电解质、酸碱平衡等方面出现紊乱的临床综合征。临床上以慢性肾炎、肾盂肾炎、肾小动脉硬化、肾结核引起者最为常见，肾前性及肾后性疾病引起的较少见。根据肾小球滤过率（GFR）把肾功能受损的程度分为3期，即肾功能不全代偿期、氮质血症期和尿毒症期。临床表现轻重不一，前两期除原发病症状外，多无特异见症，只有当进入尿毒症期时，才有贫血、胃肠道、呼吸道以及神经精神系统症状，但为时已晚，因此对本病要特别重视早期发现，及时治疗。

根据慢性肾衰竭临床表现，中医常按"关格""癃闭""溺毒"等病证进行辨治。

二、病因

（一）中医病因病机

1. 风邪　究其病位，中医学认为主要在于脾肾。脾不统摄，清气下陷，肾不藏精，精气下泄是形成蛋白尿的基本病机，而影响脾肾功能的因素很多，风邪就是其一。风邪侵袭人体，多先客于肌表。若脏腑虚损，则风邪亦可直接侵犯脏腑。中医理论认为，风邪的性质除了"善行数变"外，还有"开泄"。若其侵袭肌表，则可致腠理疏松，津液外泄而汗出；若客于肾，则可致肾不藏精，精气下泄而形成蛋白尿。中医古籍中所论述的血尿即现代医学的肉眼血尿，其病因病机亦相当复杂，风热犯肺是其重要原因之一。风热犯肺，肺热下迫于肾，损伤血络，则可致血尿。慢性肾病血尿持久难消，也与风邪内扰，肾络灼损，络破血溢密切相关。

风邪侵入人体，不仅是一些肾病的发生原因，也是肾病转危恶化的因素。目前，临床上用祛风药治疗肾脏疾病并控制表证的发生，避免慢性肾病的恶化，延缓慢性肾衰的进展，取得良好疗效，这与上述认识密不可分。

2. 湿邪　慢性肾病不同分型、分期都可兼夹湿热之邪，其比重往往超过其他兼邪的总和，尤其在慢性肾衰氮质血症期、尿毒症期，湿热之邪的比重显著大于其他标邪。慢性肾衰患者，虽有外感湿邪内传致病者，但多为内生湿热，并有以下特点：易与热毒兼夹为患，湿热毒邪常深蕴于肾，耗气伤阴，且与瘀血兼夹并存。湿热的生成，无非是湿邪内停，从阳化热，具体有：①病程绵长，湿邪郁久化热；②水肿期大量利水，耗伤阴液，滋生内热；③外感六淫，毒邪侵袭，与湿相搏，形成湿热；④其他原因：如过服壮阳之药，或长期使用激素等药物，每易生热，再与水湿相合而成。

湿热之邪由体内自生，多因脾肾阳虚，水无所主，水湿潴留，蕴而成毒，湿毒日久，郁而化热，湿热毒邪不除，则内攻于肾，加重肾之损伤，使病程迁延，表现为寒、热、虚、实错杂，日久难愈，甚至脾肾衰败，湿毒内蕴导致肾衰竭。慢性肾衰初期，常风邪兼夹湿邪为患，引起咽喉红肿疼痛、口干欲饮等症状，多见舌苔薄黄。中期大部分患者则多有口唇干燥、头晕耳鸣、心烦寐差、尿少色赤、脉细弦数等气阴两虚之证。晚期则见呕恶上泛、口气秽臭、舌苔垢腻等，且舌质往往从红转为淡红，此为中虚不能受气取汁，化赤为血，舌失充养之故。此时患者血色素也常低于正常水平，即为营血匮乏之证。可以认为，初期风邪夹湿邪，中期气阴两虚，晚期湿中夹热，这是慢性肾衰病机变化的基本规律。概言之，在慢性肾衰的全病程中，湿热是贯穿始终的病邪。

3. 痰浊　在慢性肾衰中，痰浊也是重要的致病因素之一。肾为水脏，肾气不足，失于蒸腾气化，不能分清泌浊，以致痰浊内聚，因虚致实。而邪实又常常损伤脾胃，脾为后天之本，脾虚运化失健，水湿内停，日久蕴而成浊，留贮体内。由此可见，痰浊是贯穿本病始终的病理因素。有学者通过临床研究认为，尽管中医病因有风邪、热毒、湿热、劳倦等不同，病变脏腑有在肺、在脾、在肾之异，但脏腑气化不利，水湿痰浊潴留为氮质血症共同的病理机制。通过调畅三焦气机，利水化痰，使水肿消退或减轻的同时，氮质血症也有消失或改善，提示水湿痰浊潴留为氮质血症的一种可逆性病理因素，及时处理可使肾功能改善，病情趋于稳定。有学者强调，在慢性肾衰正气严重受损时，痰浊不得下泄，甚者生瘀、动风，可使素有痰、瘀、水停的病变加重。在肾功能失代偿前期，"水湿"是外来湿邪或体内津液化生障碍的病理产物，又是病情进一步发展的致病因素，而"痰浊"则是气化过程中产生的内生之毒，它既是慢性肾衰的代谢产物，同时又是加重衰竭的因素，其与肌酐、尿素氮的高低呈正相关。

4. 毒邪蓄积　毒邪有内外之分：外毒是指直接侵袭人体，并造成伤害的一类物质，如瘟毒、疠气、瘟疫等，多有传染性和流行性的特征；内毒系因脏腑功能衰退、气血运行失常，机体的生理或病理产物不能及时代谢，形成痰、瘀、湿、水、浊等病理产物，蕴积于体内，日久而化生为"毒邪"。慢性肾衰的发病与内毒关系密切。"毒"虽仍属邪的范畴，但其不仅仅指一种单一的、具体的致病因素，更重要的是它代表着一种非常邪所为的以病势胶着、顽固不愈为特点的病因病机概念。"毒邪"既可损伤正气，使机体抵抗力下降，卫表不固，又可使气血运行不畅，进一步加重肾脏乃至全身脏器的损害，使病情恶化。"毒邪"形成之后，循经入络，波及肾脏，依附、结聚、蕴结于局部，蚕食、损伤肾络，导致血道瘀塞，隧道不畅，肾之脉络瘀滞，同时又聚集为患，痰浊、湿瘀等病理产物再生，形成恶性循环，影响气血运行和津液的输布，致使肾体受伤，肾用失职，开阖不利，固摄无能，清浊难分。

（二）西医病因病理

1. 病因

（1）原发性肾脏疾病

1）原发性肾小球肾病：其中主要为肾小球肾炎，也可见肾病综合征、隐匿性肾小球肾炎、IgA 肾病等。

2）慢性肾小管－间质性肾炎：如镇痛药所致慢性间质性肾炎，慢性肾盂肾炎中以反流性肾病或梗阻性肾病更易导致慢性肾功能损害。

3）先天性肾脏疾病：如遗传性肾炎、多囊肾等。

（2）继发性肾脏疾病

1）代谢性疾病：其中以糖尿病肾病为常见，在西方国家血液透析患者中，糖尿病肾病已升至第一位。其次为尿酸性肾病等。

2）高血压病患者：良性小动脉硬化症导致慢性肾衰为常见原因。

3）继发于系统性疾病所致肾损害：以系统性红斑狼疮、结节性多动脉炎、干燥综合征等为常见。

4）血液病引起的肾脏损害：如溶血性尿毒症综合征、多发性骨髓瘤等。

5）肝脏疾病引起的肾脏损害：如乙肝相关性肾炎、肝硬化引起的肾损害等。

2. 病理　随着疾病进展，肾功能减退，绝大多数患者双肾的体积缩小。肾脏体积缩小与 CFR 下降成正比，这是判断患者是否患慢性肾衰的重要参数，也是区别于急性肾功能衰竭的重要标志。但少数情况下，即使到达终末期肾病，患者的肾脏体积并不缩小，甚至增大,如常染色体显性遗传性多囊肾病、糖尿病肾病、肾脏淀粉样变性等。

(1)肾小球硬化:慢性肾衰进展常伴随进行性肾小球硬化。自20世纪70年代以来,大量研究表明,肾小球硬化分为不同的阶段。起始为肾小球内皮细胞损伤与炎症,继而肾小球系膜细胞增生和(或)活化,最后出现肾小球硬化与纤维化。起始肾小球硬化可能源于肾小球内皮细胞的免疫性或非免疫性(血流动力学与代谢性)损伤。如全身血压升高,可直接传递给自身调节能力受损的残余肾小球,使肾小球毛细血管内压升高,引发肾小球毛细血管内皮细胞损伤。内皮细胞受损后,丧失抗凝、抗炎、抗增殖特性,并获得促凝、致炎和促有丝分裂能力。内皮细胞受损后,释放抗凝物质、抗炎因子和表达细胞黏附分子。进而趋化血小板与炎性细胞(如中性粒细胞和单核细胞),单核细胞通过细胞与细胞间的直接相互作用或释放有丝分裂原与系膜细胞起反应。刺激系膜细胞增生,合成细胞外基质。此外,肾小球内皮细胞与系膜细胞凋亡失控,也参与肾小球硬化。

正常情况下肾小球系膜细胞具有收缩、吞噬与代谢功能,参与维持肾小球基底膜的完整性。肾小球系膜细胞病变时,大分子物质(包括脂质)在肾小球系膜区与内皮下积聚,可以导致肾小球透明变性、肾小球毛细血管腔狭窄,直至闭塞和肾小球硬化。在血小板衍生生长因子(PDGF)和碱性成纤维细胞生长因子(bFGF)作用下,肾小球系膜细胞增生和产生致纤维化因子介导肾小球硬化。肾小球足细胞也参与肾小球硬化。肾小球足细胞缺乏再生能力,受损后从肾小球基底膜脱落,裸露的肾小球基底膜吸引包曼囊壁层上皮细胞,并与之反应,形成粘连。此外,肾小球基底膜裸露,促进蛋白尿的形成,增加炎性、有丝分裂性和致纤维性介质滞留。介导肾小管萎缩与间质纤维化,促进肾小球周围成纤维细胞浸润。

(2)肾小管间质纤维:间质病变程度与肾功能之间的关系,比肾小球硬化更加密切。肾小管间质纤维化涉及炎症、成纤维细胞增生、大量细胞外基质成分积聚,最终导致肾间质纤维化。小管上皮细胞并非是被动的受害者,在肾间质纤维化发生发展过程中起重要作用。在各种致病因素的作用下,受损的肾小管上皮细胞可以作为抗原呈递细胞(APC)、表达黏附分子、释放炎性介质、化学趋化因子、细胞因子和生长因子,最终使细胞外基质合成增加。受损的肾小球固有细胞,可释放大量的激素,如血管紧张素Ⅱ、生长因子和细胞因子刺激与活化肾小管上皮细胞,促进肾小管上皮细胞释放化学趋化物质(如补体成分、骨桥蛋白和MCP-1等),趋化炎性细胞。炎性细胞释放一系列生长因子,并与肾间质成纤维细胞作用,活化成纤维细胞。活化的成纤维细胞合成细胞外基质成分——胶原Ⅰ和胶原Ⅲ,肾间质细胞外基质成分积聚。基质金属蛋白酶组织抑制剂活化和纤溶酶原激活物抑制剂活化,进一步促进细胞基质成分的合成与降解失衡,有利于细胞外基质积聚,出现不可逆性肾间质纤维化。

(3)血管硬化:与慢性肾衰进展相平行,血管改变与全身高血压并不成正比。慢性肾衰早期并没有严重全身高血压,但存在肾小动脉透明变性。入球小动脉透明变性在糖尿病肾病肾小球硬化发展中起重要作用,球后小动脉改变进一步加重了肾间质缺血与纤维化,肾小管周毛细血管病变、数量减少与功能障碍,可进一步加重肾间质缺血和纤维化。

三、临床表现

由于病变十分复杂，各脏器和组织均可受累，出现各种代谢紊乱，并产生尿毒症相应的临床表现。

1. 水、电解质和酸碱平衡失调　可出现高钾或低钾血症、高钠或低钠血症、水肿或脱水、低钙血症、高磷血症和代谢性酸中毒等。

2. 各系统临床表现

（1）胃肠道表现：是本病最早和最常见的症状之一。起初有食欲不振、上腹饱胀等胃部不适症状，继而可发展为恶心、呕吐、腹泻、舌炎和口腔黏膜溃疡，口腔氨臭味，甚至消化道出血，与胃黏膜糜烂和消化性溃疡有关，尤以前者为常见。肾衰患者的消化性溃疡的发生率较正常人高。

（2）心血管系统表现

1）高血压：以高血压为最常见。其发生与水、钠潴留和肾素－血管紧张素－醛固酮分泌增多有关，可引起左心室肥大、心力衰竭和动脉硬化，并加重肾损害，少数可发生恶性高血压。

2）心力衰竭：是常见的死亡原因之一，多数与水、钠潴留及高血压有关，部分患者与尿毒症性心肌病有关。

3）心包炎：是病情危重的征兆，分为尿毒症性和透析相关性心包炎，现主要见于后者，即透析不充分所致，心包积液时多为血性，严重者可有心包压塞，应紧急心包切开引流。

4）动脉粥样硬化：进展迅速，以冠心病为主要死亡原因之一，可累及脑动脉和全身周围动脉，且视网膜小动脉受累为多见，与高脂血症、高血压及 PTH 增高有关。

（3）呼吸系统表现：酸中毒时呼吸深而长。体液过多可引起肺水肿。后期可出现尿毒症肺炎。

（4）血液系统表现

1）贫血：是肾衰竭必有的症状，多为正细胞、正色素性贫血。其主要原因为：肾脏产生促红细胞生成素（EPO）减少；已生成的促红细胞生成因子活性被抑制，使红细胞寿命缩短；体内铁、叶酸、蛋白质等造血原料不足；血透时失血、经常性的抽血检查等。

2）出血倾向：常表现为皮下瘀斑、鼻出血、月经过多、外伤后严重出血等。其发生与外周血小板凝血因子活性降低、血小板聚集和黏附能力下降、毛细血管脆性增加，出血时间延长等有关。

3）白细胞异常：部分患者白细胞计数可减少，中性粒细胞趋化、吞噬和杀菌能力减弱，故易发生感染，透析后可改善。

（5）神经、肌肉系统表现：中枢神经系统异常称为尿毒症脑病。早期常有疲乏、失眠、注意力不集中、健忘等精神症状，后期可出现性格改变、抑郁、记忆力下降、谵妄、幻觉，甚至昏迷等。周围神经病变多见于晚期，出现肢体麻木、感觉异常、深反射消失，甚至肌无力等。

（6）皮肤表现：呈尿毒症面容，即面色较深而萎黄，且轻度浮肿。与贫血、尿素沉着于皮肤、面部浮肿有关。皮肤瘙痒尤为多见，且干燥、脱屑，有色素沉着和尿素沉积。与继发性甲状旁腺功能亢进和钙盐沉积于皮肤和神经末梢有关。

（7）肾性骨营养不良症：简称肾性骨病，指尿毒症时骨骼改变的总称。常见纤维性骨炎、肾性骨软化症、骨质疏松症和肾性骨硬化症。但有症状者少见，早期主要靠肾活组织检查确诊。其发生与活性维生素 D_3 不足、继发性甲状旁腺功能亢进等有关。

（8）内分泌失调：如胰岛素、肾素、泌乳素和促胃液素水平升高，促甲状腺素、睾酮和皮质激素偏低，出现甲状腺和性功能减退及肾上腺皮质功能不全的表现。如生长发育障碍；男性阳痿、睾丸缩小；女性月经失调、不孕不育等。

（9）感染：是主要的死亡原因之一。以肺部、尿路及咽部感染为常见，其次是皮肤和消化道。感染后常不产生高热。感染与机体免疫功能低下及白细胞功能异常等有关。

（10）代谢失调及其他：可有体温过低、糖类和脂代谢异常、高尿酸血症等。

四、诊断

慢性肾衰是肾脏进行性损伤的结果，可有各种原发的和继发的因素引起，所以病情进展快慢差异较大，又因肾脏具有较大的代偿能力，因此，早期患者肾小球滤过功能及肾小管浓缩功能稍有降低，水、电解质略有变化，虽然血尿素氮轻度升高，但体内尚处于平衡状态，临床常无明显症状而给诊断造成困难。所以，详细询问病史、症状、认真进行体格检查和必要的实验室检查非常重要。

1. 病史　慢性肾衰患者可能长期没有症状，只是由于偶然发现蛋白尿、高血压或贫血而就诊。患者也可能有多尿、夜尿多等慢性肾衰的早期症状，但因症状较轻而未引起重视。有以上症状患者，一定要了解其有无浮肿及长期蛋白尿病史。如有反复低热、腰疼，但慢性肾盂肾炎也可无明显症状而直接进入肾功能衰竭期。家族是对一些肾脏疾病的诊断，如梗阻性肾病、多囊肾、遗传性肾炎、糖尿病肾病等可提供重要线索。药物史也很重要，特别是间质性肾炎患者，常有滥用解热镇痛药或有肾毒性的抗生素。

2. 症状　早期常有纳差、恶心呕吐、头痛、乏力和夜尿多，逐渐出现少尿、浮肿或血压高。多数患者口中有异味、口腔黏膜溃疡、鼻出血或消化道出血等，可有注意力不易集中、反应迟钝、肢体麻木、嗜睡或躁动不安等神经精神症状，严重者大小便失禁甚至昏迷；有胸闷、气短、心前区不适者，提示并发尿毒症性心肌病；咳嗽、咳痰或咯血、夜间不能平卧者，提示并发肺水肿或尿毒症性肺炎；少数患者胸闷、持续性心前区疼痛，或伴有不同程度发热，可能为心包积液；如皮肤瘙痒、骨痛或肌肉抽搐，甚至行走不便，提示并发继发性甲旁亢或肾性骨病；患者易罹患各种感染，如呼吸道感染、泌尿道感染或皮肤感染等。

3. 体格检查　体格检查对诊断慢性肾脏疾病也很重要，如腹部检查可触及多囊肾、肾肿块、肾积水。一些先天性肾脏疾病可伴有其他系统的病变特征，如遗传性肾炎患者多伴耳聋。此外，体格检查还可推断慢性肾衰的程度和有无并发症的存在。

4. 实验室及辅助检查　测定患者的内生肌酐清除率，是目前诊断和判断疾病进展程度常用指标；测定血 β_2-MG 能较早反映肾小球滤过功能状态；测定尿浓缩稀释能力、尿渗透压、自由水清除率等是反映肾小管功能的常用检测方法，尤其是原发于肾髓质病变者，行上述测定方法常较早发现异常。除以上肾功能检测方法外，行双侧肾脏的影像检查也很有必要，可用于了解肾的大小、结构、形态、功能及占位性病变，首选检查方法为 B 超，还有腹平片、CT 等。慢性肾衰是一种全身系统损害性疾病，应进行全面检查，了解其受损程度。常见的检查为：①尿常规：尿比重下降或固定，尿蛋白阳性，有不同程度血尿和管型；②血常规：血红蛋白和红细胞计数减少，红细胞压积和网织红细胞计数减少，部分患者血三系细胞减少；③肝功能及乙肝两对半检查；④血清免疫学检查：包括血清 IgA、IgM、IgG、补体 C3、补体 C4、T 淋巴细胞亚群、B 淋巴细胞群 CD4/CD8 比值等；⑤影像学检查：B 超示双肾体积缩小，肾皮质回声增强；核素肾动态显像示肾小球滤过率下降及肾脏排泄功能障碍；核素骨扫描示肾性骨营养不良征；胸部 X 线可见肺瘀血或肺水肿、心胸比例增大或心包积液、胸腔积液等；⑥肾活检：可能有助于早期慢性肾功能不全原发病的诊断。

慢性肾衰确诊后，需对疾病的严重程度进行分期，经典的诊断分期为：①肾功能不全代偿期（第一期）：内生肌酐清除率为 50～80ml/min，血肌酐 133～177μmol/L。临床上无症状；②肾功能不全失代偿期（第二期）：肌酐清除率为 50～20ml/min，血肌酐 186～442μmol/L。可有多尿、夜尿，并有轻度贫血，但无明显临床症状；③肾衰竭期（第三期）：内生肌酐清除率为 20～10ml/min，血肌酐 451～707μmol/L。贫血明显，常有夜尿；等张尿；水、电解质紊乱；轻或中度代谢性酸中毒；水、钠潴留；低钙高磷，一般无高钾。可有胃肠道、心血管和中枢神经症状；④尿毒症期（第四期）：内生肌酐清除率为＜10ml/min，血肌酐＞707μmol/L。出现严重的各系统症状，尤其胃肠道、心血管和神经系统症状明显，水、电解质严重失衡，有明显的代谢性酸中毒。

五、治疗

（一）中医治疗

1. 脾肾气（阳）虚

主症：面色㿠白，倦怠乏力，气短，纳少，腹胀，腰膝酸痛，畏寒肢冷，便溏溲少，夜尿频多，舌质淡，边有齿痕，苔薄白或腻，脉沉细。

治法：益气健脾补肾。

方剂：香砂六君子汤合仙茅、淫羊藿化裁。

基本处方：生黄芪30g，党参20g，茯苓15g，白术15g，木香10g，陈皮10g，仙茅10g，淫羊藿10g，半夏10g，补骨脂15g，菟丝子15g。每日 1 剂，水煎服。

方解：此型常见于慢性肾衰竭早期，临床以正虚为主，邪实之象不明显。治疗用药注重扶持正气，然而补气不可壅中留邪，温肾亦不可过用温燥，免伤阴血，更不可早投寒凉以攻下，以损伤阳气，加重病情。

加减：若阳虚水气不化出现周身浮肿，腰以下肿甚，按之没指，当参以肾气丸之意，加入桂枝、车前子、牛膝、大腹皮；水气势甚，凌心射肺出现喘咳、心悸、端坐、胸闷痛者，可加入葶苈子、苏子、白芥子以泻肺逐饮；食少纳呆，加山楂、焦三仙以消食化滞；易感冒者，可合用玉屏风散益气固表；合并外感时，宜先治外感，可用参苏饮加减治疗，然后再图根本。

2. 脾肾气阴两虚

主症：面色少华，气短乏力，腰膝酸软，手足心热，口干唇燥，大便稀或干，尿少色黄，夜尿清长，舌淡有齿痕，脉象沉细。

治法：益气养阴。

方剂：参芪地黄汤加减。

基本处方：党参15g，生黄芪30g，熟地黄20g，山药15g，枸杞子15g，山茱萸15g，茯苓15g，泽泻10g，白芍15g，当归15g，白花蛇舌草30g，金银花20g，佛手10g。每日1剂，水煎服。

方解：此型在慢性肾衰竭中较常见，虽以气阴两虚为本，但多易招致风热外袭，故治疗用药时，除以益气养阴为主外，须合用清热解毒之品，防其热化，否则病邪更为缠绵。另外，熟地黄等滋腻壅滞之品用量不宜太大，方中可适当佐以行气宽中之品。

方中参芪合六味地黄汤益气养阴，有阳生阴长之妙；归、芍、枸杞助阴血；白花蛇舌草、金银花清热解毒利湿；加入佛手一味，可助脾胃以运化，以升清降浊。

若是脾虚为主者，见面色少华，纳呆腹满，大便溏薄等，可配用香砂六君子丸以益气健脾；以肾气虚为主，症见腰酸膝软，小便清长者，配以金匮肾气丸；若系肾阴不足，五心烦热或盗汗，小便黄赤者，合用知柏地黄丸以滋阴清热；外感风热者，见咽喉肿痛或发热，加入金银花、连翘、玄参等清热解毒之品；气阴不足，心慌气短者，合用参脉饮以益心气，养心阴。

3. 肝肾阴虚

主症：手足心热，头晕耳鸣，目涩咽干，腰膝酸软，便干，尿少色黄，舌质红苔少，脉细数。

治法：滋阴补肾。

方剂：一贯煎加减。

基本处方：北沙参15g，麦门冬15g，生地黄20g，当归15g，白芍15g，枸杞子15g，女贞子15g，墨旱莲15g，牡丹皮10g，丹参10g，柴胡10g，生牡蛎20g（先煎）。每日1剂，水煎服。

方解：此型患者常伴有高血压，治疗时必须及时控制高血压的发展，减轻高血压对肾脏的损伤。方中用沙参、麦门冬、生地黄、枸杞、女贞子、墨旱莲滋补肝肾之阴液；当归、白芍养血以柔肝；柴胡、牡丹皮以疏肝气，清肝火；牡蛎潜阳。诸药合用，补中有泻，泻中寓补，相辅相成，补虚而不碍邪。

加减：临床若以头晕胀痛、心烦易怒等肝阳上亢为主症者，则以天麻钩藤饮加减；若以肝血不足为主者，则须用四物汤合逍遥散加减。

4. 阴阳两虚

主症：神疲乏力，畏寒肢冷，腰膝酸软，手足心热，小便黄赤，舌质淡，体胖大有齿痕，脉象沉细。

治法：阴阳并补。

方剂：金匮肾气丸加减。

基本处方：熟地黄 20g，山药 15g，山茱萸 10g，茯苓 10g，泽泻 10g，牡丹皮 10g，附子 10g，桂枝 10g，菟丝子 15g，淫羊藿 15g。每日 1 剂，水煎服。

方解：此型患者，阴阳俱伤，病情较重，变化多端，治疗用药必须慎重，防止过用峻猛及苦寒败胃之剂，且已有浊邪内生，变证蜂起，辛散燥烈之品竭阴伤阳，犯之则阴阳离决，生命危殆，故当慎之。方中六味地黄汤补肾之阴，桂枝、附子、淫羊藿、菟丝子温补肾阳。诸药合力，虽温而不燥，补而不腻，阳生阴长，平衡相济。

5. 脾胃虚弱，湿浊阻滞

主症：面色淡黄，体倦无力，形体消瘦，腹胀纳差，泛恶呕吐，便秘或溏，舌质淡，苔薄腻，或厚腻，脉沉细无力。

治法：健脾养血，化浊和胃。

方剂：归芍六君子汤合厚朴温中汤加减。

基本处方：当归 15g，白芍 15g，党参 20g，白术 15g，茯苓 15g，陈皮 15g，砂仁 6g，厚朴 15g，草果仁 10g，生大黄 6g，冬瓜皮 20g，槟榔 15g。每日 1 剂，水煎服。

方解：此证常见于慢性肾衰竭的氮质血症期。此时本虚标实，虚实夹杂，治疗必须虚实兼顾，应恰当地处理好正虚与邪实的关系。方中以四君子汤益气健脾，资气血生化之源；归、芍养营血；陈皮、砂仁、厚朴、草果仁化浊和胃理气；生大黄、槟榔泻浊通腑；冬瓜利水，使湿浊之邪从小便而去。大黄通导之力较强，此时正气虽不足，但方中有四君子汤扶助正气，故适量用之无妨。全方补泻兼施，补不碍邪，攻不伤正，共奏健脾养血，化浊和胃之功。

加减：若气血不足明显，表现为头晕体倦、心慌气短等症，应去生大黄、槟榔、草果仁、冬瓜皮，加熟地黄、枸杞、菟丝子补益精血。

6. 秽浊中阻，化热上逆

主症：头昏，胃脘胀痛，纳呆腹胀，口干，恶心呕吐，心烦失眠，便秘，口臭，口有氨味，小便清白，舌胖色淡，质灰少津，苔厚腻，脉弦数或弦滑。

治法：通腑化浊，祛湿清热。

方剂：燥湿化浊汤加减。

基本处方：草果仁 12g，醋制大黄 10g，半夏 10g，藿香 15g，槟榔 12g，茵陈 20g，黄芩 10g，陈皮 10g，苏梗 10g。每日 1 剂，水煎服。

方解：本方以草果仁、半夏、藿香燥湿化浊；大黄、槟榔通腑降浊；黄芩、茵陈苦寒泄热。

加减：若湿重于热，症见周身困重乏力，面色淡黄，纳呆腹满，恶心欲吐，可用三仁汤加减，宣畅气机，利湿清热；尿毒症出现精神症状，呈半昏迷或昏迷状态，牙龈溃破，舌淡等，可加入清热解毒之剂；若湿热痰浊，蒙蔽心包，症见神昏谵语，语无伦次，烦躁不安，或喉中痰鸣，大便不爽，小便短少黄赤，舌红，苔黄厚腻，少津，脉弦滑者，可用菖蒲郁金汤加僵蚕，清热解毒，豁痰开窍。

7. 邪热入血，血瘀阻络

主症：面色晦暗，精神委靡，皮肤瘙痒，恶心呕吐，头痛心烦，口干，口唇紫黯，尿少或清长，便秘，甚至烦躁不宁，舌质紫，有瘀斑，脉弦滑。

治法：清热解毒，活血化瘀。

方剂：解毒活血汤加减。

基本处方：葛根30g，桃仁15g，红花15g，连翘20g，赤芍15g，丹参15g，生地黄15g，牡丹皮15g，大黄10g，川连10g，枳实15g，佛手10g。每日1剂，水煎服。

方解：本型常见于慢性肾衰竭的后期，邪浊壅盛，正气匮乏，若不急挫其势，危证立至，治疗用药更须小心，最好采用中西医结合治疗。方中用桃红、红花、当归、枳壳、赤芍、生地黄，取桃红四物汤之义，活血养血；易川芎为枳壳，取行气除胀消痞之功。益母草善活血祛瘀，既助桃红四物之力，又具利尿消肿之功。柴胡、葛根，清透邪热，升发阳气，鼓舞脾肾之气上升。连翘清透疏泄，使邪毒出；半枝莲、白花蛇舌草，清热解毒，利水消肿。综观全方，既可活血祛瘀，又有较强的清热宣透、利湿化浊之功，使湿浊瘀尽散。

加减：若湿热瘀毒壅结，可加大黄；若出现恶心，纳差，苔厚腻，可加草果仁；若面色晦暗或黧黑，皮肤瘙痒，或舌有瘀斑，可加丹参。

（二）西医治疗

1. 积极治疗原发疾病和纠正加重肾衰竭的因素是防止肾功能进一步恶化和促使其有不同程度恢复的关键。

2. 延缓肾衰竭的发展　早期实施以下措施：①低蛋白饮食治疗；②适当地应用必需氨基酸；③控制全身性和（或）肾小球内高压力；④治疗高脂血症或痛风所致高尿酸血症；⑤在西医治疗基础上，进行中医药治疗。

3. 并发症的治疗

（1）纠正水、电解质和酸碱平衡失调。

（2）治疗心血管系统和呼吸系统并发症。

（3）贫血：重组人类促红细胞生成素（EPO）治疗贫血疗效显著。应注意同时补充造血原料，如铁和叶酸等，也可少量多次输新鲜血。

（4）感染：应根据细菌培养和药物敏感试验合理选择对肾无毒或毒性小的抗生素，并按肾小球滤过率来调整药物剂量。常用青霉素类、头孢类等，不用或少用氨基糖苷类。

（5）神经精神和肌肉系统症状：充分透析可改善其症状。肾移植成功后周围神经病变显著改善。骨化三醇和加强补充营养可改善患者肌病症状。EPO可能对肌病也有效。

（6）其他：糖尿病肾衰患者随着GFR不断下降，必须调整胰岛素用量，一般应逐渐减少。皮肤瘙痒者可外用乳化油剂，口服抗组胺药或控制高磷血症及强化透析。

4. 替代疗法　对危重患者进行透析疗法或肾移植。透析疗法可代替肾的排泄功能，但无法代替其内分泌和代谢功能。同种肾移植是目前治疗终末期肾衰竭最有效的方法，但应注意选择血型配型和HLA配型合适的供肾者，且移植后长期使用免疫抑制剂。

六、护理

（一）护理措施

1. 营养失调，低于机体需要量　与肾功能不全所致蛋白质摄入不足或丢失，消化吸收功能紊乱及代谢产物潴留等因素有关。

（1）饮食护理：越早越好，因合理的饮食是改善生命质量和预后的关键因素之一。

1）合理摄入蛋白质：既要限制蛋白质的摄入，又要防止低蛋白血症和营养不良。应根据 GFR 来调整蛋白质和磷的摄入量；长期低蛋白摄入的患者，同时加上必需氨基酸（EAA）疗法或必需氨基酸与 α－酮酸的混合制剂疗法，可使晚期尿毒症患者维持良好的营养状况。在高热量的前提下，每天给予 0.6g 的蛋白质，患者可满足机体的基本需要。具体情况如下：①当 GFR ＜50ml/min 时，即应限制蛋白质的摄入，且 50% 以上的蛋白质是富含必需氨基酸的优质蛋白（高生物价优质蛋白），如鸡蛋、牛奶、瘦肉等；②GFR 为 20～50ml/min 者每日摄入 40g（0.7g/kg）的优质蛋白；③GFR 为 10～20ml/min 者每日摄入 35g（0.6g/kg）的优质蛋白；④GFR 为 5～10ml/min 者每日摄入 25g（0.4g/kg）的优质蛋白；⑤当 GFR ＜5ml/min 时，每日摄入 ＜20g（0.3g/kg）的优质蛋白，但此时需静脉补充 EAA。同时，少摄入植物蛋白，如花生、豆类及其制品。因植物蛋白含非必需氨基酸多。设法去除米、面中所含的植物蛋白质，如可采用麦淀粉做主食。

2）充足的热量：为减少体内蛋白质的消耗，每天应供给 125.6kJ（30kcal/kg）的热量，并以糖类和脂肪为主，可食用植物油和食糖。伴有高分解代谢或长期热量摄入不足的患者，可经胃肠外补充热量。

3）富含维生素 C、维生素 B、叶酸及低磷饮食：氮质血症期每日磷的摄入 ≤600mg。

4）钠、钾和水的摄入：①钠的摄入：应根据体重、血压、尿量、血清钠等指标，并结合病情，调整钠的摄入。有水肿、高血压和心衰者应限制钠的摄入在 ≤3g/d。由于慢性肾衰患者钠储存功能减退，可有钠缺乏倾向，加之长期应用利尿剂以及呕吐、腹泻致脱水时，常伴有低钠血症，因此饮食中不宜过严限制钠盐；②钾的摄入：如尿量 ＞1L，不需限制饮食中的钾。多尿或排钾利尿剂的使用导致低血钾时，可增加含钾量高的食品或慎补钾盐。高钾血症时应限制含钾食物的摄入，如紫菜、菠菜、坚果、香蕉、橘子、梨、桃、葡萄、香菇、榨菜等；③水的摄入：有尿少、水肿、心力衰竭者及透析期间应严格控制进水量和输液量；如尿量 ＞1L，且无水肿者不宜限制水的摄入。

5）其他：饮食宜清淡、易消化、少量多餐，并制订合理的饮食计划，注意烹调艺术，增加患者的食欲。

（2）必需氨基酸（EAA）疗法的护理：EAA 可减少血中的尿素氮水平，改善尿毒症症状。EAA 有口服和静脉滴注两种制剂，能口服者以口服为佳；静脉滴注时应缓慢，且不要在氨基酸内加入其他药物。若出现恶心、呕吐应给予止吐剂，并减慢滴速。严重酸中毒者禁用。

（3）监测营养和肾功能改善状况：定期测体重、血清白蛋白、血红蛋白、BUN、Cr。

2. 潜在并发症　水、电解质和酸碱平衡失调。

（1）休息和体位：绝对卧床休息以减轻肾脏负担，下肢明显水肿者可抬高下肢。

（2）密切监测与维持水平衡：准确记录24小时出入量，坚持"量出为入"的原则。观察患者有无体液潴留；每天测体重，如每天增加＞0.5kg，提示补液过多；无感染征象者出现心率快、呼吸加速和血压增高，提示体液过多；胸部X线有无肺充血征象等。

（3）密切监测与处理血清电解质、酸碱平衡失调：做到发现异常，及时处理。

1）高钾血症：表现为严重心律失常，无症状而突发的心脏骤停，肌无力等，发现后立即去除病因；停止使用含钾或使血钾增高的药物；限制钾的摄入；同时紧急处理。

2）低钠或高钠血症：低钠血症表现为极度乏力、表情淡漠、恶心、肌肉痉挛、抽搐、昏迷等，若水肿、高血压及心衰加重者提示高钠血症，应限制钠盐摄入。

3）低钙血症：患者可出现肌肉抽搐或痉挛、易激惹、腱反射亢进等，可摄入牛奶等含钙较高的饮食，同时遵医嘱应用活性维生素D和钙剂等。

3. 有皮肤完整性受损的危险　与体液过多致皮肤水肿、瘙痒、凝血机制异常、机体抵抗力下降有关。

（1）一般护理：勤剪指甲以免抓破皮肤，勤用温水擦洗，勤换内衣内裤被单，注意忌用刺激性强的肥皂、沐浴液和乙醇擦身。水肿者应按水肿的护理要求进行皮肤护理。

（2）用药护理：必要时遵医嘱给予抗组胺类药和止痒剂，炉甘石洗剂等。

4. 活动无耐力　与营养不良，多系受损及水、电解质和酸碱平衡紊乱有关。

（1）活动耐力的评价

1）有无出现疲劳感、有无胸痛、呼吸困难、头晕等。

2）活动后心率的改变，如心率比静止状态增加20次以上和活动停止3分钟后心率没有恢复到活动前的水平，提示活动量过重。

3）活动时有无血压改变，如舒张压的升高等。

（2）休息与活动：一般应卧床休息，但也应根据病情和活动耐力，适当的活动。

1）病情较重或心力衰竭者，应绝对卧床休息，并提供安静的休息环境，协助患者做好各项生活护理。

2）严重贫血、出血倾向及骨质疏松者，应卧床休息，并告诉患者坐起、下床时动作宜缓慢，以免发生头晕，同时注意安全，避免皮损或骨折等意外发生。

3）长期卧床患者应指导或帮助其进行适当的床上活动；指导其家属定时为患者进行被动的肢体活动，避免发生静脉血栓或肌肉萎缩。

4）能起床活动的患者鼓励其进行适当活动，如散步、进行力所能及的生活自理等，但应有护理人员或家属陪伴，避免劳累和受凉，活动时以不出现心慌、气喘、疲乏为宜，一旦出现不适应暂停活动，卧床休息。

（3）用药护理：应用EPO者应注意观察有无头痛、高血压、高凝血等表现，定期查血红蛋白和血细胞比容等。有出血倾向者尽量不使用纤溶药。

5. 有感染的危险　与机体免疫功能低下、白细胞功能异常、透析等有关。

（1）监测感染征象：注意患者体温变化、咳嗽、咳痰，尿路刺激征和尿液改变及白细胞增高等感染征象。正确做好痰液、尿液和血液等标本的采集。

（2）加强预防：注意保暖，减少探视，避免与呼吸道感染者接触以防交叉感染。加强口护和指导卧床患者有效排痰。因接受血透，患者乙型肝炎和丙型肝炎的发生率要明显高于正常人，故对血透者要进行乙肝疫苗的接种，尽量减少血液制品的输入等。

（二）健康教育

1. 疾病基本知识　向患者及家属介绍本病的基本知识，使其明确该病虽然预后较差，但只要坚持治疗，避免加重病情的各种因素，仍可延缓病情进展，提高生命质量。

2. 饮食指导　让患者和家属懂得合理饮食是治疗慢性肾衰的重要措施。教会其制订及选用优质低蛋白、充足热量、富含维生素和钙及低磷、清淡、易消化食谱的方法，并通过合理摄入水及电解质来维持体液平衡。

3. 自我检测　教会患者及家属准确测量和自我监测体温、血压及体重，警惕高感染、血压、水肿、少尿、腹泻、腹水、高血钾、脱水的发生。

4. 生活指导　卧床休息患者要指导家属帮助其做好被动运动；缓解期可适当活动患者指导其正确评价活动耐力。注意防寒保暖、避免过劳、防止骨折、跌伤。积极预防各种感染，增强患者自我保健意识，注意个人卫生，避免各种应激因素的发生。

5. 治疗指导与定期复查、随访　讲解合理、准确用药及各种药的毒副反应，避免擅自使用肾毒性药物。向患者介绍有计划地使用血管以及尽量保护前臂、肘等部位的大静脉对今后行血透治疗的意义。定期复查肾功能、血清电解质及门诊随访。

（辛　蕾　王慧敏　崔璐璐　宋丽霞　迟晓婷）

第五章　血液系统疾病

第一节　贫　血

一、定义

贫血是指单位容积外周血液中，血红蛋白浓度、红细胞计数和（或）血细胞比容（HCT）低于相同年龄、性别和地区正常值的低限。贫血常常是一个症状，而不是一种独立的疾病，各系统疾病均可引起贫血。

依据缺铁性贫血与营养性巨幼细胞贫血的临床表现，当归属于中医学的"虚劳""血虚""萎黄""黄胖病"等范畴。

二、病因

（一）中医病因病机

1. 饮食失宜　饮食失宜，或食物摄入不足，营养缺乏；或妇女妊娠及婴幼儿需要增多，摄入匮乏；或饮食单一，过于偏食，均可致水谷精微不足，气血生化乏源而发生血虚贫血。

2. 脾胃虚弱　饮食无度，暴饮暴食，或劳倦思虑过度，或肝胆之疾横犯脾胃，或素体脾胃不足，使脾胃受内运化功能不足，气血生化之源匮乏，渐致气血虚损，而成血虚贫血。

3. 肾精不足　肾为先天之本，藏精生髓，而精血同源，肾精不足，则生血功能不旺。由于父母体弱，或胎中失养，而先天禀赋不足，或早婚多育，房劳过度，或烦劳太过，或久疾伤肾，均可使肾气虚衰，肾精不足，精不化血，导致血虚贫血。

4. 失血过多　各种出血病症，量多或持久者皆可致血虚。由于感受外邪，损伤血络；或饮酒过多，嗜食辛辣厚味，滋生湿热，熏伤血络，或劳倦过度，伤及心脾肾之气阴，气失统帅之力，或久病、热病之后，伤阴血，生内热，阴虚内热灼络血溢；或久病入络，血脉瘀阻，血不归经。以上诸多病因，均可使血不循经，溢于脉外而为出血，反复失血，均可导致血虚贫血。

5. 虫积于内　由于居处不洁，接触含有钩虫蚴的泥土，钩虫蚴从皮肤侵入，伏于肠中发育成虫。一则损伤脾胃，扰乱胃肠气机，运化失司；二则虫居肠中，吸食水谷精微，耗伤人体气血；三则虫伏于内，伤及脉络，导致失血，形成血虚贫血。

（二）西医病因病理

1. 红细胞生成减少性贫血

（1）造血干祖细胞异常所致贫血

1）再生障碍性贫血（AA）：AA 的发病与原发和继发的造血干祖细胞缺陷有关，是一种骨髓造血功能衰竭症。

2）纯红细胞再生障碍性贫血（PRCA）：是指骨髓红系造血干祖细胞受到不同的病理因子影响发生改变，进而引起的单纯红细胞减少性贫血。依据病因，该病可分为先天性和后天性两类。

3）先天性红细胞生成异常性贫血（CDA）

4）造血系统恶性克隆性疾病：包括骨髓增生异常综合征及各类造血系统肿瘤性疾病。

（2）造血调节异常所致贫血

1）骨髓基质细胞受损所致贫血：骨髓坏死、骨髓纤维化、骨髓硬化症、大理石病、各种髓外肿瘤性疾病的骨髓转移以及各种感染或非感染性骨髓炎，均可因损伤骨髓基质细胞及造血微环境（也可损伤造血细胞）而影响血细胞生成，导致贫血。

2）淋巴细胞功能亢进所致贫血：T 细胞功能亢进可通过细胞毒性 T 细胞直接杀伤（穿孔素），和（或）T 细胞因子介导造血细胞凋亡而使造血功能衰竭。B 细胞功能亢进可产生抗骨髓细胞自身抗体，进而破坏或抑制造血细胞导致造血功能衰竭（免疫相关性全血细胞减少）。

3）造血调节因子水平异常所致贫血：肾功能不全、垂体或甲状腺功能低下、肝病等均可因产生 EPO 不足而导致贫血。肿瘤性疾病或某些病毒感染会诱导机体产生较多的 TNF，IFN、炎症因子等造血负调控因子，故也会抑制造血，导致贫血。

4）造血细胞凋亡亢进所致贫血

（3）造血原料不足或利用障碍所致贫血

1）叶酸或维生素 B_{12} 缺乏或利用障碍所致贫血：由于各种生理或病理因素导致机体叶酸或维生素 B_{12} 绝对或相对缺乏或利用障碍所引起的巨幼细胞贫血。

2）缺铁和铁利用障碍性贫血：是临床上最常见的贫血之一。

2. 红细胞破坏过多性贫血　红细胞破坏过多性贫血即溶血性贫血（HA）。

3. 失血性贫血　根据失血速度分急性和慢性，根据失血量分轻、中、重度，根据失血的病因分出凝血性疾病（如特发性血小板减少性紫癜、血友病和严重肝病等）和非出凝血性疾病（如外伤、肿瘤、结核、支气管扩张、消化性溃疡、肝病、痔疮、泌尿生殖系统疾病等）。慢性失血性贫血往往合并缺铁性贫血。

三、临床表现

由于血红蛋白含量的减少，血液携氧能力的下降，从而引起机体组织和器官的缺氧与功能障碍，是导致贫血患者出现一系列临床表现的病理生理基础。

1. 一般表现　疲乏、困倦、软弱无力常为贫血最常见和出现最早的症状。皮肤黏膜苍白则是贫血最突出的体征。

2. 神经系统的表现 患者常可出现头晕、头痛、耳鸣、眼花、失眠、梦多、记忆力下降及注意力不集中等症状,严重贫血者可出现晕厥。

3. 呼吸系统的表现 多见于中度以上贫血的患者,主要表现为气促或呼吸频率加快等程度不同的呼吸困难。

4. 心血管系统的表现 心悸、气促,活动后明显加重,是贫血患者心血管系统的主要表现。

5. 消化系统表现 常出现食欲减低、恶心、胃肠胀气、腹泻或便秘、舌炎和口腔炎等。

6. 泌尿生殖系统 部分患者可出现轻度蛋白尿及尿浓缩功能减退,表现为夜尿增多。女性贫血患者月经失调较为常见,可表现为闭经、月经过少。

7. 其他 部分患者可出现低热、合并各种感染。

四、诊断

根据病史、体格检查及实验室检查,以确定患者是否存在贫血、贫血的程度、类型及其病因。其中以查明贫血的病因最为重要,也是有效治疗及其预后估计的前提和基础。一般认为,平原地区贫血实验诊断标准详见表 5 - 1。

表 5 - 1 贫血的实验诊断标准

性别	Hb	RBC	HCT
男	$<120g/L$	$<4.0 \times 10^{12}/L$	0.42
女	$<110g/L$	$<3.5 \times 10^{12}/L$	0.37
妊娠期女性	$<100g/L$		0.30

(一)巨幼细胞贫血

1. 维生素 B_{12} 缺乏的巨幼细胞贫血的诊断标准

(1)贫血症状:消化道症状及舌痛,舌红,舌乳头消失、表面光滑;可有神经系统症状,如脊髓后侧束变性,表现为下肢对称性深部感觉及振动感消失,严重的可有平衡失调及步行障碍,呈痉挛性共济失调。亦可同时出现周围神经病变及精神忧郁。儿童可表现神经障碍和智力低下。

(2)大细胞性贫血,平均红细胞体积 $>100fl$,红细胞呈大卵圆形。

(3)白细胞和血小板常减少,中性粒细胞核分叶过多。

(4)骨髓呈典型的巨幼红细胞 $>10\%$,粒细胞和巨核细胞亦有巨幼变。

(5)血清维生素 B_{12} $<74pmol/L$。

2. 叶酸缺乏性巨幼细胞贫血诊断标准

(1)贫血症状:消化道症状,如食欲不振、恶心、腹泻及腹胀等,舌红、乳头萎缩、表面光滑。

(2)大细胞性贫血,平均红细胞体积 $>100fl$,红细胞呈大卵圆形。

（3）白细胞和血小板常减少，中性粒细胞核分叶过多。

（4）骨髓呈典型的巨幼红细胞 >10%，粒细胞和巨核细胞亦有巨幼变。

（5）血清叶酸 <3ng/ml，红细胞叶酸 <100ng/ml。

（二）缺铁性贫血

（1）男性血红蛋白 <120g/L，女性血红蛋白 <110g/L，孕妇血红蛋白 <100g/L；平均红细胞体积为 80fl，平均血红蛋白量为 27pg，平均红细胞血红蛋白浓度 <0.31%；红细胞形态可有明显低色素表现。

（2）有明显的缺铁病因和临床表现。

（3）血清铁 <8.95μmol/L（50μg/dl），总铁结合力 >64.44μmol/L（360μg/dl）。

（4）运铁蛋白饱和度 <0.15。

（5）骨髓象示幼红细胞增生活跃，铁染色显示外铁消失，铁幼粒红细胞 <15%。

（6）红细胞游离原卟啉（FEP）大于 0.9μmol/L（50μg/dl）或血液锌原卟啉 >0.96μmol/L，或红细胞游离原卟啉/血红蛋白 >4.5μg/g。

（7）血清铁蛋白 <14μg/L。

（8）铁剂治疗有效。

符合第（1）~（3）条中任何 2 条以上者，可诊断为缺铁性贫血。

五、治疗

（一）中医治疗

1. 脾胃虚弱

主症：面色萎黄，倦怠乏力，少气懒言，食少纳差，腹胀便溏，舌质淡，苔薄白，脉濡弱。

治法：助阳健脾，益气生血。

方剂：加味四君子汤。

基本处方：党参 15~20g，茯苓 10~15g，白术 9~12g，黄芪 15~30g，白扁豆 10~15g，陈皮 10g，木香 9g，炙甘草 6g。每日 1 剂，水煎服。

方解：本证在临床上较常见，属于轻证，脾虚气弱为主。方中以党参、黄芪、白术、甘草益气健脾为主，脾胃健则气血生，陈皮、白扁豆、木香、茯苓健脾化湿，行气除胀，共奏健脾益气生血之功效。

加减：若气虚及阳，脾阳不足，腹痛即泻，手足欠温者，加肉桂 6g、炮姜 6~9g 温中散寒；兼见恶心呕吐者，加半夏 9g、代赭石 20~30g 以和胃降逆；兼见浮肿者，加泽泻 10~15g、大腹皮 10g 以利水除湿消胀。

2. 气血亏虚

主症：面色苍白，口唇指甲淡白，头晕眼花，身倦乏力，肌肤干涩，纳呆食少，心悸怔忡，少寐多梦，舌质淡胖，苔薄白，脉细弱。

治法：益气补血，养心安神。

方剂：人参养荣汤加减。

基本处方：党参 15 ~ 20g，黄芪 20 ~ 30g，茯苓 9 ~ 12g，陈皮 9g，白术 9 ~ 12g，白芍 12g，远志 9g，当归 12 ~ 15g，熟地黄 12 ~ 15g，五味子 6 ~ 9g。每日 1 剂，水煎服。

方解：此为在脾虚气弱基础上，出现的血虚证候，方中不仅以党参、黄芪、茯苓、白术健脾益气，而且以熟地黄、白芍、当归补血养血，远志宁心安神，陈皮理气，使补而壅满。此方益气养血两全。

加减：如血虚及阴，肝肾不足者，加枸杞子、山茱萸、麦门冬等，以滋阴生血；月经过多，或便血不止者，可加入艾叶炭、阿胶等以养血止血。

3. 脾肾不足

主症：面色㿠白或苍白无华，倦怠乏力，懒言嗜睡，畏寒肢冷，腹胀便溏，腰膝酸软，头晕耳鸣，心悸气短，健忘失眠，或五更泄泻，舌质淡，边有齿痕，苔白而滑，脉沉细无力。

治法：健脾温阳益肾。

方剂：四君子汤合右归丸加减。

基本处方：党参 15 ~ 20g，白术 10 ~ 12g，茯苓 10g，山药 10 ~ 15g，山茱萸 10g，枸杞子 15g，菟丝子 10 ~ 15g，杜仲 9 ~ 12g，肉桂 6g，附子 3 ~ 6g，当归 9 ~ 12g，鹿角胶 6 ~ 9g（烊化）。每日 1 剂，水煎服。

方解：此为脾胃虚弱，久病及肾，脾肾同病而精血化生乏权所致的贫血，是方既以党参、茯苓、白术等健脾益气，又以山茱萸、枸杞子滋阴益肾，菟丝子、杜仲、附子、鹿角胶等温肾壮阳，填精益髓，有脾肾同治，生化精血之功效。

加减：若脾肾阳虚，水湿停聚，而周身浮肿，加大腹皮、泽泻以利水消肿，适当减少上方滋阴药；腹泻明显，加炒山药、补骨脂以温肾涩肠。

4. 虫积致虚

主症：面色萎黄或虚浮，食后腹胀，善食易饥，呕恶便溏，倦怠乏力，头晕耳鸣，心悸气短，或嗜食生米、木炭等异物，舌质淡，苔薄，脉濡弱。

治法：健脾燥湿，消积杀虫。

方解：黄病绛矾丸合化虫丸加减。

基本处方：陈皮 10g，厚朴 6 ~ 10g，苍术 10g，大枣 3 ~ 5 枚，绛矾 0.5g（另冲），槟榔 9 ~ 12g，鹤虱 15 ~ 20g，苦楝根皮 15 ~ 20g。每日 1 剂，水煎服。

方解：此乃虫积于内，耗损阴血，脾胃虚损，湿困气滞而致的贫血。治宜祛虫扶正兼顾。以陈皮、苍术、厚朴、大枣等运脾燥湿，槟榔、绛矾、苦楝根皮、鹤虱等消积杀虫。本方用药以杀虫消积为主，故乌梅、使君子等亦可配用，若便秘者加枳实、生大黄。燥湿杀虫之后，以气虚血少表现为主，上方减去化虫丸，重用益气养血之党参、黄芪、当归、熟地黄等以善其后。

（二）西医治疗

1. 缺铁性贫血的治疗

（1）病因治疗：尽快明确病因，针对原发病治疗，如医治痔疮、驱除钩虫等。在需铁量增加时，给予含铁量较高的食物如动物肝、蛋类、豆类与绿色蔬菜、水果等。

（2）铁剂治疗

1）口服铁剂：来源充足、便宜、方便，常首选。最常用的是硫酸亚铁，每次 0.3～0.6g，每日 3 次，8～12 周为一个疗程，于饭后服用，可同时服维生素 C，或予 3% 胃蛋白酶合剂 10ml，每日 3 次。服药期间不宜饮茶，若对硫酸亚铁不能耐受，可改服葡萄糖酸亚铁、琥珀酸亚铁等。

一般服药 5～11 天，网织红细胞及血红蛋白开始上升，需 2 个月血色素恢复正常，此时多数患者体内并无多余的铁可供储存，故必须持续口服 4～6 个月，乃至 1 年，以防复发。

2）注射铁剂：适用于：①口服铁剂无效或难以耐受，或铁剂吸收障碍者；②不易控制的慢性出血，失铁量超过肠道所能吸收的铁量。

应用较多者为右旋糖酐铁，为氢氧化铁与右旋糖酐的复合体，50mg/ml，肌内注射后在单核巨噬细胞系统内转变为铁蛋白，然后进入骨髓，供造血用。注射铁剂的总量，可按下列方法计算。

以 150g/L 为正常血红蛋白浓度，同时组织储存铁达 1000mg，所需之铁量计算如下：
$$[150 - 患者 Hb (g/L)] \times 体重 (kg) \times 0.22 + 1000 = 所需铁的总量 (mg)。$$

首次给药，可用 0.5ml（含铁 25mg），如无不良反应，以后每 2～3 日以 2ml 臀部深位肌内注射，直至总量全部注射完毕。也可静推，每次 2ml，不加稀释，缓慢静推，3～5 分钟注射完毕。

铁剂注射后，约 5% 的患者可有全身反应如头痛、发热、面部潮红、关节痛、恶心、低血压、荨麻疹等，大多轻而暂时，但偶尔有发生过敏性反应而致死者。由于静脉滴注的潜在危险较大，故采用静脉滴注必须慎重。肌内注射后可有局部疼痛、局部淋巴结肿大和皮肤感染。严重肝肾功能减退者忌用。

（3）输血治疗：严重贫血者可给予输血或浓缩红细胞。

2. 巨幼细胞贫血的治疗

（1）病因治疗：寻找病因，针对原发病治疗，对孕妇、婴儿等需增加维生素者，应多吃新鲜蔬菜与动物蛋白质。必要时补充维生素 B_{12} 与叶酸。

（2）补充叶酸：对叶酸缺乏者给叶酸 5～10mg，每日 3 次；对胃肠吸收不良者，可用亚叶酸钙，每日 3～6mg，肌内注射，直至血象恢复。治疗 2～3 天，症状好转，5～8 天网织红细胞达最高峰，而后下降恢复正常，白细胞与血小板多在 7 天左右恢复正常，分叶过多者在 2 周内消失，骨髓内用药后 24 小时就有显著变化，3～4 天正常。

（3）维生素 B_{12} 缺乏的治疗：一般用维生素 B_{12} 100μg，肌内注射，每日 1 次，连用 14 天，以后每周 2 次，剂量同前，连用 4 周或直至血红蛋白及红细胞正常为止。素食者，每日口服维生素 B_{12} 500μg；或每 6 个月肌内注射 1 次 1000μg 亦可。全胃切除或回肠切除者，术后给予维生素 B_{12} 100μg，肌内注射，每月 1 次；或 1000μg，肌内注射，3 个月 1 次，有较好的预防和治疗作用。有神经系统症状者，6 个月以内积极治疗，可以恢复，若 6 个月以上方开始治疗，则较难恢复。一般主张大剂量维生素 B_{12} 治疗，1000μg 肌内注射，隔日 1 次。2 周后，改为 1000μg，肌内注射，每周 1 次，共 4 周。若有脊髓亚急性联合变性者，每月再给药 1 次，共 3 个月。单纯用叶酸治疗是禁忌的，会加重神经系统症状。

若不能明确是缺乏维生素 B_{12} 还是叶酸者，一般主张叶酸与维生素 B_{12} 合用，有人认为合用比单用佳。经上述治疗后贫血表现改善不明显时，要注意有否合并缺铁，要及时补充铁剂。肾上腺皮质激素可改善胃肠功能，促进维生素 B_{12} 的吸收。维生素 C 可保护叶酸不被氧化，同时口服可提高疗效。某些病例可有低锌血症，补充锌剂可提高疗效。此外维生素 B_1、维生素 B_6 也可作为辅助治疗。

六、护理

（一）缺铁性贫血

1. 护理措施　营养失调，低于机体需要量：与铁摄入不足、吸收不良、需要量增加或丢失过多有关。

（1）改变不良的饮食习惯，增加含铁丰富食物的摄取，促进食物铁的吸收，鼓励多吃含铁丰富且吸收率较高的食物（如动物肉类、肝脏与血、蛋黄、海带、木耳、豆类及其制品）；养成良好的进食习惯，定时、定量，必要时可少量多餐。

（2）合理使用铁剂，并注意其毒副反应的观察与预防：

1）口服铁剂的应用与指导：发药时应向患者说明服用口服铁剂的目的意义，并给予必要的指导：

A. 口服铁剂的不良反应及其预防，最常见的是恶心、呕吐及胃部不适等胃肠道反应，应建议患者饭后或餐中服用。

B. 避免与牛奶、茶、咖啡、抗酸药（碳酸钙和硫酸镁）以及 H_2 受体拮抗剂等同服。

C. 做好服药后大便颜色改变（黑便）的解释，以消除患者顾虑。

D. 强调要按剂量、按疗程服药，定期复查相关实验室检查，避免药物过量而引起中毒或相关病变的发生。

2）注射铁剂的护理：注射用铁剂的不良反应主要有：局部肿痛、硬结形成、皮肤发黑和过敏反应（会出现脸色潮红、头痛、肌肉关节痛和荨麻疹等，严重者可出现过敏性休克）。因此，为减少或避免局部疼痛与硬结形成，必须采用深部肌内注射法，并要经常更换注射部位。

3）注意病情观察：观察患者的自觉症状，特别是原发病及与贫血相关的症状和体征；饮食疗法与药物应用的状况；红细胞计数及血红蛋白的含量、网织红细胞；铁代谢相关的实验指标等。

2. 健康教育

（1）疾病基本知识介绍：主要包括常见病因、临床表现、对机体的危害性、相关实验室检查的目的意义、治疗及护理的配合与要求等，以提高患者及其家属对疾病的认识、治疗及护理的依从性，积极而主动地参与疾病的治疗与康复。

（2）结合患者个体的具体病因及病情，进行预防与康复性指导：

1）强调相关疾病的预防与有效治疗的重要性和必要性。

2）建立良好的饮食习惯，增加食物铁的摄入与吸收。

3）治疗与护理的配合与要求，包括休息与活动、饮食、铁剂治疗的应用及其注意事项。

（3）讲解自我病情监测和及时就医的指征：包括自觉症状（特别是头晕、乏力、心悸、气促）、能否平卧、静脉状态下呼吸及脉搏的变化等，一旦出现，应及时就医。

（二）巨幼细胞性贫血

1. 护理措施

（1）营养失调，低于机体需要量：与叶酸、维生素 B_{12} 摄入不足、吸收不良以及需要量增加有关。

1）饮食护理

A. 改变不良的饮食习惯：提倡均衡饮食，耐心劝导长期素食、偏食、挑食和酗酒者及时纠正不良的饮食习惯；指导进食富含叶酸和维生素 B_{12} 的食品，如叶酸缺乏者应多吃绿叶蔬菜、水果、谷类和动物肉类等；维生素 B_{12} 缺乏者要多吃动物肉类、肝、肾、禽蛋以及海产品；婴幼儿和妊娠妇女对叶酸需要量增加，特别要注意补充。

B. 采用合理的烹调方式，减少食物性叶酸的破坏：避免烹煮食物时间过长、温度过高、烹煮后放置时间太长以及过多食用腌制食物等。

C. 改善食欲，并要注意减少口腔黏膜及胃肠道的刺激：对于食欲降低、腹胀者，可建议其少量多餐、细嚼慢咽，进食温凉、清淡软食为宜。出现口腔炎或舌炎的患者，应注意保持口腔清洁，并做好口腔护理。

2）遵医嘱正确用药，并应注意药物疗效及其不良反应的观察与预防：肌内注射维生素 B_{12} 偶有过敏反应，甚至休克，要善于观察并及时处理。另在治疗过程中，由于大量血细胞生成，可使细胞外钾离子内移，从而导致血钾含量突然降低，以老年人、伴发心脑血管疾病、进食量过少者较为多见，须遵医嘱进行预防性补钾和加强观察。

（2）活动无耐力：与贫血引起组织缺氧有关。

预防受伤：末梢神经炎、四肢麻木无力者，应注意保暖、避免受伤。共济失调者走路要有人陪伴。

2. 健康教育

（1）营养性巨幼细胞性贫血基本知识介绍。

（2）结合患者个体的具体病因及病情，进行预防与康复性指导：

1）解释各种不良饮食习惯与疾病的关系、建立均衡饮食的目的意义，介绍富含叶酸、维生素 B_{12} 的食物和改善食欲的方式方法。并指导采用科学合理的烹调方式，以减少食物性叶酸的破坏。

2）提出治疗与护理的配合与要求，包括休息与活动、饮食、口腔护理、预防外伤、药物治疗的应用及其注意事项。

（3）讲解自我病情监测和及时就医的指征（参考缺铁性贫血的相关内容）。

（三）再生障碍性贫血

1. 护理措施

（1）有感染的危险：与粒细胞减少有关。

1）加强病情监测：密切观察患者体温的变化和（或）热型的特点。一旦出现发热，应进一步寻找与常见感染灶相关的症状或体征，如咽痛、咳嗽、咳痰、尿路刺激征、肛周疼痛等，配合医生做好有关实验室检查的标本采集工作，特别是血液、尿液、粪便与痰液的细菌培养及药敏试验。

2）加强患者的基础护理，预防各种感染的发生：

A. 预防呼吸道感染：保持病室内空气清新，物品清洁，定期使用消毒液擦拭室内家具、地面，并用紫外线或臭氧照射消毒，每天 2～3 次，每次 20～30 分钟。限制探视人数及次数，避免到人群聚集的地方或与有上呼吸道感染迹象的患者接触。各项操作必须严格执行无菌原则。对粒细胞绝对值≤0.5×10^9/L 者，有条件者应实行保护性隔离，并要向患者及家属解释其必要性，使其自觉配合。秋冬季节要注意保暖，防止受凉。

B. 预防口腔内感染：口腔黏膜出现溃疡者，可增加漱口次数，局部用维生素 E、碘甘油溃疡膜涂敷。合并真菌感染者，宜加用制霉菌素或 2.5% 碳酸氢钠液含漱。

C. 预防皮肤感染：保持皮肤清洁、干燥，勤沐浴、更衣和更换床上用品。勤剪指甲，蚊虫叮咬时应正确处理，避免抓伤皮肤。肌内、静脉注射或各种损伤性穿刺时，局部要严格消毒。女性患者尤其要注意会阴部的清洁卫生，适当增加局部皮肤的清洗。

D. 预防肛周的感染：睡前、便后用 1:5000 高锰酸钾溶液坐浴，每次 15～20 分钟。保持大便通畅，避免用力排便而诱发肛裂，从而增加局部感染的概率。

3）加强营养：鼓励患者进食高蛋白、高热量、富含维生素的清淡食物，必要时可遵医嘱给予静脉补充。

4）治疗的配合：遵医嘱正确应用抗生素、各种免疫抑制剂、雄激素等药物。为确保有效的血药浓度，给药时间和剂量要准确，同时还应注意药物疗效及其不良反应的观察与预防。

（2）活动无耐力：与贫血所致机体组织的缺氧有关。

（3）有损伤的危险：出血，与血小板减少有关。

（4）自我形象紊乱：与雄性激素应用所引起的不良反应有关。

1）加强心理护理：注意观察患者的情绪反应与行为表现，鼓励患者讲出自己所关注的问题并及时给予有效的心理疏导。如向患者及家属解释雄激素类药物应用的目的、意义、主要的不良反应；帮助患者认识到不良心理状态对疾病康复的不利影响，在病情允许的情况下，鼓励患者学会自我护理。

2）用药护理

A. 丙酸睾酮为油剂，不易吸收，需采取深部缓慢、分层肌内注射，并应注意注射部位的更换。嘱患者经常用温热水洗脸，不要用手抓挤痤疮，以防局部感染。

B. 长期应用雄激素类药物多对肝脏有损害，用药期间应定期检查肝功能。ATG 和 ALG 治疗过程中可出现超敏反应、出血加重和血清病（如猩红热样皮疹、发热、关节痛）继发感染等不良反应，用药期间应加强病情观察，并注意做好保护性隔离及预防出血和感染的治疗性配合与护理工作。

C. 为了监测疾病的治疗效果，必须配合医生定期复查外周血象或骨髓象。

2. 健康教育

（1）疾病基本知识介绍（主要原则与要点可参考缺铁性贫血）。

（2）加强患者自我护理能力的培养和（或）家属生活护理技能的指导，防止病情恶化，促进患者康复。

（3）增强人们的防范意识，尽可能避免或减少接触与再障发病相关的药物或理化物质。

（四）溶血性贫血

1. 护理措施

（1）活动无耐力：与贫血引起全身组织缺氧有关。

（2）潜在并发症：周围循环衰竭。

1）病情监测：观察患者生命体征及神志的变化，注意贫血、黄疸有无加重，尿量、尿色有无改变，记录 24 小时出入量。

2）给氧：对缺氧症状重者给予吸氧，以缓解组织缺氧症状。

3）用药护理：用糖皮质激素期间应注意避免感染；用环孢素应定期检查肝、肾功能；用环磷酰胺应指导患者多饮水，每日饮水量 3000ml 以上，防止出血性膀胱炎。

4）输液和输血的护理：遵医嘱静脉输液，以稀释血液，使破坏的红细胞、血红蛋白碎片迅速排出体外；贫血严重而需要输血时，护士必须严格按操作规程执行。输血前认真做好各项核对工作，输血后严密观察患者反应。

2. 健康教育

（1）简介疾病的基本知识，增强主动预防意识，以减少发作。

（2）指导病情自我观察和及时就医的指征如黄疸、血尿或血红蛋白尿等，一旦上述表现出现或加重，应及时就医。

（3）指导发作期间的自我护理，如在溶血发作期间应减少活动或卧床休息，多饮水，注意保暖，避免受凉。加强营养。

（4）指导遗传性溶血性贫血患者在婚前、婚后应做遗传咨询，以减少溶血性疾病的发生，对蚕豆病高发区，应广泛进行卫生宣传，做好指导预防工作。

（孙春莲　侯　云　朱晓慧　马维娟）

第二节　白血病

一、定义

白血病（leukemia）是一类造血干细胞的恶性克隆性疾病。其克隆中白血病细胞增殖失控、分化障碍、凋亡受阻，而停滞在细胞发育的不同阶段。在骨髓和其他造血组织中白血病细胞大量增生累积，并浸润其他器官和组织，而正常造血功能受抑制。临床根据病程缓急和细胞分化程度不同，分为急性白血病和慢性白血病。按白血病细胞形态和生化、免疫等特征，急性白血病分为急性髓细胞白血病（AML）、急性淋巴细胞白血病（ALL）两大类；慢性白血病分为慢性粒细胞白血病（CML）、慢性淋巴细胞白血病（CLL）两大类。白血病总发病率为 3/10 万～4/10 万。其中急性多于慢性，急性者占 70% 以上，其中又以急性粒细胞白血病（简称"急粒"）占首位，其次为急性淋巴细胞白血病（简称"急淋"）和急性单核细胞白血病（简称"急单"）。慢性白血病中国内慢性粒细胞白血病（简称"慢粒"）多于慢性淋巴细胞白血病（简称"慢淋"），且多发于老年。儿童急性淋巴细胞白血病多于急性髓细胞白血病。

根据白血病的临床表现，本病与中医的"血证""急劳""虚劳""髓毒"等病证有类似之处。

二、病因

（一）中医病因病机

中医学认为白血病的病因包括热毒和正虚两方面，病因病机主要有：

1. 热毒久蕴，精髓被扰　引起白血病的热毒有外来和内生之分。外来邪毒是指时令温毒之邪和理化因素。时令温毒有湿毒、火毒、瘀毒等，相当于致白血病病毒。理化因素是各种电离辐射、化学毒物和药毒侵蚀。内生热毒是因为脏腑功能失调，气血阴阳失衡，浊热内滞，郁久蕴毒。则由于胎儿时期在母体内热过盛，或母体罹患热病，热毒内着于胎，蕴蓄不散，深伏胎儿精血骨髓，消灼人体精血，大都与遗传因素有关。但热毒深伏体内，可通过人体正气调节，维持一定时间不发病，一旦热毒渐盛或正气被郁，便随之病发。热毒蕴结，损伤脏腑，攻注骨髓，精髓被扰，阴阳气血失调，白血病随之而发。

2. 正气不足　禀赋不足，七情所伤，饮食劳倦，房劳过度。损伤人体正气，五脏虚损，正气薄弱，是白血病发病的内在因素。尤其是机体阴精不足，或者热毒蕴久，消灼阴液，精血失守，阴虚火旺，扰乱精髓，不能正常生化；或者脾胃受损，生化不足，气血亏虚，机体不盛邪扰，虚风贼邪中肾损骨伤髓。

3. 浊邪内结，瘀血内阻　由于邪毒内蕴，与气血互结，导致气滞血瘀，或邪毒损伤脏腑，水液代谢紊乱，留饮成痰，痰瘀互结，渐成癥瘕或瘰疬等症。如《景岳全书》曰："积者，积垒之谓，由渐而成者也……诸有形者，或以饮食之滞，或以脓血之留，凡汁沫凝聚，遂成癥块，皆积之类。其病多在血分，血有形而静也。"

总之，中医白血病的主要病因为热毒和正虚。浊邪内结，痰瘀互阻既是致病之因，亦是病理产物。病位在骨髓，表现在营血，与肾、肝、脾有关。其中与肾关系甚为密切。肾为先天之术，主骨生髓，精髓被邪所扰，生化失常无不与肾息息相关。

（二）西医病因病理

白血病的病因及发病机制尚未阐明。发病与生物、物理、化学等因素都有关联。病毒感染可能是主要病因。

1. 病毒　经实验证实猫、小鼠、鸡、牛、绵羊和灵长类动物的自发性白血病中可分离出白血病病毒，它是一种反转录病毒即 C 型 RNA 病毒，可通过内生的 DNA 多聚酶，按 RNA 的顺序合成前病毒 DNA，前病毒 DNA 可整合到宿主的染色体 DNA 中，诱发恶变。由于肿瘤病毒携有一种或几种特异性瘤基因即病毒源瘤基因，这种基因被整合到宿主细胞基因体内后诱发邻近基因发生恶变，人类的细胞基因内有与病毒源瘤基因同源的细胞源瘤基因，调节着细胞的增殖与分化。当感染反转录病毒后、这种病毒在适当的条件下，使细胞源瘤基因激活，转变为细胞恶性转化的基因，导致靶细胞恶变。正常细胞被病毒感染后，并不一定立即发生白血病，但当在机体免疫功能降低即所谓正气不足的情况下，或者在各种物理、化学和药物等因素的促发下，大大加速其发病。

2. 放射　电离辐射有致白血病作用。1945 年日本广岛、长崎原子弹爆炸后的幸存者中，白血病发病率比未经辐射者高数十倍。发病与放射剂量大小及放射部位有关。无论是一次大剂量抑或多次小剂量放射均有致白血病作用。放射所致的白血病以急粒和慢粒最多见。

3. 化学因素　有致白血病作用的化学物质有苯、氯乙烯、金属毒物等；药物有氯霉素、磺胺、保泰松、抗癌药，如烷化剂等。

4. 遗传因素　某些遗传性疾病或先天性疾病常伴有较高的白血病发生率。如先天愚型（Down 综合征）是染色体异常的先天性遗传病，其白血病发生率为正常人的 20 倍。另外，单卵双生白血病比双卵双生者发病率高数倍。

三、临床表现

起病急缓不一，急者多为高热或严重出血，缓者常为面色苍白、疲乏或轻度出血。少数患者因皮肤紫癜、月经过多或拔牙后出血不止而就医后被发现。

1. 贫血　常为首发症状，呈进行性加重。半数患者就诊时已有重度贫血。贫血的原因主要是由于骨髓中白血病细胞极度增生与干扰，造成正常红细胞生成减少。此外，无效红细胞生成、溶血、出血以及某些阻碍 DNA 代谢的抗白血病药物，如阿糖胞苷、甲氨蝶呤的应用等也是影响因素之一。

2. 发热　发热是急性白血病最常见的症状，50% 以上的患者以发热起病。大多数发热由继发感染所致，但白血病本身也能引起发热即肿瘤性发热。

（1）继发感染：是导致白血病患者死亡最常见的原因之一。主要表现为持续低热或高热，甚至超高热，可伴畏寒或寒战及出汗等。

（2）肿瘤性发热：与白血病细胞的高代谢状态及其内源性致热源类物质的产生等有关。主要表现为持续低至中度发热，可有高热。常规抗生素治疗无效，但化疗药物可使患者体温下降。

3. 出血　几乎所有的患者在急性白血病的整个病程中都有不同程度的出血。最主要原因为血小板减少，此外，血小板功能异常、凝血因子减少，以及白血病细胞的浸润和感染细菌毒素对血管的损伤等也有关系。出血可发生在全身，以皮肤瘀点、瘀斑、鼻出血、牙龈出血、女性患者月经过多或持续阴道出血较为常见。眼底出血可致视力障碍，严重时发生颅内出血而导致死亡。此外，急性早幼粒细胞白血病者易并发 DIC 而出现全身广泛性出血，是急性白血病亚型中出血倾向最为明显的一种。

4. 器官和组织浸润的表现

（1）肝、脾和淋巴结：急性白血病可有轻中度肝、脾大，但并非普遍存在。主要与白血病细胞的浸润及新陈代谢增高有关。约 50% 的患者在就诊时伴有淋巴结肿大（包括浅表淋巴结和纵隔、腹膜后等深部淋巴结），多见于急淋。

（2）骨骼和关节：骨骼、关节疼痛是白血病常见的症状，胸骨下段局部压痛对白血病诊断有一定价值。急性粒细胞白血病患者由于骨膜受累，还可在眼眶、肋骨及其他扁平骨的骨面形成粒细胞肉瘤（绿色瘤），其中以眼眶部位最常见，可引起眼球突出、复视或失明。

（3）口腔和皮肤：可有牙龈增生、肿胀；皮肤出现蓝灰色斑丘疹（局部皮肤隆起、变硬、呈紫蓝色结节状）、皮下结节、多形红斑、结节性红斑等，多见于急非淋 M_4 和 M_5。

（4）中枢神经系统白血病（CNSL）：近年来，化学治疗使白血病缓解率提高，生存期明显延长，但由于化学药物难以通过血-脑脊液屏障，隐藏在中枢神经系统的白血病细胞不能被有效杀灭，因而引起 CNSL，成为白血病髓外复发的主要根源。CNSL 可发生在疾病的各个时期，但常发生在缓解期，以急淋最常见，儿童患者尤甚，其次为急非淋 M_4、M_5 和 M_2。轻者表现为头痛、头晕，重者可有呕吐、视乳头水肿、视力模糊、颈项强直、抽搐、昏迷等。

（5）睾丸：睾丸出现无痛性肿大，多为一侧性，另一侧虽无肿大，但在活检时往往也发现有白血病细胞浸润；睾丸白血病多见于急淋化疗缓解后的幼儿和青年，是仅次于 CNSL 髓外复发的根源。

（6）其他：白血病还可浸润其他组织器官，如肺、心、消化道、泌尿生殖系统等。

四、诊断

1. 临床特征　有持续性发热或反复感染，进行性贫血，出血，骨骼关节疼痛，肝、脾和淋巴结肿大等。

2. 实验室检查

（1）外周血象：多数患者白细胞计数增高，超过 $10 \times 10^9/L$，称为白细胞增多性白血病；若超过 $100 \times 10^9/L$，称为高白细胞性白血病；白细胞过高或过低者预后较差。部分患者白细胞计数在正常水平或减少，称为白细胞不增多性白血病。血涂片分类检查可见数量不等的原始和（或）幼稚细胞，但白细胞不增多型患者的外周血很难找到原始细胞。患者常有不同程度的正常细胞性贫血，可见红细胞大小不等，可找到幼红细胞。约 50% 的患者血小板低于 $60 \times 10^9/L$，晚期血小板往往极度减少。

（2）骨髓象：骨髓穿刺检查是急性白血病的必查项目和确诊的主要依据。多数患者的骨髓象呈增生明显活跃或极度活跃，若原始细胞占全部骨髓有核细胞的 30% 以上，则可做出急性白血病的诊断。此外，正常的巨核细胞和幼红细胞减少。少数患者的骨髓呈增生低下。奥尔（Auer）小体仅见于急非淋，有独立诊断的意义。

（3）脑脊液检查：CNSL 患者脑脊液压力升高，脑脊液检查可见白细胞计数增加，蛋白质增多，而糖定量减少，涂片可找到白血病细胞。

（4）其他：但还需进一步做形态学、细胞化学、免疫学、染色体及基因检查等，以确定急性白血病的类型。

五、治疗

（一）中医治疗

1. 邪毒内蕴，气阴两虚

（1）辨证论治

主症：面色苍白，乏力气短，腰膝酸软，自汗盗汗，反复低热，食少纳呆，皮肤时现紫癜，舌质淡或淡红，苔薄白或少苔，脉象细数无力。

治法：益气养阴，清热解毒。

方剂：自拟参芪沙白汤加减。

基本处方：党参15g，黄芪20g，沙参15g，生地黄12g，天门冬15g，地骨皮20g，半枝莲15g，白花蛇舌草30g，黄药子10g，当归10g，枸杞子10g，甘草6g。每日1剂，水煎服。

方解：体弱久病或饮食失调而致元气不足，时邪疫毒，蕴结骨髓，耗伤气阴，脏腑虚衰，故神疲乏力，食少纳呆，面色不华；气虚表卫不固，则自汗；气虚不能统摄，血因之而外溢，或见衄血，或紫斑时隐时现；虚火内扰，可见低热、五心烦热、盗汗等；舌质淡或淡红，苔薄白或少苔，脉细数无力，为气阴两虚之征。方中党参、黄芪、当归补气养血，天门冬、沙参、生地黄、地骨皮滋阴清热凉血，半枝莲、白花蛇舌草、黄药子清热解毒，甘草调和诸药。

加减：若食少纳呆加焦三仙；衄血或紫癜加仙鹤草、侧柏炭。

（2）中药制剂

1）参芪清热颗粒：每次10g，每日3次。

2）参芪扶正注射液：静脉滴注，每次250ml（即1瓶），每日1次，疗程21天；或与化疗合用，在化疗前3天开始使用，疗程可与化疗同步结束。可扶正祛邪，增强化疗效果。

3）生脉注射液联合复方丹参注射液：化疗的同时静脉输注丹参注射液10~20ml和（或）生脉注射液20~40ml（红参、麦门冬、五味子）。或川芎嗪注射液100ml，每日1次静脉滴注。功能活血养血，减轻化疗药物的心肌损害。

2. 邪毒内蕴，温热

（1）辨证论治

主症：壮热口渴，肌肤灼热，皮现紫癜，齿鼻渗血，血色鲜红，小便黄赤，大便秘结，口干口苦，骨痛，舌红，苔黄，脉洪数或滑数。

治法：清热解毒，凉血止血。

方剂：犀角地黄汤加减。

基本处方：羚羊角10g，生地黄25g，牡丹皮15g，生石膏30g，大青叶30g，侧柏叶炭10g，半枝莲15g，白花蛇舌草30g，黄药子10g，甘草10g。每日1剂，水煎服。

方解：正气不足，毒邪外侵，热毒由表入里，伤及营阴，营血热炽，故起病急，壮热口渴，肌肤灼热；阴精受损，内热熏蒸，热伤血络，迫血妄行，故见周身瘀点、肌衄、鼻衄、齿衄；毒瘀脉络，血脉不通，故有骨骼疼痛；小便黄赤，大便秘结，舌红苔黄，脉洪数或滑数均为热毒炽盛之象。方中羚羊角粉、生地黄、牡丹皮、生石膏、大青叶、玄参清热凉血；

茜草、白茅根、仙鹤草、侧柏叶炭凉血，兼收敛止血；黄芩、栀子清泄三焦热毒；半枝莲、白花蛇舌草、黄药子清热解毒，抗癌；甘草调和诸药。

（2）中药制剂

1）消癌平注射液或片剂：肌内注射，每次 2～4ml，每日 1～2 次；片剂口服，每次 4 片，每日 3 次。功能清热解毒抗癌。临床观察对髓细胞白血病效果较佳。

2）蟾酥注射液：静脉滴注，每次 10～20ml，用 5% 葡萄糖注射液 500ml 稀释后缓慢滴注，每日 1 次。功能清热解毒抗癌。临床观察对淋巴细胞白血病效果较佳。

3）苦参素注射液：静脉滴注，每次 400～600mg，用 5% 葡萄糖注射液 250ml 稀释后缓慢滴注，每日 1 次。功能清热解毒抗癌。

3. 邪毒内蕴，痰核瘰疬

（1）辨证论治

主症：身微热，面色不华，神疲乏力，颌下、颈部、腋窝痰核瘰疬，咽痛，盗汗，舌质黯，苔白，脉弦细。

治法：清热解毒，软坚散结。

方剂：散结溃坚汤加减。

基本处方：太子参 15g，黄芩 15g，知母 15g，当归 10g，天花粉 15g，玄参 10g，桔梗 15g，昆布 15g，丹参 15g，夏枯草 15g，半枝莲 15g，白花蛇舌草 30g，黄药子 10g，甘草 10g，贝母 10g。每日 1 剂，水煎服。

方解：精气内虚，毒邪乘虚而入，耗伤气阴，故见身微热，神疲乏力，面色不华；病程日久，气血亏虚，气不化津，聚液成痰，与瘀血交阻，而见颌下、颈部、腋窝痰核瘰疬；舌质黯，苔白，脉弦细为痰瘀互结之征。方中太子参、玄参益气养阴，黄芩、知母清热解毒，天花粉、昆布、夏枯草、贝母软坚散结，当归、丹参活血化瘀，半枝莲、白花蛇舌草、黄药子解毒抗癌，桔梗、甘草利咽解毒，诸药合用，共奏清热解毒，软坚散结之功。

（2）中药制剂：西黄丸，适量研末，水调或醋调，外敷痰核瘰疬处，可消肿止痛，软坚散结；白血病缓解期长期口服，每次 1 支，每日 2 次，可显著延长无病生存期。

4. 邪毒内蕴，癥瘕瘀血

（1）辨证论治

主症：形体消瘦，面色不华，胁下癥块（肝脾大），按之坚硬，时有胀痛，午后低热，自汗，盗汗，衄血，舌质黯淡有瘀斑或舌黯红，脉细涩。

治法：活血化瘀，软坚消癥。

方剂：桃红四物汤合鳖甲煎丸加减。

基本处方：桃仁 12g，红花 10g，当归 10g，川芎 10g，赤芍 12g，丹参 15g，鳖甲 10g，生牡蛎 30g，生大黄 6g，半枝莲 15g，白花蛇舌草 30g，黄药子 10g，三棱 10g，莪术 10g，甘草 10g。每日 1 剂，水煎服。

方解：正虚血瘀日久，新血不生，营气大亏，故面色萎黄，乏力；营卫失和，则自汗盗汗，低热；积块日久，血络瘀结，故胁下癥块肿大坚硬；血不循经，故衄血；中气不足，运化无权，故面色不华，形体消瘦；舌质黯淡有瘀斑或舌黯红，脉细涩，均为邪毒内蕴，气血瘀结之象。方中桃红四物汤补血养血，活血化瘀；三棱、莪术、生大黄加强破血逐瘀之力；鳖甲、生牡蛎软坚消癥；半枝莲、白花蛇舌草、黄药子解毒抗癌；甘草和中，调和诸药。

（2）中药制剂：复方丹参注射液 30～40ml + 0.9% 氯化钠注射液 200ml 静脉滴注，每日 1 次，或血塞通注射液 30ml + 0.9% 氯化钠注射液 200ml 静脉滴注，每日 1 次。功能活血化瘀消癥。

（二）西医治疗

1. 对症支持治疗

（1）高白细胞血症的紧急处理：高白细胞血症（ $>100 \times 10^9$/L）不仅会增加患者的早期死亡率，而且也会增加髓外白血病的发病率和复发率。当循环血液中白细胞极度增高（ $>200 \times 10^9$/L）时还可发生白细胞淤滞症，表现为呼吸窘迫、低氧血症、头晕、言语不清、反应迟钝、中枢神经系统出血及阴茎异常勃起等。一旦出现可使用血细胞分离机，单采清除过高的白细胞，同时给以化疗药物和水化，并应注意预防高尿酸血症、酸中毒、电解质平衡紊乱和凝血异常等并发症。

（2）防治感染：患者如出现发热，应及时查明感染部位及查找病原菌，常规使用有效抗生素。

（3）改善贫血：严重贫血可吸氧，输浓缩红细胞，维持 Hb > 80g/L。但白细胞淤滞症时不宜立即输红细胞，以免进一步加重血液黏稠度。

（4）防治出血：血小板低者可输浓缩血小板悬液，保持血小板 $>20 \times 10^9$/L。并发 DIC 时，则应做出相应处理。

（5）防治尿酸性肾病：由于白血病细胞的大量破坏，尤其是化疗期间，可使血清及尿液中尿酸水平的明显升高，尿酸结晶的析出可积聚于肾小管，导致患者出现少尿甚至急性肾衰竭。因此，应嘱患者通过多饮水或静脉补液等方法，保证足够尿量，并应碱化尿液和同时口服别嘌醇。

（6）纠正水、电解质及酸碱平衡失调：化疗前及化疗期间均应定期监测水、电解质和酸碱平衡，及时发现异常并加以纠正，以保证机体内环境的相对稳定和药物疗效的正常发挥。

2. 化学药物治疗 化疗是目前白血病治疗最主要的方法之一，也是造血干细胞移植的基础。

（1）化疗的阶段性划分：急性白血病化疗过程分为两个阶段，即诱导缓解和缓解后治疗。诱导缓解是急性白血病治疗的起始阶段。主要是通过联合化疗，迅速、大量地杀灭白血病细胞，恢复机体正常造血，使患者尽可能在较短的时间内获得完全缓解（CR）。CR 即患者的症状和体征消失；外周血象的白细胞分类中无幼稚细胞；骨髓象中相关系列的原始细胞与幼稚细胞之和 <5%。患者能否获得 CR 是急性白血病治疗成败的关键。缓解后治疗是 CR 后患者治疗的延续阶段。由于急性白血病患者达到完全缓解后，体内尚有 $10^8 \sim 10^9$ 的白血病细胞，且在髓外某些部位仍可有白血病细胞的浸润，是疾病复发的根源。缓解后治疗主要是通过进一步的巩固与强化治疗，彻底消灭残存的白血病细胞，防止病情复发。对延长 CR 期和无病存活期，争取治愈起决定作用。

（2）化疗药物及治疗方案：根据白血病细胞动力学的原理，选择作用于细胞增殖不同阶段的药物，制订联合化疗方案，可提高疗效及延长抗药性的发生。

3. 中枢神经系统白血病的防治　中枢神经系统白血病的患者，需进行药物鞘内注射治疗或脑脊髓放疗。急淋患者脑脊液正常者也需预防性鞘内注射。

4. 细胞因子治疗　具有促进造血细胞增殖的作用。粒细胞集落刺激因子（G－CSF）和粒单集落刺激因子（GM－CSF）与化疗同时应用或化疗后应用，可以减轻化疗所致粒细胞缺乏，缩短粒细胞恢复时间，提高患者对化疗的耐受性。

六、护理

（一）护理措施

1. 有损伤的危险——出血　与血小板减少、白血病细胞浸润等有关。

2. 有感染的危险　与正常粒细胞减少、化疗有关。

3. 潜在并发症　化疗药物的不良反应。

（1）静脉炎及组织坏死：多数化疗药物对组织刺激性大，多次注射常会引起静脉周围组织炎症，如注射的血管出现条索状红斑、触之温度较高、有硬结或压痛，炎症消退后，注射的血管因内膜增生而狭窄，严重的可有血管闭锁。或注射时药液渗漏，会引起局部组织坏死。故化疗时应注意：

1）合理选择静脉：反复多次给化疗药者，最好采用中心静脉或深静脉留置导管供注射用。若使用浅表静脉，应选择有弹性且直的大血管。避免在循环功能不良的肢体进行注射。

2）避免药液外渗：静脉滴注化疗药前先用生理盐水冲管，确定在静脉内后方可注入药物；静脉滴注时要边抽回血边注药，以保证药液无外渗；当给予数种药物时，应先给刺激性强的药物；药物输注完毕再用生理盐水 10～20ml 冲洗后拔针，以减轻药物对血管的刺激；拔针后局部要按压数分钟，以达到止血和预防药液外渗的作用。

3）化疗药外渗的处理：输注时疑有或发生药物外渗，立即停止注入，边回抽边退针，不宜立即拔针；局部使用生理盐水加地塞米松做多处皮下注射，范围需大于渗漏区域，亦可用利多卡因做局部封闭。或遵医嘱使用相应拮抗剂，常用的有硫代硫酸钠用于拮抗氮芥、丝裂霉素、放线菌素 D 等，8.4% 碳酸氢钠用于拮抗阿霉素、长春新碱等。局部冷敷后再用 25% $MgSO_4$ 湿敷或中药"六合丹"外敷也有一定效果。

4）静脉炎的处理：发生静脉炎的局部血管禁止静脉滴注，患处勿受压。使用喜疗妥等药物外涂，鼓励患者多做肢体活动，以促进血液循环。

（2）骨髓抑制：多数化疗药物抑制骨髓至最低点的时间为 7～14 天，恢复时间为之后的 5～10 天。化疗期间遵医嘱定期检查骨髓象，每次疗程结束后检查骨髓象，以了解骨髓抑制的程度。一旦出现骨髓抑制，需加强贫血、感染和出血的预防、观察和护理。

（3）消化道反应：恶心、呕吐、纳差等消化道反应出现的时间及反应程度除与化疗药物的种类有关外，常有较大的个体差异性。患者一般第一次用药时反应较强烈，以后逐渐减轻；症状多出现在用药后 1～3 小时，持续数小时到 24 小时不等，体弱者症状出现较早且较重。故化疗期间应注意：①给患者提供一个安静、舒适、通风良好的休息环境，避免不良刺激；②选择胃肠道症状最轻的时候鼓励患者进食，一般避免在治疗前后 2 小时饮食以半流质食物为主，富含高热量、高蛋白、高维生素清淡易消化饮食，少量多餐，避免过甜、过油腻、产气、辛辣和高脂食物，并尽可能满足患者对食物的要求，促进食欲，进食后可依据病情适当活动，休息时取坐位和半卧位，避免饭后立即平卧；③当患者出现恶心、呕吐时不要让其进食，及时清除呕吐物，保持口腔清洁；④必要时，遵医嘱在治疗前 0.5 小时给予止吐药物，并根据药物的药理作用每 6~8 小时给药一次，维持 24 小时血药浓度，以达到最佳减轻恶心、呕吐反应的效果；⑤减慢化疗药物的滴速；⑥如胃肠道症状较严重，无法正常进食，应尽早给予静脉补充营养。

（4）口腔溃疡：对已发生口腔溃疡者，应行口腔护理，2 次/天，并教会患者漱口液含漱及溃疡用药方法。

1）漱口液的使用：口腔厌氧菌感染可选用 1%~3% 过氧化氢溶液；真菌感染可选用 1%~4% 的碳酸氢钠溶液、5% 苏打水、1:2000 的氯己定溶液或口泰溶液。每次含漱时间为 15~20 分钟，至少 3 次/天，若溃疡疼痛严重者可在漱口药内加入 2% 利多卡因止痛。

2）口腔溃疡常用药：碘甘油 10ml 加思密达 1 包加地塞米松 5mg，调配成糊状；四氢叶酸钙对甲氨蝶呤化疗引起的口腔溃疡效果显著；制霉菌素甘油适用于真菌感染者；此外尚可用溃疡贴膜、金因肽、锡类散、新霉素、金霉素甘油等。用药方法：三餐后及睡前用漱口液含漱后，将药涂于溃疡处，涂完药禁食 2~3 小时。

（5）心脏毒性的防护：柔红霉素、阿霉素、高三尖杉酯碱类药物可引起心肌及心脏传导损害，故用药前、后要监测患者心率、节律及血压，药物要缓慢静脉滴注，其速度 <40 滴/分，同时注意观察患者面色和心率，以患者无心悸为宜。

（6）肝功能损害的防护：硫唑嘌呤、甲氨蝶呤、门冬酰胺酶对肝功能有损害作用，用药期间应观察患者有无黄疸，并定期监测肝功能情况。

（7）尿酸性肾病的防护：见"慢性粒细胞白血病"。

（8）鞘内注射化疗药物的护理：推注速度宜慢，注毕去枕平卧 4~6 小时，注意观察有无头痛、呕吐、发热等化学性脑膜炎症状。

（9）脱发的防护

1）化疗前心理护理：向患者说明化疗的必要性及化疗可能会导致脱发现象，但绝大多数患者在化疗疗程结束后，头发会再生，使患者有充分的心理准备。

2）化疗期间预防或减轻脱发：如头置发带、头部使用海绵持续冷敷及使用冰帽等方法可使局部血流受阻或缓慢，以减少化疗药物对毛囊的抑制和损伤。

3）出现脱发后的心理护理：①评估患者对化疗所致落发、秃发的感受和认识，并鼓励其表达出内心的感受如失落、挫折、愤怒；②指导患者使用假发或戴帽子，以降低患者身体形象障碍；③协助患者重视自身的能力和优点，并给予正向回馈；④鼓励重要的亲友共同支持患者；⑤介绍有类似经验的患者与她分享经验；⑥鼓励患者参与正常的社交活动。

（10）其他不良反应的防护：长春新碱能引起末梢神经炎、手足麻木感，停药后可逐渐消失。左旋门冬酰胺酶会引起过敏反应，用药前应皮试。

（二）健康教育

1. 疾病预防 指导患者避免接触对骨髓造血系统有损害的理化因素如电离辐射，亚硝胺类物质、染发剂、油漆等含苯物质，保泰松及其衍生物、氯霉素等药物。对应用某些抗肿瘤的细胞毒药物如氮芥、环磷酰胺、甲基苄肼、依托泊苷等，应定期查血象及骨髓象。

2. 生活指导

（1）饮食护理：饮食宜富含高蛋白、高热量、高维生素，清淡、易消化少渣软食，避免辛辣刺激，防止口腔黏膜损伤。多饮水，多食蔬菜、水果，以保持大便通畅。

（2）休息和活动：保证充足的休息和睡眠，适当加强健身活动，如散步、打太极拳、练剑等，以提高机体的抵抗力。

（3）皮肤护理：剪短指甲，避免搔痒；沐浴时水温以 37～40℃ 为宜，以防水温过高促进血管扩张，加重皮肤出血。

3. 用药护理 向患者说明急性白血病缓解后仍应坚持定期巩固强化治疗，可延长急性白血病的缓解期和生存期。

4. 预防感染和出血 注意保暖，避免受凉；讲究个人卫生，少去人群拥挤的地方；经常检查口腔、咽部有无感染，学会自测体温。勿用牙签剔牙、刷牙用软毛刷；勿用手挖鼻孔，空气干燥可用薄荷油滴鼻腔；避免创伤。定期门诊复查血象，发现出血、发热及骨、关节疼痛要及时去医院检查。

5. 心理指导 向患者及其家属说明白血病是骨髓造血系统肿瘤性疾病，虽然难治，但目前治疗进展快、效果好，应树立信心。家属应为白血病患者创造一个安全、安静、舒适和愉悦宽松的环境，使患者保持良好的情绪状态，有利于疾病的康复。化疗间歇期，可根据病情，做力所能及的简单家务，以增强患者的自信心。

（李洪波 殷晓艳 刘 欢）

第三节 特发性血小板减少性紫癜

一、定义

特发性血小板减少性紫癜（ITP），是一组免疫介导的血小板过度破坏所致的出血性疾病，以广泛皮肤黏膜及内脏出血、血小板减少、骨髓巨核细胞发育成熟障碍、血小板生存时间缩短及血小板膜糖蛋白特异性自身抗体出现等为特征，是最常见的血小板减少性紫癜。根据临床表现，本病可分急性型和慢性型，儿童以急性型多见，成人以慢性型多见。

本病相当于中医学所称的紫癜范畴。紫癜之病名见于《本草纲目》："治癜风，用茄蒂蘸硫、附末掺之，取其散血也。白癜用白茄蒂，紫癜用紫茄蒂，并各从其类也。"紫癜是由血络受伤，血液渗于肌肤之间，皮肤呈现点状或片状青紫斑块的病证。本病又称"发斑""葡萄疫""肌衄"等，属血证范围。如《诸病源候论·伤寒斑疮候》称："热毒乘虚，出于皮肤，所以发斑疮隐疹如绵纹。"又如《外科正宗·葡萄疫》称；"葡萄疫其患多生小儿。

感受四时不正之气，郁于皮肤不散，结成大小青紫斑点，色若葡萄，发在遍体头面，乃为腑症，自无表里。邪毒传胃，牙根出血。久则虚入，斑渐方退。初起宜服羚羊散清热凉血。久则归脾汤滋益其内。"

二、病因

（一）病因病机

1. 热盛迫血　外感邪毒入血伤络；或因阴阳失衡，阳气内盛，内热蕴生，热盛迫血；或阳气内盛。复因感受时邪，饮食内伤、脏腑功能失周，蕴生内热。无论外感热毒或阳盛内热，病及血脉与胃腑。脉为血府，血行脉中，血脉受火热熏灼，血热妄行。胃与脾同属中土，肌肉为脾胃所主，热入胃腑，胃热炽盛，熏发于肌肉。血从肌肤腠理溢出，成点成片，肌肤青紫而成紫癜。如《诸病源候论·小儿杂病诸候》："斑毒之病，是热气入胃，而胃主肌肉，其热夹毒蕴积于胃，毒气熏发于肌肉，状若蚊蚤所啮，赤斑起，周匝遍体。"指出热毒熏发为斑毒的主要病机。

2. 阴虚火旺　热病之后，耗伤阴液；或忧思劳倦，暗耗心血，阴液耗损；或饮食不节，胃中积热伤阴，致胃阴不足；或恣情纵欲，耗损肾阴。阴液不足，虚火内炽，灼伤血脉，迫血妄行而发为紫癜。

3. 气不摄血　先天禀赋不足，后天调养失宜，肾气不足，累及精髓。脾气亏虚，气血生化匮乏；或因病久不复，精血亏损；或反复出血，气随血夺，致气虚不能统摄血液，血溢肌肤而为紫癜。

总之，紫癜的病因病机有血热伤络、阴虚火旺及气不摄血之不同。病位在血及髓，与心、肝、脾、肾关系密切。病理性质有虚实之分，热盛迫血为实，阴虚火旺，气不摄血为虚。

（二）西医病因病理

病因与发病机制尚未完全阐明，但大多认为与免疫因素有关。

1. 血小板过量破坏　因急性型多发生在病毒感染的恢复期，患者的血清中有较高的抗病毒抗体，故认为血小板破坏是由于病毒抗原吸附在血小板表面，继之与抗体结合，或者是病毒抗原抗体复合物与血小板结合。慢性型发病前常无前驱感染病史，其发病可能由于血小板结构抗原变化引起自身抗体，这些抗血小板抗体作用于血小板抗原引起免疫性破坏。脾脏是这些被抗体被覆的血小板破坏的主要场所，其次是在肝脏将其破坏。

2. 抗血小板抗体　抗血小板抗体有两体形式存在，其一是血小板表面相关免疫球蛋白G（PAIgG），另一种形式是结合于血小板的免疫球蛋白G（PBIgG）。PBIgG可能是真正的抗血小板抗体。由病理性免疫所产生，脾脏是其产生的主要场所。PAIgG与血小板膜的抗原部位结合后，加速血小板在单核巨噬细胞系内被吞噬破坏。绝大多数原发性血小板减少性紫癜慢性型患者血中有PAIgG增高，且同时伴有PAIgM、血小板相关补体（PAC_3、PAC_4）增高。它们增高与血小板的破坏率及减少程度成比例。由于血小板与巨核细胞有共同的抗原性，抗血小板抗体既可与自体或同种血小板结合，也可与巨核细胞结合，在导致血小板破坏的同时，又影响血小板的生成。

三、临床表现

1. 急性型　半数以上发生于儿童。

（1）起病方式：80%以上在发病前 1～2 周有上呼吸道感染史，特别是病毒感染史。起病急骤，部分患者可有畏寒、寒战、发热。

（2）出血

1）皮肤、黏膜出血：表现为全身皮肤瘀点、紫癜、瘀斑，严重者可有血疱及血肿形成。鼻出血、牙龈出血、口腔黏膜及舌出血常见，损伤及注射部位可渗血不止或形成大小不等的瘀斑。

2）内脏出血：当血小板减少程度较重，特别是低于 $20 \times 10^9/L$ 时，可出现内脏出血，如呕血、黑粪、咯血、尿血、阴道出血等，颅内出血（含蛛网膜下隙出血）可致剧烈头痛、意识障碍、瘫痪及抽搐，是本病致死的主要原因。

3）其他：出血量过大或范围过于广泛者，可出现程度不等的贫血、血压降低甚至失血性休克。

2. 慢性型　主要见于 40 岁以下的青年女性。

（1）起病方式：起病隐袭，一般无前驱症状，较难确定发病时间。近年发现，有相当数量的患者可无症状，而是在常规查血时偶然发现。

（2）出血倾向：多数较轻而局限，但易反复发生。可表现为皮肤、黏膜出血，如瘀点、瘀斑及外伤后止血不易等，鼻出血、牙龈出血亦甚常见。

严重内脏出血较少见，但月经过多甚常见，在部分患者可为唯一的临床症状。患者病情可因感染等而骤然加重，出现广泛、严重皮肤黏膜及内脏出血。

（3）其他：长期月经过多者，可出现失血性贫血。少数病程超过半年者，可有轻度脾大。

四、诊断

根据多次化验证实血小板数量减少（技术上排除了假性血小板减少症）；脾脏不增大；骨髓巨核细胞数增多或正常，伴有成熟障碍，可考虑 ITP 的诊断。但 ITP 的诊断做出之前，需详细排除是否存在使血小板减少的其他疾病或因素，如脾功能亢进、系统性红斑狼疮、药物性血小板减少症、HIV 感染、淋巴细胞增生性疾病（淋巴瘤、慢性淋巴细胞白血病）等。在妊娠期妇女，需要排除妊娠期血小板减少症及妊高征合并血小板减少；在老年病例，需慎重排除骨髓增生异常综合征。总之，ITP 的诊断除了结合该病的自身特点外，仍以排除诊断法为主。

五、治疗

（一）中医治疗

1. 血热妄行

主症：出血较为严重，量多而鲜红，皮下紫癜，或瘀斑成片，鼻衄频繁，齿龈渗血，口腔黏膜及舌面血疱，或伴有起病急骤，发热，口干，咽痛，小便黄赤，大便干结，舌质红，苔薄黄，脉浮数或滑数。

治法：清热解毒，凉血止血。

方剂：犀角地黄汤加减。

基本处方：水牛角30g（先煎）或羚羊角粉1g（冲服），生地黄20g，牡丹皮10g，赤芍10g，金银花15g，连翘10g，板蓝根20g，生大黄6g，紫草15g，三七粉2g（冲服）。每日1剂，水煎服。

方解：本证多见于急性或慢性因外感邪热引动实火，临床以火盛动血，灼伤脉络，导致各种出血。方中用水牛角或羚羊角粉清营凉血，泄热解毒，生地黄凉血泄营，又能滋热邪所伤之阴，且能止血；赤芍、牡丹皮清热凉血又可活血散瘀；金银花、连翘、板蓝根清热解毒透邪外出；大黄清热泻火引热下行；紫草、三七粉令血止而不留瘀。

加减：鼻衄，加黄芩、牛膝、代赭石清肺热，引血下行；齿衄，加生石膏、黄连、知母清胃热；便血，加槐角、地榆；尿血，加大小蓟、藕节清热利尿止血。

2. 阴虚火旺

主症：紫癜散在，时隐时现，色紫红，五心烦热，夜寐盗汗，头晕目眩，腰膝酸软，齿、鼻衄血或妇女月经量过多，舌淡干少津或舌红少苔，脉细数。

治法：滋阴清热，凉血止血。

方剂：知柏地黄汤合茜根散加减。

基本处方：知母12g，黄柏10g，生地黄25g，牡丹皮12g，女贞子20g，墨旱莲10g，麦门冬15g，天门冬15g，仙鹤草15g，茜草10g，侧柏叶10g。每日1剂，水煎服。

方解：方中用知母、黄柏清热降火；生地黄、牡丹皮滋阴凉血止血；麦门冬、天门冬滋阴降火；女贞子、墨旱莲滋补肝肾；茜草有交心肾水火，补血化瘀止血之功；仙鹤草、侧柏叶凉血止血；诸药合用起到滋阴清热，凉血止血的作用。

加减：本证亦可用大补阴丸加减以滋阴降火，凉血止血；出血严重，加白茅根、藕节、土大黄以加强止血之功；阴虚阳亢，加煅龙牡、龟板滋阴潜阳；潮热明显，加地骨皮、青蒿、白薇清虚热。

3. 气不摄血

主症：病久不愈，反复发生肌衄，血色淡红，神疲乏力，气短，自汗，面色无华或萎黄，食欲不振，舌质淡胖有齿痕，苔薄，脉沉细或濡弱。

治法：健脾益气，摄血止血。

方剂：归脾汤加减。

基本处方：党参15g，黄芪20g，白术10g，龙眼肉10g，木香6g，茯苓10g，阿胶10g，仙鹤草30g，山药10g，血余炭10g，炙甘草10g。每日1剂，水煎服。

方解：本证常见于慢性患者，治疗所需周期长，起效较缓，也可兼见他证。方中用党参、黄芪补气健脾摄血；龙眼肉养血和营；茯苓、白术、山药健脾助运；阿胶养血止血；仙鹤草补虚收敛止血；血余炭烧炭止血；炙甘草健脾和胃，调和诸药。诸药合用有益气健脾，摄血止血之功。

加减：若见心悸明显，加远志、五味子；月经淋漓不尽，加川断炭、棕榈炭等。

4. 肝胆火旺

主症：皮肤紫癜，或伴寒热往来，口苦咽干，胸胁满闷，急躁易怒，齿鼻衄血，尿黄，舌边尖红，苔黄，脉弦数或滑数。

治法：疏肝清热，凉血止血。

方解：自拟柴胡木贼汤加减。

基本处方：柴胡10g，黄芩12g，木贼10g，青蒿15g，茜草15g，仙鹤草20g，马鞭草15g，白茅根30g，龙胆草10g，甘草6g。每日1剂，水煎服。

方解：方中用柴胡疏肝清热，和解少阳；黄芩、龙胆草清肝泻火；木贼、青蒿入肝胆经，与柴胡合用起到疏风清热之效；茜草、仙鹤草止血；马鞭草清热解毒，活血散瘀；白茅根利水清热，凉血止血，令热邪出于下焦；诸药合用起到疏肝清热，凉血止血的功效。若出现肝火犯胃，心烦喜呕，可加半夏和胃降逆。

以上各型均可兼有瘀血内阻，紫斑难以消退，脾大，舌质青紫，可加丹参、鸡血藤、当归、赤芍、蒲黄炭等。

（二）西医治疗

1. 一般治疗　出血严重者应注意休息。血小板低于$20 \times 10^9/L$者，应严格卧床，避免外伤。普通止血药及局部止血药应同时应用。

2. 糖皮质激素　一般情况下为首选治疗，近期有效率约为80%。常用泼尼松30～60mg/d，分次或顿服，病情严重者用等效量地塞米松或甲泼尼龙静脉滴注，好转后改口服。待血小板升至正常或接近正常时，逐步减量（每周减5mg），最后以5～10mg/d维持治疗，持续3~6个月。

3. 脾切除

（1）适应证：①正规糖皮质激素治疗3～6个月无效；②糖皮质激素维持量大于30mg/d；③有糖皮质激素使用禁忌证；④^{51}Cr扫描脾区放射指数增高。

（2）禁忌证：①年龄小于2岁；②妊娠期；③因其他疾病不能耐受手术。

脾切除治疗的有效率为70%～90%，无效者对糖皮质激素的需要量亦可减少。近年有学者以脾动脉栓塞替代脾切除，亦有良效。即在X线透视指引下，通过动脉插管将人工栓子（如明胶海绵）注入脾动脉分支中，造成部分脾梗死，实为一种内科的部分脾切除。

4. 免疫抑制剂治疗　不宜作为首选。适应证：①糖皮质激素或脾切除疗效不佳者；②有使用糖皮质激素或脾切除禁忌证；③与糖皮质激素合用以提高疗效及减少糖皮质激素的用量。

5. 其他

（1）达那唑：为合成雄性激素，300～600mg/d，口服，2～3个月为一个疗程，与糖皮质激素有协同作用。作用机制与免疫调节及抗雌激素有关。

（2）氨肽素：1g/d，分次口服，8周为一个疗程。有报道其有效率可达40%。

6. 急症的处理　适用于：①血小板低于$20 \times 10^9/L$者；②出血严重、广泛者；③疑有或已发生颅内出血者；④近期将实施手术或分娩者。

六、护理

（一）护理措施

1. 有损伤的危险——出血　与血小板减少有关。

2. 有感染的危险　与粒细胞减少、出血及免疫功能下降有关。

（二）健康教育

1. 告诉患者要保持乐观态度，给其讲述疾病的相关知识，使患者能正确认识该病，避免紧张和情绪波动。

2. 注意休息和营养　慢性患者可以进行适当的活动，如散步、气功、下棋等轻体力活动，活动中应避免受伤。平时要注意营养，增强抵抗力。

3. 指导患者要遵医嘱用药　长期服用糖皮质激素者，应告诉患者要按时、按量、按疗程服用，切不可自行减量或停药，否则会引起反跳现象和戒断症状。药物最好饭后服，可以减少对胃黏膜的刺激。服药期间，应注意个人卫生，防止感染。不可服用引起血小板减少或抑制其功能的药物。

4. 指导患者做好自我病情监测　尤其要注意出血的情况，如皮肤黏膜有无瘀点、瘀斑，牙龈、鼻腔有无出血，有无呕血、黑便、血尿等，女性患者注意月经的量有无明显增加等。要定期复查血小板情况，如出现出血时及时就医。

（李洪波　孙春莲　侯　云　李爱华）

第四节　粒细胞缺乏症

一、定义

粒细胞缺乏症是由不同病因引起的中性粒细胞缺乏的一组综合征。中性粒细胞绝对值低于 1.5×10^9/L 时称为粒细胞减少。当中性粒细胞绝对值低于 0.5×10^9/L 时，称为粒细胞缺乏症。常伴严重感染，病情危重，是内科急症之一。

本病根据其临床表现，可归属于中医学的"眩晕""虚劳""温病"等病证范畴。

二、病因

（一）中医病因病机

气劳的病因主要有外邪伤正、忧思劳倦、饮食不节、禀赋薄弱等。外邪包括化学毒物及药毒、物理射线及核素侵袭、外感病毒时邪等。气劳属于虚劳类疾病，病因较复杂。正如《理虚元鉴》提出虚证有六因"有先天之因，有后天之因，有痘疹及病后之因，有外感之因，有境遇之因，有医药之因。"就其临床来看，气劳的病因病机主要有如下几方面：

1. 邪毒侵袭，正气受损　因机体接触化学毒物或因药毒攻于体内；或因禀性差异，药物偏激、易伤正气；或因感受时令温热病毒之邪，损伤人体正气，气血阴阳偏颇；或因遭受射线和核素侵害，损伤精髓，而发为气劳。

2. 脾胃虚弱 忧思劳倦，伤及脾胃；饮食不节，脾胃受损；或因病久虚弱，食纳减少或饮酒过度，偏嗜肥甘，酿生湿热，损伤脾胃。脾胃为后天之本。气血生化之源，脾胃虚弱无以受纳及消磨运化水谷，化生精微不足，气血亏损而成气劳之候。

3. 禀赋薄弱，遗传缺陷 人禀父母之精而生，由于父母体虚，精血亏损，胎中失养，孕育缺陷，禀赋不足，致使遗传缺陷而成气劳。因肾为先天之本。主骨生髓，先天不足，肾精亏损，精髓不充，是气劳发病的重要基础。

总之，气劳的病因病机有因病成劳或因虚成劳之不同。病位在气血及骨髓；病性有虚证及虚实夹杂之分；其发病与脾（胃）肾关系密切。但由于五脏相关，气血同源，阴阳互根，故气虚则不能生血，血虚无以生气；气属阳，气虚者阳亦渐衰；血属阴，血虚者阴亦不足；阳损及阴，阴虚及阳，终致阴阳虚衰，互相影响。

（二）西医病因病理

根据粒细胞的细胞动力学原理，粒细胞减少的发病机制有粒细胞的生成减少、消耗过速及分布失调三个主要方面。

1. 粒细胞生成减少 任何可以引起骨髓抑制的物理、化学及生物因素均可导致粒系细胞的生成不足。

（1）化学性因素引起的粒细胞减少：化学因素包括化学毒物如苯，某些药物如细胞毒药物，可直接损伤骨髓干细胞或破坏细胞核酸及蛋白质代谢，阻碍细胞分裂，影响细胞增殖周期。分为两类：①与剂量大小有关，即接触达到一定剂量后这些化学物质对所有患者均有影响，撤除接触这些因素，骨髓受抑制可以逆转；②过敏因素，即与药物剂量无关。有时即使低于治疗剂量的药物一经接触就可导致骨髓抑制。影响粒细胞生成，如氯霉素、磺胺药、保泰松、抗甲状腺药、吩噻嗪类等。

（2）物理因素：如 X 线、放射性核素等，通过影响骨髓干细胞、影响到骨髓各池粒细胞，导致粒细胞减少。

（3）生物性因素：病毒感染可导致骨髓抑制，损伤干细胞染色体如肝炎病毒感染后在再障尚未完全表现之先已明显影响骨髓的增殖池使粒细胞生成减少。严重且不伴有细菌感染的病毒性感染，如流感亦有白细胞减少，尤其在儿童更明显。严重的细菌感染，尤其是革兰阴性细菌感染，其内毒素可以直接抑制粒巨噬细胞系干细胞分裂，影响骨髓分裂池，同时，加速粒细胞消耗。

（4）营养不良：神经性厌食及继发于某些全身及消化道疾病导致的严重进食不足或消化吸收障碍可引起粒细胞减少，大都与粒细胞生成不足有关。叶酸及维生素 B_{12} 缺乏，可导致骨髓粒细胞无效生成，既有巨幼细胞性贫血，也有巨幼粒细胞生成，骨髓有效储备量减少，周围血粒细胞分叶过多。其机制既有粒细胞生成不足，亦有粒细胞成熟及释放障碍。

（5）其他：如与遗传有关的先天性粒细胞减少症、良性家族性粒细胞减少症及周期性粒细胞减少症等，均系粒细胞生成减少。

2. 粒细胞破坏或消耗过速 是由于粒细胞的消耗超过了骨髓生成。见于脾功能亢进、严重感染性疾病如败血症、慢性炎症、自身免疫性疾病如系统性红斑狼疮及药物性免疫性破坏等。此外，血液透析、人工心肺机进行心脏手术等，均可因为激活补体系统，导致中性粒细胞滞留肺血管内，引起外周血粒细胞减少。

3. 粒细胞分布失调　循环池粒细胞因故大量转移至外周边缘池，聚集到血管壁上。循环粒细胞相对减少。主要见于革兰阴性细菌败血症引起的内毒素血症、疟疾、异体蛋白反应等。

三、临床表现

1. 早期粒细胞减少时可有头晕、乏力等症状。

2. 出现粒细胞缺乏时，突然高热、寒战、头痛，常见急性咽炎、扁桃体炎，具有特征性的黏膜坏死、肺炎等。

3. 有时出现皮肤、直肠、肛门及阴道感染，严重者出现败血症，甚至引起感染性休克危及生命。

4. 粒细胞缺乏时感染不易控制，常引起感染中毒性休克，最后全身衰竭致死。

5. 体征视感染部位而定，全身感染可有肝、脾大；部分患者可呈中毒性肝炎伴黄疸、皮疹等，局部炎症常伴有相关部位的淋巴结肿大。

四、诊断

外周血中中性粒细胞绝对值 $<0.5\times10^9/L$，有造成粒细胞缺乏的病因，即可诊断。

五、治疗

（一）中医治疗

1. 气血亏虚

主症：倦怠乏力，面色无华，头晕目眩，失眠多梦，心悸气短，纳呆食少，舌质淡，苔薄白，脉细弱。

治法：补气养血。

方剂：人参养荣丸或八珍汤、十全大补汤等加减。

基本处方：人参9g（另煎），炙黄芪30g，焦白术10g，桂枝5g，当归10g，茯苓10g，白芍10g，熟地黄15g，远志10g，陈皮6g，甘草6g，大枣6枚。每日1剂，水煎服。

方解：此证是本病慢性期的常见证型。本方用人参、黄芪大补元气；辅以当归、熟地黄、白芍以养血；用白术、陈皮以健脾理气，使补而不滞；茯苓、远志以养心安神；甘草、大枣和胃健脾，以资生化；桂枝温运心阳，亦利生血。

加减：若偏于脾气虚，症见食后腹胀，腹泻便溏者，可去熟地黄、白芍滋阴养血之品，加用白扁豆、山药、神曲、砂仁等以健脾和胃止泻；若患者反复低热，又无外感之征，倦怠多汗，此为气虚发热，可选用"甘温除热"法，以补中益气汤加减治疗。

2. 脾肾阳虚

主症：面色㿠白，或面目虚浮，畏寒肢冷，头晕目眩，气短懒言，溲清便溏或完谷不化，腰膝酸软，或见阳痿、滑精，舌质淡胖边有齿痕，苔白，脉沉细弱。

治法：温补脾肾。

方剂：右归丸加减。

基本处方：鹿角胶 9g（烊化），淡附片 10g（先煎），肉桂 6g，山茱萸 10g，怀山药 15g，熟地黄 15~30g，当归 10g，杜仲 10g，党参 10~15g，炙黄芪 15~30g，焦白术 10g，炙甘草 6g。每日 1 剂，水煎服。

方解：方中以淡附片、肉桂、杜仲温补肾阳；党参、黄芪、白术、甘草健脾益气；鹿角胶乃血肉有情之品温补肾阳；与熟地黄、山药、当归、山茱萸配伍，在温肾壮阳之中，兼能填补肾精，取补阴以配阳之意，正如张景岳曰："善补阳者，必于阴中求阳，则阳得阴助而生化无穷。"

加减：若腹中冷痛者，加高良姜、吴茱萸以散寒止痛；如患者腹胀食少，一味补益恐难生效，故应加用砂仁、木香以理气畅中；大便溏泄者，去当归、熟地黄等滋腻之品，而加肉桂、补骨脂以温脾涩肠；阳痿、滑精者，可加巴戟天、紫河车、肉苁蓉、桑螵蛸以补肾固涩；阳虚水泛，尿少浮肿者，加茯苓、车前子以利水消肿。

3. 肝肾阴虚

主症：形瘦神疲，眩晕耳鸣，腰膝酸软，失眠健忘，潮热盗汗，烦躁易怒，五心烦热，尿赤便干，舌红少苔或无苔，脉细数。男子或见遗精；女子或见月经不调。

治法：滋养肝肾。

方剂：杞菊地黄丸合左归饮加减。

基本处方：枸杞子 15g，菊花 10g，生熟地黄各 15g，怀山药 10g，山茱萸 10g，牡丹皮 10g，菟丝子 15g，鳖甲 15g（先煎），龟板胶 10g（烊化），女贞子 15g，甘草 10g。每日 1 剂，水煎服。

方解：肝肾阴虚，阴虚内热是本证的主要病机。治疗当以调补肝肾，滋阴清热为法则。方中生熟地黄、山茱萸、女贞子、枸杞子、菟丝子、龟板、鳖甲滋肾阴，养肝血；菊花、牡丹皮清肝降火。治疗时应注意滋阴易滞气，寒凉易碍胃，故随着阴虚症状改善，可逐渐减少寒凉药或减轻药量，并辅以补阳药，借阳药的温运，以制阴药的凝滞，使之滋而不滞，阴有所化。

加减：若虚火上炎、口舌生疮者，可去熟地黄，并加黄芩、牛膝以清热泻火；放疗、化疗患者，营阴被灼，气阴两虚，可用生脉注射液 40~60ml，静脉滴注，每日 1 次，以防治白细胞减少，使化疗或放疗得以继续进行。

4. 脾肾亏损，毒瘀互结

主症：在脾肾阳虚，气血两亏等表现基础上，有口唇黯红，舌有瘀点、瘀斑，轻度脾大等。

治法：健脾益肾，化瘀解毒。

方剂：右归饮合归芪建中汤加减。

基本处方：炙黄芪 30g，地黄 15g，白芍药 10g，当归 10g，炒山药 15g，山茱萸 15g，杜仲 10g，制附子 10g（先煎），鹿角胶 10g（烊化），白花蛇舌草 10g，穿山甲 10g，鸡血藤 15g，益智仁 10g，川芎 10g，炙甘草 10g。每日 1 剂，水煎服。

方解：此证临床多表现为一派阳气不足症状；其病位在脾肾，中医辨证多为脾肾阳虚，毒瘀互结，从阳虚毒瘀论治，采用温补脾肾，化瘀解毒法治疗，能够取得较满意疗效。以右归饮温补肾阳，填充精血，补其先天；归芪建中汤健运中州，调理后天之本。全方有补气而不留邪，行瘀而不伤正之功。

若以气血两虚为主兼夹瘀血，可选用八珍汤、十全大补汤和归芪建中汤加减。日久瘀血内停致癥瘕、闭经，症见腹部肿块、肌肤甲错、面色黯黑、潮热羸瘦、经闭不行等，可选用大黄蛰虫丸活血逐瘀，通经消癥。

（二）西医治疗

1. 病因治疗　针对原发病进行治疗，去除各种诱因，避免使用可诱发本病的药物。

2. 控制感染　急性粒细胞缺乏时，常发生败血症而危及生命，在进行皮肤、咽喉部位及血、尿、大便等细菌培养后，立即给予经验性广谱抗生素治疗。选用的抗生素必须是杀菌剂，抗菌谱广，对毒性较强的革兰阴性菌有相加或协同作用。有效的联合方案通常包括一种广谱头孢菌素加一种氨基糖苷类或一种对铜绿假单胞菌有效的青霉素，如头孢拉定＋阿米卡星＋哌拉西林。也可用广谱而高效的单一抗生素作为首选药物，此类抗生素包括头孢他啶、泰能、美平等。若病原菌明确，应根据药敏试验改用针对性窄谱抗生素。若未发现病原菌，但经治疗后病情得到控制者，在病情治愈后仍应继续给予口服抗生素 7～14 天。

选药时，应避免应用对粒细胞有损伤的药物。输注重组人血清丙种免疫球蛋白，有助于对抗严重感染，降低病死率。

3. 促进中性粒细胞增生药物治疗　此类药物很多，但效果不甚理想。

（1）促白细胞生成药：目前在临床上应用的药物较多，如维生素 B_6、维生素 B_4、利血生、肌苷、脱氧核苷酸、雄激素、碳酸锂等，但均缺乏肯定和持久的疗效，因此，初治患者可选用 1～2 种，每 4～6 周更换一组，直到有效，若连续数个月仍不见效者，不必再继续使用。

（2）免疫抑制剂：如糖皮质激素、硫唑嘌呤、环磷酰胺、大剂量丙种球蛋白等，对部分患者，如抗中性粒细胞抗体阳性或由细胞毒 T 细胞介导的骨髓衰竭患者等有效。

（3）集落刺激因子治疗：主要有 rhG－CSF 和 rhGM－CSF，但 rhGM－CSF 不良反应较大，近年应用逐渐减少。主要用于中性粒细胞严重减少或合并严重感染时，可快速提高白细胞总数及中性粒细胞计数，有利于快速控制感染。

4. 脾切除　由于脾功能亢进引起者且无手术禁忌证的可行脾切除治疗。

六、护理

（一）护理措施

1. 有感染的危险　与正常粒细胞减少有关。

（1）向患者解释注意身体卫生、预防感染的重要性。

（2）保持病室安静、整洁，定时通风，定期空气消毒，如用紫外线或臭氧照射每天 2～3 次，每次 20～30 分钟，定期用消毒液擦拭家具及地面。对于粒细胞缺乏症患者，应采取保护性隔离，条件允许宜住无菌层流病房或消毒隔离病房。

（3）尽量减少探视以避免交叉感染。

（4）加强口腔、皮肤、肛周等部位的基础护理。

（5）尽量减少侵入性检查，各项治疗和护理严格遵守无菌操作原则。

（6）密切观察患者有无体温变化及局部感染征象如咽痛、咳嗽、咳痰、尿路刺激征、肛周疼痛等。

（7）鼓励患者进食高蛋白、高热量、富含维生素的清淡食物，必要时可遵医嘱给予静脉补充，以加强营养支持。

2. 体温过高　与感染有关。

（二）健康教育

1. 疾病预防　指导患者避免接触有害毒物、电离辐射等理化因素；应用可能导致中性粒细胞减少的药物时应定期查血象。

2. 预防感染　饮食宜富含高蛋白、高热量、高维生素；保证充足的休息和睡眠，适当加强健身活动；注意保暖，避免受凉；讲究个人卫生，少去人群拥挤的地方。

3. 病情监测　指导患者经常检查口腔、咽部有无感染，学会自测体温，当出现发热、无力、头晕、食欲减退等症状时，应及时就诊。

（李洪波　朱晓慧　马维娟　戴　云）

第五节　临床输血规范

近年来，我国在临床输血方面的法律法规日益完善。先后在 1998 年 10 月 1 日颁布《中华人民共和国献血法》，1999 年 1 月 7 日出台《医疗机构临床用血管理办法》，2000 年 10 月 1 日出台《临床输血技术规范》，2003 年 4 月 11 日出台《医疗机构输血科基本标准》。众所周知，临床输血的原则可简单的概括为可输可不输的不输；能少输的就少输；可用自体血的就用自体血；可用成分血者不要用全血。本文将对在《临床输血技术规范》的指导下的一系列的问题做一简单介绍。

一、输血的种类

输血包括异体输血和自体输血。异体输血里边又有成分输血和输全血，现在我们临床应用的比较多的是成分输血。

（一）异体输血

1. 成分输血的定义和优点

定义：血液由不同血细胞和血浆组成，将血液的不同成分用科学方法分开，根据患者病情需要，分别输入有关血液成分。

优点：①疗效好；②不良反应小；③节约血液资源；④便于保存和运输；⑤经济。

2. 常用成分血种类

（1）悬浮红细胞（浓缩红细胞）：1 单位，含 200ml 全血 RBC，总量 110～120ml。其适应证为：各种急性失血；各种慢性贫血；高钾血症；肝、肾、心功能障碍者输血。

（2）洗涤红细胞：全血去除血浆和 WBC、血小板后，RBC 用生理盐水洗涤 3 ~ 4 次，再加生理盐水悬浮。其适应证为：血浆蛋白过敏；自身免疫性溶血性贫血；阵发性睡眠性血红蛋白尿。

（3）血小板：血小板通常有手工分离和机器单采两种类型，现在我们临床用的较多是机器单采，机器单采血小板是从供血者中循环血中采集出来的血小板，每袋 150 ~ 250ml，其中有血小板数不小于 2.5×10^{11}，其适应证为：血小板减少所引起的出血；血小板功能障碍所引起的出血。

（4）血浆（新鲜冰冻血浆）：采血后将血细胞分离，血浆部分 6 ~ 8 小时加抗凝剂速冻。100ml/袋，用前 37℃摆动水浴融化。其适应证为：补充凝血因子；大面积烧伤、创伤、大出血或血浆大量丢失。

3. 全血　采集的人体全血不做分离。其适应证为：急性出血引起的血红蛋白和血容量的迅速下降并伴有缺氧症状；血红蛋白 <70g/L 或红细胞压积 <0.22；失血性休克。

（二）自身输血

自身输血就是将自己的血液输给自体，可以避免血源传播性疾病和免疫反应，对一时无法获得同型血的患者也是唯一血源。自身输血有三种方法：储存式自身输血、急性等容血液稀释（ANH）和回收式自身输血。

二、输血的适应证

（一）内科输血适应证

1. 输注红细胞的适应证

（1）慢性贫血并伴缺氧症状者：Hb <60g/L，或 Hct <0.2。

（2）急性失血的患者：Hb <70g/L，或 HCT <0.22。

有严重心肺脑等疾病，及高龄患者可适当放宽。

2. 输注血小板的适应证

（1）PLT >50×10^9/L，一般不需输注。

（2）PLT（10 ~ 50）$\times 10^9$/L，根据出血情况决定。

（3）PLT <5×10^9/L，立即输注。

不推荐预防性输注，有出血时应一次足量输注。

3. 输注新鲜冰冻血浆的适应证　各种原因（先天性，后天获得性，输入大量陈旧库血等）引起的多种凝血因子或抗凝血酶 III 缺乏，并伴有出血表现。一般需要输入 10 ~ 15ml/kg。

（二）手术和创伤的输血适应证

1. 输注浓缩红细胞的适应证

（1）Hb >100g/L，可以不输。

（2）Hb <70g/L，应考虑输注。

（3）Hb70 ~ 100g/L，根据心肺代偿功能，有无代谢率增高以及年龄等因素决定。

2. 输注血小板的适应证

（1）PLT $> 100 \times 10^9/L$，可以不输。

（2）PLT $< 50 \times 10^9/L$，应考虑输注。

（3）PLT（$50 \sim 100$）$\times 10^9/L$，根据是否有自发性出血或伤口渗血决定。

如术中出现不可控渗血，确定血小板功能低下，输血小板不受上述限制。

3. 输注新鲜冰冻血浆的适应证

（1）PT 或 APTT $>$ 正常 1.5 倍，创面弥漫性渗血。

（2）患者急性大出血输入大量库存全血或浓缩红细胞后。

（3）病史或临床症状表现有先天性或获得性凝血功能障碍。

（4）紧急对抗华发令的抗凝血作用。

4. 输注全血的适应证

（1）急性大量失血可能出现低血容量休克的患者。

（2）存在持续活动性出血，估计失血量超过自身血容量的 30%。

三、输血后效果评价

（一）输注有效

1. 输 RBC 后复查血 Hb：对于一个 60kg 体重的人来说，输入 2 个单位悬浮红细胞相当于 400ml 全血的红细胞，能够提高血红蛋白 10g 或者是提升红细胞压积 3%，即认为输注有效。一般洗涤红细胞比全血提升的量可能要少 20% ~ 30%，因为洗涤红细胞 200ml 全血的红细胞经过洗涤以后要损失 20% ~ 30%。

2. 输血小板以后要复查血小板计数：PLT 计数增高指数（CCI）=（输后小板计数 – 输前小板计数）×体表面积/输入血小板总数（$\times 10^{11}$）。

输血小板 1 小时后 CCI > 7.5，或者 18 ~ 24 小时后 CCI > 4.5，认为输注有效；或者虽血小板计数无明显增高，但临床出血明显改善，也是认为输注有效。

3. 输注血浆以后复查凝血功能来判定输注是否有效：如果 PT 和 APTT $<$ 正常对照值的 1.5 倍或者纤维蛋白原 $> 0.8g/L$，认为都是输注有效的。

（二）输注无效

1. 红细胞输注无效：Hb 升高与预测水平相差较远。

2. 血小板输注无效：PLT 升高未达预测值。

3. 血浆输注无效：PT、APTT、FIB 未达预测值（较少见）。

对于输注无效的情况要注意分析原因，不要重复输注。

四、输血风险

输血风险包括经血传播性疾病和输血不良反应以及其他的一些风险。经血传播性疾病主要是乙肝、丙肝、艾滋病、梅毒；输血不良反应主要有发热反应、过敏反应、溶血反应、细菌污染引起的输血反应；其他风险可包括输血相关移植物抗宿主病（GVHD）、大量输血后的并发症（循环负荷过重、出血倾向）、血小板无效输注。

（一）输血不良反应的定义和常见类型

1. 定义：输血不良反应是指在输血过程中或输血后，受血者发生了用原来疾病不能解释的、新的临床症状和体征。在输血当时和输血 24 小时内发生的为即发反应；在输血后几天甚至几月发生者为迟发反应。

2. 常见的输血不反应有：发热反应、过敏反应、溶血反应、细菌污染引起的输血反应、大量输血后的并发症、循环负荷过重、出血倾向。

（二）输血不良反应的防范

防范输血不良反应我们要做到以下三点：第一要严格掌握输血原则和输血指征；第二要严格遵守输血技术规范；第三要有规范、完整的输血记录。

（三）临床输血不良反应处理程序

1. 凡发生临床输血不良反应或疑似临床输血不良反应，减慢或停止输血；疑为溶血性或细菌污染性输血反应，应立即停止输血；用生理盐水维持静脉通路。

2. 立即通知医生和输血科（血库）人员，临床医生应详细了解受血者的输血史、妊娠史及输血不良反应的临床表现，迅速作出初步诊断，及时检查、治疗和抢救，并查找原因，做好记录。

3. 在积极治疗抢救的同时，做好核对检查。输血不良反应处理及报告程序。

（李洪波　孙春莲　侯　云　朱晓慧　马维娟）

第六章　内分泌代谢系统疾病

第一节　糖尿病

一、定义

糖尿病（DM）是一组以慢性血糖水平增高为特征的代谢性疾病群。高血糖是由于胰岛素分泌缺陷和（或）胰岛素作用缺陷而引起，导致碳水化合物、蛋白质、脂肪代谢异常。长期血糖控制不佳的糖尿病患者，可引起多系统损害，导致眼、肾、神经、心脏、血管等组织的慢性进行性病变，引起功能缺陷和衰竭。糖尿病使患者生活质量降低，寿命缩短，病死率增高，因此，应积极防治。

糖尿病在中医文献中一般被称为"消渴""消渴病"。在中医古典医籍《黄帝内经》中有"消渴""消""消瘅""鬲消""肺消""消中"等不同病名的记载。《外台秘要》引《古今录验方》云："渴而饮水多，小便数，无脂似麸片甜者，皆是消渴病也。"因此有学者根据《外台秘要》对消渴病的描述，认为将糖尿病称为"消渴病"更为确切。

二、病因

（一）中医病因病机

消渴主要是由于素体阴虚、饮食不节，复因情志失调、或劳欲过度、或外感热邪所致。

1. 饮食不节　长期过食肥甘、醇酒厚味，损伤脾胃，脾失健运，积热内蕴，化燥耗精，发为消渴。《丹溪心法·消渴》篇说："酒面无节，酷嗜炙煿……于是炎火上薰。腑脏生热，燥热炽盛，津液干焦，渴饮水浆而不能自禁。"说明饮食不节和本证发生有密切的关系。

2. 情志失调　五志过极，郁而化火，消烁津液，发为消渴。正如《儒门事亲·河间三消论》指出："消渴者……耗乱精神，过违其度……之所成也。"

3. 劳欲过度　素体阴虚之人。复因房室不节，恣情纵欲，损耗肾精，导致阴虚火旺，上蒸肺胃，发为消渴。《外台秘要·消渴消中》篇说："房室过度，致令肾气虚耗故也。下焦生热，热则肾燥，肾燥则渴。"说明房室过度，肾燥精虚。与本证的发生有一定关系。

4. 热病火燥　素体阴虚之人，外感热病。热病火燥伤阴，引发消渴。消渴的病机十分复杂。上述各种因素均可导致阴虚燥热。引发消渴，病变常波及三焦和五脏六腑、阴阳气血。临床证候往往虚实并见、寒热掺杂。归纳起来，消渴病机有以下特点：

（1）阴虚为本、燥热为标：两者往往互为因果，燥热甚则阴愈虚，阴愈虚则燥热愈甚。病位主要在肺、胃、肾，又以肾为关键。三者之中可有偏重，又互相影响。肺主治节，为水之上源，如肺燥阴虚，津液失于输布，则胃失濡润，肾失滋源；胃热偏盛，则上灼肺津，下耗肾阴；肾阴不足，阴虚火旺，上炎肺胃，终至肺燥、胃热、肾虚三焦同病。多饮、多食、多尿三者并见。

（2）气阴两伤或阴阳俱虚：病情迁延日久，阴损及阳，可见气阴两虚或阴阳俱虚。甚则肾阳衰微亦有初起即兼见气虚或阳虚者，多与患者素体阳虚气馁有关。

（3）多兼血瘀：阴虚燥热、气阴两虚，阴阳俱虚均可导致血瘀。故血瘀可见于消渴病程之始终。瘀血内存，则气为血阻、不得上升，水津不能输布，又必然加重消渴证候。

（4）变证百出：阴虚燥热，肺失滋润，日久可并发肺痨；肾阴亏损，肝失涵养，肝肾精血不能上承于耳目，可并发白内障、雀盲、耳聋；燥热内结，营阴被灼，经脉瘀阻，蕴毒成脓，发为疮疖、痈疽；阴虚燥热内炽，炼液成痰，痰阻经络，蒙蔽心窍而致中风偏瘫；阴损及阳，脾肾阳虚，水湿内停、泛滥肌肤，则成水肿；若阴液极度耗损，可导致阴竭阳亡，而见昏迷、四肢厥冷、脉微欲绝的危象。

（二）西医病因病理

1. 病因　原发性糖尿病的病因目前尚未完全阐明，一般认为与下列因素有关：

（1）遗传因素：不少患者有阳性家族史，国外报道阳性家族史患病率为25%～50%。无论1型或2型糖尿病遗传因素均较肯定。在1型糖尿病一对孪生子都患本病者占50%，2型糖尿病一对孪生子都患本病者达90%，提示遗传因素在2型中作用更大。遗传方式至今未明。从人类染色体研究中得知，遗传属易感性倾向而非疾病本身。有某些HLA（组织相容抗原）单型的人患胰岛素依赖型糖尿病的危险性增加，且随人种与民族而异。近年来，大量HLA研究总结认为HLAD及DR抗原与1型的关联最为重要。目前认为2型糖尿病是一种多基因隐性遗传性疾病。

（2）环境因素：促使胰岛素依赖型糖尿病发病的已知环境因素首推病毒感染。许多病毒可引起胰岛炎而致病，包括脑炎心肌炎病毒、柯萨奇B_4病毒、流行性腮腺炎病毒和风疹病毒。促发非胰岛素依赖型糖尿病的环境因素包括营养过剩、体力活动减少、肥胖或长期的应激。肥胖时外周组织对胰岛素的作用产生抵抗，是因为靶组织中的胰岛素受体数目减少所致，若同时存在糖尿病遗传倾向，就容易促发糖尿病。

（3）自身免疫：主要与胰岛素依赖型糖尿病发病有关。细胞免疫方面表现在新近患病的胰岛素依赖型糖尿病患者的胰岛有淋巴细胞浸润。在体液免疫方面表现在新患胰岛素依赖型糖尿病患者的血清中可查到胰岛细胞抗体，阳性率高达85%，以后逐渐下降。

2. 病理

（1）胰岛：胰岛β细胞数量减少，细胞核深染，胞浆稀少呈脱颗粒现象。α细胞相对增多，胰岛内毛细血管旁纤维组织增生、严重时广泛纤维化。胰岛素依赖型糖尿病患者胰岛病理改变明显，β细胞数量可只有正常的10%。早期50%～70%患者的胰岛及其周围可见淋巴细胞和单核细胞浸润，称为胰岛炎。非胰岛素依赖型糖尿病患者胰岛病变较轻，约有

30%的患者无明显胰岛组织的病理变化。

（2）血管病变：包括微血管病变和大血管病变。微血管病变常见于视网膜、肾、神经、肌肉、皮肤等组织，基本病变是 PAS 阳性物质沉着于内皮下面，引起毛细血管基底膜增厚，此病变具有较高特异性。大血管病变包括动脉粥样硬化和继发于高血压的中、小动脉硬化。此种病变亦可见于非糖尿病患者，故缺乏特异性。

（3）其他：糖尿病性神经病变多见于病程长和病情控制不良的患者，末梢神经纤维呈轴突变性，继以节段性或弥漫性脱髓鞘改变，神经营养血管亦可出现微血管病变。糖尿病控制不良时还可发生肝脏脂肪沉积和变性（脂肪肝）。

三、临床表现

早期非胰岛素依赖型糖尿病患者没有症状，多于健康检查、普查或诊治其他疾病时发现。根据世界卫生组织资助在中国东北大庆地区普查及 3 年后复查资料，约80%的糖尿病患者在普查前未被发现和处理，据日本统计约有 25% 新诊断的糖尿病患者已有肾脏功能改变。

1. 1 型糖尿病 发病急，常突然出现多尿、多饮、多食、消瘦明显。有明显的低胰岛素血症和高胰高糖素血症，临床易发生酮症酸中毒，并发各种急慢性感染。部分患者血糖波动大，经常发生高血糖和低血糖，治疗较困难，即过去所谓的脆性糖尿病。不少患者可突然出现症状缓解，部分患者也恢复内源性胰岛素的分泌，不需要和仅需要很小剂量胰岛素治疗。缓解期可维持数月至两年，强化治疗可以促进缓解，复发后仍需胰岛素治疗。

2. 2 型糖尿病 多尿和多饮较轻，没有显著的多食，但疲倦、乏力、体重下降。患者多以慢性并发症而就诊，如视力下降、失明、肢端麻木、疼痛、心前区疼、心力衰竭、肾功衰竭等，更多的患者是在健康检查或因其他疾病就诊中被发现。

3. 继发性糖尿病 多以原发病临床表现为主。

4. 慢性合并症的临床表现

（1）心血管疾病变：糖尿病性心脏病的特点为典型的心绞痛（持续时间长、疼痛较轻、扩冠药无效），心肌梗死多为无痛性和顽固性心衰，肢端坏疽。脑血管疾病的发生率也较高，均为糖尿病死亡的重要因素。

（2）肾脏病变：由于肾小球系膜和基底增厚，早期肾小球滤过率和血流量增加，以后即逐渐明显下降。出现间断性蛋白尿，发展为持续性蛋白尿、低蛋白血症、浮肿、氮质血症和肾功衰竭。正常的肾糖阈为保证血糖不致严重升高，如果血糖经常能超过 28mmol/L（504mg/dl）则提示有永久性或暂时性肾脏损害，目前的治疗措施难以使进行性的肾脏损伤逆转。

（3）神经病变：多见于中年以上患者，占糖尿病患者数的4% ~6%，用电生理学检查，则可发现60%以上的糖尿病患者均有不同程度的神经系统病变。临床可见周围神经病变（包括感觉神经、运动神经和自主神经），脊髓病变（包括脊髓性肌萎缩、假性脊髓痨、肌萎缩侧索硬化综合征；后侧索硬化综合征、脊髓软化等），脑部病变（如脑血管病、脑软化等）。及时而有效地治疗糖尿病往往对神经病变有良好的影响，但有时，即使在糖尿病控制比较满意的情况下，糖尿病性神经病变仍然可能发生和发展。

（4）眼部并发症：较多见，尤其病程在 10 年以上者，发病率超过 50%，而且多较严重，如视网膜病变有微血管瘤、出血、渗出、新生血管、机化物增生、视网膜剥脱和玻璃体出血等。其他包括结膜的血管改变、虹膜炎、虹膜玫瑰疹、调节肌麻痹、低眼压、出血性青光眼、白内障、一过性屈光异常、视神经病变、眼外肌麻痹等，多呈缓慢进展，少数患者进展迅速，在短期内失明。良好的控制糖尿病有延缓眼部合并症发生和发展的可能性。

（5）其他：因组织缺氧引起皮下血管扩张，致面色潮红。由于小动脉和微血管病变，经常有皮下出血和瘀斑。供血不良的部位可以出现紫癜和缺血性溃疡，有剧痛，多见于足部。神经性营养不良也可以影响关节，即 Charcot 关节，好发于下肢各关节。受累关节可有广泛骨质破坏和畸形。

四、诊断

目前常用的诊断标准见表 6－1、表 6－2。

表 6－1　糖代谢分类

糖代谢分类	WHO 1999（mmol/L）	
	FBG	2hPBG
正常血糖（NGR）	<6.1	<7.8
空腹血糖受损（IGF）	6.1～<7.0	<7.8
糖耐量减低（IGT）	<7.0	7.8～<11.1
糖尿病（DM）	≥7.0	≥11.1

表 6－2　糖尿病的诊断标准

1. 糖尿病症状加随机血糖 ≥11.1mmol/L（200mg/dl）（典型症状包括多饮、多尿和不明原因的体重下降；随机血糖指不考虑上次用餐时间，一天中任意时间的血糖）
2. 空腹血糖 7.0mmol/L（126mg/dl）（空腹状态指至少 8 小时没有进食热量）
3. 75g 葡萄糖负荷后 2 小时血糖 ≥11.1mmol/L（200mg/dl）

注：无糖尿病症状者，需另日测定血糖以明确诊断。

提出空腹血糖过高（IFG）的新概念，如果 FPG 在 6.0～7.0mmol/L（110～126mg/dl）即可诊断为 IFG。并认为 IGT 和 IFG 是介于正常血糖和糖尿病之间的一个代谢阶段，IGT 不是独立的临床疾病，而被视为糖尿病进程中的一个中介阶段，并作为糖尿病心血管疾病的危险因子。

诊断时应注意以下几点：
1. 血糖为葡萄糖氧化酶法测定的静脉血浆葡萄糖。
2. 对于无症状的患者，必须有两次血糖异常才能诊断。

3. 随机血糖不能用于诊断 IGT 和 IFG。

4. 存在应激状态（感染、创伤、手术等）时，严重的高血糖是短暂的，不能作为糖尿病的诊断，需以后复查血糖。

五、治疗

（一）中医治疗

1. 阴虚燥热

主症：口燥咽干，烦渴多饮，尿频量多，或多食易饥，体重减轻，或大便减少，或大便干结，舌红少津，苔白或苔黄而干，脉洪数或滑实有力。

治法：滋阴清热，生津止渴。

方剂：增液汤、消渴方、白虎汤加减。

基本处方：生地黄 30g，玄参 30g，麦门冬 10g，生石膏 30g，知母 12g，天花粉 30g，枳实 10g，丹参 30g。每日 1 剂，水煎服。

方解：本证多见于糖尿病早期阶段。临床特征是三多症状及高血糖，临床观察当血糖 > 13.9mmol/L 时，三多症状更为明显。本证病机为阴虚燥热，包括肺热津伤及胃热炽盛或肠燥津伤等病机，故治疗上以滋阴清热为主。方中增液汤增液滋阴，消渴方、白虎汤清热生津。方中大队滋阴清热药对改善口渴多饮、便干有较好疗效，但个别患者服后有腹胀感，后来笔者加枳实一味，腹胀的不良反应解除，于是每当治疗这类患者均加枳实，以防气滞腹胀。鉴于糖尿病大多存在高凝状态，故加丹参以加强活血化瘀。

加减：据观察，此组 70% ~80% 的患者有便秘这一症，主要是由于多尿使肠燥津伤所致。一般的便秘服上方可以解除，服药后仍便结不通者，可加厚朴 6 ~10g、生大黄 8 ~10g（后下）或改用增液承气汤；由于患者初次发现糖尿病，多有精神紧张或肝郁不舒的表现，可加服四逆散以疏肝解郁，调畅气机；若烦渴甚，可加重石膏用量，加乌梅 10g；若三多症状明显，且伴有疲乏者，可改用白虎加人参汤。药理研究证明，白虎汤、白虎加人参汤都有明显的降低血糖作用。本证的方药多偏寒凉，不宜长期大量服用，以免败伤胃气。一般随着血糖的下降，症状也会相应改善。当三多症状不明显或自觉乏力时应改为益气养阴或佐活血治疗。素体脾胃虚弱或既往有胃病史者宜合用益胃之品，酌去寒凉滋阴之类中药。

2. 气阴两虚

主症：无明显的多饮、多尿、多食症状，仅有口干咽干，或有便干，倦怠乏力，易疲劳，或心悸气短，或自汗盗汗，或头晕耳鸣，舌体胖或有齿痕，苔白，脉弦细或沉细。

治法：益气养阴。

方剂：生脉散合增液汤加减。

基本处方：太子参 15g，黄精 20 ~30g，麦门冬 10g，五味子 10g，生地黄 30g，玄参 20g，葛根 12g，天花粉 30g。每日 1 剂，水煎服。

方解：本证多由阴虚燥热证经治疗后转化而来的，或虽未服中药治疗但已口服西药降糖药治疗；部分患者并无明显症状。在辨证时应以三多不甚明显、口干、乏力、舌胖为主要依据。若气虚明显者，可将太子参改为黄芪或人参，而黄芪、人参虽补气力强，但多温燥对阴虚明显且大便干结者不宜多用；若以脾胃气虚为主，症见倦怠乏力、脘痞便溏、苔白腻者可改用七味白术散健脾益气；若以阴虚为主且三多症状较明显者可改用白虎加人参汤。

3. 气阴两虚兼瘀

主症：在气阴两虚基础上，兼有多种并发症表现，如视物模糊，胸闷憋气或心前区痛，下肢麻木疼痛，半身不遂等。血黏度增高，血小板聚集率增强，甲皱微循环异常，脑 CT 检查可见血栓及梗死，舌胖或有齿印，舌质紫黯或有瘀斑，舌腹静脉紫黯怒张，脉沉细或细数。

治法：益气养阴，活血化瘀。

方剂：益气养阴活血方。

基本处方：太子参 15g，黄精 30g，生地黄 30g，玄参 20g，丹参 30g，川芎 15 ~ 30g，桃仁 6 ~ 10g，虎杖 15 ~ 30g，生大黄 8 ~ 10g，葛根 10 ~ 15g，当归 10g，枳实 10g。每日 1 剂，水煎服。

方解：糖尿病单纯血瘀型较少，多与气阴两虚并存，其临床特点是：病程相对较长；典型的三多症状不明显；多伴有多种慢性并发症。辨证以口干、乏力、舌胖质黯或有瘀斑瘀点为主要依据。因此提出气阴两虚，脉络瘀阻是糖尿病慢性并发症的病理基础，并将气阴两虚兼瘀作为糖尿病的一个独立证型提出研究。益气养阴活血方经多年的临床验证，其具有一定的降低血糖、血脂，改善微循环的作用，适应证广，长期服用未发现明显的不良反应。方中太子参、黄精益气，生地黄、玄参滋阴，当归、丹参、川芎、桃仁、虎杖、生大黄活血化瘀，枳实理气以加强活血作用。实验研究表明，黄精、生地黄、玄参、葛根均有降糖作用，且黄精、虎杖具有降脂作用，当归、丹参、川芎、桃仁具有抑制血小板黏附聚集，改善微循环的作用。

加减：若以胸闷憋气为主，可加佛手 10g、瓜蒌 15g、香附 10g；若以腰膝酸痛为主，可加狗脊 15g、牛膝 15g、木瓜 30g；若口渴甚加生石膏 30g、知母 12g；若舌苔厚腻，痰湿为主者可加半夏 10g、瓜蒌 15g、藿香 10g、佩兰 10g；兼有皮肤疖肿者合用五味消毒饮；兼尿频、尿急、尿热者合用八正散加减；眼底出血者加槐花炭 10g、三七粉 3g（分冲），或加用云南白药。

4. 肝肾阴虚

主症：尿频量多，尿浊如脂膏，腰膝酸软，口干无明显多饮，头晕耳鸣，或视物模糊，双目干涩或多梦遗精，舌红少苔，脉沉细。

治法：滋补肝肾，兼以活血。

方剂：六味地黄汤加味。

基本处方：生地黄 20g，熟地黄 10g，茯苓 10g，山茱萸 10g，山药 15 ~ 30g，牡丹皮 10g，丹参 30g，泽泻 10g，当归 10g，葛根 10g。每日 1 剂，水煎服。

方解：本证有相当一部分患者属老年糖尿病患者，临床无明显的三多症状，以腰酸乏力、口干为主，治疗上长期服用六味地黄丸及玉泉丸，并配合气功（内养功、松静功等）、食疗及适当的运动（如打太极拳、步行等）治疗，疗效较为满意，部分不用西药就能满意地控制血糖，若合并视网膜病变及白内障早期可服用石斛夜光丸或杞菊地黄丸。若阴虚火旺，多梦失眠者可改服知柏地黄丸。

5. 阴阳两虚

主症：小便频数，尿浊如膏脂，口干咽干，腰膝酸软乏力，畏寒肢冷，耳轮干枯，面色黧黑，或面足浮肿，或阳痿，舌淡胖，苔白，脉沉细无力。

治法：温阳滋阴，补肾活血。

方剂：金匮肾气丸加味。

基本处方：熟地黄 10g，山药 15～30g，山茱萸 10g，泽泻 10g，牡丹皮 10g，茯苓 12g，丹参 30g，仙茅 15g，淫羊藿 15g，黄芪 30g，益母草 30g，制附子 6g，桂枝 10g。每日 1 剂，水煎服。

方解：本证多见于糖尿病后期，并发症较重，病情复杂，治疗颇为棘手。方中六味地黄汤滋补肾阴，桂附、二仙温肾补阳，黄芪、丹参、益母草益气活血。

加减：水肿明显者合用五苓散；水邪上犯，凌心射肺症见胸闷喘憋、不能平卧者，加葶苈子 30g、桑白皮 15g、泽兰 15g、猪茯苓各 30g；若精血亏损，阴阳俱虚者，可服用鹿茸丸。

（二）西医治疗

糖尿病的治疗是一种综合治疗，包括对患者的教育、饮食治疗、运动疗法、药物治疗等几个方面。

1. 糖尿病教育　教育是糖尿病综合治疗的前提，教育内容：

（1）向患者及家属介绍有关糖尿病的知识及控制血糖的重要性。

（2）明确血糖控制的目标。

（3）患者进行饮食计算及换算方法，并主动遵守饮食计划。

（4）患者糖尿病治疗管理的基本方法，包括尿糖定性试验、快速血糖测定、服药或注射胰岛素的方法、低血糖的识别及处理、足部护理，自我监测并及时与医生联系。

2. 饮食治疗　是合理治疗的基础。糖尿病患者胰岛 β 细胞受损或功能障碍，不能像健康人那样随着血糖的升降而增减胰岛素分泌，进食过多就会出现高血糖，同时，适当节制饮食可减轻 β 细胞负担，部分轻症 2 型患者可单用饮食控制便可稳定血糖，无须其他治疗。口服降糖药或注射胰岛素的患者，在饮食控制的基础上，可减少其用药量，且病情易被有效控制。必须强调，所有的糖尿病患者不论是否应用降糖药物，都应严格控制饮食。

3. 运动治疗　运动的形式多种多样，采取的方式因人而异，但应以容易调节运动强度的运动为宜。运动量的大小取决于运动强度和时间，在实施运动计划时应根据个人的具体情况，由轻到重地增加运动强度。运动强度相当于最大运动能力（VO_{2max}）%，VO_{2max} 为最大氧摄取量，因检测比较困难，所以常用不同年龄组的心率表示这种强度，并把极限强度定为 100%。运动量的计算方法有：

4. 口服降血糖药治疗

（1）磺脲类：此类药物直接刺激胰岛 β 细胞释放胰岛素，此外，还可改善 2 型糖尿病患者的胰岛素受体和（或）受体后缺陷，从而增强靶组织细胞对胰岛素的敏感性。其作用依赖于尚存在相当数量（30% 以上）有功能的胰岛 β 细胞组织。

（2）非磺脲类胰岛素促泌剂：此类药物也作用在胰岛 β 细胞膜上的 K_{ATP}，但结合位点与磺脲类不同，降血糖作用快而短，模拟胰岛素生理性分泌，主要用于控制餐后高血糖，可单独或与二甲双胍、胰岛素增敏剂联合使用。

（3）双胍类：此类药物可促进肌肉等外周组织摄取葡萄糖，加速无氧糖酵解，抑制糖原异生及分解，改善糖代谢、降低体重，但不影响胰岛素水平，单独应用不引起低血糖，与磺脲类合用则可增强其降糖效果。

（4）α-葡萄糖苷酶抑制剂（AGI）：食物中淀粉、双糖（蔗糖）的吸收需要小肠黏膜刷状缘的 α-葡萄糖苷酶，AGI 抑制这一类酶可延迟碳水化合物吸收，降低餐后的高血糖，可适用于空腹血糖正常而餐后血糖明显升高者，可单独用药或与磺脲类、双胍类合用。AGI应在进食第一口食物后服用，且食物成分中应有一定量的碳水化合物。单用本药一般不引起低血糖，但如与磺脲类或胰岛素合用，仍可发生低血糖，发生低血糖时，应直接应用葡萄糖处理，进食双糖或淀粉类食物无效。本药在肠道吸收甚微，不引起严重全身毒性不良反应，但对肝肾功能不全者仍应慎用；不宜应用于有胃肠功能紊乱者，亦不宜用于孕妇、哺乳期妇女和儿童。胃肠反应如腹胀、排气增多或腹泻，经治疗一个时期后可减轻。

（5）胰岛素增敏剂：即为噻唑烷二酮（TZD）类，又称格列酮类。主要通过结合和活化过氧化物酶体增殖物激活 γ-受体（PPARγ）起作用。PPARγ-受体被激活后通过诱导脂肪生成酶和与糖代谢调节相关蛋白的表达，促进脂肪细胞和其他细胞的分化，并提高细胞对胰岛素作用的敏感性，减轻胰岛素抵抗。可单独或联合其他口服降糖药物治疗，尤其胰岛素抵抗明显者。但不宜用于治疗 1 型糖尿病、孕妇、哺乳期妇女和儿童。

5. 胰岛素治疗　采用胰岛素治疗，剂量必须个体化。充分考虑到各种影响因素如进食量、体力活动、情绪变化、胰岛素制剂类型、注射部位、肝肾功能状态等。生理情况下每日胰岛素分泌量约48U，餐时约24U，初用剂量可据此按病情轻重估计，分 3~4 次注射，一般早餐前用量最大，晚餐前次之，午餐前最小。然后根据空腹及餐后 2 小时血糖（或 4 段尿糖）调整 3 餐前胰岛素用量。

6. 肠胰高糖素样肽-1（GLP-1）及其类似物　作用：增加糖依赖的胰岛素分泌，减少胰高糖素分泌，延缓胃排空，引起饱腹感，使食欲减退，减轻体重；增加 β 细胞数目及体积，抑制 β 细胞凋亡，提升 β 细胞质量；改善外周胰岛素抵抗；降低空腹和餐后血糖。美国艾美林和礼来开发的 Exenatide（艾塞那肽）诺和生产的利拉鲁肽，为长效缓释剂型GLP-1 类似物；每周注射 1 次。可以与增敏剂、双胍和（或）磺脲类联合使用。

7. 二肽基肽酶Ⅳ抑制剂（DPP-Ⅳ抑制剂）　DPP-Ⅳ广泛存在于体内各组织、器官，在肠道黏膜毛细血管中的 DPP-Ⅳ 与分泌 GLP-1 细胞相邻，使得 GLP-1 很容易被灭活。DPP-Ⅳ抑制剂间接起到增加胰岛素分泌、抑制胰升糖素的分泌，以上效应具有葡萄糖依赖性。

六、护理

（一）护理措施

1. 营养失调，低于机体需要量或高于机体需要量　与胰岛素分泌或作用缺陷引起糖、蛋白质、脂肪代谢紊乱有关。

（1）饮食护理：详见本节饮食治疗部分。

（2）运动锻炼

1）运动的方式：有氧运动最佳，如步行、慢跑、骑自行车、做广播操、太极拳、球类活动等，其中步行安全、易坚持，可作为首选。

2）运动量的选择：合适的运动强度为活动时患者的心率达到同龄正常人最大心率的60%，计算方法为心率＝170－年龄。活动时间为20~30分钟，可根据患者具体情况逐渐延长，每日1次。

3）运动的注意事项：①尽量避免恶劣天气，宜在饭后1小时进行；随身携带糖果，当出现饥饿感、心慌、出冷汗、头晕及四肢无力或颤抖时及时食用；②有心梗病史、并发糖尿病肾病及严重微血管病变时应避免剧烈运动，在运动中若出现胸闷、胸痛、视力模糊等应立即停止并及时处理；③运动时随身携带糖尿病卡，卡上写有本人的姓名、年龄、家庭住址、电话号码和病情以备急需；④运动后应做好运动日记，以便观察疗效和不良反应。

（3）口服降糖药物护理：指导患者遵医嘱正确服药，观察血糖、尿糖、尿量和体重变化，评价药物疗效，及时纠正不良反应。磺脲类药物应在餐前半小时服用，其主要不良反应是低血糖反应，以及不同程度的胃肠道反应、皮肤瘙痒、胆汁淤滞性黄疸、再生障碍性贫血、溶血性贫血等；双胍类药物应在餐前或餐中服用，其不良反应有口中金属味、恶心、呕吐、腹痛、厌食等，偶有过敏反应；α-葡萄糖苷酶抑制剂应在进食第一口饭时服用，其不良反应为腹胀、腹泻、肠鸣音亢进等。

（4）胰岛素治疗的护理

1）注射时间、部位和方法：普通胰岛素于饭前半小时注射，低精蛋白锌胰岛素在早餐前1小时注射。预混胰岛素需要在注射前先混匀。长、短效胰岛素混合使用时，应先抽短效胰岛素，再抽长效胰岛素，然后混匀。胰岛素采用皮下注射法，宜选择上臂三角肌、臀大肌、大腿前侧、腹部等部位，注射部位应交替使用以免形成局部硬结和脂肪萎缩，影响药物吸收及疗效。注射时应严格无菌操作，防止发生感染。

2）胰岛素不良反应的观察及处理：①低血糖反应是最主要的不良反应，与剂量过大和（或）饮食失调有关。如出现头昏、心悸、多汗、饥饿甚至昏迷等，应及时检测血糖，根据病情进食糖果、含糖饮料或静脉滴注50%葡萄糖液20~30ml；②胰岛素过敏，表现为注射部位溃疡，继而出现荨麻疹样皮疹，可伴恶心、呕吐、腹泻等胃肠道症状，严重过敏反应（如血清病、过敏性休克）罕见，如出现过敏应立即更换胰岛素制剂种类，使用抗组胺药、糖皮质激素及脱敏疗法等，严重过敏者需停止或暂时中断胰岛素治疗；③注射部位皮下脂肪萎缩或增生，停止使用该部位后可缓慢自然恢复。

3）使用胰岛素治疗过程中应定期监测尿糖、血糖变化。

2. 有感染的危险　与血糖增高、脂代谢紊乱、营养不良和微循环障碍等因素有关。

（1）皮肤护理：鼓励患者勤洗澡、勤换衣，保持皮肤清洁；选择质地柔软、宽松的内衣；如有皮肤感染，不可任意用药，尤其是刺激性药物；严格执行无菌操作。

（2）口鼻、呼吸道黏膜护理：预防呼吸道感染，保持口腔清洁卫生，指导其饭后漱口及早起、睡前刷牙，重症患者应做好口腔护理。

（3）泌尿道护理：女性患者每次排尿后应用温水清洗外阴部并擦干，防止和减少瘙痒和湿疹发生。对于尿潴留患者，可采用膀胱区热敷、按摩和人工诱导排尿等方法排尿，尽量避免导尿以减少感染机会。

（4）足部护理

1）足部观察与检查：每天检查双足一次，观察足部皮肤有无颜色、温度改变及足背动脉搏动情况，注意检查趾甲、趾间、足底部皮肤有无胼胝、鸡眼、甲沟炎、甲癣、脚癣、红肿、青紫、水泡、溃疡、坏死等，了解足部有无感觉减退、麻木、刺痛感。

2）保持足部清洁、避免感染：嘱患者勤换鞋袜，每天清洁足部，若足部皮肤干燥，清洁后可涂用羊毛脂，但不可常用，以免皮肤过度浸软。修剪趾甲避免太短，应与脚趾平齐。

3）预防外伤：应选择轻巧柔软、前端宽大的鞋子，袜子以弹性好、透气及散热性好的棉毛质地为佳；避免赤脚走路以防刺伤，外出时不可穿拖鞋以免踢伤，冬天使用电热毯或烤灯时谨防烫伤；鸡眼、胼胝体、脚癣应及时治疗。

4）促进肢体血液循环：注意保暖，避免长期暴露于寒冷或潮湿环境；经常由足踝往上按摩足部；进行适度的散步、起坐等运动，避免同姿势站立过久和盘腿坐、两腿交叉坐；积极戒烟。

3. 潜在并发症　糖尿病酮症酸中毒、高渗性昏迷。

（1）病情观察：严密监测生命体征变化，观察糖尿病症状有无加重，有无酸中毒、高渗性昏迷和脱水的临床表现等。

（2）定时监测血糖、尿糖、血酮、尿酮、电解质和动脉血气分析等，记录24小时出入量，为制订治疗方案提供准确依据。

（3）急救护理

1）绝对卧床休息。

2）快速建立两条静脉通路，遵医嘱补液和应用胰岛素，纠正水、电解质及酸碱平衡失调，纠正酮症症状。

（4）基础护理：禁食，待昏迷缓解后改糖尿病半流质或糖尿病饮食；做好口腔及皮肤护理，保持皮肤清洁，预防褥疮和继发感染；昏迷者按昏迷护理常规进行护理。

（二）健康教育

对糖尿病患者及高危人群进行健康教育是降低糖尿病发病率，减少糖尿病急、慢性并发症和致死率的重要措施。

1. 提高自我监测和自我护理的能力　指导其掌握定期监测血糖、尿糖的方法，了解糖尿病控制良好的标准；掌握口服降糖药的应用方法和不良反应，注射胰岛素的方法及低血糖反应的判断和应对；了解饮食治疗的重要作用，掌握饮食治疗的具体要求和措施；掌握体育锻炼的具体方法及注意事项。

2. 讲解糖尿病知识　帮助糖尿病患者家属了解有关糖尿病的知识，关心和帮助患者，对患者给予精神支持和生活照顾。

3. 指导定期复诊　以了解病情控制情况，及时调整用药剂量。每年定期全身检查，以便尽早防治慢性并发症。

4. 随身携带识别卡以便发生紧急情况时及时处理。

（单　强　韩　霞　赵彦明　殷晓艳　刘　欢）

第二节　甲状腺功能亢进症

一、定义

甲状腺功能亢进症，简称甲亢，指甲状腺呈现高功能状态，产生和释放过多的甲状腺激素所致的一组疾病，其共同特征为甲状腺激素分泌增加而导致的高代谢和交感神经系统的兴奋性增加，病因不同者各有其不同的临床表现。毒性弥漫性甲状腺肿（toxic diffuse goiter）又称 Graves 病（Graves disease），或称为 Basedow 病或 Parry 病，是甲状腺功能亢进的主要原因，也是一种自身免疫病，临床表现为累及包括甲状腺在内的多系统的综合征，包括：高代谢综合征、弥漫性甲状腺肿、突眼征、特征性皮损和甲状腺肢端病，由于多数患者同时有高代谢症和甲状腺肿大，故称为"毒性弥漫性甲状腺肿"。毒性甲状腺腺瘤（toxic adenoma）和毒性多结节性甲状腺肿（toxic multinodular goiter）是甲状腺激素水平增高的较少见的原因。以下主要论述 Graves 病。

甲亢归属"瘿病"范畴，"瘿"在《诸病源候论》中已明确指出是指颈前方出现状如樱核的肿物，是指甲状腺肿大，根据历代中医对瘿病的分类，其中忧瘿、气瘿更酷似伴甲亢病症的甲状腺肿大。

二、病因

（一）中医病因病机

甲亢属"瘿病"的范畴。瘿病是由于情志内伤、饮食及水土失宜等因素引起的，气滞、痰凝、血瘀壅结颈前为基本病机，以颈前喉结两旁结块肿大为主要临床特征的一类疾病。

瘿病的发生与情志内伤、体质因素、饮食及水土失宜有关。

1. 情志失调　长期忧思郁怒，可使气机郁滞，肝失疏泄，则津液循行失常，凝结而生痰，气郁痰结，壅于颈前，则形成瘿气，且其消长与情志变化有关。

2. 体质因素　先天禀赋不足，天癸虚弱，于妇女则对经、带、胎、产、乳等生理产生影响，而致肝血暗耗，冲任亏虚，阴精不足，津液失养。遇情志不遂，则气郁痰结而病。久则更伤肝阴，郁而化火。故较男性而言，女性更易患瘿病。

3. 饮食及水土失宜　饮食失调，或居住在高山地区，水土失宜，一则影响脾胃的功能，使脾失健运，不能运化水湿；二则影响气血的运行，痰气郁结颈前则发为瘿病。在古代瘿病的分类名称中有泥瘿、土瘿之名。

因情志抑郁或突遭剧烈的精神创伤，均可导致肝之疏泄功能异常，木失条达之性，则肝气内迫，郁结不化，气机郁滞，津液不行，凝聚成痰。痰气交阻于颈，遂成瘿肿，而成气郁痰阻之证。痰气郁结日久，凝结于眼部而致目突，恚怒又久而不解，遂化火冲逆，而呈肝火旺盛之象。其肝火炎于上则见急躁易怒，面部烘热，口苦目赤，眼瞳如怒视状；上扰心肺，心阴被扰，心神不宁，而见心悸失眠；肺卫失固，火蒸津液，汗多外泄；横犯中州，胃阴被耗，水津内乏，口渴引饮，阴伤则热，消谷善饥，多食而瘦。肝火既旺，又易伤阴，肝阴不足，久必及肾，肝肾阴虚，水不涵木而致筋脉失养，肢软无力，麻木颤抖，阴虚肝旺之证遂成。素体阴虚者，尤多恚怒郁闷之情，遇有气郁，更易化火。病久，一则壮火食气，二则阴损及阳，而至气阴两伤，脾阳受损，健运失司，因而纳谷不化，大便溏薄。阳虚既成，一则水失健运，滋生痰湿，二则气虚，无力推动血行，致使血液阻滞，而成瘀血、痰湿。瘀血上逆于颈，甲状腺肿大益甚，可有结块、硬肿；上凝于眼，突眼更著。由此在甲亢症状业已控制、甲状腺功能恢复正常时，有时仍可见有突眼症，而成难治之症。

总之，本病初起多实，以肝郁、痰凝为主，继之郁而化火，肝火旺盛，内炽伤阴，阴虚又复阳亢，阴虚、阳亢互为因果，成为甲亢主见之证候。久则气阴两耗，已由实转虚。主病在肝，而又涉及心、脾、胃、肾诸脏腑。目为肝窍，故目睛之症尤为突出，其理自明。

（二）西医病因病理

1. 病因　包括弥漫性毒性甲状腺肿（也称 Graves 病）、炎性甲亢（亚急性甲状腺炎、无痛性甲状腺炎、产后甲状腺炎和桥本甲亢）、药物致甲亢（左甲状腺素钠和碘致甲亢）、hCG 相关性甲亢（妊娠呕吐性暂时性甲亢）和垂体 TSH 瘤甲亢。

临床上 80% 以上甲亢是 Graves 病引起的，Graves 病是甲状腺自身免疫病，患者的淋巴细胞产生了刺激甲状腺的免疫球蛋白 – TSI，临床上我们测定的 TSI 为促甲状腺素受体抗体：TRAb。

Graves 病的病因目前并不清楚，可能和发热、睡眠不足、精神压力大等因素有关，但临床上绝大多数患者并不能找到发病的病因。Graves 病常常合并其他自身免疫病，如白癜风、脱发、1 型糖尿病等。

2. 病理改变

（1）甲状腺：甲状腺弥漫性肿大，血管丰富、扩张，腺滤泡上皮细胞增生，由静止时的立方形变为柱形，泡壁增生皱折呈乳头状突起伸向滤泡腔。高尔基器、线粒体增生肥大。腺组织中尚有大量淋巴细胞及浆细胞浸润。

（2）其他器官：浸润性突眼患者的球后结缔组织增加和眼外肌增粗水肿，是由于含有较多黏多糖、透明质酸，并有淋巴细胞及浆细胞浸润所致。骨骼肌及心肌也有类似改变。病程长者，其肝细胞呈局灶或弥漫性坏死、门静脉周围纤维化。少数患者尚有颈前局限性黏液性水肿。

三、临床表现

1. 高代谢综合征　患者怕热、多汗，常有低热，发生危象时可出现高热，患者常有心动过速、心悸、食欲亢进等表现。

2. 神经系统　易激动，精神过敏，舌和手掌向前伸出时有细震颤，失眠紧张，思想不集中，焦虑烦躁，多猜疑等，有时出现幻觉，甚至躁狂症。

3. 甲状腺肿大 轻、中度弥漫性肿大，质软，无压痛，其肿大程度与病情轻重无关，于两侧上下极常可听到收缩期吹风样杂音，重时能扪及震颤。

4. 突眼

（1）非浸润性突眼：因交感神经兴奋性增高所致，多为双侧，表现为：①睑裂增宽，少瞬目（Stellwsg 征）；②上睑挛缩，下视时上睑不能随眼球运动迅速下落（Von Graefe 征）；③上视时前额皮肤不皱起（Joffroy 征）；④眼球辐辏反应差（Mobius 征）。

（2）浸润性突眼：又称"内分泌性突眼""眼肌麻痹性突眼症"或"恶性突眼"，较少见，病情较严重，也可见于甲状腺功能亢进症状不明显或无高代谢症的患者中，主要由于眼外肌和球后组织体积增加、淋巴细胞浸润和水肿所致。

5. 心血管系统 可出现心动过速，静息或睡眠时心率仍快为本病的特征之一。心率失常以早搏最常见，常为房性，房颤也较常见。心尖区第一心音亢进，常可闻及收缩期吹风样杂音。

6. 消化系统 多食、易饥、消瘦、大便次数增多、无黏液及脓血。甲状腺激素对肝脏也有直接毒性作用，可致肝大和转氨酶升高。

7. 血液系统 可有粒细胞减少、血小板低，偶有血小板减少性紫癜，贫血常见。

8. 生殖系统 女性月经稀少或闭经，男性可有乳房发育、阳痿。

9. 运动系统 肌肉软弱无力。慢性甲亢性肌病多见于中老年人，四肢近端肌肉最常受累。周期性麻痹多见于年轻男性，发作时血钾低，有时伴低血镁。饱餐、糖负荷及精神因素可诱发发作。重症肌无力常与 Graves 病同时发生，两者均为自身免疫病。

10. 皮肤及肢端 小部分患者有典型对称性黏液性水肿，此与甲状腺功能减退症者类似，均与皮肤的自身免疫性损害有关。多见于小腿胫前下段，有时可见于足背和膝部、面部、上肢、胸部甚至头部。初起呈暗紫红色皮损、皮肤粗厚，以后呈片状或结节状叠起，最后呈树皮状，可伴继发感染和色素沉着。少数患者尚可见到指端软组织肿胀，呈杵状，掌指骨骨膜下新骨形成，以及指或趾甲的邻近游离边缘部分和甲床分离现象，称为指端粗厚。

11. 特殊表现

（1）淡漠型甲亢：多见于老年患者，甲状腺激素增多症候群及眼征、甲状腺肿大均不明显，而主要表现为淡漠、乏力、消瘦、嗜睡、反应迟钝。

（2）甲状性心脏病：在已明确甲亢病诊断的基础上，具有下列一项或以上异常，且未证实有其他心脏病即考虑诊断。①心脏增大；②显著的心律失常：心房纤颤最常见，频发房性、室性早搏或房室传导阻滞；③心力衰竭：左心和（或）右心衰竭均可发生，右心衰竭较常见，为高排出量性心衰。经抗甲亢治疗，甲状腺功能亢进缓解时心脏异常好转或完全恢复则可确诊。

（3）T_3 型甲亢：临床表现为与普通甲亢无异，但症状较轻，其特征为 TT_3、FT_3 升高，促甲状腺激素（TSH）降低，但 TT_4、FT_4 正常。

（4）亚临床甲亢：其特征为血 T_3、T_4 水平正常，TSH 降低，无或仅有轻度甲亢表现。

四、诊断

1. 功能诊断　典型病例经详细询问病史，依靠临床表现即可诊断，不典型病例，尤其是小儿、老年或伴有其他疾病的轻型甲亢（或亚临床型甲亢）病例易被误诊或漏诊，可参考甲状腺功能检查和其他必要的特殊检查。

2. 病因诊断　在确诊甲亢的基础上，应先排除其他病因所致的甲亢，再结合患者有眼征、弥漫性甲状腺肿、血 TRSAb 阳性等，可诊断为此病。有结节者需与自主性高功能甲状腺结节、多结节性甲状腺肿伴甲亢、毒性腺瘤、甲状腺癌相鉴别。

五、治疗

（一）中医治疗

1. 气郁痰凝

主症：颈前正中肿大，质软不痛，颈部觉胀，胸闷，喜太息，或兼胸胁窜痛，病情的波动与情志因素有关，苔薄白，脉弦。

治法：理气解郁，化痰消瘿。

方剂：四海舒郁丸加减。

基本处方：青木香 15g，陈皮 15g，昆布 30g，海藻 30g，海蛤壳 15g，柴胡 15g，郁金 15g，香附 15g，夏枯草 20g。每日 1 剂，水煎服。

方解：方中青木香、陈皮疏肝理气；昆布、海藻、海蛤壳化痰软坚，消瘿散结；柴胡、郁金、香附疏肝理气；夏枯草散结，化痰凝。

加减：咽颈不适者，可加桔梗、牛蒡子、木蝴蝶、射干利咽消肿。

2. 肝火亢盛

主症：颈前轻度或中度肿大，一般柔软、光滑，烦热，容易出汗，性情急躁易怒，眼球突出，手指颤抖，面部烘热，口苦，舌质红，苔薄黄，脉弦数。

治法：清泻肝火，散结消瘿。

方剂：龙胆泻肝汤合消瘰丸加减。

基本处方：龙胆草 10g，栀子 15g，黄芩 12g，柴胡 15g，牡丹皮 12g，生地黄 15g，当归 15g，夏枯草 12g，牡蛎 30g。每日 1 剂，水煎服。

方解：方中龙胆草泻肝火；黄芩、栀子清火泄热以助龙胆草之力；柴胡疏肝清热；牡丹皮清热凉血；生地黄、当归滋养阴血，使驱邪而不伤正；夏枯草、牡蛎清肝火，软坚散结。

加减：心火旺盛，心悸频作，夜眠不安者，可加黄连、莲心清心火；胃热内盛，多食易饥者，加生石膏、知母清泄胃热。有学者认为甲亢进展期虽肝胃火旺，实由心火亢盛所致，若只清肝胃之火，心火难于速去，症难控制且易复发。故应重用黄连配以黄芩、夏枯草、生石膏，使心、肝、胃火皆平，则疗效巩固。

3. 阴虚火旺

主症：形体消瘦，目干睛突，面部烘热，咽干口苦，烦躁易怒，心悸气短，恶热多汗，多食善饥，舌颤手抖，寐少梦多，小便短赤，大便干结，舌质红绛，舌苔薄黄，或苔少舌裂，脉弦细数。

治法：滋阴降火。

方剂：当归六黄汤合天王补心丹化裁。

基本处方：生地黄 15g，玄参 15g，麦门冬 15g，天门冬 15g，黄芩 8g，黄连 4g，夏枯草 30g，鳖甲 20g，当归 15g，白芍 20g，枸杞 15g，香附 12g。每日 1 剂，水煎服。

方解：甲亢阴虚主要累及心、肝、肾。方中生地黄、玄参、麦门冬、天门冬养阴清热；火旺甚者用夏枯草、黄芩、黄连清之，则心、肝、肾、胃之虚火并除；鳖甲滋阴潜阳，软坚散结；以当归、白芍、枸杞滋肝阴，香附疏肝理气，既补肝体又助肝用，恢复肝的"体阴而用阳"的功能。

加减：甲亢的阴虚火旺证或偏于肝旺，或偏于阴虚，或兼有气滞，或兼有痰凝。需随证加减，方可获良效。有学者对阴虚火旺型的甲亢治以滋阴降火为主，兼以镇静安神，常选知母、黄柏、女贞子、菟丝子、枸杞、山茱萸、黄精及丹参。

4. 气阴两虚

主症：心悸不宁，心烦少寐，易出汗，手指颤动，咽干，目眩，倦怠乏力，大便溏薄，舌质红，舌体颤动，脉弦细数。

治法：益气养阴。

方剂：生脉散合牡蛎散化裁。

基本处方：人参 10g，麦门冬 15g，五味子 15g，牡蛎 20g，白术 12g，黄芪 30g，白芍 12g，生地黄 15g，何首乌 20g，香附 12g，陈皮 5g。每日 1 剂，水煎服。

方解：方中人参甘温，益气生津，又可宁心益智；麦门冬入心、胃经，可清热养阴；五味子生津敛汗滋肾，宁心安神；牡蛎敛阴潜阳，固涩止汗；白术健脾益气；黄芪益气实卫，固表止汗；白芍、生地黄、何首乌同用滋养肝肾阴精；陈皮理气健脾；香附疏肝理气，使诸药补而不滞。

加减：虚风内动，手指及舌体颤动者，加钩藤、白蒺藜、白芍平肝息风；脾虚便溏者，加白术、薏苡仁、怀山药、麦芽健运脾胃。

（二）西医治疗

1. 药物治疗

（1）抗甲状腺药物（ATD）治疗

1）适应证：ATD 治疗是甲亢的基础治疗，适用于轻中度甲状腺肿大，或孕妇、20 岁以下的青少年以及儿童患者、甲状腺次全切除后复发又不适合放射性治疗的患者，或由于其他严重疾病不适宜手术者，也用于放射性[131]I 治疗前后的辅助治疗和手术前准备。

2）剂量和疗程：常用的 ATD 分为硫脲类和咪唑类两类，普遍使用丙硫氧嘧啶（PTU）和甲巯咪唑（MMI）。药物的选择要权衡 2 种药物的特点，一般 T_3 增高明显的重症患者和妊娠妇女选择丙硫氧嘧啶；轻中度症状的甲亢患者选用甲巯咪唑。

初始期：丙硫氧嘧啶的初始剂量为 300～400mg，常分 3 次服用；甲巯咪唑为 30～40mg，可以单次或分 2～3 次服用。一般在服药 2～3 周后，患者的心悸、烦躁、乏力等症状可以有所缓解，4～6 周后代谢状态可恢复正常，此为用药的"初始阶段"。

减量期：当患者症状显著减轻，高代谢症状消失，体重增加，T_4 和 T_3 接近正常时可根据病情逐渐减少药物用量。在减量过程中，每 2~4 周随访 1 次，每次减少甲巯咪唑 5mg 或丙硫氧嘧啶 50mg，不宜减量过快。剂量的递减应根据症状、体征以及实验室检查的结果及时作出相应的调整，需 2~3 个月。如果减量后症状和 T_3、T_4 有所反跳，则需重新增加剂量并维持一段时间。

维持期：很多患者只需要治疗剂量的 1/3 或更少就能维持正常的甲状腺功能。也可以在使用 ATD 的同时使用左甲状腺激素来维持正常的甲状腺功能（维持阶段），为期 1~2 年，个别患者需要延长维持治疗疗程。

3）药物不良反应：常见于用药后的 3~6 个月内，主要有粒细胞减少、药疹、药物性肝炎等。

（2）β受体阻滞剂：作为辅助治疗的药物或应用于术前准备，尤其是应用在较严重的甲亢或心悸等症状较重的患者中。

（3）糖皮质激素和碘化物：常用于甲亢危象的治疗。

2. 手术治疗　甲状腺次全切手术是切除了患者的部分甲状腺，适用于中、重度甲亢，长期服药无效者或多结节性甲状腺肿伴甲亢。主要并发症为术后出血、喉返神经受损、甲状旁腺的损伤或切除、甲状腺功能减退。

禁忌证：伴严重 Graves 眼病，合并严重心、肝、肾疾病，不能耐受手术，妊娠妇女尤其是妊娠中晚期妇女和曾进行过甲状腺手术者。

3. 放射碘治疗　放射性 ^{131}I 治疗在不少国家已作为 Graves 病的首选治疗，治疗机制是甲状腺摄取 ^{131}I 后释放出 β 射线，破坏甲状腺组织细胞。

适应证主要有：50 岁以上易发生房颤的患者为首选治疗；反复复发的甲亢或长期治疗无效者，除非有手术治疗的强烈适应证，应该选用放射性 ^{131}I 治疗；手术治疗后复发者；不适合药物治疗和手术治疗者。治疗甲亢后的远期并发症中最常见的是甲状腺功能减退，是否选择 ^{131}I 治疗主要是权衡甲亢和甲减后果的利弊关系。妊娠和哺乳期妇女、严重突眼的患者、青少年、甲亢病情严重者禁忌使用。

六、护理

（一）护理措施

1. 营养失调，低于机体需要量　与代谢率增高导致代谢需求大于摄入有关。

（1）体重监测：经常测量体重，评估患者体重的变化。

（2）饮食护理：给予高热量、高蛋白、高维生素及矿物质丰富的饮食。给予充足的水分，每日 2000~3000ml。禁止摄入刺激性的食物及饮料，如浓茶、咖啡等，以免引起患者精神兴奋。减少食物中粗纤维的摄入，以减少排便次数。避免进食含碘丰富的食物。

2. 活动无耐力　与蛋白质分解增加、甲亢性心脏病、肌无力等有关。

（1）休息与活动：甲亢患者因基础代谢亢进，活动耐力下降。评估患者目前的活动量，活动和休息方式，与患者共同制订日常活动计划。活动时以不感疲劳为度，适当增加休息时间，维持充足的睡眠，防止病情加重。病情重、有心力衰竭或严重感染者应严格卧床休息。

（2）环境：保持环境安静，避免嘈杂。甲亢患者因怕热多汗，应安排通风良好的环境，夏天使用空调，保持室温凉爽而恒定。

（3）生活护理：协助患者完成日常的生活自理，如洗漱、进餐、入厕等。对大量出汗的患者，加强皮肤护理，应随时更换浸湿的衣服及床单，防止受凉。

3. 个人应对无效　与性格及情绪改变有关。

（1）心理护理：提高患者对疾病的认知水平，让患者以及其亲属了解其情绪、性格改变是暂时的，可因治疗而得到改善。鼓励患者表达内心感受，理解和同情患者，建立互信关系。与患者共同探讨控制情绪和减轻压力的方法，指导和帮助患者正确处理生活中突发事件。保持居室安静和轻松的气氛，限制探视时间，提醒家属避免提供兴奋、刺激的消息，以减少患者激动、易怒的精神症状。尽可能有计划地集中进行治疗与护理，以免过多打扰患者。鼓励患者参加团体活动，以免社交障碍产生焦虑。

（2）病情观察：观察患者精神状态和手指震颤情况，注意有无焦虑、烦躁、心悸等甲亢加重的表现，必要时使用镇静剂。

4. 有组织完整性受损的危险　与浸润性突眼有关。

（1）眼部护理：采取保护措施，预防眼睛受到刺激和伤害。外出戴深色眼镜，减少光线、灰尘和异物的侵害。经常以眼药水湿润眼睛，避免过度干燥；睡前涂抗生素眼膏，眼睑不能闭合者用无菌纱布或眼罩覆盖双眼。指导患者当眼睛有异物感、刺痛或流泪时，勿用手直接揉眼睛。睡觉或休息时，抬高头部，使眶内液回流减少，减轻球后水肿。

（2）用药护理：限制钠盐摄入，遵医嘱适量使用利尿剂，以减轻组织充血、水肿。

（3）病情观察：定期做眼科角膜检查以防角膜溃疡造成失明。

5. 潜在并发症　甲状腺危象。

（1）避免诱因：指导患者自我心理调整，避免感染、严重精神刺激、创伤等诱发因素。

（2）病情监测：密切观察病情变化，警惕甲状腺危象发生，协助医生及早采取救治措施。

（3）甲状腺危象的护理

1）绝对卧床休息，呼吸困难时取半卧位，立即给氧，迅速建立静脉通路。

2）及时准确按医嘱给药。使用丙硫氧嘧啶及碘剂时注意观察病情变化，严格掌握碘剂的剂量，并观察中毒或过敏反应。准备好抢救物品。

3）密切观察病情变化：定期测量生命体征，准确记录24小时出入量，观察神志的变化。

4）对症护理：体温过高者给予冰敷或酒精擦浴以降低体温；躁动不安者使用床栏保护患者安全；昏迷者加强皮肤、口腔护理，定时翻身，防止压疮、肺炎的发生。

（二）健康教育

1. 疾病知识宣教　向患者宣传有关甲亢的疾病知识和眼睛的保护方法，教会自我护理。指导患者注意加强自我保护，上衣领宜宽松，避免压迫甲状腺，严禁用力挤压甲状腺以免TH分泌过多，加重病情。对有生育需要的女性患者，应告知其妊娠可加重甲亢，宜治愈后再妊娠。鼓励患者保持身心愉快，避免精神刺激或过度劳累，建立和谐的人际关系和良好的社会支持系统。

2. 饮食指导　应食用高热量、高蛋白、低纤维素食物，勿使用含钾高的食物如海带、紫菜等。

3. 休息、活动指导　轻者可适当活动，重者应绝对卧床休息，保证充足的睡眠。

4. 用药指导　指导患者坚持遵医嘱按剂量、按疗程服药，不可随意减量和停药。服用抗甲状腺药物的开始3个月，每周查血象1次，每隔1～2个月做甲状腺功能测定，每天清晨卧床时自测脉搏，定期测量体重，脉搏减慢、体重增加是治疗有效的标志。若出现高热、恶心、呕吐、不明原因腹泻、突眼加重等，警惕甲状腺危象的可能，应及时就诊。对妊娠期甲亢患者，应指导其避免各种对母亲及胎儿造成影响的因素，宜选用抗甲状腺药物治疗，禁用^{131}I治疗，慎用普萘洛尔。产后如需继续服药，则不宜哺乳。

5. 出院指导　指导正确用药，定期复查，出现不适及时就诊。

（韩　霞　蔺香云　单　强）

第三节　肥胖症

一、定义

肥胖症（obesity）是指人体进食热量多于消耗量，以体内脂肪积聚过多而造成体重超重的一种病症。评估肥胖的方法很多，但较简便且常用的方法为体重指数（body mass index, BMI），其计算公式为：BMI = 体重/（身高）^{2}（kg/m^2）。

肥胖症，在古代已有所认识，汉代许慎微《说文解字》谓："肥，多肉也；胖，半体肉也。"然而肥胖主要是指脂肪蓄积，并非是指肌肉壮实，故在《灵枢·卫气失常》中已有"人有肥、有膏、有肉"之分。《灵枢·逆顺肥瘦》曰："肥人……其为人也，贪于取与。"已指出是由于摄入过多所致，故《素问·通评虚实论》明确指出："肥贵人，则膏粱之疾也。"

二、病因

（一）中医病因病机

肥胖的病因主要是由于摄入过多而致滋生痰湿，诚如《脾胃论》曰："能食而肥……油腻、厚味，滋生痰涎。"故在中医理论中向有"肥人多痰""肥人湿多"之说。然而痰湿乃是阴津水液所化，水湿津液之布输则仰仗肺、脾、肾的斡旋及肝之疏泄，痰湿之成乃是肺、脾、肾、肝之运化疏泄失司所致，《石室秘录》概言之"肥人多痰，乃气虚也，虚则气不能运化；故痰生之。"所以肥胖常是本虚标实之证。

痰湿是肥胖症的表露现象，诚如陈念祖说："大抵素禀之盛，从无所苦，惟是湿痰颇多。"其痰湿之内蕴大都来自后天，湿虽有外湿、内湿之分，导致肥胖的大都来自内湿之膏粱厚味、酒酪肥甘，以致形体丰盛肥胖，形成多痰多湿之质。痰湿混于血脂之中，因其质之稠厚，《黄帝内经》称之为"血浊""浊脂"，浊脂壅于脉中，可使脉络痹阻，导致血瘀，妇女常可由于体盛痰多，脂膜壅塞胞中，导致不孕，故痰、湿、瘀是本病的基本病理。

痰湿乃体内之阴津所化，瘀乃脉内血液之凝滞。津与血在体内之运行、布输，全仗气机之推动与温煦，故气虚失运是本病的基本病机。盖脾为后天之本，生化之源，主运化水谷精微及水湿；肾为先天之本，助脾化生精微，故肥胖之始，常是"脾胃俱旺，能食而肥"，嗜食肥甘厚味，复又伐伤脾胃，以致脾胃气化失司，真元之气不足，湿聚脂积，气滞血瘀，此时之肥胖则已成。"少食而肥"之情，临床以脾虚湿阻最为多见，但在气机的条达中，肝之疏泄至关重要，因肝性喜条达，以布输柔和为顺，既升发阳气，又健运中州，具升降三焦之功。水湿、津液、血脂之运化无不借肝之疏泄而调畅，若肝失疏泄，情志失常，必有碍脾胃之运化，影响化脂降浊而可变生肥胖，且肝郁痰聚又可酿致肝胃积热，故气虚、痰湿、郁热是临床常见的证候。然而肝胃积热又可耗伤阴津，或因烦劳过度，早婚多育，耗伤肝肾之阴，肝阴不足，导致肝阳上亢，木旺克土，致使脾虚失运，痰湿内聚，或是日久阴损及阳，水谷精微亦失之布输，瘀积而致本病，故肥胖症，其本以阳虚为主，阴虚兼而有之；其标以痰湿为主，郁热亦可引发。

（二）西医病因病理

1. 病因　外因以饮食过多而活动过少为主。热量摄入多于热量消耗，使脂肪合成增加是肥胖的物质基础。内因为脂肪代谢紊乱而致肥胖。

（1）遗传因素：人类单纯性肥胖的发病有一定的遗传背景。有研究认为，双亲中一方为肥胖，其子女肥胖率约为50%；双亲中双方均为肥胖，其子女肥胖率上升至80%。人类肥胖一般认为属多基因遗传，遗传在其发病中起着一个易发的作用。肥胖的形成还与生活行为方式、摄食行为、嗜好、气候以及社会心理因素相互作用有关。

（2）神经精神因素：已知人类和多种动物的下丘脑中存在着两对与摄食行为有关的神经核。一对为腹对侧核，又称饱中枢；另一对为腹外侧核，又称饥中枢。饱中枢兴奋时有饱感而拒食，破坏时则食欲大增；饥中枢兴奋时食欲旺盛，破坏时则厌食拒食。两者相互调节，相互制约，在生理条件下处于动态平衡状态，使食欲调节于正常范围而维持正常体重。当下丘脑发生病变时，不论是炎症的后遗症（如脑膜炎、脑炎后），还是发生创伤、肿瘤及其他病理变化，如果腹内侧核破坏，则腹外侧核功能相对亢进而贪食无厌，引起肥胖。反之，当腹外侧核破坏，则腹内侧核功能相对亢进而厌食，引起消瘦。

（3）内分泌因素：许多激素如甲状腺素、胰岛素、糖皮质激素等可调节摄食，因此推想这些激素可能参与了单纯性肥胖的发病机制。肥胖者对胰岛素抵抗而导致高胰岛素血症，而高胰岛素血症可使胰岛素受体降调节而增加胰岛素抵抗，从而形成恶性循环。胰岛素分泌增多，可刺激摄食增多，同时抑制脂肪分解，因此，引起体内脂肪堆积。性激素在单纯性肥胖发病机制中可能起作用。

进食过多可通过对小肠的刺激产生过多的肠抑胃肽（GIP），GIP刺激胰岛 β 细胞释放胰岛素。在垂体功能低下，特别是生长激素减少、促性腺及促甲状腺激素减少引起的性腺、甲状腺功能低下的情况下可发生特殊类型的肥胖症，可能与脂肪动员减少，合成相对增多有关。临床上肥胖以女性为多，特别是经产妇或经绝期妇女或口服女性避孕药者易发生，提示雌激素与脂肪合成代谢有关。肾上腺皮质功能亢进时，皮质醇分泌增多，促进糖原异生，血糖增高，刺激胰岛素分泌增多，于是脂肪合成增多，而皮质醇促进脂肪分解。

（4）棕色脂肪组织异常：棕色脂肪组织是近几年来才被发现的一种脂肪组织，与主要分布于皮下及内脏周围的白色脂肪组织相对应。棕色脂肪组织分布范围有限，仅分布于肩胛间、颈背部、腋窝部、纵隔及肾周围，其组织外观呈浅褐色，细胞体积变化相对较小。白色脂肪组织是一种贮能形式，机体将过剩的能量以中性脂肪形式储藏于间，机体需能时，脂肪细胞内中性脂肪水解动用。白色脂肪细胞体积随释能和贮能变化较大。棕色脂肪组织在功能上是一种产热器官，即当机体摄食或受寒冷刺激时，棕色脂肪细胞内脂肪燃烧，从而决定机体的能量代谢水平。以上两种情况分别称之为摄食诱导产热和寒冷诱导产热。当然，此特殊蛋白质的功能又受多种因素的影响。由此可见，棕色脂肪组织这一产热组织直接参与体内热量的总调节，将体内多余热量向体外散发，使机体能量代谢趋于平衡。

（5）其他：如环境因素等。

2. 病理

（1）脂肪组织的变化：脂肪组织通常含有脂肪 80% ~ 85%、蛋白质 2%、水分 10%，余为结缔组织等。深部脂肪组织比皮下脂肪含水略多。肥胖者脂肪组织含水比瘦人多些。如果肥胖体重下降后，脂肪组织减少，脂肪组织含水也会减少。

肥胖时脂肪组织会发生改变，不同部位皮下脂肪组织的脂肪细胞大小不同。正常人皮下脂肪细胞平均长 $67 \sim 98 \mu m$，每个脂肪细胞含脂量约 $0.60 \mu g$。患肥胖症时，脂肪细胞明显肥大，皮下脂肪细胞平均增长可达 $127 \sim 134 \mu m$，增大 50% 以上，每一脂肪细胞含脂量 $0.91 \sim 1.36 \mu g$。若肥胖发展迅速时，仅见脂肪细胞的肥大，在缓慢持续肥胖时，脂肪细胞不但肥大，而且脂肪细胞数量也增多。

正常人全身脂肪细胞数约 $(26.8 \pm 1.8) \times 10^9$，肥胖时可增至 $(77.0 \pm 13.5) \times 10^9$，增加 3 倍左右。一般女性脂肪细胞多于男性。有人发现，一般成人脂肪组织量增加是由于脂肪细胞的体积增大所致；反之，体重减轻是由于脂肪细胞体积的缩小。出生时体重超重，婴幼儿时期明显肥胖，青春期发育发胖，到成年后大都要肥胖。婴幼儿时期是否肥胖是脂肪细胞数量多少的关键时期，这一年龄段，比其他年龄段更适合脂肪细胞增生。长期肥胖的成年人，脂肪细胞既肥大，而且多伴有脂肪细胞增生。

（2）糖代谢变化：肥胖症和糖尿病有一定的相关性，因为一部分肥胖症者空腹血糖升高，糖耐量呈糖尿病曲线。部分肥胖者空腹血糖正常，餐后 2 小时的血糖正常偏低。糖耐量曲线显示服糖半小时至 1 小时血糖峰值偏高，3 ~ 4 小时后又出现反应性低血糖。大多数肥胖症者空腹血糖，餐后 2 小时血糖及糖及糖耐量曲线无明显异常。

（3）脂类代谢变化：肥胖者的脂类代谢紊乱，脂肪合成过多，脂肪水解和脂肪分解氧化无明显异常。血浆三酰甘油、游离脂肪酸、总胆固醇一般高于正常水平。

（4）蛋白质代谢变化：肥胖者的蛋白质代谢基本正常。血浆蛋白质和氨基酸含量均正常。和正常人相比，进食低热量食物时，不会出现负氮平衡，说明蛋白质分解率较低。

（5）水、无机盐的变化：肥胖病者多有水、钠潴留现象，其因是肥胖者的脂肪组织所占比重比常人增加，患者会自觉脸、眼睑、手腿肿胀，下肢浮肿等。

三、临床表现

1. 一般表现　单纯性肥胖可见于任何年龄，约 1/2 成年肥胖者有幼年肥胖史。一般呈体重缓慢增加（女性分娩后除外），短时间内体重迅速地增加，应考虑继发性肥胖。男性脂肪分布以颈项部、躯干部和头部为主，而女性则以腹部、下腹部、胸部乳房及臀部为主。

肥胖者的特征是身材外型显得矮胖、浑圆，脸部上窄下宽，双下颏，颈粗短，向后仰头枕部皮褶明显增厚。胸圆，肋间隙不显，双乳因皮下脂肪厚而增大。站立时腹部向前凸出而高于胸部平面，脐孔深凹。短时间明显肥胖者在下腹部两侧、双大腿和上臂内侧上部和臀部外侧可见细碎紫纹或白纹。儿童肥胖者外生殖器埋于会阴皮下脂肪中而使阴茎显得细小而短。手指、足趾粗短，手背因脂肪增厚而使掌指关节突出处皮肤凹陷，骨突不明显。

轻至中度原发性肥胖可无任何自觉症状，重度肥胖者则多有怕热，活动能力降低，甚至活动时有轻度气促，睡眠时打鼾。可有高血压病、糖尿病、痛风等临床表现。

2. 其他表现

（1）肥胖症与心血管系统：肥胖症患者并发冠心病、高血压的概率明显高于非肥胖者，其发生率一般 5~10 倍于非肥胖者，尤其腰围粗（男性 >90cm，女性 >85cm）的中心型肥胖患者。肥胖可致心脏肥大，后壁和室间隔增厚，心脏肥厚同时伴血容量、细胞内和细胞间液增加，心室舒张末压、肺动脉压和肺毛细血管楔压均增高，部分肥胖者存在左室功能受损和肥胖性心肌病变。肥胖患者猝死发生率明显升高，可能与心肌的肥厚、心脏传导系统的脂肪浸润造成的心律失常及心脏缺血有关。高血压在肥胖患者中非常常见，也是加重心、肾病变的主要危险因素，体重减轻后血压会有所恢复。

（2）肥胖症的呼吸功能改变：肥胖患者肺活量降低且肺的顺应性下降，可导致多种肺功能异常，如肥胖性低通气综合征，临床以嗜睡、肥胖、肺泡性低通气为特征，常伴有阻塞性睡眠呼吸困难。严重者可致肺心综合征，由于腹腔和胸壁脂肪组织堆积增厚，膈肌升高而降低肺活量，肺通气不良，引起活动后呼吸困难，严重者可导致低氧、发绀、高碳酸血症，甚至出现肺动脉高压导致心力衰竭，此种心衰往往对强心剂、利尿剂反应差。此外，重度肥胖者尚可引起睡眠窒息，偶见猝死。

（3）肥胖症的糖、脂代谢：进食过多的热量促进三酰甘油的合成和分解代谢，肥胖症的脂代谢表现得更加活跃，相对糖代谢受到抑制，这种代谢改变参与胰岛素抵抗的形成。肥胖症脂代谢活跃的同时多伴有代谢的紊乱，会出现高三酰甘油血症、高胆固醇血症和低高密度脂蛋白胆固醇血症等。糖代谢紊乱表现为糖耐量的异常和糖尿病，尤其是中心性肥胖者。体重超过正常范围 20% 者，糖尿病的发生率增加 1 倍以上。当 BMI >35kg/m^2 时，死亡率约为正常体重的 8 倍。

（4）肥胖与肌肉骨骼病变：①关节炎：最常见的是骨关节炎，由于长期负重造成，使关节软骨面结构发生改变，膝关节的病变最多见；②痛风：肥胖患者中大约有 10% 合并有高尿酸血症，容易发生痛风；③骨质疏松：以往的观点认为肥胖者骨质疏松并不多见，但近年来的研究发现，肥胖者脂肪细胞分泌多种脂肪因子和炎性因子，可能会加重肥胖者骨质疏松和骨折的发生。

（5）肥胖的内分泌系统改变：①生长激素：肥胖者生长激素释放是降低的，特别是对刺激生长激素释放因子不敏感；②垂体－肾上腺轴：肥胖者肾上腺皮质激素分泌是增加的，分泌节律正常，但峰值增高，促肾上腺皮质激素（ACTH）浓度也有轻微的增加；③下丘脑－垂体－性腺轴：肥胖者多伴有性腺功能减退，垂体促性腺激素减少，睾酮对促性腺激素的反应降低。男性肥胖者，其血总睾酮（T）水平降低，但轻中度肥胖者，游离睾酮（FT）尚正常，可能是由于性激素结合球蛋白（SHBG）减少所致。而重度肥胖者 FT 也可下降。另外，脂肪组织可以促进雄激素向雌激素的转化，所以肥胖男性部分会出现乳腺发育，肥胖女孩，月经初潮提前。成年女性肥胖者常有月经紊乱，无排卵性月经，甚至闭经，多囊卵巢综合征发生率高；④下丘脑－垂体－甲状腺轴：肥胖者甲状腺对促甲状腺激素（TSH）的反应性降低，垂体对促甲状腺素释放激素（TRH）的反应性也降低。

四、诊断

当进食热量多于人体消耗量而以脂肪形式储存体内，使体重超过标准20%者称肥胖症，超过标准10%者称超重；亦可根据身高、体重按体重质量指数［体重（kg）/身高^2（m^2）］计算，如超过24，不论性别均属肥胖症。

WHO 及美英等国的标准：以男性大于27，女性大于25 为肥胖症。

一般认为超过理想体重［理想体重（kg）＝身高－105］＞20%为超重，＞30%为轻度肥胖，＞40%为中度肥胖，＞50%为重度肥胖。

单纯性肥胖病的诊断：本病主要指因机体内热量的摄入大于消耗，造成脂肪在体内积聚过多，导致体重超常的病症。

1. 诊断为单纯性肥胖病须具备以下条件：

（1）病史、体检和实验室检查可除外症状性肥胖（继发性肥胖）。

（2）实测体重超过标准体重的20%以上，脂肪百分率超过30%，体重指数超过26以上者，3项均符合者可诊断为肥胖病，或3项中有2项符合者亦可诊断。

（3）为估计肥胖病预后，应同时测腰髋周径比值。

2. 为除外症状性（继发性）肥胖病可考虑做以下检查：

（1）X线检查蝶鞍是否扩大，骨质有无明显破坏。

（2）检查血清皮质醇。

（3）T_3、T_4、TSH 以除外间脑性、垂体性、肾上腺皮质功能、甲状腺功能和植物神经紊乱等。由于肥胖病引起的一系列内分泌功能障碍而引起的上述的检查不正常者不包括在内。

五、治疗

（一）中医治疗

1. 脾虚湿阻

主症：体态肥胖臃肿，神疲力乏肢沉，常感头昏胸闷，纳少口淡或腻，或伴恶心痰多，脘腹胀满不适，大便溏糊或稀，身困嗜睡汗多，四肢麻木或肿，妇女带下清稀，月经量少错后，舌质淡红胖大，苔薄白滑或腻，脉沉细濡或弦滑。

治法：健脾化痰，燥湿减肥。

方剂：二陈汤、苓桂术甘汤、防己黄芪汤化裁。

基本处方：陈皮10g，半夏10g，茯苓15g，白术12g，薏苡仁20g，防己15g，泽泻15g，山楂15g，荷叶12g。每日1剂，水煎服。

方解：脾虚湿阻是肥胖症常见的证型，其中又有痰湿偏重或脾虚为主之分。以肥胖为主诉者大都以痰湿为主，治疗常以化痰燥湿减肥为主，健脾为辅，待减肥之后再以调理脾胃为主。上方是以化痰为主之处方。

加减：脾虚明显者加黄芪、党参各15g；大便溏薄者，加太子参12g、车前子15g；兼胸闷痰多者，加蔻仁6g、杏仁10g，或藿香6g、枳壳8g；有痰湿化热趋势者，加黄芩6g、贝母8g；伴头晕头痛者，加菊花8g、川芎8g；兼浮肿小便不利者，加猪苓12g、桂枝8g。

2. 脾肾两虚

主症：体态肥胖虚浮，腰背酸软微驼，动则气喘，形寒怯冷肢肿，精神萎靡，嗜卧懒散，性欲减退，阳痿，尿少，夜尿较多，舌体淡胖，舌边齿痕，苔薄白或滑，脉沉细无力或迟缓。

治法：补益脾肾，温化水湿。

方剂：肾气丸合理中丸，或无比山药丸化裁。

基本处方：生地黄20g，山茱萸10g，山药10g，茯苓15g，牡丹皮10g，泽泻15～20g，白术10g，党参10g，黄芪20g，桂枝10g，薏苡仁20g，鸡内金10g，山楂15g。每日1剂，水煎服。

方解：脾肾阳虚型多见于肥胖症的中老年患者，《黄帝内经》曰："年四十而阴气自半也，起居衰矣。"中年以后，人体由盛转衰，代谢功能逐渐低下，水湿不运，痰瘀渐生，以致形体肥胖。治当以温补脾肾为主，而不以减肥为主要宗旨。故以肾气丸温肾，理中丸健脾为主方。但在此也要顾及减肥，佐以薏苡仁、鸡内金、山楂等药。

加减：若肾阳虚证较为明显，可加附子10g、仙茅10g、巴戟天10g；夜尿频多者，加覆盆子10g、桑螵蛸10g；兼肾阴不足者，加枸杞子12g、菟丝子10g。

脾肾两虚型与脾虚湿阻型，二证可同时兼见，在治疗时，二证的治则可以相互参合使用，仅在其标实本虚的偏颇中，对顾本治标的药物有所侧重，但化痰燥湿之剂不可投之过猛。

3. 肝胃积热

主症：形体结实肥胖，面红呈多血质貌，平素恶热烦躁，口臭唇赤咽干，多食消谷善饥，小溲黄，大便秘，舌苔黄腻或黄燥，舌边尖红，脉实弦滑而数。

治法：清肝养胃，泄热减肥。

方剂：龙胆泻肝汤、丹栀逍遥散、温胆汤化裁。

基本处方：柴胡10g，郁金10g，姜黄10g，薄荷6g，黄芩8g，山栀10g，龙胆草6g，牡丹皮10g，知母12g，番泻叶10g，莱菔子10g，荷叶20g。每日1剂，水煎服。

方解：本型是肥胖症中偏于实证的类型，多见于有家族遗传史的年少的体质强壮者，系属于《黄帝内经》"多食而肥"的范畴，故可兼有食积的表现，如口臭苔腻等，故用莱菔子佐以消导。其肥人多痰湿之证已有化热之象。部分也可见于肥胖症合并糖尿病或高血压而见肝热征象者，但此已寓有阴虚之内涵，与前者略有不同。治以泄热减肥为主。

加减：肝热明显者，重用龙胆草，可加夏枯草 10g、白芍 15g；胃热明显者，可加生石膏 20g、生地黄 10g；头胀头痛者，加钩藤 12g、菊花 8g、磁石 20g；食滞不化者，可佐保和丸等消食导滞。此型是肥胖症患者中体质结实者，近年来，临床普遍采用泻下法以减肥，主要适用于本组病例，可用纯大黄制剂，如大黄醇提取片，或复方大黄制剂，如降脂减肥汤。夏枯草 6~10g，绞股蓝 10~30g，荷叶 5~10g，玉米须 15~30g，厚朴 10g，枳实 10g，大腹皮 15~30g，泽泻 10~15g，大黄 6~18g，决明子 10~30g。也可用其他轻泻剂，如排毒清脂胶囊（由番泻叶、泽泻、山楂、草决明、太子参、荷叶等组成）等，均可随证选用。

4. 肝肾阴虚

主症：体胖日益明显，性情急躁易怒，情绪抑郁寡欢，夜寐梦多，失眠，经少，经期不信或已绝经，伴头昏目眩，口苦咽干，烘热汗出，舌红少苔，脉弦细数。

治法：滋阴潜阳，柔肝减肥。

方剂：杞菊地黄丸、知柏地黄丸、一贯煎化裁。

基本处方：何首乌 10g，夏枯草 10g，山楂 10g，泽泻 10g，石决明 10g，莱菔子 10g，茶叶 10g。每日 1 剂，水煎服。

方解：肥胖者以阴虚为主证者主要见于更年期发胖者，常系内分泌紊乱所致，尤以妇女绝经前后多见。原则以滋阴、减肥同时并举，实是滋阴以治其本，调整其内分泌之紊乱；减肥以治其标，乃减轻其体重之超负荷。在体重明显上升时可用上方以减肥为主。

加减：若伴有高血压，可加钩藤 12g、磁石 20g、罗布麻 15g，以潜镇降压；若气郁不舒者，可加用三花减肥茶（玫瑰花、代代花、茉莉花、川芎、荷叶等），以宽胸利气；伴大便干结者，可佐番泻叶 6~10g，或加服大黄醇提片 5 片。当体重有所下降时，则以调整内分泌紊乱为主，可随其阴虚阳亢之轻重程度分别选用杞菊地黄丸或知柏地黄为主化裁，或从更年期综合征论治，将肥胖作为兼症处理。

5. 气滞血瘀

主症：体态肥胖丰满，面色黯红，唇色微绀，伴胸闷气短，动则气促，腹部胀满，嗜卧打鼾，皮肤可见瘀点或老年斑，经行不畅或兼痛经，舌质紫黯，舌下青筋暴露，苔薄或滑腻，脉沉细涩。

治法：活血通络，降脂减肥。

方剂：桃红四物汤、血府逐瘀汤、泽泻汤化裁。

基本处方：桃仁 10g，红花 9g，枳实 12g，当归 10g，柴胡 10g，牛膝 10g，川芎 6g，赤芍 10g，泽泻 15g，山楂 15g，荷叶 15g，白术 8g。每日 1 剂，水煎服。

方解：肥胖者有气滞血瘀征象者，常是痰湿偏重已脂从浊化，凝而成瘀，常已合并循环系统疾病，尤以动脉硬化、冠心病、高脂血症多见。在痰湿与血瘀见症中，以血瘀之症更为明显。故以活血通络为主要治则，实已是治其合并发生之动脉硬化、冠心病为主。

加减：若血瘀较甚者，可加丹参 20g、苏木 10g，或三棱、莪术各 10g，以逐瘀通络；若气滞明显，加菖蒲 20g、郁金 10g、藿香 6g，以理气通络；兼痰浊较重者，可加白芥子 10g、陈胆星 10g、青礞石 20g、海浮石 20g 等，除痰宣通；若痰瘀有化热之势，可用天竺黄 8g、黄芩 8g、栀子 10g 等，清热化痰。

（二）西医治疗

1. 饮食控制

（1）对于肥胖症的治疗，最有效的方法之一就是饮食疗法。以减肥为目的的饮食疗法的基本原理就是摄取的总热量小于消耗热量，以求促进脂肪动员，减少蓄积脂肪量。通常将基础代谢定为每日每千克 24kcal，乘以标准体重，然后再加上运动热量 300kcal（轻度）或 500kcal（中度）求出维持热量。例如，在标准体重为 60kg 时，维持热量就是 $60 \times 24 + 300 = 1700kcal$。如果比这一热量少就是低热量饮食。还要去除基础代谢随年龄而降低的部分。虽然饮食疗法的基本原理是摄取的总热量比消耗的热量要少，但是蛋白质、维生素和矿物质则要按必需量充分摄取。

（2）肥胖症者食品选择的注意事项包括：充分摄取蛋白质、维生素和矿物质。每餐在肉、鱼、蛋、乳类和大豆制品中摄取 2 种以上；蔬菜类要绿黄色和淡色蔬菜相配合，约各占一半；海草、蘑菇、魔芋类要充分摄取；每餐食品种类要在 8 种以上。

（3）要努力使副食的体积不减少：肉要选用瘦肉部位；鱼类的热量按白肉、红肉和青鱼的顺序增加；贝、虾、蟹类因热量低可充分摄取；少量食用果酱、调味汁、蛋黄酱、甜味剂等。

（4）要设法获得饱腹感：摄取汤类食品；品种要多；选用耐嚼的食品。

2. 运动治疗　能量摄入控制与消耗增加相结合是最好治疗肥胖的方法。运动可以促进能量的消耗，但必须因人而异，逐步增加运动量，并要持之以恒，才能使体重逐渐减轻。

3. 药物治疗　减肥药是饮食、运动治疗的辅助手段，2003 年公布的中国成人超重和肥胖症预防控制指南建议用药物减重的适应证为：①食欲旺盛，餐前饥饿难忍，每餐进食量较多；②并发高血糖、高血压、血脂异常和脂肪肝；③合并负重关节疼痛；④肥胖引起呼吸困难或有阻塞性呼吸困难暂停综合征；⑤BMI≥28 不论是否有并发症，经过 3～6 个月单纯控制饮食和增加活动量处理仍不能减重 5%，甚至体重仍有上升趋势者，可考虑用药物辅助治疗。药物减重的目标：①使原体重减轻 5%～10%，最好能逐步接近理想体重；②减重后维持体重不再反弹和增加；③使降血压、降血糖、调节血脂药物能更好地发挥作用。下列情况不宜使用减肥药：①儿童；②孕妇、哺乳期妇女；③原有对该类药物有不良反应者；④正在服用其他选择性血清素再摄取抑制剂。理想的减肥药应能够减少能量摄取，增加能量消耗并改善与肥胖相关情况的危险因素，且安全性好。

减肥药可分两大类，即非中枢作用和中枢作用减肥。以往曾用过的代谢增强剂，如甲状腺激素制剂，因其心血管系统的不良反应已停用。

（1）非中枢性减肥药：这类药主要是脂肪酶抑制剂。饮食中的脂肪必须经过胃肠道中的脂肪酶水解后，才能通过黏膜吸收。奥利司他通过竞争性抑制作用，选择性地抑制胃肠道脂肪酶（主要是胰脂肪酶），服药后可使三酰甘油的吸收减少 30% 而以原形随粪便排出，减少能量的摄取而达到减重的目的。该药对胃肠道的其他酶类（如淀粉酶、胰蛋白酶、糜蛋白酶和磷酸酯酶）无抑制作用，不影响碳水化合物、蛋白质和磷脂的吸收。用量为 120mg，每日 3 次，进餐时用药，该药不被胃肠道吸收，对脂肪酶的抑制作用为可逆性。主要不良反应为胃肠胀气、大便次数增多和脂肪便。

（2）中枢性减肥药：这类药物主要通过 5 - 羟色胺（血清素 5 - HT）通路、去甲肾上腺素能（NA）通路或两者均有的双通路而起效，这类药中的一些制剂如芬特明、马吲哚、安非拉酮、芬氟拉明等因不良反应和成瘾性已退出市场，目前临床上主要有西布曲明，是 5 - HT 和 HA 再摄取抑制剂，用药后降低食欲，增加饱腹感，使摄食减少，体重减轻，剂量范围 5 ~ 15mg/d，常用剂量 10 ~ 15mg/d，每日 1 次，不良反应主要有头痛、口干、畏食、失眠、便秘、心率加快，一些受试者服药后血压轻度升高，故禁用于有冠心病、充血性心力衰竭、心律失常和脑卒中的患者。大型临床研究表明其效果安全、无成瘾性。

4. 心理治疗　情绪有时对饮食生活习惯有一定影响，如果导致过多饮食而运动减少等。适当的心理治疗可以改变这种不良习惯，从而保持正常体重。

5. 外科治疗　除非极度顽固性肥胖或上述方法效果不佳时才考虑手术。通常行空肠回肠旁路手术，减少消化道的吸收。术后腹泻常见，可有严重脱水和电解质紊乱，须严密监护。术后第一年体重下降最快，逐年变慢；也有行胃成型术及脂肪切除术，较少应用。

六、护理

1. 营养失调　高于机体需要量。

（1）相关因素：①多食；②内分泌功能紊乱；③遗传。

（2）主要表现：肥胖，超过理想体重的 20。

（3）护理目标：患者体重控制在理想水平。

（4）护理措施：①与患者商讨，制订合适的饮食计划，指导患者选择食物，限制脂肪和含糖高的食品；②鼓励患者多饮水；③指导患者建立良好的进食习惯；④鼓励患者进行锻炼，应进行有氧运动，循序渐进并持之以恒。

（5）护理评价：①患者的体重变化；②是否对日常生活产生影响或引起并发症。

2. 有感染的危险

（1）相关因素：浮肿。

（2）主要表现：皮肤皱褶易发生皮炎、擦烂、合并化脓性或真菌感染。

（3）护理目标：①能复述出预防感染的方法；②无感染发生。

（4）护理措施：①严格执行无菌技术操作；②保持室内空气新鲜，每日通风 2 次，每次 15 ~ 30 分钟；③限制探视的人数及次数，禁止任何有感染的人探视；④保持床单干燥、平整、无屑，定期翻身、按摩，预防褥疮；⑤嘱患者注重个人卫生，勤洗澡，勤换衣服，不到人多的公共场所；⑥指导患者适当锻炼，以增强机体反抗力。

（5）护理评价：①患者的体温变化；②皮肤有无发红、破溃、发热等感染征象。

3. 焦虑

（1）相关因素：①肥胖引起外形改变；②病程长。

（2）主要表现：自卑、抑郁、睡眠差、不愿与人交往等。

（3）护理目标：①焦虑感减轻；②能正常地进行工作和学习。

（4）护理措施：①鼓励患者表达自己的感受；②与患者讨论疾病的治疗及愈后，增加患者战胜疾病的信心；③鼓励患者进行自身修饰；④加强自身修养，提高自身的内在气质。

（5）护理评价：①焦虑感减轻的程度；②有无焦虑的行为和语言表现。

4. 活动无耐力

（1）相关因素：肥胖。

（2）主要表现：①气急、关节痛、浮肿、肌肉酸痛、体力活动少；②活动持续的时间缩短。

（3）护理目标：①患者能参加一般的日常活动；②能适当地进行体育锻炼和体力劳动。

（4）护理措施：①与患者一起制订活动计划，鼓励进行体育锻炼和体力劳动；②运动要循序渐进、持之以恒；③患者运动期间，不要过于严格控制饮食；④运动时有家属陪伴。

（5）护理评价：①患者的活动耐力是否逐渐增加；②能否耐受日常活动和一般性运动。

（杨佳慧　王　宇　姬晓蕾）

第七章　神经系统疾病

第一节　癫　痫

一、定义

癫痫是一组由已知或未知病因所引起，脑部神经元高度同步化，且常具自限性的异常放电所导致的综合征。以反复、发作性、短暂性、通常为刻板性的中枢神经系统功能失常为特征。由于异常放电神经元的位置不同，放电扩展的范围不同，患者的发作可表现为感觉、运动、意识、精神、行为、自主神经功能障碍或兼而有之。每次发作称为癫痫发作，持续存在的癫痫易感性所导致的反复发作称为癫痫。这些易感性包括有明确的癫痫家族史，发作间期脑电图有明确的痫样放电，有确切而不能根除的癫痫病因存在等。在癫痫中，由特定症状和体征组成的特定的癫痫现象称为癫痫综合征。癫痫的后果对患者的心理、认知及社会功能都有明显影响。

本病属中医学"痫证"范畴。民间俗称"羊痫风"。明代以前的医学文献大多将本病与"癫""狂"混称，直至明代《普济方》认为"癫与痫难以一概而论"，始将痫证与癫狂分列。

二、病因

（一）中医病因病机

本病之形成，大抵因于情志失调，饮食不节，先天因素，脑部外伤，劳易过度，或患他疾之后，造成脏腑失调，痰瘀内聚，气机逆乱，风阳内动所致，其中以痰邪为患至为重要。《医学纲目·癫痫》所言："癫痫者，痰邪逆上也。"即是此意。

1. 情志失调　《素问·举痛论》曰："恐则气下""惊则气乱""怒则气上""思则气结"。由于突受惊恐，造成气机逆乱，进而损及脏腑，肝肾受损，则易致阴不敛阳而生热生风。郁怒忧思，导致气机郁结，久而肝火暴涨。风阳内动，引触宿痰，蒙闭心窍，扰及神明，痫证乃作。

小儿脏腑娇嫩，元气未充，神气怯弱，或素蕴风痰，更易因惊恐而发生痫病。因此，《景岳全书·癫狂痴呆》指出："小儿痫证……有从生后受惊而得者，盖小儿神气尚弱，惊则肝胆夺气而神不守舍，舍空则正气不能主而痰邪足以乱之。”

2. 饮食不节 或由于过食辛辣，或恣食醇酒肥甘，损伤脾胃，运化无权，水湿内停，凝聚为痰。日久痰浊积壅，阻塞经络，迷蒙脑窍，发为本证。此即《医学心悟》所言痫证之因是"痰涎聚于经络也"。

3. 先天因素 前人认为胎中受惊或元阴不足是发病原因之一。如《素问·奇病论》说"此得之在母腹中时，其母有所大惊，气上而不下，精气并居，故令子发为癫疾也"。《慎斋遗书》说"羊癫风，系先天之元阴不足，以致肝邪克上伤心故也。"前者说明母体突受惊恐。易致气机逆乱，精伤肾亏，胎气受损，出生之后，易发痫证。后者是言小儿肝肾之阴不足，心肝之气易于受损，而致肝气逆乱，神不守舍，则发痫证。

4. 脑部外伤 《本草纲目》说"脑为元神之府"。由于跌仆撞击，或出生之时难产，导致颅脑受伤，血溢脉外，瘀阻脑窍，经络闭塞，神明无依，亦可发生痫证。

此外，或因六淫之邪所干，或患他疾之后。可致脏腑受伐，积痰内伏，若劳累过度，生活起居失于调摄，遂致气机逆乱。触引积痰，蒙闭心窍，阻滞经络，发为痫病。

综上所述，可知导致肝脾肾的损伤是痫病的主要病理基础，而风阳、痰浊、瘀血，上扰脑窍，蒙闭心神，走窜经络，则是引致痫病发生的基本病理因素。

（二）西医病因病理

1. 病因 按照癫痫发病原因不同，可分为两大类：

（1）原发性癫痫：亦称特发性癫痫。发病年龄多在儿童或青春期。此类患者脑部无明显病理或代谢改变，但与遗传因素有较密切的关系。

（2）继发性癫痫：亦称症状性癫痫，占癫痫的大多数。继发于多种脑部病变和代谢疾病：①脑先天性疾病：各种遗传性代谢疾病、脑畸形、先天性脑积水、胎儿感染等；②脑外伤：颅脑产伤为新生儿或婴儿期癫痫的常见原因，挫伤、出血和缺血也能引起局部的脑硬化或瘢痕，逐渐形成癫痫病灶；③颅内感染：各种细菌性、病毒性、真菌性、寄生虫性颅内感染；④颅内肿瘤：脑瘤和脑转移癌；⑤脑血管疾病：脑血管畸形癫痫发作多见于年轻者，脑血管病性癫痫多见于中、老年，大约5%的脑卒中患者在病后一年左右可发生癫痫；⑥脑变性疾病：结节硬化以癫痫为主要症状，老年性脑呆也偶有发作；⑦代谢紊乱和中毒：儿童的佝偻病、成人中胰岛细胞瘤所致低血糖、尿毒症、铅中毒性脑病、一氧化碳中毒、药物中毒（如异烟肼、咖啡因）等；⑧心血管疾病：高血压脑病、阿斯综合征、子痫等。

此外，许多内外环境因素也与癫痫发作有关。女性患者在经期和排卵期发作频繁。睡眠不足、疲劳、饥饿、便秘、饮酒、情感冲动、过度换气以及各种一过性代谢紊乱和过敏反应，都能激发癫痫发作。

2. 病理 在"癫痫病灶"中，神经病理改变主要为局限性硬化、局限性瘢痕（感染或外伤后）、脑膜粘连、新生物等导致局部脑组织崩解，供血障碍，神经外液成分改变，组织结构发生紊乱，从而使细胞的生理功能、生物化学结构和新陈代谢等发生异常，给局部细胞电生理改变打下基础。典型的大脑皮层癫痫病灶中心区和环形中间带，代之以瘢痕组织和胶质细胞增生，已不具有神经的兴奋性，所以也没有电活动。环形中间带的神经细胞数目减少，并由于供血不足及代谢紊乱而发生变性，具有过度兴奋性，有异常的电活动，是引起癫痫放电的区域。其异常放电通过周围正常脑组织而传播，这就构成了癫痫发作的病理。

三、临床表现

1. 癫痫发作　又称痫性发作，通常指一次发作过程，患者可同时有几种痫性发作。脑神经元异常放电是癫痫发作的病理生理基础，因脑病变及放电起源部位不同，癫痫发作可表现为不同程度的运动、感觉、意识、精神、行为和自主神经等功能异常。根据癫痫发作的异常放电起源部位不同和患者意识是否存在，分为部分性发作和全面性发作两类：部分性发作异常放电起源于一侧脑部，也可扩及两侧（又将其分为三种类型：即部分性发作不伴意识障碍为单纯部分发作；若发作向两侧扩散，伴意识障碍则为复杂部分发作；两者均有广泛性扩散，继发全面性发作）；全面性发作则异常放电同时起源于两侧大脑，特征是发作时伴有意识障碍或以意识障碍为首发症状。癫痫发作的临床表现多样，但都具有短暂性、刻板性、间歇性和反复发作的特征。

（1）复杂部分性发作：主要特征有意识障碍，于发作起始出现各种精神症状或特殊感觉症状，随后出现意识障碍或自动症和遗忘症，有时一开始即有意识障碍，常称为精神运动性发作。

（2）部分性发作继发为全面性强直-阵挛发作，清醒时若能记起部分性发作的某个症状，即为先兆。

（3）单纯失神发作：属全面性发作的一种，表现为突然发生和突然停止的意识障碍。持续时间短，发作后仍继续原有的动作。

（4）全面性强直-阵挛发作：也称大发作，为最常见，以意识丧失和全身对称性抽搐为特征。先有瞬间麻木、疲乏、恐惧或无意识的动作为先兆，随后出现意识丧失，发出叫声倒地，所有骨骼肌强直收缩、头后仰、眼球上翻、上肢屈肘、下肢伸直，喉部痉挛，牙关紧闭，呼吸暂停，口唇发紫，瞳孔散大，对光反射消失，持续10~20秒，随即全身肌肉阵挛，约1分钟抽搐突然停止，口吐白沫，然后呈昏睡状态，伴有大小便失禁。10分钟至2~4小时后，患者逐渐苏醒，对发作不能回忆。

2. 癫痫持续状态　指一次癫痫发作持续30分钟以上，或连续多次发作，发作间歇期意识持续昏迷者。任何类型癫痫均可出现癫痫持续状态，但通常是指全面性强直-阵挛发作所致的持续状态，多由于突然停用抗癫痫药或因饮酒、合并感染、孕产等所致，常伴有高热、脱水和酸中毒，继而发生多脏器功能衰竭，可导致患者死亡。

四、诊断

1. 诊断要点
（1）有痫性发作的相关病史及发作特点。
（2）发作间期 EEG 出现痫性放电，视频 EEG 和（或）24 小时动态 EEG 记录证实。
（3）依据病史、伴随症状和头颅 CT、MRI、DSA 及 CSF 等相关检查，可寻及某些引起癫痫发作的病因。
2. 诊断思路　癫痫诊断需遵循三步原则。

（1）首先确定是否为癫痫：人类癫痫有两个特征，即脑电图上的痫样放电和癫痫的临床发作，而病史是诊断癫痫的主要依据，需要通过病史了解：

1）发作是否具有癫痫发作的共性。

2）发作表现是否具有不同发作类型的特征，如全身强直－阵挛性发作的特征是意识丧失、全身抽搐，如仅有全身抽搐而无意识丧失则需考虑假性发作或低钙性抽搐，不支持癫痫的诊断；失神发作的特征是突然发生、突然终止的意识丧失，一般不出现跌倒，如意识丧失时伴有跌倒，则晕厥的可能性比失神发作的可能性大；自动症的特征是伴有意识障碍的、看似有目的而实际无目的的异常行为，如发作后能复述发作的细节也不支持癫痫自动症的诊断。

3）当患者的发作具有癫痫的共性和不同类型发作的特征时，需进行脑电图检查以寻找诊断的佐证，同时尚需除外其他非癫痫性发作性疾病。

（2）明确癫痫发作的类型或癫痫综合征：在肯定是癫痫后还需仔细区别癫痫发作的类型及明确是否为癫痫综合征。癫痫发作类型是一种由独特病理生理机制和解剖基础所决定的发作性事件，不同类型的癫痫治疗方法亦不同，发作类型诊断错误，可能导致药物治疗的失败。如将失神发作诊断为自动症，选用卡马西平治疗就可能加重病情。癫痫综合征则是由一组体征和症状组成的特定癫痫现象，它所涉及的不仅仅是发作类型，还包含着其特殊的病因、病理、预后、转归，选择药物时也与其他癫痫不同，需仔细鉴别。

（3）确定癫痫的病因：如是继发性癫痫，还需确定癫痫的病因。为探讨脑部疾病的性质，可考虑进行头颅 CT、MRI、理化检验、同位素脑扫描或脑血造影等检查。由于 MRI 较 CT 更敏感，因而高度怀疑是继发性癫痫者，尤其是有局灶性神经系统定位体征的难治性癫痫应该首先考虑进行 MRI 检查。

五、治疗

（一）中医治疗

1. 痰蒙清窍

主症：发作前可有头晕、胸闷、乏力等先兆症状；发时则大叫一声，突然跌倒，神志不清，四肢抽搐，口吐涎沫，二便失禁，也可仅有短暂神志不清而无抽搐，舌苔白腻，脉弦滑。

治法：祛痰开窍，止痉定痫。

方剂：祛痰定痫汤。

基本处方：煅礞石 30g，胆南星 10g，石菖蒲 10g，天竺黄 6g，沉香 6g，明矾 3g，全蝎 6g，蜈蚣 6g，山慈菇 10g，大黄 10g（后下）。每日 1 剂，水煎服。

方解：本方中青礞石、胆南星、石菖蒲、天竺黄、明矾均能祛痰止痫；全蝎、蜈蚣息风通络，止痉定痫；山慈菇化痰消结解毒；大黄清热涤痰；沉香降气下痰。十药合方，祛痰开窍，止痉定痫作用较强。本方适用于各型癫痫，但以大发作疗效最好。由于方中大多药物以祛邪为主，故不宜久服。在癫痫发作控制后，可改用祛痰定痫丸常服。祛痰定痫丸系上述汤方去煅礞石、明矾、蜈蚣、沉香、大黄，加半夏、天麻、僵蚕、茯神、远志、山楂，水泛为丸而成。

加减：由于方中虫类药、石类药均可碍胃，故可酌加健脾调胃药，如山药；也可适当选用消导药，兼有祛痰作用者更好，如莱菔子、山楂；若发作程度较烈，可在虫类药、石类药中各选用一两味，加入方中，以增加止痛效果；若是小发作，则可将原方中蜈蚣、大黄减去；大发作较烈时，也可将全蝎、蜈蚣以 2∶1 比例研末，开水送服，每次 2g，每天 1～2 次；若同时用祛痰定痫汤，则原方中去全蝎、蜈蚣，改用僵蚕。

2. 火扰神明

主症：发作时昏仆抽搐吐涎，或有吼叫，平时性情急躁易怒，口渴喜冷饮，大便秘结。舌红，脉弦紧。

治法：泻火通实，宁神定痫。

方剂：泻火定痫汤。

基本处方：人工牛黄 0.5g（另冲），青礞石 30g，钩藤 12g，生大黄 10g，黄芩 10g，海浮石 20g，沉香 6g，六神曲 10g（包煎），黑白二丑各 6g。每日 1 剂，水煎服。

方解：方中人工牛黄、钩藤泻火定惊，开窍止痫；生大黄、黄芩、青礞石、海浮石清泻痰热，宣通闭滞；黑白二丑攻积消痰；沉香降气下热；六神曲健胃以助运化。九药合方，能泻火通实，宁神定痫。癫痫的常见病因如脑部炎症、脑外伤与一些全身性疾病，以及五志七情的异常变化，都与中医火（毒）有关。尤其癫痫发作系脑组织异常放电，可能也与火（毒）有关。故治疗痫，次于"痰"的因素即为"火"。本方适用于各型癫痫，尤其对精神运动性发作有较好的疗效。癫痫患者脑部可能有异常积滞，故方中黑白二丑可以单独取出，水泛为丸，另吞，对控制发作有较好的效果。由于黑白丑为峻下逐水药，故服药后可能有腹泻，大多数 1～2 天内可自行停止，如果腹泻次数大于 5 次/日以上，则可考虑停药。

加减：癫痫发作控制后，可去除人工牛黄、黑白丑，大黄量减去 2/3，另加石决明、炒山栀、生地黄、麦门冬、车前子、甘草，共研细末，水糊为丸，一日 2 次，每次 6g，作为长期服用的丸方；若痰多加天竺黄；有瘀象可加丹参、香附；有惊象可加生龙齿。

3. 瘀阻心脑

主症：发作时常大叫一声，昏仆倒地，全身抽动，知觉全无，或头晕目眩，并不跌倒，脸面肌肉偏向一侧抽动，或半侧肢体抽动，步履不稳，言语涩滞，不发时，头痛如刺，肢体麻木，面有瘀点，舌紫黯，脉涩。

治法：活血化瘀，通窍宁痫。

方剂：行瘀定痫汤。

基本处方：当归尾 15g，黄芪 10g，赤芍 10g，川芎 10g，桃仁 10g，红花 6g，丹参 10g，郁金 10g，全蝎 6g，僵蚕 6g。每日 1 剂，水煎服。

方解：活血化瘀法在治疗癫痫中的应用，在古代并不多见。新中国成立以后，活血化瘀治法从理论到临床研究上都取得了一定的突破，在治疗癫痫方面也有了长足的进步。癫痫的病因有一部分可因炎症的粘连，或外伤瘢痕形成，在大脑皮层运动区产生刺激性病灶；也可由于多种原因而使脑缺血缺氧，引起癫痫发作。活血化瘀可改善脑血流循环，促使粘连缓解，瘢痕消失，使皮层运动区停滞性病理性兴奋灶逐渐消除。故活血化瘀法治外伤性癫痫最为合适，对其他癫痫发作也有一定效果，尤其对难治性癫痫可能会起到意想不到的作用。

加减：控制发作后，可将汤方中桃仁、全蝎除去，加入地龙、茯神、黄芪，水泛为丸，作为常服之剂；若瘀象明显，可加乳香、没药、鸡血藤。

4. 心脑亏虚

主症：发作频繁，但程度不烈，神疲体倦，面色无华，声音低微，少气懒言，表情淡漠，或智力减退，舌质淡，苔薄白，脉细弱无力。

治法：养心健脑，止痉安神。

方剂：健脑定痫汤。

基本处方：党参10g，黄芪10g，白术10g，茯神10g，益智仁10g，石菖蒲10g，僵蚕6g，紫河车10g，地龙6g，代赭石30g（包煎）。每日1剂，水煎服。

方解：本方中党参、黄芪补气生血，安神健脑；白术健脾益气，化痰除湿；茯神、益智仁宁神益智；紫河车补气养血，补精添髓；僵蚕、地龙息风止痛；石菖蒲、代赭石化痰定痫。十药合方，能养心健脑，止痉安神。本病先天多不足，或癫痫屡发，正气渐虚，尤其心脑受损较著，故应予健脑定痫汤，也可按原方制成丸药长期服用。在发作期，可根据临床见症属痰、火、瘀的侧重不同，给予不同方药。而在缓解期，则可用本方治本。但是，如果在发作期所选用的方药效果较好，则不宜突然换用本方，而宜用原治法中的丸方，巩固治疗1年。

加减：如果兼有虚象，则可在原方药中选加本方中的部分药物，但"应以原方一药为主"这一条不能忽视；如果仍未有发作，则可换用本方制成丸剂，连续服用1~2年，以作巩固治疗。

（二）西医治疗

1. 癫痫发作时的治疗　以预防外伤及其并发症为原则，而不是立即用药，因为任何药物可能已来不及发挥控制本次发作的作用。为防止再次发作，选用地西泮、苯妥英钠和苯巴比妥等药。

2. 发作间歇期的治疗　除病因治疗外，应定时定量服用抗癫痫药物，以预防发作。药物治疗为癫痫患者主要且必须进行的治疗方法，遵循长期、规则、有选择、一药单用的原则，如两种以上类型发作同时存在，最多只能用两种药。长期服药者在完全控制发作后应再持续服药3~5年，然后再考虑减量或停药。禁止患者自行停药、间断不规则用药。

3. 生活要有规律，避免饥饿、过饱、饮酒、疲劳、感情冲动等诱因，禁止登高、游泳、驾驶汽车、带电作业等危险活动。

六、护理

（一）护理措施

1. 有窒息的危险　与癫痫发作时意识丧失、喉头痉挛、口腔和气道分泌物增多有关。

（1）保持呼吸道通畅和供氧：全面性强直阵挛发作，尤其是癫痫持续状态的患者，应松解衣领及腰带，取头低侧卧位，取下活动义牙，下颌稍向前，以利呼吸道通畅和减少分泌物吸入气管，必要时可使用吸引器及时吸出口腔和气道分泌物，或将舌用舌钳拉出，防止舌后坠堵塞呼吸道。不可强行喂水、喂药以免误吸，引起窒息。缺氧者在保持呼吸道通畅的同时，给予吸氧。

（2）病情监测：监测生命体征、神志、瞳孔尤其是呼吸频率、节律的改变，记录发作的持续时间与频率，发作停止后意识恢复时间等。

2. 有受伤的危险　与癫痫发作时意识障碍，全身抽搐有关。

（1）发现发作先兆时，迅速将患者就地平放，告知患者有前驱症状时立即平卧，解开衣领和裤带，用软物垫于患者头下，移走身边危险物体，以免抽搐时碰撞造成外伤。

（2）抽搐发作时床加床档，保护患者，使用牙垫或厚纱布包裹压舌板垫于上下磨牙间，防止舌、口唇和颊部咬伤，抽搐肢体不可用力按压以免造成骨折或关节脱位；极度躁动的患者必要时给予约束带适当约束，发作时易受擦伤的关节及骨突出处应垫棉垫加以保护，以免皮肤损伤。对于发作后，意识恢复过程中有短暂严重躁动或精神运动性发作的患者，应保护患者防止自伤和伤人。

（二）健康教育

1. 指导患者及家属掌握本病相关知识和发作时家庭紧急护理方法。

2. 患者生活要有规律，适当参加体力与脑力劳动，避免过劳、便秘、睡眠不足和情感冲动等，保持心情愉快；饮食宜清洁无刺激富营养，避免过饥、过饱、戒除烟酒，禁食兴奋性饮料和辛辣调味品。

3. 按医嘱长期有规律服药，避免突然停药，自行减药，漏服及自行换药，定期复查。

4. 平时随身携带简要的病情诊疗卡，注明姓名、地址、病史、联系电话等，以备发作时及时得到有效的处理。

（王　宇　杨佳慧　姬晓蕾）

第二节　帕金森病

一、定义

帕金森病（PD）又称震颤麻痹，是一种常见的神经系统变性疾病，以静止性震颤、运动迟缓、肌强直和姿势步态异常为主要临床特征。男性明显多于女性，两者之比达（2～3）:1。

本病可归属于中医"颤证""震颤""痉证""内风"等病证范畴。

二、病因

（一）中医病因病机

1. 风阳内动　中年以后，肾精渐亏，若加之劳太过，或药物所伤致使肾气不足，肾精亏损，肾水不能滋养肝木，筋脉失濡，木燥而生风，肾水不能上济心火，心神失主则筋不能自收持而生帕金森病。也有因情志郁怒伤肝，气机不畅，阳气内郁，化热生风而成。

2. 髓海不足 久病或年迈肾亏精少，或年少禀赋不足，或七情内伤，凡应事太烦则伤神。精生气，气生神，神伤则精损气耗，脑髓不足，神机失养，筋脉肢体失主则导致帕金森病。

3. 气血亏虚 或饮酒无度，嗜食生冷肥甘，或思虑伤脾或药物所伤，致脾胃受损，中焦失于运化，水谷不能化生气血，则气虚血少，阳弱阴亏。头为诸阳之会，脑为髓海，今阳弱阴亏，阳气不能上煦于头，阴精不能充养于脑，神机受累，筋脉肢体失司失控而生帕金森病。

（二）西医病因病理

1. 病因 迄今为止，帕金森病的病因仍不清楚。目前的研究倾向于与年龄老化、遗传易感性和环境毒素的接触等综合因素有关。

（1）年龄老化：帕金森主要发生于中老年人，40岁以前发病少见，提示老龄与发病有关。研究发现，自30岁以后，黑质多巴胺能神经元、酪氨酸氧化酶和多巴脱羧酶活力，纹状体多巴胺递质水平随年龄增长逐渐减少。然而，仅少数老年人患此病，说明生理性多巴胺能神经元蜕变不足以致病，年龄老化只是本病发病的促发因素。

（2）环境因素：流行病学调查结果发现，帕金森病的患病率存在地区差异，所以人们怀疑环境中可能存在一些有毒的物质，损伤了大脑的神经元。

（3）遗传易患性：近年在家族性帕金森病患者中曾发现 a 共同核素基因的 Alα53THr 突变。但以后多次未被证实。

（4）家族遗传性：医学家们在长期的实践中发现帕金森病似乎有家族聚集的倾向，有帕金森病患者的家族其亲属的发病率较正常人群高一些。

目前普遍认为，帕金森并非单一因素，多种因素可能参与其中。遗传因素可使患病易感性增加，只有与环境因素及衰老的相互作用下，通过氧化应激、线粒体功能衰竭、钙超载、兴奋性氨基酸毒性作用、细胞凋亡、免疫异常等机制才导致黑质多巴胺能神经元大量变性丢失而发病。

2. 由于色素神经元核团（包括黑质、蓝斑和迷走神经背核）内色素细胞的显著减少或消失，因此肉眼即可见黑质变得苍白。镜下，色素细胞内的黑色素减少或消失，常伴有反应性胶质细胞增生。原发性帕金森病的病理标志是 Lewy 体。它位于残存的黑质神经元细胞质内，直径 $4 \sim 30 \mu m$，核心是一个嗜酸性包涵体，脑干型 Lewy 体外围为淡染同心圆样的晕圈。在一个神经元内可含 1 个或多个 Lewy 体。在原发性帕金森病中，这种 Lewy 体除了在黑质出现以外，还可见于蓝斑、迷走神经背核、中缝核、下丘脑、交感神经节以及皮质。

三、临床表现

帕金森病多于 60 岁以后发病，偶有 30 岁以下发病。起病隐匿，缓慢进展。临床主要表现为静止性震颤、肌强直、运动迟缓及姿势障碍等，发展的顺序各患者之间不尽相同，大多数患者已有震颤或运动障碍数月甚至几年后才引起重视。

1. 静止性震颤 多为首发症状。震颤是由于肢体的协调肌与拮抗肌连续发生节律性的收缩与松弛所致。帕金森病典型的震颤为静止性震颤，即患者在安静状态或全身肌肉放松时出现，甚至表现更明显，随意运动时减轻或停止，紧张时加剧，入睡后消失。常最先出现于一侧上肢远端，拇指与屈曲的食指间呈"搓丸样"动作，频率为 4~6Hz，随着病情的发展，震颤渐波及整个肢体，甚至影响到躯干，并从一侧上肢扩展至同侧下肢及对侧上下肢。上、下肢均受累时；上肢震颤幅度大于下肢。只有极少数患者震颤仅出现于下肢。

静止性震颤是一种复合震颤，常伴随着交替的旋前 – 旋后和屈曲 – 伸展运动，而且不会单纯以一种形式出现，通常是可变的。目前，肌电图、三维加速测量计等技术可用于观察震颤的节律与频率，但尚无一项技术可作为客观评估震颤的标准。少数患者，尤其是 70 岁以上发病可不出现震颤。部分患者可合并姿势性震颤。

2. 肌强直　肌强直是指锥体外系病变而导致的协同肌和拮抗肌的肌张力同时增高。检查时因震颤的存在与否可出现不同的结果。当关节做被动运动时，各方向增高的肌张力始终保持一致，使检查者感到有均匀的阻力，类似弯曲软铅管时的感觉，故称"铅管样强直"；如患者合并有震颤，在被动运动肢体时感到有均匀的顿挫感，如齿轮在转动一样，称为"齿轮样强直"。僵直不同于锥体束损害时出现的肌张力增高（强直），不伴腱反射亢进，病理反射阴性，关节被动活动时亦无折刀样感觉。

强直可累及四肢、躯干、颈部和头面部肌肉，而呈现特殊的姿势。僵直常首先出现在颈后肌和肩部，当患者仰卧在床上时，头部可能保持向前屈曲数分钟，在头与垫之间留有一空间，即"心理枕"。躯干僵直时，如果从后推动患者肩部，患者僵直的上肢不会被动地摆动，即 Wilson 征。多数患者上肢比下肢的僵直程度重得多，让患者双肘搁于桌上，使前臂与桌面成垂直位置，两臂及腕部肌肉尽量放松，正常人腕关节下垂与前臂约呈 90°角，而帕金森病患者则由于腕关节伸肌僵直，腕关节仍保持伸直位置，好像铁路上竖立的路标，故称为"路标现象"，这一现象对早期病例有诊断价值。面肌僵直可出现与运动减少一样的"面具脸"。四肢、躯干、颈肌同时受累时，患者出现特殊的屈曲姿势：头部前倾，躯干俯屈，肘关节屈曲，腕关节伸直，前臂内收，双上肢紧靠躯干，双手置于前方，下肢髋关节及膝关节略为弯曲。任何稳定期的患者僵直的程度不是固定不变的，一侧肢体的运动、应激、焦虑均可使对侧肢体僵直增强，增强效应还受到患者的姿势（站立比坐位明显）的影响。

3. 运动迟缓　由于肌肉的僵直和姿势反射障碍，引起一系列的运动障碍，主要包括动作缓慢和动作不能，前者指不正常的运动缓慢；后者指运动的缺乏及随意运动的启动障碍。这是帕金森病最具致残性的症状之一。在病变早期，由于前臂和手指的僵直可造成上肢的精细动作变慢，运动范围变窄，突出表现在写字歪歪扭扭，越写越小，尤其在行末时写得特别小，称为"写字过小征"。随着病情的发展，出现动作笨拙、不协调，日常生活不能自理，各项动作完成缓慢，如患者在进行一些连续性动作时存在困难，中途要停顿片刻后才能重新开始；不能同时做两种动作，如患者不能一边回答问题一边扣衣服；不能完成连贯有序的动作，精细动作受影响，如洗脸、刷牙、剃须、穿脱衣服和鞋袜、系鞋带和纽扣，以及站立、行走、床上翻身等均有困难；面肌运动减少，表现为面部缺乏表情，瞬目少，双目凝视，形成"面具脸"，面部表情反应非常迟钝，且过分延长，有的患者是一侧肢体受累，则其面部表情障碍也只局限于同侧或该侧特别严重；口、舌、腭咽部等肌肉运动障碍，使语速缓慢，语音低微，患者不能正常地咽下唾液，大量流涎，严重时可出现吞咽困难；下颌、口唇、舌头、软腭及喉部肌群受累，出现构音障碍，表现语音变低、咬字不准、声嘶等。不少患者的眼球运动也存在障碍，临床多见的是垂直上视和会聚功能的轻度受损。视觉引导的随机和非随机快速眼动反应时间延长。

4. 姿势步态异常　由于四肢、躯干和颈部肌强直使患者站立时呈特殊屈曲体姿，头前倾，躯干俯屈，肘关节屈曲，腕关节伸直，前臂内收，髋和膝关节略弯曲。患者的联合运动功能受损，行走时双上肢的前后摆动减少或完全消失，这往往是本病早期的特征性体征；步态障碍较为突出，发病早期，行走时下肢拖曳，往往从一侧下肢开始，渐累及对侧下肢，随着病情发展，步伐逐渐变小、变慢，起步困难，不能迈步，双足像黏在地面上，一旦迈步，即以极小的步伐向前冲去，越走越快，不能及时停步或转弯困难，称为"慌张步态"；因平衡障碍，被绊后容易跌倒，遇到极小的障碍物，也往往停步不前；因躯干僵硬，运动平衡障碍明显，转弯时特别是向后转时，必须采取连续小步，使躯干和头部一起转动。

5. 其他表现　自主神经功能障碍症状常见，如便秘、出汗异常、性功能减退和脂溢性皮炎等。另外，帕金森病患者还可以出现精神方面的症状。如有的患者表情淡漠，情绪低落，反应迟钝，自制力差，无自信心，悲观厌世；有的则表现为情绪焦虑、多疑猜忌、固执、恐惧、恼怒等。14%～18%的患者逐渐发生痴呆，表现为注意力不集中、记忆减退、思维迟钝、视觉空间觉障碍、智力的下降等方面，可能与基底节与前额叶皮质功能联系障碍有关。反复叩击眉弓上缘产生持续眨眼反应（Myerson 征），正常人反应不持续；可有眼睑阵挛（闭合的眼睑轻度颤动）或眼睑痉挛（眼睑不自主闭合）。

四、诊断

现国际通用的帕金森病的临床诊断标准为：

1. 必须存在至少两个下列主征　静止性震颤、运动迟缓、肌强直和姿势步态障碍，但至少要包括前两项其中之一。

2. 患者的帕金森病症状和体症　不是由于脑外伤、脑血管疾病、脑肿瘤、病毒感染或其他已知的神经系统疾病，以及已知的药物和化学毒物所引起。

3. 患者必须没有下列体征　眼外肌麻痹、小脑征、体位性低血压（改变超过 30mmHg 以上）、锥体束损害以及肌萎缩等。

4. 左旋多巴制剂试验有效　具有上述所有四项标准的患者可临床诊断为帕金森病。但是经此临床标准诊断的帕金森病患者只有 70%～75% 与病理诊断一致，因此其特异性仍不高。在临床研究和流行病学研究中，为尽量保证诊断的准确性，除要求患者符合上述四条标准以外，如果患者的症状和体征在初发时或病程中有不对称表现，则帕金森病的诊断特异性将显著提高 90% 左右。

五、治疗

（一）中医治疗

1. 肝肾亏损

主症：活动减少，启动困难，动作迟缓，或常倾向一侧，时有跌倒，有时四肢颤震，兼见头眩耳鸣，失眠梦多，腰腿酸软，或呆痴健忘，筋脉拘急，舌质黯红，少苔，脉多细弦。

治法：滋肝益肾，养阴息风。

方剂：养阴定颤汤。

基本处方：生熟地各 15～18g，何首乌 9～12g，山茱萸 9～12g，玄参 12～15g，知母 9～12g，黄柏 6～9g，龟板 9～12g，牡丹皮 12～15g，钩藤 24～30g，生牡蛎 24～30g（先煎），全蝎 6～9g，山药 15～18g。每日 1 剂，水煎服。

方解：本方虽以养阴药为主组方，但同时兼顾降火、息风、潜阳、健脾。这是因为本病多见于老年人，故必须多方考虑，以免顾此失彼。若为中年人，则不妨可略偏于其一方面为主施治。

加减：若临床只见阴虚征象，则可在原方中减玄参、知母、黄柏，加白芍、麦门冬等；若兼见五心烦热，口干舌燥，舌苔薄黄，则可加大玄参、知母、黄柏量；病程较久，兼见阳虚，则可去玄参、知母、黄柏，加官桂、附子等；久病见瘀，则可加丹参、赤芍、鸡血藤；若气血虚较明显，则可重用黄芪，以补气生血。黄芪一般可从 30g 开始起用，并渐加大量，最大可达 90g。

临床上本证远多于痰火动风型，故应引起足够重视。本证治疗效果常欠佳，疗程甚长，故医患双方都要有足够耐心，相互配合，方可望防止疾病的恶化。

2. 痰火动风

主症：颤振明显，或并见四肢强直，兼见胸闷口干，头晕汗多，咳痰色黄，舌苔黄腻，脉弦滑数。

治法：清降痰火，兼以息风。

方剂：息风定颤汤。

基本处方：天麻 6～9g，钩藤 9～12g，黄芩 6～9g，胆南星 9～12g，牛膝 6～9g，全蝎 2～3g，威灵仙 12～15g，清半夏 10g，僵蚕 3～4.5g，甘草 3～4.5g。每日 1 剂，水煎服。

方解：本方是由化痰、降火、息风三部分组成，其中重点是在息风，化痰是为了息风，降火亦为息风。临证时，必须随时注意有否阴虚之候，有则须加养阴药。

加减：若见痰象明显，可予鲜竹沥 10～30ml 冲服，或鲜竹沥中兑入生姜汁后，可防其过寒碍胃；本证祛痰不宜用白芥子，因白芥子性温，恐助火上亢；若火象明显，可加生山栀、黄连之辈；直接泻火，可用生栀子。一般不主张对本证用较多的重镇药，因本病治疗重点不在潜阳，而在息风。

（二）西医治疗

1. 药物治疗

（1）抗胆碱能药物：这类药物对肌肉僵直和震颤约有 20% 的效果。一般可选用：

1）苯海索 1～2mg，每日 3 次，口服。对早期轻症患者可能能缓解症状。

2）东莨菪碱 0.2～0.4mg，每日 3 次，口服。作用同苯海索。

这类药物的不良反应有口干、便秘、无汗、发热、面红、头晕、精神错乱、瞳孔扩大、心动过速等。青光眼者禁用。精神症状往往是停药的主要原因。

（2）左旋多巴：开始时 250～500mg，每日 3 次，口服，以后每隔 3～5 日增加剂量

125～750mg，直至疗效显著而不良反应尚轻为度。一般有效剂量为每日2～4.5g，分4～6次服用。本药可控制帕金森病的各种症状。

用药期间，应注意心律、心率和血压，应作心电图、血常规、尿常规检查。有青光眼、严重精神病、溶血性贫血者禁用。有高血压，心血管、肝、肾、血液、内分泌病者慎用。

应用本药时，禁用维生素B_6、单胺氧化酶抑制剂、酚噻嗪类药、三环类抗抑郁药、安定药、利血平和哌乙啶。

本药的主要缺点有：①必须大量口服才能有效；②不良反应大，而且与剂量增大成正比；③大部分无法到达脑内发挥作用。

（3）多巴加强剂

1）多巴丝肼：一般第一周给多巴丝肼1粒，每粒125mg，每日1次，以后隔周每日增加1粒，一般每日量不超过8粒。

2）信尼麦：开始时，用信尼麦10/100 1片，每日3次，以后每日增加1片，直至剂量适宜时。每日最大剂量不超过信尼麦25/250 4片。

（4）多巴胺受体激动剂：溴隐亭，开始每日0.625mg，以后缓慢增加剂量，直至剂量适宜时。但每日剂量不超过40mg。对有精神病史、严重心血管病、消化性溃疡的患者禁用。

2. 手术治疗　适用于年龄在60岁以下，以震颤或强直为主要症状，药物治疗无效或因不良反应被迫停药者。一般采用立体定向手术破坏一侧苍白球或丘脑膜外核。术后可能出现偏瘫、失语等并发症，远期疗效难以肯定。

3. 理疗　仅做辅助治疗。

六、护理

（一）护理措施

生活自理缺陷：与震颤、肌肉强直、运动迟缓有关。协助患者定时翻身、拍背，按摩关节和骨隆突部位。协助患者洗漱、进食、如厕、沐浴和穿脱衣服等，增进舒适感和满足患者基本生活需要。

（二）健康教育

1. 遵医嘱按时正确用药和坚持用药，定期复查肝、肾功能和监测血压变化。

2. 坚持参加适量的力所能及的活动和体育锻炼。根据病情和体能把握好活动方式、强度与时间；加强关节活动范围和肌力的锻炼及日常生活动作、平衡功能、语言功能的康复训练。

3. 注意安全，防止伤害事故发生。不要独自外出，若需外出必须有人陪伴，防止跌倒、摔伤。

（张玉枝　王晓梅　陈　超　张　静）

第三节　重症肌无力

一、定义

重症肌无力是一种神经肌肉接头间传递功能障碍的疾病。可能为一种自身免疫病。其缺陷位于神经肌肉接头处，在该处可被利用的乙酰胆碱受体数目减少。临床表现为受累横纹肌的异常易于疲劳。这种无力现象是可逆的，经过休息或给予抗胆碱酯酶药物即可恢复。病程初期趋向缓解，但易于复发。根据受累肌肉范围和程度不同，可分为眼肌型、延髓型和全身型。各型之间可以合并存在或相互转变。

根据临床表现一般将本病归属于中医"痿证"，由于大部分患者以眼外肌受累为多，故中医"睑废"病证，与本病颇相类似。

二、病因

（一）中医病因病机

1. 脾气虚弱　眼之有轮，各应于脏，脏有所病，每现于轮。脾主肌肉，肉轮属脾。若素本脾虚，或因病致虚，致使睑胞下垂，开合失常。而且脾气虚弱，往往波及肝肾，故而有时可见斜视或复视。

2. 肾精不足　肾藏精，精足则能化气，精气充足则上承于会厌，鼓动声道而出声。肾气亏虚，则声音嘶哑，发音无力，或构音不清。足少阴之脉循喉咙、挟舌本，肾虚精气不能上承，轻则吞咽困难，饮水反呛，重则咀嚼无力，以致进食困难。

3. 脾肾两亏，可影响肺气　肾为先天之本，脾为后天之本。若脾肾两亏，则精血亏虚，精虚则不能灌溉，血虚则不能营养，脾虚则四肢不用，全身肌肉均痿软无力。若脾肾两虚较为严重，可能影响肺气，以致呼吸失司，进而危及生命。

（二）西医病因病理

1. 病因　重症肌无力的发病原因分两大类：一类是先天遗传性，极少见，与自身免疫无关；一类是自身免疫性疾病，最常见。发病原因尚不明确，普遍认为与感染、药物、环境因素有关。同时重症肌无力患者中有 65% ~80% 有胸腺增生，10% ~20% 伴发胸腺瘤。

2. 病理　重症肌无力的主要病理改变发生在神经肌肉接头，可见神经肌肉接头的突触间隙加宽，突触后膜皱褶变浅并且数量减少，免疫电镜可见突触后膜崩解，其上 AchR 明显减少并且可见 $IgG - C3 - AchR$ 结合的免疫复合物沉积等。肌纤维本身变化不明显，有时可见肌纤维凝固、坏死、肿胀。慢性病变可见肌萎缩。

三、临床表现

1. 任何年龄均可发病　本病大多起病隐袭，首发症状为一侧或双侧眼外肌麻痹，表现为眼睑下垂，斜视和复视，双侧常不对称。

2. 临床特征　是受累肌肉呈病态疲劳，症状多于下午或傍晚劳累后加重，呈规律的晨轻暮重波动性变化。面肌受累时皱纹减少，表情困难；咀嚼肌受累咀嚼困难，引起进食中断及进食时间延长；延髓肌受累导致吞咽困难、饮水呛咳、构音不清；颈肌和四肢近端肌群受累表现为屈颈抬头无力、四肢乏力；呼吸肌、膈肌受累可出现咳嗽无力、呼吸困难，重症可因呼吸麻痹或继发吸入性肺炎而死亡。一般平滑肌和膀胱括约肌不受累。

四、诊断

根据病变主要侵犯骨骼肌、症状波动性及晨轻暮重的特点较易诊断，下述检查有助于诊断：

1. 肌疲劳试验 受累肌肉重复活动后肌无力明显加重。

2. 抗胆碱酯酶药物试验

（1）新斯的明试验：肌内注射甲基硫酸新斯的明 0.5~1mg，20 分钟症状明显减轻者则为阳性。

（2）腾喜龙试验：静脉注射腾喜龙 5~10mg，症状缓解为阳性。

3. 重复电刺激和 AChR 抗体测定。

五、治疗

（一）中医治疗

1. 脾气虚弱

主症：肌肉软弱无力，眼肌下垂尤著，兼见食欲不振，大便溏而不实，舌淡，苔薄，脉细。

治法：益气健脾。

方剂：复力Ⅰ号方（健脾复力方）。

基本处方：黄芪 15~30g，党参 9~12g，白术 9~12g，当归 9~12g，橘皮 4.5~6g，升麻 4.5~6g，煨葛根 12g，甘草 3~6g，制马钱子粉 0.1~0.15g（冲服）。每日 1 剂，水煎服。

方解：本证在所有重症肌无力中最多见，相对来说比较轻浅。治疗以健脾为主组方。方中重用黄芪，因其性轻而气锐，既有培补脾气之效，又能通达内外；葛根煨后，长于升发脾胃清阳；制马钱子能通络，兴奋肌肉神经，故常用于治疗肢体麻木瘫痪等症，用治本病疗效也较好。

加减：若起病较急，又兼有湿热见症者，可略减健脾之药量，酌加清热化湿之品，如茵陈 9~12g，苍术 6~9g，黄柏 3~6g。本证有时可能出现较明显的"气血不足"症状，可以适当选用附子、巴戟天等壮火之品，使少火生气，气旺则血生。

2. 肾气亏虚

主症：腰脊软弱，头昏目眩，或构音、吞咽困难，进食呛咳，咀嚼无力，或上肢无力，两臂上举困难，舌淡胖，苔白滑，脉沉细。

治法：补益肾气。

方剂：复力Ⅱ号（益肾复力方）。

基本处方：熟地黄 18～24g，山药 12g，山茱萸 9～12g，桂枝 3～4.5g，制附子 1.5～3g，泽泻 6～9g，鹿角胶 9g（烊化），川牛膝 9～12g，牡丹皮 6～9g。每日 1 剂，水煎服。

方解：肾主骨生髓通于脑。《素问·逆调论》称"肾不生，则髓不能满"。本证因肾气亏虚而致"髓不能满"，从而引起种种症状。治疗以补肾为主。其中重用熟地黄，意在滋肾填髓。本方因温补药较多，故用牡丹皮凉血护阴佐之，以防辛燥伤阴之弊。

加减：肾气肾阳旺盛，则阳生阴长，脑髓充足，稍用桂、附寓于补肾阴药之中，意在"少火生气"；若肾阳亏虚较为明显，也可略微加大桂、附用量，或易桂枝为肉桂 3～4.5g。

3. 脾肾两虚

主症：周身肌肉无力，步履全废，兼腰酸，神疲，怕冷，舌胖，边有齿痕，脉沉细无力。

治法：健脾益肾。

方剂：复力Ⅲ号方（脾肾双补复力方）。

基本处方：党参 18～24g，白术 12～15g，黄芪 24～30g，鹿角胶 6～9g（烊化），熟地黄 9～12g，枸杞子 9～12g，制附子 9～12g（先煎 30 分钟），葛根 12～15g，金樱子 9g。

方解：本证为重症肌无力中病情最重者，故无论补脾药或滋肾药，用量均较重。方中补元气，以参、芪为主，附子温阳，鹿角壮肾阳而补督脉，配熟地黄、枸杞子益肾填精，并使补阳而不伤阴。

加减：若兼见舌尖红或苔剥干糙，脉细数等阴伤症状，可稍加养阴药，如天门冬 6～9g、西洋参 6～9g、石斛 6～9g。

4. 脾肾亏虚，兼及肺气

主症：呼吸吞咽困难，痰涎壅盛，甚则汗出淋漓，舌质淡胖，苔薄，脉细微或大而无力。

治法：培补脾肾，补肺纳气。

方剂：复力Ⅳ号方（救肺复力方）。

基本处方：别直参 6～9g（另煎冲），熟地黄 24～30g，黄芪 12～15g，蛤蚧尾 1 对（研冲），煅牡蛎 30g（先煎），黑锡丹 30g（包煎），淡附片 9～12g（先煎），鲜竹沥 30ml（冲）。每日 1 剂，水煎服。

方解：本证类同重症肌无力危象，若不及时抢救，可危及生命。虽损及数脏，但应重点针对某脏为主施治。

加减：若无汗出淋漓症状，可不用牡蛎；若痰多，也可用生姜汁 2～3 滴冲服；痰涎壅盛明显者，可将竹沥 30ml 兑入生姜汁 6～7 滴中，分 2 次服用；若神志不清，则加苏合香丸 1 粒研细冲服或鼻饲。

本证系危急之候，故本方也是急救之方，药性较温，一旦抢救成功，即不宜续用，改拟辨证方药。

（二）西医治疗

1. 药物治疗

（1）抗胆碱酯酶药物：常用溴吡啶斯的明口服，根据患者症状确定个体化剂量。药物过量易发生毒蕈碱样反应。

（2）糖皮质激素：多用大剂量的甲基泼尼松龙静脉注射冲击治疗后，用泼尼松口服，当症状持续好转逐渐减量维持。

（3）免疫抑制剂：首选硫唑嘌呤口服。

2. 血浆置换法　用正常人血浆或代血浆置换 MG 患者的血浆。还可行免疫球蛋白和胸腺摘除等治疗。

3. 危象的处理　出现呼吸麻痹，应立即气管切开，用人工呼吸器辅助呼吸。

（1）肌无力危象：最常见，约占患者的 1%。常因抗胆碱酯酶药物剂量不足所致。

（2）胆碱能危象：由抗胆碱酯酶药物过量所致。患者肌无力加重，出现肌束震颤及毒蕈碱样反应。立即停用抗胆碱酯酶药物，重新调整剂量。

（3）反拗危象：患者对抗胆碱酯酶药物不敏感所致，腾喜龙试验无反应。停用抗胆碱酯酶药物，改用其他疗法。

六、处理

（一）护理措施

1. 生活自理能力下降　与眼睑下垂、肢体无力有关。

（1）休息与活动：注意劳逸结合，避免疲劳。

（2）满足基本生活所需：根据 Orem 自护理论和马斯洛层次需要论满足患者生活所需。

2. 营养失调，低于机体需要量　与吞咽困难有关。详见"脑梗死"中"吞咽障碍"的护理。

3. 重症肌无力危象　与膈肌和呼吸肌麻痹有关。

（1）注意病情观察：观察呼吸形态、频率、动度，观察口唇和甲床有无缺氧和发绀等。

（2）保持呼吸道通畅：协助患者排痰，给予吸氧。

（3）备好抢救物品、药品：床旁准备气管切开包、气管插管、呼吸机等抢救物品及药品。

（4）加强管道护理：对行气管插管或气管切开及呼吸机辅助呼吸的患者，严格按管道及机械通气的护理常规进行护理。

（二）健康教育

1. 指导患者遵医嘱用药　告知患者准时、准量应用抗胆碱酯酶药物的重要性；强调增、减量和停药必须遵医嘱执行，擅自变换易诱发重症肌无力危象。

2. 指导患者避免诱发因素　告知患者应避免过劳、外伤、精神创伤、情绪波动、中毒等。忌擅自用链霉素、林可霉素、奎尼丁、吗啡等对本病不利的药物。

（张玉枝　王晓梅　陈　超　张　静）

第四节　急性脑血管病

一、定义

急性脑血管病，又称中风或脑卒中，是血管源性脑部病损的总称，以一系列急性或亚急性脑损害症状为特征。它是全身性血管病变或系统性血管病在脑部的表现，仅有一小部分是局部的脑血管病损。

本病多发生在中年以上，起病急骤，病残率和死亡率高，已成为我国城乡居民死亡的第二大原因。我国年发病率城市为 219/10 万，农村为 185/10 万。致病危险因素最重要的是高血压，其他还有心脏病、糖尿病、吸烟、酗酒、血脂异常、无症状性颈动脉狭窄、肥胖、胰岛素抵抗综合征等。

临床上一般将脑血管病分为出血性和缺血性两大类。出血性脑血管病占 39.3%，包括原发性脑出血和蛛网膜下隙出血；缺血性脑血管病占 59.9%，包括短暂性脑缺血发作（TIA）、动脉硬化性脑梗死和脑栓塞；难分类者占 0.8%。

急性脑血管病属中医"中风""类中""卒中""薄厥""仆击""偏枯""喑痱"等范畴。

二、病因

（一）中医病因病机

头为"诸阳之会""清阳之府"，五脏之精血、六腑之清气，皆上注于脑。若年老体衰，积劳内伤，情志过极，饮食不节，劳欲过度，致使机体阴阳失调，气血逆乱，脑脉为之瘀阻不畅，脑失濡养而形成本病；或阴亏于下，肝阳暴张，阳化风动，血随气逆，挟火挟痰，横窜经络，蒙蔽清窍，血不循脑脉，反溢于脉外，形成本病之危重证候。归纳起来，本病的病因病机主要有如下几方面。

1. 正气虚弱，内伤积损　《黄帝内经》云"年四十而阴气自半，起居衰矣"。《杂病源流犀烛·中风源流》亦云"人至五六十岁，气血就衰，乃有中风之病"。年老正气衰弱是发病的主要因素。年老气血本虚，加之内伤积损，或纵欲伤精，或久病气血耗伤，或劳倦过度，使气血再衰，气虚则血行不畅，脑脉瘀阻；阴血虚则阴不制阳，风阳动越，挟气血痰火上冲于脑，蒙蔽清窍而发病。阳气者，烦劳则张，烦劳过度，易使阳气升张，引动风阳，致气血并逆而发病。

2. 情志过极，化火生风　七情失调，肝气郁滞，血行不畅，瘀阻脑脉；或素体阴虚，水不涵木，复因情志所伤，肝阳骤亢；或五志过极，心火暴盛，风火相煽，血随气逆，上扰元神，神明失用而发病。《素问玄机原病式·火类》云"多因喜怒思恐悲五志有所过极而卒中者，由五志过极，皆为热甚故也"。

3. 饮食不节，痰浊内生　《黄帝内经》有"肥贵人则膏粱之疾"之说，如过食膏粱厚味，脾失健运，气不化津，反聚湿生痰，痰郁化热；或肝木素旺，木旺乘土，致脾不健运，内生痰浊；或肝火内热，炼津成痰，痰热互结，风阳夹痰而横窜经络，上蒙清窍，发为本病，此即《丹溪心法·中风》所谓"湿生痰，痰生热，热生风也"。

总之，本病是由于脏腑功能失调，正气虚弱，在情志过极，劳倦内伤，饮食不节，用力过度，气候骤变的诱发下，致瘀血阻滞，痰热内生，心火亢盛，肝阳暴亢，风火相煽，气血逆乱，上冲犯脑而形成本病。其病位在脑，与心、肝、脾、肾密切相关。其病机归纳起来不外风（肝风）、火（肝火、心火）、痰（风痰、湿痰、痰热）、气（气逆）、虚（阴虚、气虚、血虚）、瘀（血瘀）六端。此六端常相互影响，相互作用，合而为病。其病性为本虚标实，上盛下虚，在本为肝肾阴虚，气血衰弱；在标为风火相煽，痰湿壅盛，气逆血瘀。而阴阳失调，气血逆乱，上犯于脑为其基本病机。

（二）西医病因病机

脑部的血液是由颈动脉系统和椎-基底动脉系统供应。颈动脉系统主要通过颈内动脉及其主要分支后交通动脉、大脑前动脉、大脑中动脉供应大脑半球前 3/5 部分（额叶、颞叶、顶叶及基底节等）的血液。椎-基动脉系统主要通过两侧椎动脉、基底动脉、小脑后下动脉、小脑前下动脉、小脑上动脉和大脑后动脉供应大脑半球后 2/5 部分（枕叶和颞叶的基底面、枕叶的内侧面及丘脑等）、脑干和小脑的血液。两侧大脑前动脉之间由前交通动脉连接，大脑中动脉和大脑后动脉之间由后交通动脉连接。这样，在脑底部形成脑基底动脉环。当此环的任何一处血供减少或闭塞时，可以互相调节血液供应。

脑血管自动调节功能使脑血液供应在平均动脉压 8.0～21.3kPa（60～160mmHg）范围内发生改变时仍得以维持。当血压过分升高超越一定限度，如平均动脉压突然升高超过40%（相当于升高 6.7kPa），脑血管自动调节功能受到影响。此时脑血管并不收缩，脑血流量未见减少，反而显著增加，造成过度灌注，导致毛细血管压力增加，毛细血管破坏，引起严重脑水肿和出血。脑动脉硬化时，脑血管阻力（主要存在于小动脉和毛细血管）增高，若较大动脉管腔变狭窄，远端的灌注压可显著降低。对血管阻力已明显增高的脑组织，可因灌注压显著降低而产生急性缺血症状。

1. 短暂性脑缺血发作（TIA）　是指某一区域脑组织因血液供应不足导致其功能发生短暂的障碍。本病的病因绝大多数为动脉粥样硬化。其发病机制目前认识尚未完全一致，概括有以下几种解释：

（1）微栓子学说：主动脉-颅脑动脉粥样硬化斑块，其表面常有纤维蛋白、血小板、胆固醇结晶等沉积形成血栓，破碎脱落在血流中成为微栓子，流向远端的脑小动脉引起动脉管腔阻塞，导致脑局部缺血而发生功能障碍。微栓子经酶的作用分解，或因栓塞远端血管缺血扩张。栓子移至末梢不足为害，脑组织的血流及功能重新恢复。目前大多数学者支持这一学说。

（2）血流动力学改变：部分患者某一脑动脉狭窄或闭塞时，平时依靠侧支循环尚能维持局部脑组织的血液供应。但侧支循环的血流受全身血压的影响很大，在各种原因导致一过性血压降低时，脑血流量减少，侧支循环供血不足而发生该处脑组织缺血症状。

（3）脑血管痉挛：由于严重高血压病和微栓子对局部小动脉床的刺激，引起脑小动脉痉挛，如其状态持续时间较长、程度严重，则可导致局灶性脑缺血发作。

（4）颈部动脉受压：椎动脉粥样硬化或先天性迂曲、扭结，当头部急剧转动和颈部过度伸屈时，特别是伴有颈椎骨质增生者，可致该动脉在颈椎横突孔处受压，而发生椎-基底动脉缺血。此外颅内或锁骨下动脉盗血综合征、血黏度增加、血高凝状态均可引起短暂性脑缺血发作。

2. 脑血栓形成　又称动脉硬化性脑梗死。系指脑动脉在内膜病变基础上形成血栓，致使血管管腔狭窄或闭塞，血流受阻，导致急性脑供血不足并引起局部脑组织坏死。

本病常见的病因为脑动脉粥样硬化，高血压、高脂血症、糖尿病往往可促使动脉硬化的发展。其他病因有各种脑动脉炎、烟雾病、结缔组织病、真性红细胞增多症、血高凝状态等。动脉粥样硬化最易发生在大血管的分叉及弯曲处。如颈内动脉起始部及虹吸部，大脑中动脉主干、大脑前动脉在胼胝体膝部绕行处，大脑后动脉在大脑脚绕行处，基底动脉下部，椎动脉上部，小脑后下动脉起始部，以及无名动脉、颈总动脉、锁骨下动脉和椎动脉的起始部等。

动脉粥样硬化的主要病变是内膜深层脂肪变性、胆固醇沉积、粥样硬化斑块形成、纤维组织增生、斑块内出血或表面溃疡、血小板积聚。在以上血管壁病变的基础上，当处于睡眠、失水、心力衰竭、心律失常、心肌梗死、休克、红细胞增多等情况，引起血压下降，血流缓慢，血液黏稠度增加，或血凝固性异常等，易导致血栓形成，动脉完全闭塞，阻断血流，使该动脉所供应的脑组织缺血缺氧。发生梗死处的脑组织病理改变为组织软化、坏死，并可发生脑水肿和毛细血管周围点状渗血。如病变范围大，脑组织高度肿胀，可向对侧移位，甚至形成脑疝。后期病变组织萎缩，坏死组织被巨噬细胞吞噬和清除，留下有空腔的瘢痕组织，空腔内可充满浆液。大多数脑血栓形成一般为供血不足引起的白色梗死，但有时也可因梗死区的坏死血管于再灌注时破裂出血，而成为出血性梗死，又称红色梗死。

3. 脑栓塞　是指固态、液态、气体的栓子流入脑动脉或供应脑的颈动脉，造成血流阻塞而产生的脑梗死。脑栓塞的栓子来源可分为心源性、非心源性、来源不明性三大类。心源性栓子常为风湿性心脏病尤其是二尖瓣狭窄合并心房纤颤时，左心房壁血栓脱落而成。约占半数以上。其他原因有急性心肌梗死、心室动脉瘤、亚急性细菌性心内膜炎、心肌病、二尖瓣脱垂、心脏黏液瘤、瓣膜钙化、非细菌性心内膜炎等，均系少见病因。非心源性栓子常为主动脉弓以及其发出的大血管的动脉粥样硬化斑块和附着物脱落形成。其他少见的还可有：感染样栓子（如肺脓肿）；长骨骨折的脂肪栓子；胸部手术、人工流产、空腹或减压病时的气体栓子；肿瘤栓子、寄生虫虫卵栓子等。有部分病例无法明确栓子的来源。

栓子进入脑循环，多栓塞在颈内动脉系统。尤其是左侧大脑中动脉的供应范围内。由于栓子突然阻塞动脉，侧支循环难以很快建立，该动脉供血区则发生急性脑缺血；栓塞的血管因受机械刺激而易出现脑血管痉挛，所以在发病时脑缺血的范围较广泛，症状多较严重。被阻塞的脑血管可因血管扩张而将栓子向前推移，或栓子破碎、溶解，脑血管痉挛减轻，以及侧支循环逐渐建立，均使脑缺血范围缩小，症状减轻。其梗死区的病理改变和脑血栓形成相同。但脑栓塞引起的出血性梗死更为多见，约占1/3。

4. 脑出血　系指非外伤性脑实质内的出血，又称脑溢血。高血压动脉硬化是脑出血最常见的病因。其他少见的病因有继发脑梗死的出血、脑动静脉畸形、颅内动脉瘤、原发性或转移性脑肿瘤、血液病（如白血病、再生障碍性贫血、血小板减少性紫癜和血友病等）、脑淀粉样血管病、脑动脉炎、抗凝及溶血栓治疗等。

由于持续的高血压使脑小动脉硬化，发生脂肪玻璃样变，形成微动脉瘤。此外，深穿支－豆纹动脉以垂直方向从主干（大脑中动脉）发出，形成直角；脑内动脉的外膜和中层在结构上较其他器官的动脉薄弱。这些解剖结构在情绪剧烈波动和过度用力等因素作用下，使血压骤然升高时，易因压力的变化而致其分支动脉破裂、血液流入脑实质内，形成血肿。高血压脑出血好发部位为基底节，即内囊出血，约占脑出血的2/3。其次是脑叶的白质、脑桥和小脑。脑组织局部出血及血肿形成所引起的脑水肿、颅内压增高和脑组织移位，可发生天幕裂孔疝、枕骨大孔疝，或继发脑干出血、坏死，多为脑出血致死原因。新近的出血，受出血破坏的脑组织呈现不规则的腔，充满冻状液化血液、腔周为软化带。急性期过后，血块收缩、溶解。内含的铁黄素被大量巨噬细胞清除、被破坏的脑组织逐渐被吸收，胶质纤维增生、脑水肿消退出血量少的局部可形成瘢痕，出血量大的可形成囊腔。

5. 蛛网膜下隙出血 脑底部和表面的血管发生病变，破裂而使血液直接流入蛛网膜下隙时，称为原发性蛛网膜下隙出血。脑实质出血后，血液穿破脑组织而进入脑室和蛛网膜下隙的称继发性蛛网膜下隙出血。上两种又称自发性蛛网膜下隙出血。颅脑损伤引起的则称损伤性蛛网膜下隙出血。

本病病因以颅内动脉瘤最常见。其次为脑血管畸形及高血压脑动脉粥样硬化。少见的病因尚有血液病、颅内肿瘤、脑基底异常血管网症、各种感染引起的动脉炎、结缔组织病、抗凝治疗等。部分病例原因不明。90%以上的颅内动脉瘤为囊形动脉瘤，好发于脑底动脉环的分叉处。脑血管畸形常见于大脑中动脉和大脑前动脉供血的脑表面。动脉硬化性动脉瘤，多呈梭形。常见于脑底部较大动脉的主干。颅内动脉瘤或动静脉血管畸形，由于管壁破裂血液流入蛛网膜下隙，可迅即发生颅内压升高。脑底部、脑池、脑沟等处可见血凝块和血液积聚。血液刺激可引起无菌性脑膜炎及蛛网膜粘连，甚至形成脑积水。动脉瘤破裂和血液刺激均可产生动脉痉挛，亦可导致脑梗死。

三、临床表现

（一）短暂性脑缺血发作

短暂性脑缺血（TIA）发作好发于中老年人（50～70岁），男多于女，患者多伴有高血压、动脉粥样硬化、糖尿病或高脂血症等脑血管病的危险因素。起病突然，出现局灶性的神经系统症状和体征，持续数分钟或数十分钟，在24小时内完全恢复，不遗留神经功能缺损。常反复发作，每次发作时的症状基本相似。发作间期无神经系统阳性体征。

1. 颈内动脉系统TIA 通常持续时间短，发作频率少，较多进展为脑梗死。最常见的症状是发作性的单瘫或偏瘫。其他的症状可有同侧单眼一过性黑蒙或失明，对侧偏瘫及感觉障碍；同侧Horner综合征，对侧偏瘫；对侧同向性偏盲；对侧单肢或偏身麻木；优势半球受累还可出现失语。TIA患者就诊时，很难发现阳性体征。如果医生发现其发作，则可发现与症状相符的阳性体征：对血管的听诊可以发现导致TIA的可能病因，如颈动脉分叉处的杂音提示颈动脉狭窄，但严重的狭窄或梗阻，则反而无杂音。检查眼底，有时可以发现流过视网膜血管的栓子。

2. 椎－基底动脉系统 TIA 持续时间长，发作频率多，进展为脑梗死少。椎－基底动脉血液主要供应脑干、小脑、枕叶、颞叶内侧等。椎－基底动脉系统 TIA 的最常见症状如下：眩晕、共济失调、复视、眼球活动异常等，也可有单侧或双侧视觉缺失、短暂性全脑遗忘症、单侧或双侧面部麻木、单侧或双侧感觉丧失、偏瘫或双侧肢体瘫痪甚至四肢瘫痪等，提示为脑干缺血。在老年人中突然出现双眼失明，常提示为双侧大脑后动脉距状支缺血导致枕叶视皮层受累。多数情况下，孤立的症状难以做出明确的定位诊断，往往需要几个症状同时发生，如眩晕为椎－基底动脉缺血最常见的症状，一般不伴有耳鸣，眩晕合并有其他脑干或颞枕叶功能障碍才考虑诊断 TIA。

（二）脑梗死

本病中老年患者多见，病前有脑梗死的危险因素，如高血压、糖尿病、冠心病及高脂血症等。常在安静状态下或睡眠中起病，约 1/3 患者的前驱症状表现为反复出现。根据脑动脉血栓形成部位的不同，相应地出现神经系统局灶性症状和体征。患者一般意识清楚，在发生基底动脉血栓或大面积脑梗死时，病情严重，可出现意识障碍，甚至有脑疝形成，最终导致死亡。

（三）脑出血

脑出血常发生于 50 岁以上的患者，多有高血压病史。在活动中或情绪激动时突然起病，少数在安静状态下发病。患者一般无前驱症状，少数可有头晕、头痛及肢体无力等。发病后症状在数分钟至数小时内达到高峰。患者常突感头痛，随之恶心、呕吐，可很快出现意识和神经功能障碍，并进行性加重。发病时血压常明显升高，常超过 22.6/13.3kPa（200/100mmHg）。临床表现的轻重主要取决于出血量和出血部位。

（四）蛛网膜下隙出血

本病各年龄组均可发病，由于先天性动脉瘤为主要病因，故以青壮年患者居多。性别差异不大。起病突然，部分患者可有激动、活动、咳嗽、排便等诱因。最常见的症状为突发剧烈难忍的头痛，呈胀痛或炸裂样痛，位于前额、枕部或全头痛，可向项背部放射，常伴有恶心、呕吐。半数患者有短暂意识障碍，少数有局限性或全身性抽搐。也有以头昏或眩晕、呕吐起病。个别患者有烦躁不安、谵妄、定向障碍、幻觉、近事遗忘等精神症状。大多数患者在患病数小时后即可查见脑膜刺激征（颈项强直、Kernig 征阳性），如出血量少，病情较轻可不出现脑膜刺激征，病情极轻者可能仅出现颈枕部疼痛、腰部疼痛或眩晕等。少数可伴有一侧动眼神经麻痹，提示该侧后交通动脉瘤破裂。眼底检查可发现玻璃体膜下片状出血，虽然仅见于少数患者，但对 SAH 诊断价值极大，10% 的患者可见视乳头水肿。60 岁以上老年人及儿童 SAH 患者症状不典型，头痛不明显，意识障碍及脑实质损害症状多见且较重。

四、诊断

1. 短暂性脑缺血发作 多数 TIA 患者就诊时临床症状已经消失，故诊断主要依靠病史。中老年人突然出现局灶性脑损害症状，符合颈内动脉系统与椎－基底动脉系统及其分支缺血后的表现，持续数分钟或数小时，24 小时内恢复完全，应高度怀疑 TIA 的诊断。头部 CT 和

MRI 可以正常，在排除其他疾病后，可以诊断 TIA。TCD 可发现颅内大动脉狭窄、动脉粥样硬化斑块或监测到微栓子。新兴的神经影像学检测技术，如 DWI、PWI 和 SPECT 等有助于 TIA 的早期诊断，但是目前这些技术还尚未普及，临床使用率偏低。

临床诊断要点是：①突然的、短暂的局灶性神经功能缺失发作，在 24 小时内完全恢复正常；②临床表现完全可用单一脑动脉病变解释；③发作间歇期无神经系统体征；④常有反复发作史，临床症状常刻板出现；⑤起病年龄大多在 50 岁以上，有动脉粥样硬化症；⑥脑部 CT 或 MRI 检查排除其他脑部疾病。

2. 脑梗死　本病诊断主要依据中、老年患者，有动脉粥样硬化及高血压等脑卒中的危险因素，安静状态下或活动中起病，病前可有反复的 TIA 发作，症状常在数小时或数天内达到高峰，出现局灶性神经功能缺损，梗死的范围与某一脑动脉的供应区域相一致，一般意识清楚。头部 CT 在早期多正常，24～48 小时内出现低密度病灶。脑脊液正常。SPECT、DWI 和 PWI 有助于早期诊断，血管造影可发现狭窄或闭塞的动脉。

3. 脑出血　本病诊断主要依据中、老年患者，有动脉粥样硬化及高血压等脑卒中的危险因素，安静状态下或活动中起病，病前可有反复的 TIA 发作，症状常在数小时或数天内达到高峰，出现局灶性神经功能缺损，梗死的范围与某一脑动脉的供应区域相一致，一般意识清楚。头部 CT 在早期多正常，24～48 小时出现低密度病灶。脑脊液正常。SPECT、DWI 和 PWI 有助于早期诊断，血管造影可发现狭窄或闭塞的动脉。

4. 蛛网膜下腔出血　曾将突发剧烈头痛伴呕吐、阳性脑膜刺激征及血性脑脊液称为诊断 SAH 的三联征。近年的临床研究认为，仅以血性脑脊液为佐证尚不能除外脑局灶定位体征不显著或缺如的脑实质出血后继发性 SAH，尚需及时行头颅 CT 检查，以免误诊。应首先确定为 SAH 后，再进一步行相关检查如 DSA，以明确其病因。

五、治疗

（一）中医治疗

1. 急性期

（1）中脏腑

1）痰热腑实，风动窍闭

主症：突然昏仆，不省人事，躁扰不宁，牙关紧闭，喉有鼾声，息粗痰涌，面赤身热，肢体偏瘫，大便秘结，舌苔黄腻，脉弦滑。

治法：化痰通腑，息风开窍。

方剂：星蒌承气汤、羚角钩藤汤化裁。

基本处方：陈胆星 10g，全瓜蒌 10～30g，生大黄 10～25g（后下），玄明粉 10g（另冲），羚羊角粉 0.6～1.2g（另吞），钩藤 15～30g（后下），生代赭石 30g（先煎），生石决明 30g（先煎），天竺黄 10g。每日 1 剂，水煎服。

另可化服至宝丹、安宫牛黄丸，或清开灵注射液 40mg 加入 0.9% 氯化钠注射液 250ml 中静脉滴注，每日 1 次。

方解：本证多见于脑出血重证，传统总以开窍为首务。验之临床，下窍不通，上窍难开，以星蒌承气汤化痰通腑去实为主，可使气血转引而下，配合羚角、钩藤息风，代赭石、石决明潜镇，适当辅以开窍，较为贴切。但体虚、失水者应慎或禁用。羚羊角粉剂量应注意，如血压已控制，不宜过大。

加减：头痛、呕吐明显，可配合山楂 60g，有降低颅内压作用；喉间痰鸣较甚，加服竹沥、猴枣散（或川贝、戈制半夏粉），或改用"礞石滚痰丸"；痰热郁肺，咳嗽阵作，加秦皮 30g，秦皮清热解毒，多用于痢疾，实际有较好的祛痰止咳作用，又可清肝明目，叶天士曾用之治疗中风。对中风合并肺部感染者，其一举两得，对原发病和控制感染均有一定效果；痰热伤津，可酌加沙参、麦门冬、石斛；呕血，便下如漆，去玄明粉，大黄改为粉剂 3~6g，加云南白药 1g，或白芨粉 6g，每日 3 次；蛛网膜下隙出血，颈项强直，头痛如劈，可加僵蚕 10g、全蝎 6g、生地黄 30g、牡丹皮 10g。

2）痰湿蒙心，肝风内旋

主症：突然昏仆，或初为嗜睡，渐次昏蒙，神识不清，静卧不烦，痰涎壅盛，面白唇黯，口角㖞斜，肢体偏瘫，舌苔白腻，脉沉滑。

治法：涤痰开窍，平肝息风。

方剂：涤痰汤、菖蒲郁金汤增损。

基本处方：竹沥半夏 10g，胆南星 10g，石菖蒲 10g，郁金 10~15g，天麻 10g，制远志 10g，茯苓 10g，白术 15~30g，橘红 10g。每日 1 剂，水煎服。另可化服苏合香丸。

方解：本证一般称为阴闭，可见于大范围脑梗死伴脑水肿患者。较之前证阳闭，无火热之象，而以痰湿为主。因脾主运化水湿，为生痰之源，化痰时应注意健脾。

加减：涤痰汤方中本有茯苓，加白术更佳；如白睛水肿，尿少，茯苓可增至 30g，并加泽泻 30g、益母草 15~30g，与大剂白术配合，可利水湿导浊邪下出，对改善脑水肿有一定效用；有抽搐，加蜈蚣 4 条、全蝎 6g，息风定痉；肢体强直，苔厚腻，加厚朴 9~15g，但如系脑出血，应慎用。

3）元气败脱，心神散乱

主症：神识昏糊，鼻鼾息微，面色苍白，目合口开，手撒肢冷，汗多不止，二便自遗，肢体瘫软，脉沉细或微。

治法：回阳固脱。

方剂：参附汤加味。

基本处方：人参 10~15g（另煎），制附子 10~15g（先煎半小时），五味子 10g，龙骨 30g（先煎），牡蛎 30g（先煎）。每日 1 剂，水煎服。

或用参附针 10~20ml，加 5% 葡萄糖注射液 30~40ml，静脉滴注 1~2 次后，以 40~80ml 加入 10% 葡萄糖注射液 250ml 中静脉滴注。

方解：人参大补元气，附子回阳救逆，合五味子、龙牡可敛汗固脱。

加减：如舌干、面红如妆，加麦门冬 15g、玉竹 30g，或参麦针每次 20~30ml，加 10% 葡萄糖注射液 30ml 静脉滴注，1~2 次后，以 50~100ml 加入 5% 葡萄糖注射液 250ml 中静脉滴注。本证常由闭证转化而来，有时神昏，痰壅等闭未开，脱已至，为内闭外脱，可用上方回阳固脱为主，适当配合开窍，也可用地黄饮子增损，地黄饮子原治风痱证，但加人参，适当化裁，于内闭外脱亦颇合拍。

（2）中经络

1）肝阳暴亢，风火上扰

主症：骤然口角㖞斜，半身不遂，患侧肢体拘急，舌强语謇，头痛眩晕，面赤升火，口苦咽干，心烦易怒，但神志尚清，舌质红，苔黄或白，脉弦数。

治法：重镇潜阳，息风清火。

方解：镇肝熄风汤加减。

基本处方：怀牛膝 10～15g，生代赭石 30g（先煎），生龙骨 30g（先煎），生牡蛎 30g（先煎），龟板 30g（先煎），白芍 15g，僵蚕 10g，地龙 10g，豨莶草 15～30g，白蒺藜 10g。每日 1 剂，水煎服。

方解：本证为肝肾阴虚基础上，风阳内动，气血上逆所致，具本虚标实之特点。故重镇潜阳息风的同时，还需适当养阴柔肝。豨莶草祛风通经活络，调和气血，已故著名中医学家任应秋先生曾创制豨莶至阴汤治疗中风，即重用豨莶草，证诸临床，确有一定疗效；白蒺藜平肝又能疏肝，与重镇寒凉药合用，更有利于风阳潜降，又可避免肝气郁滞。

加减：如肝肾不足较著，可加女贞子、枸杞子；血虚肢麻，加当归、鸡血藤、赤芍；重者可用大秦艽汤；头痛甚，加石决明、夏枯草；夹痰，苔厚腻，可去龟板，减滋阴药，加竹沥、胆星、麦芽。此外，可配桑枝、乌梢蛇、路路通等通络。

2）痰热腑实，风痰入络

主症：半身不遂，肢体麻木，口角㖞斜，舌强语謇，痰多难咯，大便秘结，口气秽臭，舌紫黯或有瘀斑，苔黄腻，脉弦滑。

治法：化痰通腑，息风通络。

方剂：大黄瓜蒌汤、导痰汤、牵正散加减。

基本处方：生大黄 6～10g（后下），全瓜蒌 15～30g，胆南星 10g，竹沥半夏 10g，天麻 10g，僵蚕 10g，全蝎 6g，桃仁 10g，地鳖虫 10g，络石藤 15g。每日 1 剂，水煎服。

另可用复方丹参 16ml 加入 5% 葡萄糖溶液 500ml 中静脉滴注，每日 1 次，10～14 天为一个疗程。

方剂：本证是痰热腑实，风痰瘀血阻络，用大黄、瓜蒌、胆星、半夏化痰通腑，天麻合僵蚕、全蝎息风，再加桃仁、地鳖虫、络石藤活血通络。临床往往通腑之后，症状很快有所好转。但腑气一通，应及时改为息风化痰、活血通络为主，大黄应减量或改为制大黄，并加丹参、鸡血藤。

加减：瘀血重者，可加水蛭 3～6g，研粉吞服。水蛭破血，现代研究其含水蛭素、肝素、抗血栓素等，疗效高，不良反应少，是中风治疗中颇受重视、很有推广价值的药物。若眩晕如坐舟车，胸闷呕恶，可用半夏白术天麻汤；言语不清，神情呆滞，加菖蒲、远志化痰开窍；手臂重滞，流涎痰多，加指迷茯苓丸。另外，也可配合"佛手散"。当归宜重用，且以甘肃产眠当归为佳。

2. 恢复期

中风急性期经抢救治疗，中脏腑神志渐清，中经络痰热渐平，风势得减，逐步进入恢复期，此时本虚标实，且本虚占重要地位，应注意扶正，同时采取针灸、理疗，及适当运动、语言训练等综合治疗，对功能恢复十分重要。

（1）气虚血瘀

主症：半身不遂，肢软无力，语言不利，口角㖞斜，面色少华，或有手足浮肿，舌淡紫，苔薄白，脉细涩无力。

治法：益气活血。

方剂：补阳还五汤加味。

基本处方：生黄芪 30g，桃仁 6g，红花 3～6g，赤芍 6g，当归尾 6g，地龙 6g，乌梢蛇 6g，鸡血藤 15～30g。每日 1 剂，水煎服。

方解：本证以半身不遂而肢软无力，舌淡紫，脉细涩为辨证要点。若偏瘫而肢体拘急用该方则效差。正气未虚或阴虚阳亢，或风火痰湿邪盛不宜用。组方以黄芪为主，一般从 30g 开始，效不显可渐加量。除通络之鸡血藤量可大外，余活血药剂量宜小。

加减：若半身不遂，上肢不利为主，可加桑枝 10g、桂枝 6g；下肢瘫软无力者，加桑寄生 10～15g、怀牛膝 10g；口角㖞斜者，加牵正散；手足肿甚者，加茯苓 15g、泽泻 15～25g、薏苡仁 15～30g、益母草 15g；语言不利者，加郁金、菖蒲、制远志或解语丹；小便不禁者，合桑螵蛸散化裁。此外，如恢复期病情顽固，痰瘀深留筋骨关节者，一般草木之品常所不及，可酌情选用僵蚕、全蝎、蜈蚣、地鳖虫、水蛭、虻虫等虫类药搜剔，但应注意本虚之特点，不可主次颠倒。

（2）阴虚风动

主症：偏身麻木，半身不遂，肢体拘急时而瞤动，舌暗不语，头晕耳鸣，腰膝酸软，手足心热，口干舌燥，或有便干，舌红少苔，脉细数。

治法：养阴息风。

方剂：三甲复脉汤增损。

基本处方：龟板 30g（先煎），鳖甲 30g（先煎），牡蛎 30g（先煎），生熟地黄各 10g，白芍 10～30g，桑寄生 15g，牛膝 10g，当归 10～30g，鸡血藤 15～30g，甘草 3～5g。每日 1 剂，水煎服。

方解：三甲复脉汤本为温病虚风内动而设。用于本证亦合病机。

加减：舌暗失语明显者，可加桔梗、木蝴蝶开音利窍；虚烦少寐者，加柏子仁、枣仁、夜交藤；大便秘结者，加肉苁蓉、火麻仁、决明子、郁李仁；如兼气虚自汗者，可配合生脉饮；阴虚日久不复，可反佐肉桂 1.5g，有时可收良效；如阴阳俱虚，偏瘫且痿，失语，舌淡红，脉沉细，可参用地黄饮子。本证见效多缓，应注意守法守方，并始终扶正为主，切忌大肆削伐，否则重损正气，往往使证情更难恢复。

（二）西医治疗

1. 短暂性脑缺血发作　TIA 是急症，是卒中的高危因素，治疗目的是消除病因，减少及预防复发，避免发展成脑梗死。

（1）病因治疗：病因明确者应针对病因治疗，如动脉粥样硬化、高血压、高脂血症、糖尿病、冠心病、心律失常、严重动脉狭窄等。要有效地控制血压、血糖、血脂等，降低脑卒中的危险因素。对于严重血管狭窄，影响脑供血并有反复 TIA 发作者，可行颈内动脉内膜剥脱术、颅内外动脉吻合术以及血管内介入治疗。

（2）药物治疗

1）抗血小板聚集药物：减少微栓子发生和 TIA 复发。

2）抗凝治疗：抗凝治疗一般不作为 TIA 患者的常规治疗。对于短期内出现的频繁发作，即 1 天发作 3 次以上或 1 周发作 5 次以上者，尤其是椎 – 基底动脉系统的 TIA 者及心源性栓塞性 TIA 伴发心房纤颤和冠心病的患者，应在确定诊断并排除禁忌证后，即刻进行抗凝治疗。经国内外临床应用和长期观察，审慎而有选择地应用抗凝治疗，可以减少甚至消除 TIA 的发作。对防止进一步的脑梗死也有积极作用。

3）钙离子通道拮抗剂：钙拮抗剂可阻断细胞内钙超载，防止脑血管痉挛，改善微循环，增加血流量。

4）其他：对于有高纤维蛋白原血症的 TIA 患者可以选用降纤酶治疗。对于老年 TIA 并有抗血小板聚集剂禁忌或抵抗者可选用一些中药单成分或者中药复方制剂如川芎嗪、葛根素、银杏叶制剂、三七皂苷、丹参等。

（3）手术治疗：如颈动脉狭窄超过 70% 或药物治疗效果较差，反复发作者可进行颈动脉内膜剥脱术或者血管内介入及血管成形术。

2. 脑梗死　其急性期治疗应根据不同的病因、发病机制、临床类型、发病时间等确定。在综合治疗基础上，强调个体化分期、分型治疗，早期介入康复训练，有助于神经功能缺损恢复。卒中单元是有效的治疗途径。在一般内科支持治疗的基础上，可酌情选用改善脑循环、脑保护、减轻脑水肿、降颅压等措施。在发病 <3 小时内有溶栓适应证者可考虑溶栓治疗。恢复期治疗以康复治疗、预防并发症和预防卒中复发为主。

3. 脑出血

（1）一般处理：一般应卧床休息 2~4 周，避免情绪激动和血压升高，严密观察体温、呼吸、脉搏、血压等生命体征，注意瞳孔变化和意识改变；保持呼吸道通畅；保证营养和维持水电解质平衡。

（2）控制脑水肿，降低颅内压：脑出血后 48 小时水肿达高峰，3~5 日后或更长时间逐渐消退。脑水肿可导致高颅压直至脑疝，是脑出血死亡的主要原因。目前，甘露醇是最为广泛应用的渗透性利尿脱水剂，仍可作为治疗脑水肿、降低颅内压的常用药、首选用药。

（3）血压的管理：高血压性脑出血患者在发病后多伴有血压的明显上升，一般可持续 1 至数天。脑出血患者不要急于降血压，因为脑出血后的血压升高是对颅内压升高的一种反射性自我调节，应先降颅内压后，再根据血压情况决定是否进行降血压治疗。

（4）止血药物：一般不用，若有凝血障碍、应激性溃疡或脑出血早期（<3 小时）可应用，时间不超过 1 周，如 6 – 氨基己酸 4~6g 静脉滴注；氨甲环酸 0.25g/次，1~2 次/日静脉滴注，蛇凝血酶素 150mg/日，静脉注射或肌内注射。

（5）外科治疗：宜在发病后 6~24 小时内进行手术。

1）手术适应证：脑出血后颅内压增高伴脑干受压，壳核出血≥30ml；丘脑出血≥15ml；小脑半球出血≥10ml 或蚓部 >6ml，或直径≥3cm 或合并明显脑积水；脑叶出血宜内科保守治疗，但 AVM 所致或占位效应明显者；重症脑室出血导致梗阻性脑积水。

2）手术禁忌证：①脑干出血、淀粉样血管病导致的脑叶出血不宜手术；②凝血功能异常；③深昏迷及一般情况不能耐受手术者。

（6）康复治疗：病情稳定后宜早期进行康复治疗。

4. 蛛网膜下隙出血

（1）一般处理

1）绝对卧床休息 4～6 周，即除绝对必需的检查和治疗外，包括大小便在内都不应下地活动或搬动患者，床头抬高 15°～20°。

2）病房保持安静、舒适和暗光，尽量减少探视。

3）避免血压及颅内压增高的诱因，如用力排便、咳嗽、喷嚏和情绪激动等。

4）血压升高者，经脱水、轻度镇静等无效时，可审慎将血压降至 160/100mmHg 左右，一般应用钙离子通道拮抗剂。

5）对症治疗：头痛时可适当应用止痛剂，如强痛定 30mg 口服，但应慎用阿司匹林等可能影响凝血功能的非甾体类消炎镇痛药或吗啡、哌替啶等可能影响呼吸功能的药物；保持大便通畅可选用缓泻药；痫性发作时可以短期采用抗癫痫药物如安定、卡马西平或者丙戊酸钠。预防癫痫发作可应用苯妥英钠 300mg/d。

6）纠正水、电解质平衡紊乱：适当补液、补钠，保证正常血容量和足够脑灌注量；注意营养支持，给予高能量、高纤维饮食。

7）加强监护和护理：密切监测生命体征和神经系统体征的变化，保持气道通畅，维持稳定的呼吸、循环系统功能，保持尿便通畅，必要时留置鼻饲和导尿，使用气垫床等防止发生褥疮。

（2）颅内压升高者，平时应适当限制液体输入量，可根据颅内压情况应用 20% 甘露醇 125～250ml 或呋塞米、复方甘油注射液、白蛋白等脱水降颅压治疗；有脑疝趋势者可行颞下减压术或脑室引流，以挽救患者生命。

（3）手术治疗：手术是根除病因、防止复发的有效方法。动脉瘤是 SAH 的最常见病因，现在以早期进行病因诊断，尽快进行病因治疗为原则，有条件者应尽量在出血 72 小时内即行 DSA 检查以明确诊断，及时针对病因进行手术或其他治疗，可以防止再出血，预防血管痉挛。一般将手术时期分为早期（＜3 天）和延迟（＞21 天），以避免在出血后 4～12 天的脑血管痉挛期手术。有统计表明早期和延迟手术的预后没有明显差异，目前一般应用原则是对 Hunt – Hess 分级 Ⅰ、Ⅱ 级患者进行早期积极手术，≥Ⅲ 级患者或复杂动脉瘤性患者行延迟手术，对于伴有脑积水的高分类级别患者，行分离术降级后再行手术治疗。

六、护理

（一）短暂性脑缺血发作

1. 护理措施　有受伤的危险，与突发眩晕、平衡失调及一过性失明等有关。

（1）安全指导：TIA 发作时患者因一过性失明或眩晕，容易跌倒和受伤，应指导患者合理休息、运动，并采取适当的防护措施。

（2）运动指导：规律的体育锻炼可以改善心脏功能、增加脑血流量、改善微循环，也可以降低已升高的血压，控制血糖水平和降低体重。

（3）用药护理：指导患者遵医嘱正确服药，不能随意更改、终止或自行购药服用。告知患者药物的作用机制、不良反应观察及用药注意事项等。

（4）病情观察：频繁发作的患者应注意观察和记录每次发作的持续时间、间隔时间和伴随症状，观察患者肢体无力或麻木是否减轻或加重，有无头痛、头晕或其他脑功能受损的表现，警惕完全性缺血性脑卒中的发生。

2. 健康教育

（1）疾病知识指导：护士应评估患者及家属对脑血管疾病的认识程度；帮助患者及家属了解脑血管病的基本病因、危害、主要危险因素、早期症状、就诊时机以及治疗与预后的关系；指导掌握本病的防治措施和自我护理方法，帮助寻找和去除自身的危险因素，主动采取预防措施，改变不健康的生活方式。

（2）饮食指导：指导患者了解肥胖、吸烟、酗酒及饮食因素与脑血管病的关系。故应指导患者进食高蛋白、高维生素、低脂、低盐、清淡饮食为宜，忌烟酒，多吃新鲜水果、蔬菜，控制食物热量，保持理想体重。

（3）心理护理：合理地安排陪护及探视，保持病室环境安静，减少一切不良刺激影响；避免情绪波动，及时疏导焦虑或抑郁，减少负性情绪对疾病康复的影响。

（二）脑梗死

1. 护理措施

（1）躯体移动障碍：与偏瘫或协调能力降低有关。

1）生活护理、安全护理及康复护理。

2）用药护理：常用溶栓、抗凝、血管扩张药及脑代谢活化剂等治疗。护士应耐心解释各类药物的作用、不良反应及使用注意事项，指导患者遵医嘱正确用药。①使用溶栓药物治疗时应严格把握药物剂量，密切观察意识和血压变化，定期进行神经功能评估，监测凝血机制，观察有无皮肤及消化道出血倾向，如黑便、皮肤瘀斑、牙龈出血等；②使用血管扩张剂：因明显的扩血管作用，可导致患者头部胀痛、颜面部发红、血压降低等，应监测血压变化、减慢输液滴速（一般小于30滴），指导患者和家属不要随意调节输液速度；③使用低分子右旋糖酐改善微循环时可出现发热、皮疹甚至过敏性休克，应密切观察。

3）心理护理：合理地安排陪护及探视，保持病室环境安静，关心体贴患者，减少一切不良刺激影响；避免患者过度兴奋和精神受刺激，及时疏导患者焦虑或抑郁情绪，减轻或消除负性情绪对疾病康复的影响。

（2）吞咽障碍：与意识障碍或延髓麻痹有关。

1）评估吞咽障碍的程度：观察患者能否经口进食及进食不同稠度食物的情况。目前临床上常用床边吞水测试来评估患者的吞咽情况，初步确定有无吞咽困难，从而给予不同的食物。

2）饮食护理：高蛋白、高维生素、高热量、低脂、低盐、清淡饮食为宜，伴有消化道出血者，应暂禁食，按医嘱经鼻饲给止血药，并记出入水量；忌烟酒，多吃新鲜水果、蔬菜，不宜过饱，增加水分的摄入。进食后保持坐位 30~60 分钟，防止食物反流。

3）防止窒息：进食前应注意休息，因为疲劳有可能增加误吸的危险；注意保持进餐环境的安静、舒适，告诉患者进餐时不要讲话，注意力要集中；床旁备吸引装置，如果患者呛咳、误吸或呕吐，应立即让患者取头侧位，及时清理口鼻分泌物和呕吐物，保持呼吸道通畅，预防窒息和吸入性肺炎。

（3）语言沟通障碍：与大脑语言中枢功能受损有关。

2. 健康教育

（1）强调疾病的预防、饮食的调理、语言及瘫痪肢体的功能锻炼重要性。

（2）讲解各种并发症的预防和自我护理的具体方法，指导患者或家属测量血压，卧床者应协助翻身、拍背预防坠积性肺炎等。

（3）讲解自我病情观察和及时就医的指征，包括血压突然升高或降低、肢体无力加重、手指麻木无力、短暂的失明或说话困难、眩晕、步态不稳等，应即来医院就诊。

（三）脑出血

1. 护理措施

（1）急性意识障碍：与脑出血、脑水肿所致大脑功能受损有关。

（2）潜在并发症：脑疝。

1）评估有无脑疝的先兆表现：严密观察患者有无剧烈头痛、喷射性呕吐、躁动不安、血压升高、脉搏减慢、呼吸不规则、一侧瞳孔散大、意识障碍加重等脑疝的先兆表现，一旦出现，应立即报告医生，及时抢救。

2）配合抢救：迅速给予吸氧和建立静脉通路，遵医嘱给予快速脱水、降颅压药物，如使用 20% 甘露醇 125ml 滴注，应在 15 分钟内滴完，注意保护血管，药液勿外渗，可选择粗大血管深静脉插管静脉滴注，以避免药液对局部组织的损害；立即清除呕吐物和口鼻分泌物，防止舌根后坠，保持呼吸道通畅，防止窒息；备好气管切开包，气管插管和脑室引流包。

（3）潜在并发症：上消化道出血。

1）病情监测：注意观察有无呃逆、上腹部饱胀不适、胃痛、呕血、便血、尿量减少等症状、体征；插胃管鼻饲的患者，注意定时回抽胃液，观察胃液的颜色是否为咖啡色或血性；观察有无黑便，监测大便隐血试验结果。

2）饮食护理：给予清淡、易消化、无刺激性、营养丰富的食物，少量多餐，防止损伤胃黏膜。

3）用药护理：按医嘱给予保护胃黏膜的药物，如雷尼替丁、氢氧化铝凝胶等，观察用药后的反应。

2. 健康教育

（1）强调保持情绪稳定，进行循序渐进、持之以恒的功能锻炼的重要性和必要性。

（2）讲解自我病情监测和及时就诊的指征，一旦突然出现头痛、头晕、恶心、呕吐等不适时，应即来医院就诊。

（四）蛛网膜下隙出血

1. 护理措施

（1）疼痛，头痛：与脑水肿、血管痉挛及颅内高压有关。

（2）潜在并发症：蛛网膜下隙再出血。

1）休息：绝对卧床休息4~6周，避免搬动和过早离床活动，尤其是出血后的第2~3周为再次出血的高峰，避免震动其头部；保持室内安静，限制或减少探访。头痛、烦躁、兴奋时及时给予镇静止痛剂，保证休息的质量。

2）饮食护理：给予高蛋白、高维生素、清淡、易消化饮食为宜，多吃新鲜蔬菜水果，忌食辛辣、刺激性食物，戒烟酒。昏迷者可鼻饲饮食。

3）避免诱因：指导患者避免精神紧张，情绪波动，用力排便、屏气，剧烈咳嗽及血压过高等诱发因素。

4）病情监测：其临床特点为首次出血后病情稳定或好转情况下，突然再次出现剧烈头痛、呕吐、抽搐发作、昏迷甚至去大脑强直及脑膜刺激征明显加重等，应密切观察。

2. 健康教育

（1）强调按医嘱服药，定期复诊的重要性和必要性。

（2）讲解自我病情监测和及时就诊的指征，包括自觉症状头痛、呕吐、肢体疼痛、视力模糊；一旦出现剧烈的头痛、喷射性呕吐应及时就医。

（张玉枝　王晓梅　陈　超　张　静）

第八章　风湿免疫系统疾病

第一节　系统性红斑狼疮

一、定义

系统性红斑狼疮（systemic lupus erythematosus，SLE）是自身免疫介导的、以免疫性炎症为突出表现的弥漫性结缔组织病。由于体内有大量致病性自身抗体和免疫复合物，造成组织损伤。临床以出现多个系统和脏器损害，以及血清中出现以抗核抗体为代表的多种自身抗体为主要特征。本病女性约占90%，好发于育龄妇女。

中医文献对红斑狼疮无专篇论述，"鬼脸疮""红蝴蝶疮""日晒疮""马缨丹""蝶疮流注""痹证""水肿"等描述的皮损体征均与本病类似；而从病机症状着眼，本病近似于"温毒发斑""阴阳毒"等。

二、病因

（一）中医病因病机

1. 先天禀赋不足，肝肾阴精亏损，或七情内伤、劳倦太过致阴旧失调，气血失和，五脏六腑受损，皮、筋、脉、肉、骨失于濡养，气滞血瘀，经络阻塞。

2. 外感热毒如日晒或药物所伤导致热毒之邪内盛，充斥于上、中、下焦。上使肺气不利，中使脾胃失和，下使膀胱气化不利。或邪壅经络，外发肌肤，或窜犯心营或引动肝风。

整个病程中，初起多热毒炽盛，外发肌肤，壅滞经络，中期邪毒充斥三焦，或窜犯心营，或引动肝风，后期多邪热伤阴，阴虚内热，或伤肝夹瘀，或阴损及阳，脾肾阳虚，且常虚实交错并见。

（二）西医病因病理

1. 本病病因尚未被完全阐明，一般认为是多因素综合所致。

（1）遗传：家族发病率高达3%~12%，同卵孪生发病较异卵孪生为高。

（2）感染：有人认为SLE的发病与病毒感染有关，亦有人认为其发病与结核或链球菌感染有关。该病患者肾小球内皮细胞质、血管内皮细胞、皮损中都可发现类似包涵体的物质，并且患者血清对病毒的抗体滴度增高，另外患者血清中有 ds - RNA，ds - DNA 和

RNA - DNA 抗体存在，提示病毒感染的可能。

（3）内分泌因素：雌激素与本病发病有关。多数 SLE 患者是育龄女性，无性腺活动期间即 15 岁以下 50 岁以上发生本病显著减少。另外，口服避孕药可诱发狼疮样综合征。有报告男性 SLE 患者雌二醇水平增高，睾酮降低，雌二醇/睾酮比值增高。

（4）药物因素：有报告其发病与药物有关者占 3% ~ 12%。一类是诱发 SLE 症状的药物如青霉素类、磺胺类等，这些药物使狼疮素质或潜在的 SLE 患者发生特发性 SLE；或使已患 SLE 病情加剧，停药常不能阻止病情发展。另一类是引起狼疮样综合征的药物如普鲁卡因酰胺、苯妥英钠等。长时间大剂量应用该类药物可出现 SLE，致病机制尚不清楚。这种药物性狼疮样综合征停药后，症状常能消除或留有少数症状，临床表现少，累及肾、皮肤和神经系统少。发病年龄大，病程短而轻。

（5）物理因素：皮疹首先发生于暴露部位，紫外线能诱发皮损或使原有皮损加剧，甚至可使病情恶化。1/3 的患者对日光过敏。此外，寒冷、强烈日光照射可诱发或加重本病。

（6）其他：精神因素、妊娠、分娩、手术均可诱发或加剧本病。

概言之，在有遗传素质的患者中，在上述多因素，如感染、内分泌、药物、紫外线等作用下，造成免疫功能紊乱，发生抑制性细胞功能丧失，β 细胞功能亢进，使大量自身抗体形成，破坏组织而致病。此外，自身抗原形成，使机体产生大量抗自身组织的抗体，抗原抗体复合物沉积损害组织或免疫缺陷，均与本病发病有关。

2. 病理 SLE 患者体内可查到多种自身抗体，如抗细胞核抗体、抗细胞质抗原抗体、抗细胞表面抗原抗体和免疫复含物的沉积。SLE 的基本病理变化是结缔组织的黏液水肿、纤维蛋白样变性和坏死及苏木紫小体。苏木紫小体见于所有受损器官的炎症区。几乎所有患者均有不同程度的肾损害，典型的病理变化为免疫复合物在肾小球基底膜或系膜沉积，基底膜增厚，纤维蛋白样坏死和特征性的"铁丝圈"损害。肾脏病理损害包括：①血管系膜型狼疮性肾炎：主要为肾小球血管系膜轻度不规则增殖，有免疫复合物沉积；②膜型狼疮性肾炎：基底膜普遍增厚，可见免疫复合物沉积在上皮下；③局灶型狼疮性肾炎：受累的肾小球 <50%，可见节段性增殖和局灶性坏死，免疫复合物沉积在上皮下及血管内皮下；④弥漫增殖型狼疮性肾炎：病变重，肾小球受累在 50% 以上。基底膜有不规则的增厚，坏死区广泛，可有肾小球硬化。

此外，心脏可有疣性心内膜炎，在心内膜或腱束上形成赘生物。脾中央动脉及毛状动脉周围有异著的向心性纤维增生呈"洋葱样"改变。

三、临床表现

系统性红斑狼疮是一个有多脏器受累的炎症性疾病，大多数患者起病缓慢，但也有急性发病者。临床可为全身症状及各器官受累的相应表现。

1. 全身症状 患者可出现疲劳。在某些患者，乏力可能是早期疾病活动的唯一指标，这时除血清 C_3 有降低外，往往没有其他血清学或临床证据表明病情活动。80% 以上的患者出现发热，以高热多见。约 60% 的患者可能有体重下降，而患者体重增加则意味着可能伴有肾脏损害。患者的发热、乏力和体重减轻与一般感染症状无区别，临床上要注意鉴别。

2. 皮肤黏膜损害　系统性红斑狼疮的皮肤损害包括特异性损害和非特异性损害，特异性损害有蝶形红斑、盘状红斑和亚急性皮肤性红斑；非特异性损害有大疱性皮损、脂膜炎、脱发、血管炎、荨麻疹样血管炎、网状青斑、雷诺现象、光过敏、口腔溃疡和指甲改变等。

3. 关节及肌肉表现　系统性红斑狼疮中关节炎和关节痛可达95%以上，可先于其他系统损害几个月至几年出现，有时甚至被误诊为类风湿关节炎。近端指间关节炎（痛）见于82%的患者，常为对称性、游走性，多关节受累，其疼痛程度往往超过关节的客观所见。其他易受累关节依次为膝、腕、掌指关节、踝、肘、肩、跖趾关节、髋关节、远端指间关节受累较少见。关节畸形虽不常见，但典型的天鹅颈畸形、尺侧偏斜和软组织松弛确有发生。如有关节积液，多为清亮至微混的渗出液，其白细胞计数一般低于$3 \times 10^9/L$，以单核细胞为主，补体降低，抗核抗体常阳性。X线示无关节间隙狭窄或侵蚀性改变，但可有骨质疏松和关节半脱位。有30%的患者出现肌痛、肌无力、肌酶谱增高，类似肌炎的表现。肌活检可见血管周围淋巴细胞及浆细胞浸润，很少见肌细胞坏死。这类肌痛对激素反应较好。

4. 肾脏　肾脏是系统性红斑狼疮中最常见的受累脏器，肾小球、肾小管及肾血管均可受累。在五年之内，临床出现肾脏受累可达75%，而肾活检测证实近100%的患者有肾脏损害。有肾脏受累者预后不良，Wallace等报道无肾脏受累者10年的病死率为11%，而有肾脏受累者10年的病死率为29%。

5. 呼吸系统　呼吸系统受累的频率各家报道不一。Carr DT对1000例系统性红斑狼疮进行的前瞻性研究显示，临床症状明显的胸膜受累为36%，肺脏受累为7%。最常见的为胸膜炎，其他尚有急性狼疮肺炎、慢性间质性肺病合并纤维化、肺泡出血、呼吸肌及膈肌功能不良、肺不张、闭塞性细支气管炎、肺动脉高压和肺血栓。

6. 神经精神狼疮　神经精神狼疮可累及中枢和（或）周围神经系统，患者可表现弥散、局灶或两者结合的症状，从轻微的认知障碍到严重的危及生命的症状均可出现。神经精神狼疮的损害表现为两大类型：一类是精神症状，患者可表现为认知障碍，近记忆和远记忆受损，判断理解、抽象思维、计算能力及其他高级精神功能紊乱、注意力不集中、定向力丧失、躁动不安，也可表现为思维混乱、怪异意念、妄想、幻觉、行为异常、抑郁、焦虑、惊恐、躁狂、木僵等；另一类是神经系统的定位表现，表现为动眼神经、展神经麻痹，三叉神经痛，脑血栓或脑出血，偏瘫，失语或发生癫痫、高颅压、头痛、横贯性脊髓炎等。而有些患者可出现周围神经病变，表现为感觉障碍、肌无力、腕或足下垂。

7. 心血管系统　以心包炎最常见可有心包积液，但心包压塞或缩窄性心包炎非常少见。心包受累可无临床症状，大部分经超声心动图、胸部X线摄片或尸检才发现心包肥厚或积液。临床表现有胸骨后疼痛，严重者可有呼吸困难、心动过速等症状。8%～25%的患者可有心肌炎，表现为休息时也有心动过速且与体温不成比例、心电图异常、心脏肥大等。狼疮患者心肌梗死的发生率也比正常人群高。心肌梗死可由动脉硬化、冠状动脉炎、抗磷脂抗体或原位血栓形成等因素所诱发。部分患者可能出现内脏Raynaud's症，即遇冷时可引起短暂的肺动脉高压。

8. 消化系统　非特异性表现有食欲不振、恶心、呕吐。狼疮性肠系膜血管炎可致腹痛、腹泻、血便，这时应与肠道炎症和菌群紊乱相区别，便培养一般无致病菌生长，大便涂片显示无菌群紊乱，肠镜检查可见肠黏膜下血管炎。血管炎严重时可致肠穿孔，甚至死亡。此外，腹膜炎、腹水、肝功能异常、胰腺炎也时有发生。需要注意的是，有些病例的消化系统表现是由于治疗用药引起的。

9. 造血及淋巴系统　血液的有形成分、凝血机制和纤维蛋白溶解异常均可在狼疮患者中见到。

上述症状可在疾病的进程中相继或同时出现，也可能反复出现，故系统性红斑狼疮的诊断需综合多个临床表现，并结合实验室检查才能做出诊断。

四、诊断

系统性红斑狼疮是一个累及多器官的慢性炎症性疾病，其症状是多种多样的，这些症状可同期出现，也可间隔很长时间相继出现。典型病例诊断较容易，而非典型病例诊断上往往较困难，所以需要根据临床症状和检查所见综合考虑。对于以下临床综合征应考虑 SLE 的可能：①原因不明的发热；②不能用其他疾病解释的皮疹；③多发和反复发作的关节痛和关节炎；④持续性或反复发作的胸膜炎、心包炎；⑤抗生素不能治愈的肺炎；⑥雷诺现象；⑦肾脏疾病或蛋白尿；⑧血小板减少性紫癜或溶血性贫血；⑨梅毒血清反应假阳性；⑩出现不明原因的精神症状或癫痫发作。另外，如出现多系统损害，特别是伴发热的多系统损害也应高度怀疑 SLE 的可能性。

诊断成立后，从治疗和预后角度考虑，可将系统性红斑狼疮粗略地分为只有发热、皮疹、关节炎、雷诺现象、少量浆膜腔积液、无明显的系统性损害的轻型和同时伴有一个或数个脏器受累，如狼疮肾炎、狼疮脑病、急性血管炎、间质性肺炎、溶血性贫血、血小板减少性紫癜、大量浆膜腔积液等的重型。

五、治疗

（一）中医治疗

1. 毒热炽盛

主症：高热烦躁，面部红斑或出血斑，全身无力，关节肌肉疼痛，烦热不眠，精神恍惚，严重时神昏谵语、抽搐昏迷、呕血、便血、衄血，口渴思冷饮，舌红绛，苔黄或光面苔，脉数。实验室检查自身抗体、血沉可明显异常。

治法：清营解毒，养血护阴。

方剂：犀角地黄汤合四妙勇安汤化裁。

基本处方：生玳瑁 6~10g（或羚羊粉 0.6g 或水牛角粉 6g，冲服），生地黄炭 15~30g，金银花炭 15~30g，板蓝根 30g，白茅根 30g，牡丹皮 15g，赤芍 15g，玄参 15g，天花粉 15g，石斛 15g，草河车 15g，白花蛇舌草 30g，生石膏 30g（先煎）。每日 1 剂，水煎服。

方解：此型多见于急性期或复发活动期，为毒热炽盛，深入营血所致。方中玳瑁清热镇心平肝；金银花炭、板蓝根、草河车、白花蛇舌草解毒清热；生地黄炭、生石膏、牡丹皮、赤芍、白茅根清热凉血；玄参、天花粉、石斛养阴清热。

加减：高热不退者，加安宫牛黄丸；昏迷者，加局方至宝丹；热盛便秘者，加大黄、黄连、漏芦；毒热下注，小便淋漓者，加海金沙、车前子；低热不退者，加地骨皮、银柴胡、青蒿、鳖甲；邪热盛者，加秦艽、乌蛇、鱼腥草；抽搐者，加钩藤、菖蒲；精神症状明显者，加马宝 0.6 ~ 1.5g；红斑重者，加鸡冠花、玫瑰花、凌霄花。

2. 气阴两伤

主症：高热退后不规则发热或持续低热，心烦乏力，手足心热，自汗盗汗，懒言声微，面色浮红，腹痛，关节痛，足跟痛，脱发，视物不清，月经量少或闭经，舌红，苔白或镜面舌，脉细数软或芤脉。实验室检查血象低。

治法：养阴益气，清热解毒，活血通络。

方剂：沙参麦门冬汤合参芪汤加减。

基本处方：南北沙参各 30g，石斛 15g，党参 10 ~ 15g，黄芪 10 ~ 30g，黄精 10g，玉竹 10g，丹参 15g，鸡血藤 15 ~ 30g，秦艽 15 ~ 30g，乌蛇 10g，草河车 15g，白花蛇舌草 30g。每日 1 剂，水煎服。

方解：此型多见于亚急性期，因高热耗伤阴血，阴虚则内热，阴虚则阳亢，虚阳上越。血虚则瘀滞，上不能滋养目睛，下不能濡养四肢百骸，故见上述诸症。本方以三参同用、二黄并投为特点，方中党参、黄芪、黄精补气养血；沙参、石斛、玉竹养阴清热；丹参、鸡血藤、秦艽、乌蛇活血通络；草河车、白花蛇舌草清热解毒。

加减：脾虚者，加白术、茯苓；胸闷者，加石莲子、荷梗、苏梗、枳壳；心悸失眠者，加紫石英、首乌藤、莲子心；正气衰微，心气虚者，加西洋参、人参；阳亢头昏者，加川芎、菊花、茺蔚子、钩藤；低热不退者，加银柴胡、青蒿、鳖甲。汤剂之外，还可配合服八珍丸、地黄丸。

3. 脾肾两虚

主症：疲乏无力，关节痛，腰腿痛、足跟痛尤甚，肢冷发白，浮肿腹胀，有时低热缠绵，五心烦热，肢冷面热，口舌生疮，胸膈痞满，甚而咳喘胸闷，尿少夜尿，舌质淡或黯红，舌体胖嫩或有齿痕，脉沉细，尺脉尤甚。实验室检查尿常规异常、血白蛋白低、肾功能异常为明显。

治法：健脾益肾，调和阴阳，活血通络。

方剂：参苓白术散合二至丸加减。

基本处方：黄芪 10 ~ 30g，太子参 10 ~ 15g，白术 10g，茯苓 10g，女贞子 15 ~ 30g，菟丝子 15g，淫羊藿 10g，车前子 15g（布包），丹参 15g，鸡血藤 15 ~ 30g，秦艽 15 ~ 30g，桂枝 10g，草河车 15g，白花蛇舌草 30g。每日 1 剂，水煎服。

方解：此型占慢性患者多数，常伴有狼疮肾炎，由于阴损及阳，脾阳不足，水湿不运，脾土不能制水，肾阳不足，肾水泛滥，故以浮肿、腹水、尿少为特征。方中黄芪、太子参、白术、茯苓健脾，益气，利湿；女贞子、菟丝子、桂枝、淫羊藿益肾助阳；车前子利水消肿；丹参、鸡血藤、秦艽活血通络，调和阴阳；草河车、白花蛇舌草解毒清热。

加减：气虚下陷者，加人参；浮肿者，加冬瓜皮、抽葫芦、仙人头；尿闭者，加肾精子 2 ~ 3 粒；腹水者，加大腹皮、汉防己；胸水者，加桑白皮、葶苈子；肾阳虚明显者，加附子、肉桂；腰痛者，加杜仲炭、川断、寄生；月经不调者，加益母草、泽兰；腹胀胁痛者，加厚朴、枳壳、香附；关节肿痛者，加豨莶草、老鹤草、透骨草。可配合服金匮肾气丸。

4. 脾虚肝郁

主症：除上述症状外有腹胀，纳差，胁痛，头昏头痛，月经不调或闭经，皮肤红斑或瘀斑，舌黯紫或有瘀斑，脉弦缓或沉缓。实验室检查多有肝功能异常。

治法：健脾疏肝，活血解毒通络。

方剂：逍遥散加减。

基本处方：黄芪 10～30g，太子参 10～15g，白术 10g，茯苓 10g，柴胡 10～15g，枳壳 10～15g，丹参 15g，鸡血藤 15g，首乌藤 30g，钩藤 10g，益母草 10g，草河车 15g，白花蛇舌草 30g。每日 1 剂，水煎服。

方解：有的学者称此型为邪热伤肝，常见有肝损害。为肝气郁结，热盛伤阴，肝阴不足，虚阳上扰清窍，冲任失养所致。方中黄芪、太子参、白术、茯苓健脾益气；柴胡、枳壳、益母草疏肝理气行血；首乌藤、鸡血藤、钩藤调和阴阳；草河车、白花蛇舌草解毒清热。

加减：胸胁胀痛者，加陈皮、厚朴、香附；便秘者，加瓜蒌、熟大黄；尿黄者，加茵陈、六一散；呕恶者，加竹茹、乌梅。可配合服乌鸡白凤丸、八珍益母丸等。

5. 风湿痹阻

主症：关节疼痛，可伴肌肉疼痛，肌肤麻木，皮肤红斑、硬结、结节，可伴不规则低热，舌红，苔黄，脉滑数。

治法：祛风除湿宣痹，温经活血通络。

方剂：秦艽丸加减。

基本处方：黄芪 10～30g，桂枝 10g，秦艽 15～30g，乌蛇 10g，丹参 15g，鸡血藤 15～30g，天仙藤 10g，首乌藤 30g，寄生 15g，女贞子 15g，草河车 15g，白花蛇舌草 30g。每日 1 剂，水煎服。

方解：此型以皮肤红斑、结节及关节症状为主，系毒热凝滞，阻于经络，阴阳失调，气血失畅所为。方中黄芪、桂枝温经益气；秦艽、乌蛇、天仙藤、丹参、鸡血藤活血通络；女贞子、首乌藤、桑寄生养血益肾；草河车、白花蛇舌草解毒清热除湿。

加减：关节痛重者，加制川乌、草乌；结节红斑者，加紫草根、茅根；血沉快者，加鬼箭羽、石见穿。可配合服秦艽丸、养血荣筋丸、雷公藤等。

（二）西医治疗

1. 糖皮质激素　是治疗系统性红斑狼疮的首选药物。一般采用泼尼松 0.5～1.0mg/（kg·d）。对合并肾损害和脑损害者须用大剂量激素治疗，相当于泼尼松 100～200mg/d；或用甲泼尼龙冲击疗法，以甲泼尼龙 0.5～1.0g/d 静脉滴注，连续 3 天后改为常规剂量泼尼松治疗。病情控制后逐步减少激素的用量。在治疗过程中应注意激素的不良反应。

激素治疗的注意事项：

（1）治疗原则为早期、足量和持续用药：病情越重，初量越大，以求迅速控制病势，抢救生命，减轻重要脏器损伤，避免发生不可逆损害。掌握初量宁大勿小，切忌初量不足，病情失控再阶梯式追加给药的做法。不规则用药或突然停药可影响病程和预后，国内 11 篇文献综述表明，激素使用不当是治疗失败和死亡的主要原因之一。

（2）若激素初量足够，应在 1~2 天内退热，关节痛和全身中毒症状缓解，一般情况好转，如无效应即加量 25%~50%。待症状缓解 2 周以上，抗 dsDNA 抗体效价下降，血清补体水平日升，尿异常改变好转后，方可开始减量，减量宜缓，一般每 2~4 周减原剂量的 1/10，每次减量前应视临床表现有无复发或加重，连续测定抗 dsDNA 抗体、补体、血尿常规有无恶化而定，如病情不稳定应暂缓减量。逐渐摸索适合每个患者的维持量。减量过程中，药物服法也可由大剂量时每日分次服法逐渐过渡到每日或隔日晨 1 次顿服法。

（3）时刻警惕并及时处理激素的不良反：应激素治疗可引起肥胖、易继发感染和精神易兴奋等不良反应。长期大剂量使用可引起水、电解质、蛋白质、脂肪和糖代谢紊乱，产生高血钠、高血脂、高血糖、高血压、高血容量及低血钾、低蛋白、肌肉萎缩、骨质疏松、诱发溃疡穿孔、引起出血倾向、抑制生长和诱发胎儿畸形等。尤其是继发细菌、真菌和病毒感染常是重要的致死原因。原有结核病灶常在服用激素后复燃及播散。应用大剂量激素而发热、血象升高的本病患者，应积极寻找感染病灶，及时给予有效的抗生素。要定期检查血压、尿糖等，及时防治不良反应和并发症。当患者遇到手术、感染、精神创伤、过劳等应激情况时，应短期加大激素用量至应激状态过去，以免本病复发。长期大剂量用激素切勿突然迅速减量或停用。长期使用激素者应给予高蛋白低盐饮食，补充钾、钙、维生素 E、维生素 B、维生素 C，根据病情给予制酸剂、解痉剂、蛋白合成剂，同时服用中药，以便在缓解期顺利减停激素。

2. 免疫抑制剂　适用于有重要脏器损伤的重症 SLE 患者，以及单独使用激素无效或长期大剂量激素治疗不能耐受者。临床应用免疫抑制剂联合激素治疗本病尤其狼疮肾炎，一般急性期先用大剂量激素，控制病情后再加用免疫抑制剂以提高疗效，减少药物不良反应，有助于激素顺利减量。常用药物有环磷酰胺、甲氨蝶呤、硫唑嘌呤。环磷酰胺不良反应有恶心呕吐等胃肠道反应，骨髓抑制，肝功能损伤，出血性膀胱炎，闭经，精子减少，致畸胎等。硫唑嘌呤不良反应及注意事项与环磷酰胺相似。用药前及用药过程中应密切监测肝肾功能、造血系统状况和防治感染，原有肝病者慎用。效果不佳者，还可选用环孢素、吗替麦考酚酯，应注意其不良反应。

3. 非甾体消炎药　多用于治疗关节炎和低热等症状。单独用于轻型患者，可与激素合用提高疗效，配合激素减量。常用药有阿司匹林、吲哚美辛（消炎痛）、布洛芬等，有明显肾损害者慎用。

4. 其他　可酌情选用免疫调节剂、大剂量丙种球蛋白冲击疗法、血浆置换疗法等。

六、护理

（一）一般护理

要体贴患者疾苦，做好思想开导工作，解除患者恐惧心理和思想压力，增强战胜疾病的信心，帮助患者正确对待疾病，积极配合治疗。

病情危重、高热者应绝对卧床休息，大量胸腔积液、腹腔积液者应采取半卧位或侧卧位。有癫痫发作和精神症状者，要加强保护性措施，以防发生意外。发热时要按发热患者常规护理，避免受凉，积极预防并治疗感冒，房间保持空气新鲜，预防交叉感染。室温要适宜，不要过低，防止受凉。

室内挂窗帘，防止日光照射，避免曝晒和照紫外线。禁用感光药物和食品，如中药补骨脂和蔬菜中的芹菜等。

长期应用激素和免疫抑制剂者，应注意不良反应的出现，积极预防并及时治疗各种病毒、细菌感染。生活要有规律，保持乐观情绪和正常心态，避免过度劳累。给予优质蛋白、低脂肪、低盐、低糖、富含维生素和钙的饮食。忌食海鲜及辛辣食品，戒除烟酒。

（二）特殊护理

1. 心理护理　系统性红斑狼疮是一种长期、顽固、复杂、易复发的难治性疾病。患者均有不同程度的精神负担，情绪不稳定，易产生各种消极心理因素，诱发或加重病情。护士须经常与患者进行沟通，建立相互信赖关系。向患者讲解疾病有关知识，列举一些治疗成功的病例，减少其悲观、恐惧心理。根据患者的心理状态，从精神上给予安慰、支持，以增强患者战胜疾病的信心。使患者看到光明，充满希望，积极配合治疗。

2. 狼疮性肾炎的护理　对于急性、慢性狼疮肾炎活动期，应尽量卧床休息。当疾病活动控制和缓解后，慢性狼疮肾炎恢复期，可适当活动。给予低盐、低脂饮食，限制蛋白入量，补充体内蛋白应给予瘦肉、牛奶等优质蛋白，忌食豆类及其他植物性蛋白。使用激素血糖升高者，给予低糖饮食。严重水肿及少尿者，注意营养补给及水、电解质、酸碱平衡，按医嘱要求准确输入液体或口服药物。准确记录24小时出入量，入量包括饮水量、食物量，出量包括排泄量、呕吐量及出汗量。定时测量体重、腹围应用利尿剂期间，需观察尿量、体重的变化，注意有无电解质紊乱及脱水现象。

3. 皮肤黏膜的护理　保持皮肤清洁、干燥，避免局部皮肤受压时间过长，避免接触化学制品。有皮疹患者应避免接触紫外线，在太阳下使用遮阳伞，戴上保护性眼罩，禁日光浴等；正确使用护肤品、外用药。口腔护理可用双氧水漱口每日3次，避免食用辛辣的刺激性食物等。

（祁洪凯　张　爱　韩　霞）

第二节　类风湿性关节炎

一、定义

类风湿关节炎（rheumatoid arthritis，RA）是一种以关节滑膜为主要靶组织的慢性、系统性、炎症性的自身免疫性疾病。本病主要侵犯手足小关节，其他器官或组织，如肺、心、神经系统等亦可受累，主要病理变化为关节滑膜细胞增生、炎症细胞浸润、滑膜翳形成、软骨及骨组织的侵蚀和破坏，因反复出现关节炎症，导致关节结构破坏、关节畸形和功能丧失。

类风湿关节炎西医归入结缔组织病范畴，中医归属于"痹病"，因其病程阶段及临床表现的不同，而有风寒湿痹、风湿热痹、历节风、骨痹、尪痹等多种称谓。

二、病因

（一）中医病因病机

主要是素体虚弱，正气不足，感受风寒湿热之邪。外邪侵袭，使肌肉、筋骨、关节痹阻，气血运行不畅，瘀血内生，津凝成痰，痰瘀互结关节，致关节肿痛、僵硬变形。

1. 风寒湿邪外侵　气候变化、居处卑湿、冒雨涉水等风寒湿邪偏盛；若素体阳气偏虚，营卫不固，腠理疏松，则易受风寒湿邪，注于经络，留于关节，气血运行不畅，瘀结痰生。

2. 感受热邪或邪从热化　热邪与风湿合而为患。若素体阳气偏亢、内有蕴热或阴虚阳亢之体，感受外邪易从热化，或风寒湿邪留注经络关节日久不愈，郁而化热，损伤血脉，致关节红肿疼痛、发热等。

3. 耗气伤血，损及脏腑　痹病日久风寒湿热之邪留注经络关节，瘀血内生，津凝成痰，痰瘀互结；或寒邪伤阳，进一步可致阳虚寒凝；或热邪伤阴，致阴虚火旺；或耗损气血，致气血亏虚；引起经络、筋骨、关节失养、不荣而痛；正虚体弱，屡发不已。日久邪从经络内舍于脏，分别可出现心、肺、脾、肝、肾等脏病症候。病久邪深，内胜虚损，痰瘀交阻于骨节、筋膜之间，终至骨节异形肿胀，甚则肢体废用。

（二）西医病因病理

1. 病因　迄今尚未完全明确，目前认为主要与细菌、病毒、遗传、性激素有一定关系。

（1）细菌：实验研究表明 A 组链球菌菌壁含有肽聚糖，可能是类风湿性关节炎发病的一个持续的刺激原，能刺激机体产生抗体，发生免疫病理损害而致病。支原体所致的关节炎动物模型与人的类风湿性关节炎相似，但不产生人的类风湿性关节炎所特有的类风湿因子（RF）。在患者的关节液和滑膜组织中尚未发现细菌或菌体抗原物质，揭示细菌可能与本病发病有关，但缺乏直接证据。

（2）病毒：研究表明，类风湿性关节炎患者对 EB 病毒比正常人有强烈的反应性。在患者血清和滑膜液中出现持续高滴度的抗 EB 病毒——胞膜抗原抗体，但至今在类风湿性关节炎患者血清中未发现 EB 病毒核抗原或壳体抗原抗体。

（3）遗传：本病在某些家族中发病率较高，人群调查发现人类白细胞抗原（HLA）-DR$_4$ 与 RF 阳性患者有关。HLA 研究发现 DW$_4$ 与类风湿性关节炎的发病有关。患者中 70% HLA-DW$_4$ 阳性，具有该位点的易感基因。故遗传可能在发病中起重要作用。

（4）性激素：研究证明类风湿性关节炎发病率女性高于男性，妊娠期病情减轻，服避孕药的女性发病减少。

2. 病理　类风湿性关节炎的基本病理是滑膜炎。在疾病过程中，滑膜大致出现炎症（渗出、浸润）、增生、肉芽组织形成诸阶段。早期滑膜充血水肿，细胞浸润。以后滑膜增生、肉芽组织形成。滑膜细胞增生形成肉芽血管翳。血管翳可以自关节软骨边缘处的滑膜逐渐向软骨面延伸，被覆盖于关节软骨面上，一方面阻断软骨和滑液接触，影响其营养，另外血管翳释放某些水解酶，对关节软骨、骨、韧带和肌腱的胶原基质产生侵蚀作用，使关节腔破坏，上下面融合，发生纤维化强直、错位，甚至骨化，功能丧失，相近的骨组织也呈失用性的稀疏。关节外病变有类风湿性皮下结节、类风湿血管炎、肺损害、淋巴结肿大及脾大等。

三、临床表现

60%~70%的类风湿关节炎患者以隐匿型的方式起病，8%~15%的患者可以在某些外界因素如感染、过度劳累、手术、分娩等刺激下，在几天内发作，呈急性起病方式。发病时常伴乏力、食欲减退、体重减轻及全身不适，有些患者可伴有低热。

1. 关节表现

（1）晨僵：关节较长时间不运动后出现活动障碍、僵硬，以早晨明显。晨僵是类风湿关节炎突出的临床表现，往往持续时间超过1小时以上，活动后可减轻，晨僵时间长短是反映关节滑膜炎症严重程度的一个指标。

（2）关节肿胀：常呈对称性，以手近端指间关节和腕部受累者最为多见。近端指间关节梭形肿胀是类风湿关节炎的典型特征。

（3）关节痛及压痛：疼痛常为对称性、持续性，时轻时重。疼痛的关节往往伴有压痛。

（4）关节畸形：常见为手指尺侧偏斜，近端指间关节严重屈曲，远端指间关节过伸呈"钮孔花"样畸形；近端指间关节过伸，远端指间关节屈曲畸形，形成"天鹅颈"样畸形；掌指关节半脱位；肘、膝、踝关节强直畸形等关节肿痛和畸形造成关节功能受限。

（5）特殊关节

1）颈椎的可动小关节及周围腱鞘受累，出现颈部疼痛、僵硬。

2）肩、髋关节：最常见的症状是局部疼痛和活动受限。

3）颞颌关节：讲话或咀嚼时疼痛加重，严重者有张口困难。

2. 关节外表现　当病情严重或关节症状突出时易见，受累的脏器可以是某一器官，也可以同时伴有多个内脏受累。

（1）皮下结节：15%~25%的类风湿关节炎患者有类风湿结节。结节直径大小0.2~3cm，呈圆形或卵圆形，数量不等，触之有坚韧感，按之无压痛。一般来说，类风湿结节出现提示类风湿关节炎病情活动，但有时结节也会出现在关节炎好转时，与病情发展和关节表现不一致。常见部位为关节伸面、受压部位或经常受到机械摩擦处。

（2）类风湿血管炎：可累及大、中、小血管，导致多种临床表现。发病率约为25%，没有性别差异，多发于病程较长者。皮肤是小血管炎最常累及的部位，可导致皮疹，四周小面积的皮肤梗死，肢端坏疽，下肢及指端感觉神经的功能障碍，突发的单神经病变是血管炎较特异的表现，发生率很低。

（3）肺部病变：其中胸膜炎约占38%，弥漫性间质性肺纤维化约占41%。

（4）心脏病变：类风湿关节炎可伴心包炎、心肌炎、心内膜炎和心瓣膜炎，心包受累最为常见。临床上有明显表现的心包炎很少，大多发生在类风湿关节炎病情活动时，3%~5%患者的心瓣膜上可见类风湿结节，类风湿关节炎的冠状动脉病变是全身广泛血管炎的一部分，但冠状动脉炎并发心绞痛或急性心肌梗死者罕见。

（5）血液系统病变：16%~65%的患者可出现轻至中等度贫血，以小细胞低色素性贫血常见，血小板增多常见于活动性RA。Felty综合征是指类风湿关节炎伴有脾大、中性粒细胞减少，有的甚至有贫血和血小板减少。

（6）肾脏病变：表现与淀粉样变、血管炎和药物有关。

（7）神经系统病变：类风湿关节炎神经系统损害临床表现多样。周围神经病变可致受损神经感觉分布区感觉异常、感觉减退、肌肉无力和萎缩、腕足下垂、腕管综合征。类风湿关节炎的脊髓病变主要是因颈椎脊髓病变、类风湿结节、血管炎、椎体半脱位等导致的脊髓和脊神经根受压的表现。寰枢椎半脱位病变最常见，约占 30%，临床上可有颈背部疼痛、四肢无力、瘫痪，甚至突然死亡。

（8）胃肠道病变：出现食管炎、胃炎、溃疡等，多与服用抗风湿药物有关。

（9）肝脏病变：活动性 RA 可表现为肝酶升高，肝功能异常的程度与贫血、血小板增多、血沉增快相平衡。

（10）眼部受累：结膜和角膜干燥病可见于 10% ~ 35% 的 RA 患者，是 RA 最突出的眼部症状，巩膜表层炎与 RA 病情活动相关，巩膜炎少见，少数患者出现角膜溶解症。

四、诊断

类风湿关节炎虽然是常见病，发病率也不低，但由于本病发病大多较缓，病后证情演变亦慢，开始时较长一段时间内，缺乏具有诊断价值的特异症状，及至关节疼痛明显或肿胀变形，影响功能活动后，才开始集中目标，搜索本病的诊断依据，为时非早。因此，必须熟悉其发病规律，把握其临床特点，并结合有关的理化检查，方有可能不延误诊断。

1. 发病规律

（1）本病多见于 30 岁以上，且女性多于男性。

（2）病前有遭受寒冷、潮湿史，或上呼吸道感染史。

（3）长达数周至数月时间的低热、疲乏、体重下降、食欲不振、肢节麻木或刺痛阵作。凡遇到上述情况者，应警惕类风湿关节炎的可能性。

2. 临床表现

（1）关节疼痛，初起多为手足部小关节，逐渐累及大关节，先一两个，后多个关节，先呈游走性窜痛，后发展为固定性剧痛，且两侧对称。

（2）关节肿胀、畸形随发作次数增多及病程迁延而日趋明显，最多见的是近侧指间关节，呈梭状肿大，其次为掌指、趾、腕、膝、肘、踝等关节，严重的关节附近的肌肉也僵硬或萎缩，乃至功能活动丧失殆尽。

（3）皮下结节小似芝麻、绿豆，大如花生米、蚕豆，质坚而韧似橡皮，10% ~ 30% 的患者有之，常见于肘、腕、踝关节的隆突部位。

（4）全身症状随着病程延长而明显，如面色苍白呈贫血貌，气短虚弱，病变活动时，可见不规则发热。

3. 理化检查可发现有助于确诊的客观依据

（1）血常规检查：红细胞及血红蛋白有程度不同的降低，多在病之后期。白细胞总数及中性粒细胞增高，血沉加快，提示病变活动。

（2）血清学检查：类风湿因子试验阳性（效价在 1:64 以上）者，占 50% ~ 80%，对诊断与鉴别诊断甚有意义。

（3）免疫学检查：白蛋白降低，球蛋白升高，蛋白电泳 IgG、IgA、IgM 3 项中有程度不同的增高，C 反应蛋白活动期升高。

（4）关节肿大，尤其是大关节肿胀，按之有波动感者，穿刺其腔内可抽出不透明的草黄色液体，送检为渗出性，中性粒细胞占绝对优势，计数常达（8～50）×10^9/L（8000～50 000/mm^3），但细菌培养阴性。

（5）X 线检查：病变关节 X 线摄片，病程短者仅有周围软组织肿胀，病程长者有的关节间隙变窄，附近骨质疏松，严重的 2 个关节面融合变形。

五、治疗

（一）中医治疗

1. 风寒湿痹

主症：肢体关节疼痛，或轻或重，或游走不定，或固定不移，或局部肿胀，但皮色不红，触之不热，遭风受凉则疼痛加剧，或伴恶寒发热，或见关节功能活动轻度受阻，舌淡，苔薄腻，脉浮滑。

治法：祛风散寒，化湿通络。

方剂：蠲痹汤加减。

基本处方：羌活 6～10g，独活 6～10g，桂枝 8～10g，秦艽 10g，当归 10g，川芎 10g，海风藤 15g，桑枝 10～15g，乳香 6～10g，木香 6～10g，炙甘草 3～6g。每日 1 剂，水煎服。

方解：风寒湿痹是行痹、痛痹、着痹的总称，系风、寒、湿邪杂至而成，常见于类风湿关节炎初期；患者全身状况尚佳，正气未虚，故以驱邪为主，方中羌活、独活、桂枝、秦艽能祛风寒，海风藤、桑枝可除风湿，当归、川芎、乳香、木香理气活血通经络，炙甘草调和诸药，共收祛风、散寒、化湿、活血和除络痹痛之效。

加减：临床上尚需根据病邪及病位之差异作适当加减，如寒邪偏胜，疼痛剧烈者，加细辛 3～5g、炙麻黄 6～8g，或制乌头 3～5g；风邪独盛，关节游走疼痛者，加防风 6g、豨莶草 10～15g、寻骨风 10～15g；湿邪尤重，关节肿胀，手足困重者，加生薏苡仁 15～20g、防己 6～10g、苍术 10g。上肢关节痛为主者，加片姜黄，并重用羌活；下肢关节痛明显者，加川牛膝、木瓜各 15g，并重用独活。

2. 风湿热痹

主症：发热较高，汗出较多，微恶风寒，口渴烦闷，关节剧痛，皮肤潮红，局部肿胀，触之灼热，活动受阻，舌红，苔黄腻，脉滑数。

治法：清热化湿，疏风通络。

方剂：加味越婢汤。

基本处方：炙麻黄 10～15g，生石膏 30～60g，生姜 5g，生甘草 3g，苍白术各 10g，蚕沙 10g，忍冬藤 15g，海桐皮 15g，萆薢 15g。每日 1 剂，水煎服。

方解：本证的全身症状和关节局部症状均重，常见于类风湿关节炎急性发作期，系热邪兼夹风湿，流注攻窜所致。故用越婢汤发散风湿，清泄热邪，并加忍冬藤、蚕沙清热，苍术、白术、萆薢胜湿，海桐皮祛风。

加减：如欲加强清热之力，再增用黄柏、知母各 10g；若要增进祛风化湿，可加防己 6g、桑枝 15g；病程较长者，还需参入凉血活血通络之品，如牡丹皮、赤芍、川芎等。

3. 阳虚痰阻

主症：骨节肿胀且僵硬，活动功能受限乃至丧失，关节疼痛不著，但感冷重发木，肤色苍淡，皮下可见硬结，全身形寒肢冷，面色少华，腰酸腿软，嗜睡乏力，头昏，动则汗出，夜尿较多，舌淡，苔薄腻，脉沉细。

治法：温阳益气，化痰通络。

方剂：阳和汤加减。

基本处方：熟地黄 15～30g，肉桂 3～5g，炙麻黄 3～5g，鹿角胶 10g，白芥子 6～10g，炮姜 3～5g，炙甘草 3～5g，黄芪 10～15g，党参 10～15g。每日 1 剂，水煎服。

方解：本证多由风寒湿痹迁延不愈，耗伤阳气，酿生痰浊，滞留筋骨，深入脉络而成，类风湿关节炎至后期阶段多见。此属本虚标实之候，治疗以扶正固本为主，祛邪治标为辅。方中肉桂、鹿角胶、炮姜温阳散寒，熟地黄补血和阳，党参、黄芪、甘草补气助阳，麻黄配白芥子搜痰透络通阳，共成阳气充盛则温运健全，痰浊除净而筋骨脉络自和之功。

加减：如欲加强温通之力，制附子、细辛等可参入；加强化痰之效，配合白附子、皂角刺、陈胆星；有瘀阻征象者，桃仁、红花、川芎等亦可选用；关节肿胀难消，疼痛较剧者，酌施松节、乳香、没药。

4. 阴虚血瘀

主症：关节轻度红肿刺痛，夜间较著，局部皮肤潮红或黯紫，肌肉有不同程度的萎缩，关节拘挛，活动不利，形体消瘦，头晕目眩耳鸣，入夜虚烦，多梦，盗汗，手足心烘热，午后颧红，或有低热，腰腿酸软，舌体瘦嫩发紫，或见瘀斑、瘀点，脉细数而涩。

治法：滋阴益肾，活血蠲痹。

方剂：六味地黄汤合桃红饮加减。

基本处方：生地黄 10g，茯苓 10～15g，山茱萸 10g，牡丹皮 10g，泽泻 10g，山药 15g，桃仁 10g，红花 8～10g，当归尾 10～15g，川芎 10～15g，威灵仙 10g，泽兰 10g，秦艽 8～10g。每日 1 剂，水煎服。

方解：此证亦常见于类风湿关节炎的后期，多因风湿热痹日久，煎耗营血为瘀，灼伤肝肾阴津所致。故其临床表现，在关节症状自有特征的同时，并见肝肾阴虚，瘀血阻滞等特点。治用六味地黄汤滋养肝肾之阴，并兼利湿清虚热；桃红饮活血化瘀力专，方中威灵仙有祛风除湿，通络镇痛之效，更增泽兰以助活血祛瘀，利湿消肿之力，秦艽以增强祛风湿，退虚热之功。总之，使用治疗本证的方药，以养阴而不腻，祛瘀而不破血伤阴，除风湿而不温燥为基本原则。

加减：有湿热未清者，加炒黄柏 8～10g、知母 10g、苦参 6～10g；见血虚者，可增用熟地黄 10g、白芍 10g、当归身 10～15g。

（二）西医治疗

1. 一般治疗　急性期以卧床休息为主，并注意保暖，避免吹风受凉，预防感冒，有上呼吸道感染者，应及时治疗，予以控制。饮食以高蛋白、高维生素、低盐为宜。急性期过后，即可下床活动，或在医生指导下进行适当的医疗体育疗法，以防关节僵硬，影响功能活动。

2. 药物治疗

（1）消炎镇痛药依次序选用以下药物

1）首选阿司匹林：3～4g/d，或水杨酸钠4～8g/d，分3～4次饭后服。与碳酸钙每次0.5～1.5g同用，可减轻对胃的刺激，减少恶心、呕吐的发生；用药较久者，加维生素K以防止出血，常用维生素 K_4 4mg，每日2～3次口服。

2）保泰松：每次0.1～0.2g，每日3次，饭后服，一日量以不超过0.6g为宜，1周内无效者，不必再坚持使用。超过1周者应定期检查血象，有肝肾损害、高血压、消化道溃疡者一般不用本药。服药期间出现发热、皮疹、黄疸、浮肿及柏油样大便时，一律停药。

3）吲哚美辛：从小量开始，逐渐加大剂量，初起50～75mg/d，必要时增至100～150mg/d，分2～3次饭后服。用久毒性大，孕妇、肾病及溃疡患者禁用。

4）氯芬那酸或甲氯芬那酸：前者用0.2～0.4g，每日3次，后者用0.25g，每日3～4次，均饭后口服。

5）布洛芬：每次0.2g，每日3次，于进餐时服用为宜，肝炎患者慎用。同类的萘普生、芬布芬等作用与之疗效相仿的可以选用。

（2）肾上腺皮质激素：为治疗类风湿关节炎的二线药，每于使用上述非激素类的消炎镇痛及抗风湿药物乏效或出现毒副作用后，才考虑启用。

1）泼尼松：首剂20～40mg/d，分3～4次口服，症状控制后，逐步减量，至维持量5～10mg/d。

2）地塞米松：开始剂量3～6mg/d，分3～4次口服，病情缓解后分次减量，维持量为0.75～1.5mg/d。

3）倍他米松：为地塞米松的同分异构体，在激素中抗炎作用最强，不良反应最小，首量2～4mg/d，分3～4次口服，维持量0.5～1mg/d。

4）曲安西龙及氢化可的松醋酸酯混悬液：适用于关节腔内局部注射，凡大关节肿胀疼痛，已用他法治疗而乏效者，不妨一试。前者每次10～25mg，每次后者25～50mg，每周1～2次。

5）金制剂：常用金诺芬口服6mg，每日1次，需长期服用2～3个月后方可见效。

（3）免疫抑制剂：只能作为备用药，非不得已，不轻易用来治疗类风湿关节炎。常用的有环磷酰胺、硫唑嘌呤，开始剂量50mg，每日2～3次，连用4～6周获效者减量一半继续用。无效或出现白细胞计数下降（3×10^9/L）、血小板急剧下降、肝功能损害等不良反应者应立即停用。

3. 手术　对关节已僵硬畸形，历经各种治疗，活动功能丧失而不能恢复者，可考虑进行矫形及关节形成术。

六、护理

（一）护理措施

1. 有废用综合征的危险　与关节炎反复发作、疼痛和关节骨质破坏有关。

（1）休息与体位：急性活动期患者卧床休息，减少活动，协助关节保持功能位。

（2）饮食护理：高维生素、低脂、易消化饮食。不食用过酸、过碱、过咸、海鲜和刺激性强的食品。

（3）观察病情：了解关节疼痛的部位、关节肿胀和活动受限的程度，有无畸形，晨僵的程度。注意有无胸闷、心前区疼痛、腹痛、消化道出血、头痛等病情严重的征兆。

（4）预防关节废用：鼓励患者早晨起床后，先行温水浴，或用热水浸泡僵硬的关节，而后活动关节。夜间睡眠戴弹力手套保暖，以减轻晨僵程度。指导患者锻炼，肢体锻炼由被动向主动渐进，运动量和运动强度以运动后不出现疼痛或不适症状为度，必要时提供辅助工具。也可配合理疗、按摩。

（5）用药护理

1）非甾体类抗炎药久服可出现胃肠道不良反应，并可引起胃黏膜损伤，应在饭后服用，同时服用胃药保护胃黏膜；神经系统不良反应有头痛、头晕、精神错乱等，久用还可出现肝肾毒性、抗凝作用以及皮疹等，应注意观察，及早发现并处理。

2）肾上腺糖皮质激素可引起继发感染、无菌性骨坏死、向心性肥胖、血压升高、血糖升高、电解质紊乱，加重或引起消化性溃疡、骨质疏松，也可诱发精神失常。在用药期间，应给予低盐、高蛋白、高钾、高钙饮食，补充钙剂和维生素 D；定期测量血压，监测血糖的变化。做好皮肤和口腔黏膜的护理。注意患者情绪变化。

3）常用的慢作用抗风湿药有甲氨蝶呤、雷公藤、环磷酰胺、环孢素等，常见不良反应有胃肠道反应、脱发、肝损害、肾毒性、骨髓抑制、出血性膀胱炎、性腺毒性。用药期间鼓励患者多饮水；饭后服药；向患者及家属解释所用药物常见的不良反应及观察方法；有脱发者鼓励患者带假发，并做好心理护理。

2. 预感性悲伤　与疾病久治不愈、关节可能致残有关。

（1）心理护理：用和蔼的态度鼓励患者倾诉，帮助患者认识不良心态对康复的不利影响，组织患者集体进行学习疾病的知识或开座谈会，也可让患者参加一些集体活动或娱乐活动。

（2）建立社会支持网：住院治疗时每天给一定的探视时间，视病情留有陪伴。嘱家属亲友给患者物质支持和精神鼓励。

（二）健康教育

1. 疾病知识宣教　向患者宣传有关 RA 的基本知识，避免感染、寒冷、潮湿、过劳等各种诱因。

2. 日常生活指导　养成良好的生活习惯，每天有计划地进行锻炼，保护关节功能。

3. 用药指导　遵医嘱服药，指导用药方法和注意事项，不要随便停药、换药、增减药量，坚持治疗。

4. 就诊指导　病情反复时，应及时就医，定期复查。

（祁洪凯　李洪波　王彩莲）

第三节　骨质疏松症

一、定义

骨质疏松症（osteoporosis，OP）是由各种原因引起的一种以低骨量和骨组织微结构破坏为特征，以骨强度受损、骨折危险增加为表现的骨骼代谢性疾病。其主要特点为单位体积内骨组织量减少，骨皮质变薄，海绵骨骨小梁数目及大小减少，髓腔增宽，骨骼荷载能力减弱，从而产生腰背、四肢疼痛，脊柱畸形甚至骨折。随着我国人口老龄化加快，骨质疏松的发生率还会大幅度增加，由此引起的医疗和经济负担已引起社会的广泛重视。骨质疏松症分为原发性、继发性和特发性3类。原发性又可分为绝经后骨质疏松症和老年性骨质疏松症，本节主要介绍原发性骨质疏松症。

中医学中无"骨质疏松症"这一病名，但根据其病因病机和临床表现，它与中医文献中记载的"骨枯""骨痿""骨痹"和"骨蚀"等极为相似。肾藏精，主骨生髓，精化髓，骨赖髓以充养，肾精充足则髓充而骨坚韧；肾精不足，骨髓空虚，骨失其养而脆弱无力，不耐久立和劳作。《素问·痿论》曰："肾主身之骨髓，肾气热，则腰脊不举，骨枯而髓减，发为骨痿"。目前，多数医家将其归属于"骨痿""骨痹"范畴。

二、病因

（一）中医病因病机

本病多由先天禀赋不足，后天调养失宜，久病失养，老年衰变，用药失当引发，基本病机是肾虚精亏，髓少骨枯骨痿。肾藏精，主骨生髓，肾精充足，则骨髓生化有源，骨骼才能得到骨髓的充分滋养而坚固有力；若肾精虚少，骨髓的化源不足，不能濡养骨骼，便会出现骨骼脆弱乏力，引发骨质疏松。肾虚是骨质疏松症的主要病机，同时与肝、脾、血瘀关系密切，其病机特点为多因、多虚、多瘀，是多系统、多脏器的全身性骨骼疾病。

1. 肾精亏虚　是骨质疏松症的主要病因。素体虚弱，先天禀赋不足；或年老脏衰，肾精亏虚；或久病重病之后气血亏虚。肾为先天之本，主骨生髓。人体的骨骼依赖骨髓的营养，骨髓为肾精所化生，肾精充实则骨髓化生有源，骨骼坚固，强健有力；肾精亏虚，精血不足，则髓亏不能充骨生髓，骨骼失养，脆弱无力而形成骨痿。

2. 脾胃虚弱　是骨质疏松症发生的重要因素。饮食不节，过食肥甘，损伤脾胃，或思虑伤脾，而致脾胃虚弱。肾为先天之本，脾胃为后天之本，生理上两者相互资助，相互促进，病理上常相互影响，互为因果。脾司运化而主肌肉，为气血津液生化之源，脾旺则四肢强健，脾胃虚弱，无以受纳运化水谷精微，造成营养缺乏，气血津液无以化生，无以充养五脏、筋脉、肌肉，骨骼失养，骨髓空虚，发为骨痿。

3. 肝血不足　肝主疏泄，肝藏血，主筋；肾藏精，主骨，生髓。肝肾同源，精血互化，肾中精气的充盛，亦有赖于肝血的滋养。若情志失调，五志过极，肝失调达，则肝郁耗血，或肾精亏损，导致肝血不足，终致肾精亏损，肝血不足，不能充骨生髓，骨骼失养，屈伸不利，肢体不用，发为骨痿。

4. 气虚血瘀　血的运行必须依赖气的推动，久病气血虚衰，无力推动血液运行，渐致停而为瘀；情志失调，气机郁滞，气血运行不畅，气滞血瘀；脾肾阳虚，阳虚寒凝可致血瘀。瘀血阻络，气血津液无以充养四肢百骸，筋脉、肌肉、关节失于濡养，遂疏松脆弱，全身骨痛。骨质疏松症的血瘀是在肾虚和脾虚的基础上产生的病理产物，血瘀阻滞经络，反过来又加重病情。

（二）西医病因病理

骨质疏松症除了主要与绝经和老年有关的原发性骨质疏松外，还可能由多种疾病引起，称为继发性骨质疏松症。可能引起骨质疏松的常见疾病有：

1. 内分泌疾病　糖尿病（1 型、2 型）、甲状旁腺功能亢进症、库欣综合征（Cushing – syndrome）、性腺功能减退症、甲状腺功能亢进症、垂体泌乳素瘤、腺垂体功能减退症等。

2. 结缔组织疾病　系统性红斑狼疮、类风湿性关节炎、干燥综合征、皮肌炎、混合性结缔组织病等。

3. 慢性肾脏疾病　多种慢性肾脏疾病导致肾性骨营养不良。

4. 胃肠疾病和营养性疾病　吸收不良综合征、胃肠大部切除术后、慢性胰腺疾病、慢性肝脏疾患、营养不良症、长期静脉营养支持治疗等。

5. 血液系统疾病　白血病、淋巴瘤、多发性骨髓瘤和骨髓异常增殖综合征等。

6. 神经肌肉系统疾病　各种原因所致的偏瘫、截瘫、运动功能障碍、肌营养不良症、僵人综合征和肌强直综合征等。

7. 长期制动　如长期卧床或太空旅行。

8. 器官移植术后。

9. 长期使用下列药物　糖皮质激素、免疫抑制剂、肝素、抗惊厥药、抗癌药、含铝抗酸剂、甲状腺激素、慢性氟中毒、促性腺激素释放激素类似物（GnRHa）或肾衰用透析液等。

三、临床表现

骨质疏松症为逐渐发生的疾病，早期患者常无症状或症状轻微，随着骨丢失的加重，患者可出现以下临床表现：

1. 疼痛　疼痛是原发性骨质疏松症最常见的症状，以腰背痛多见，疼痛常沿脊柱向两侧扩散，仰卧或坐位时疼痛减轻，直立时后伸或久立、久坐时疼痛加剧。一般骨量丢失12% 以上时即可出现骨痛。当出现椎体压缩变形、脊柱前屈，腰背肌肉为了纠正脊柱前屈，加倍收缩，导致肌肉疲劳甚至痉挛，也产生疼痛。新近胸腰椎压缩性骨折，可产生急性疼痛，若压迫脊神经可产生相应的神经受压症状。

2. 身长缩短、驼背　多在疼痛后出现。脊椎椎体前部多为松质骨组成，而且此部位是身体的支柱，负重量大，尤其第十一、第十二胸椎及第三腰椎，负荷量更大，容易压缩变形，使脊椎前倾，背曲加剧，形成驼背。老年人骨质疏松时椎体压缩，每椎体缩短 2mm 左右，身长平均可缩短 3～6cm。

3. 骨折　这是原发性骨质疏松症最常见和最严重的并发症，患者可发生脆性骨折。

4. 呼吸功能下降　胸、腰椎压缩性骨折，脊椎后弯，胸廓畸形，可使肺活量和最大换气量显著减少，患者可出现胸闷、气短、呼吸困难等症状。

四、诊断

由于多数骨质疏松患者无明显临床表现，偶有的腰腿痛，骨痛均为非特异性，故多数骨质疏松的诊断有赖于骨密度的测定或已发生骨质疏松性骨折而确定。

诊断骨质疏松可从确定高危人群入手，如中老年人群，尤其是绝经后妇女；有腰背酸痛不适或骨痛、骨折病史的人群；以及具有以上所提及的危险因素的人群，应考虑骨质疏松的存在。确诊骨质疏松有两个途径：①发生脆性骨折（也称为骨质疏松性骨折），即轻度外伤或日常活动时发生的骨折，可直接诊断骨质疏松。发生脆性骨折的常见部位为胸、腰椎，髋部，桡、尺骨远端和肱骨近端；②骨密度测定值符合骨质疏松的诊断标准。

五、治疗

（一）中医治疗

1. 辨证治疗

（1）肾精亏虚

主症：腰膝酸软，腰背部疼痛或驼背，或足跟痛，日轻夜重，或有骨折，下肢酸软无力，不能久立，畏寒喜暖，男子遗精或不育，女子月经不调或不孕，健忘恍惚，耳鸣耳聋，精神萎靡，下肢酸软无力，头发稀疏，或齿摇发落等，舌质红少苔，脉细或略数。

治法：补肾填精，滋阴充髓。

方剂：右归丸或左归丸加减。

基本处方：熟地黄12g，山药15g，枸杞10g，山茱萸10g，川牛膝15g，鹿角胶10g，龟板胶10g，菟丝子12g，杜仲15g。每日1剂，水煎服。

方解：方中熟地黄、山药、枸杞、山茱萸补肾填精；龟鹿二胶，为血肉有情之品，峻补精髓，龟板胶偏于补阴，鹿角胶偏于补阳，在补阴之中配伍补阳药，取"阳中求阴"之义；川牛膝、杜仲益肝肾，强腰膝，健筋骨。

加减：若畏寒喜暖，加肉桂、制附子以温补肾阳；若腰膝酸软，形体瘦弱，足痿无力，可酌加狗脊、川断、补骨脂、巴戟天以补肾填精，强腰健骨。

（2）肝肾阴虚

主症：起病缓慢，腰背部疼痛或驼背，或骨折，骨痛，肢体麻木，筋脉拘急，头晕目眩，耳鸣健忘，失眠多梦，口干口苦，五心烦热，颧红盗汗，舌红少苔，脉细数。

治法：滋补肝肾，养阴清热。

方剂：知柏地黄丸合二至丸加减。

基本处方：熟地黄12g，山药15g，山茱萸10g，泽泻10g，茯苓10g，牡丹皮10g，女贞子15g，枸杞15g，知母10g，黄柏10g。每日1剂，水煎服。

方解：方中熟地黄滋肾填精，为主药；辅以山药补脾固精，山茱萸养肝涩精；泽泻清泻肾火，并防熟地黄之滋腻；茯苓淡渗脾湿，以助山药之健运，牡丹皮清泻肝火，并制山茱萸之温；女贞子、枸杞滋补肝肾；知母、黄柏滋阴清热。诸药合用，补中有泻，寓泻于补，相辅相成，补大于泻，共奏滋补肝肾之效。

加减：腰背疼痛明显者，加桑寄生、狗脊；头晕耳鸣，面赤颧红者，加龟板、鳖甲以滋阴潜阳；午后潮热，五心烦热者，加生龙骨、生牡蛎；口干咽燥，舌红少苔者，加麦门冬、玄参以养阴清热；少寐者，加阿胶、炒枣仁；头晕目眩者，加天麻、钩藤、山茱萸。

（3）脾肾阳虚

主症：腰膝酸软，腰背部疼痛，或足跟痛，肢体关节冷痛，畏寒喜暖，遇寒痛甚，纳少便溏，形神衰惫，小便不利，舌质淡胖有齿痕，苔白滑，脉细弱无力。

治法：温补脾肾，助阳散寒。

方剂：附子理中汤合金匮肾气丸加减。

基本处方：人参 10g，白术 12g，甘草 6g，干姜 10g，制附子 10g，山药 15g，山茱萸 10g，熟地黄 10g，桂枝 10g。每日 1 剂，水煎服。

方解：阐述人参、白术、甘草益气健脾，燥湿和中；干姜、附子温中散寒；山药、山茱萸、熟地黄补脾益肾；制附子、桂枝温阳化气。

加减：腰背部疼痛者，加牛膝、狗脊、桑寄生以补益肝肾，强筋骨；下肢浮肿，小便短少者，加济生肾气丸，以补肾利水；五更泄泻者，合用四神丸，以温补脾肾，固肠止泻。

（4）气虚血瘀

主症：腰背酸痛，神疲乏力，甚至弯腰驼背，活动受限，或骨折、骨痛、痛有定处，关节变形、刺痛，头晕目眩，面色㿠白，舌黯或有瘀斑，苔白，脉细涩。

治法：补气活血，通络止痛。

方剂：补阳还五汤合独活寄生汤加减。

基本处方：黄芪 30g，当归 12g，赤芍 15g，川芎 15g，独活 10g，细辛 3g，桂枝 10g，秦艽 10g，防风 10g，熟地黄 12g，杜仲 15g，牛膝 15g，桑寄生 15g，白芍 15g，人参 6g，茯苓 10g，甘草 6g。每日 1 剂，水煎服。

方解：方中黄芪、人参、茯苓、甘草益气健脾利湿；当归、赤芍、白芍、川芎补血和血，通络止痛；独活、细辛、桂枝祛风散寒，通络止痛；秦艽、防风祛风胜湿；熟地黄、杜仲、牛膝、桑寄生补益肝肾，强筋骨。诸药合用，补气活血，通络止痛，标本兼治。

加减：上肢疼痛者，加威灵仙、桂枝、姜黄；下肢疼痛者，加牛膝、狗脊、木瓜；腰背疼痛者，加杜仲、续断；关节强直，畸形较著，痰甚者，加白芥子、胆南星涤痰通络，瘀甚者，加桃仁、红花、地龙、全蝎、蜈蚣化瘀通络；气虚者，重用黄芪，加白术，益气扶正；阴虚者，加五味子、麦门冬、生地黄滋阴通络；阳虚者，合用阳和汤加减；血虚者，合用四物汤加减；寒甚者，加附子、细辛、川乌散。

2. 中药制剂　肝肾亏虚型可选用尪痹冲剂、益肾蠲痹丸、桂附地黄丸、大活络丸等。

3. 针灸　根据病变部位选穴，根据病邪的性质采用对应的针法。上肢可选合谷、内关、手三里、曲池、肩贞等；下肢可选足三里、三阴交、阳陵泉、阴陵泉、伏兔、太冲等；腰背可选肾俞、委中等。亦可采取耳针治疗。

4. 推拿 根据病变性质和部位，采用相应的推拿手法治疗。手法要求柔和、均匀、游离，由轻渐重，交替使用按、揉、推、散、挤、打、叩等手法。

5. 穴位注射 选择红花注射液、当归注射液 2～4ml，根据针灸穴位或阿是穴注射，每日 1 次，适用于气滞血瘀证。

（二）西医治疗

1. 一般治疗 鼓励适当地运动，以增加和保持骨量，减少骨折意外的发生，运动的类型、运动量根据个体情况而定。适当补充饮食中的蛋白质、钙剂和维生素 D，使每日元素钙的总摄入量达 800～1200mg，每日维生素 D 的摄入量达 5μg，以满足机体生理需要。戒烟、戒酒、少喝咖啡、多食富含钙镁及异黄酮类食物等。

2. 对症治疗 疼痛剧烈的患者，应适当给予非甾体消炎药，如阿司匹林，每次 0.3～0.6g，每日不超过 3 次。骨畸形者应局部固定或采用其他矫形措施防止畸形加剧。有骨折者应给予牵引、固定、复位及手术治疗。

3. 药物治疗 骨转换抑制剂，包括性激素、选择性雌激素受体调节剂、双磷酸盐、降钙素等可抑制骨吸收，减慢骨量丢失。骨形成刺激剂，包括氟化钠、同化激素、PTH 片段制剂能刺激骨形成，提高骨量，抗骨吸收。骨矿化药物，包括钙制剂、维生素 D 及其衍生物、锶制剂，可减少骨钙丢失，促进骨钙形成，刺激骨形成，抗骨破坏。

六、护理

（一）护理措施

1. 关心患者的病痛，为其尽快减轻病痛，协助患者取得舒适体位，做好各项生活护理，取得患者信任，建立良好的护患关系，进行心理护理，帮助患者消除顾虑，使患者保持良好的心理状态积极配合治疗。

2. POP 患者要加强营养，以富含钙、磷食物为主，应多进食乳制品、豆制品、绿色蔬菜，并注意补充维生素 D 含量较高的食物（动物肝脏、蛋黄）。建议患者多进行户外活动，增加日光照射，促进皮肤维生素 D 的合成和钙磷吸收。另外，还需补充与骨代谢相关的其他营养素，如维生素 K、蛋白质、钠及必需微量元素（氟、锰、铜、锌等）。

3. 围绝经期及绝经后 10 年内是防治 POP 的关键时期，提高钙摄入量及绝经后尽量应用雌激素替代治疗，是治疗绝经后骨质疏松的有效措施。适当进行体力活动可以增强机体的肌肉力量，这是骨密度增加的重要原因，长期运动使皮质骨增厚，骨小梁排列发达，骨强度增加。体力活动还能增强机体免疫功能，能减少骨的吸收，增加钙等吸收，减少钙的排泄。

4. POP 药物治疗主要是补充钙剂和维生素 D。雌激素（尼尔雌醇）促进骨的形成。二磷酸盐通过抑制破骨细胞活性来抑制骨的吸收，选择性雌激素受体调节剂（雷诺昔芬）能明显提高绝经后妇女的 BMD，还有降钙素，氧化物及细胞生长因子，生长激素等。

5. 当骨质疏松较严重时，应预防骨折的发生，防止老年人摔倒可以有效降低骨折发生。另外，进行骨折危险性预测，可以及时发现骨折危险人群，提早治疗，避免骨折发生。一旦发生骨折，立即对不同种类骨折进行相关治疗及护理，对 POP 患者的骨折更应注意早期功能锻炼。

（二）健康教育

健康教育是预防和尽早发现骨质疏松的有效手段。对绝经后妇女及老年男性患者进行健康教育，告知骨质丢失在 40 岁以后围绝经期妇女中已开始发生，在绝经后 5～10 年内丢失迅速，骨质丢失加速的时间与体内雌激素水平降低相一致，而男性 60 岁后 BMD 开始下降。POP 患者随年龄增加而增长，女性高于男性。并告知易患 POP 年龄段人群有关 POP 的临床表现及诊断方法，使他们定期检查，尽早发现骨量减少和骨质疏松，以便早期防治。

（祁洪凯　韩　霞）

第九章　眼科常见疾病

第一节　急性流行性出血性结膜炎

一、概述

流行性出血性结膜炎俗称"红眼病"，是一种传染性极强，呈暴发流行的急性结膜炎。多发于夏秋季节。其特点为潜伏期短、传染性强、刺激症状重。感染明显多合并有结膜下出血，角膜上皮损害及耳前淋巴结肿大，常迅速蔓延流行。多见于成人，婴幼儿少见，病情也较轻。

最常见的病毒：①70型肠道病毒（EV70）；②柯萨奇病毒的变异株（CA24V）。主要传播途径为"手–眼接触"，因其感染引起的免疫期短，容易重复感染。

二、临床表现

本病起病急，24~48小时发病，呈流行性。表现为剧烈眼痛，畏光，流泪，异物感，眼睑水肿，分泌物少、稀。球结膜出血为点状、片状，甚至全球结膜出血，睑结膜滤泡增生显著或假膜形成，角膜一过性的上皮点状剥脱，耳前淋巴结肿大。

三、治疗

1. 治疗原则　以局部治疗为主，重者辅以全身应用抗病毒药物和（或）加用糖皮质激素（简称激素）。

（1）局部治疗：抗病毒治疗，使用0.1%利巴韦林眼药水或3%阿昔洛韦眼药水，重组人干扰素α–2b眼药水和表皮生长因子（EGF）滴眼液等。晚间可以涂更昔洛韦凝胶等。当角膜炎严重时，考虑使用激素眼药水，如氢化可的松滴眼液或地塞米松滴眼液。也可用激素混悬剂做球旁注射每日1次，或隔日1次。使用激素期间注意其不良反应。

（2）全身治疗：病情严重时静脉输注抗病毒药物。合并细菌感染，加用抗生素。

2. 预防　是防止传播的关键。①从传播源、传播途径、易感人群等方面加强管理，采取消毒隔离措施，患者用物严格消毒和隔离，减少不必要的人员流动，避免交叉感染；②易感人群方面做好个人卫生，不用脏手揉眼，洗浴用具分开，并做好定期消毒；③患者滴用的抗病毒眼药水,不可乱用于"预防性眼药水",以免交叉感染造成暴发流行;④加强对肠道菌的消毒灭菌工作,进一步避免"手－眼接触";⑤实验证明干扰素滴眼液对该病有预防作用,可酌情使用。

四、护理措施

1. 一般护理

(1)此病的传播方式为患眼－手－健眼、患眼－水－健眼。主要途径为接触传播,切断传播途径是预防传播的关键措施。

(2)加强个人卫生,实施接触隔离:尽量不接触患者用过的物品,不揉眼、勤洗手,防止交叉感染。毛巾每日煮沸、阳光照晒。

(3)加强医院管理,防止医源性感染。

2. 心理护理　向患者讲解疾病的病因、治疗及预防方法,告知加强个人卫生的重要性,预防感染。

3. 治疗配合

(1)局部抗病毒治疗:应用利巴韦林、阿糖胞苷、吗啉胍滴眼液,1小时/次滴眼,无环尿苷眼膏涂眼,可选用2～3种交替使用,配合滴用抗生素眼液可防止继发感染。

(2)若有角膜病变,应用保护角膜上皮的药物,如角膜宁、爱丽眼液,4次/日。

4. 用药护理　指导患者正确滴眼药水的方法,防止健眼感染,不预防用药,不宜采用集体滴眼药预防的方法,尤其不用患眼的眼液。

5. 健康教育　此病无特殊治疗,治疗护理的关键是预防感染为主,注重眼部卫生。

(于少棠　张玉枝　张冰洁)

第二节　急性闭角型青光眼

一、概述

急性闭角型青光眼的发生,是由于眼内房角突然狭窄或关闭,房水不能及时排出,引起房水涨满,眼压急剧升高而造成的。多发于中老年人,40岁以上占90%,女性发病率较高,男女比例为1:4,来势凶猛,症状轻,发病时前房狭窄或完全关闭,表现突然发作的剧烈眼胀、头痛、视力锐减、眼球坚硬如石、结膜充血、恶心、呕吐、大便秘结、血压升高,如得不到及时诊治,24～48小时即可完全失明,无光感,此时称"暴发型青光眼"。但临床上有部分患者对疼痛忍受性较强,仅表现为眼眶及眼部不适,甚则眼部无任何症状,而转移至前额、耳部、上颌窦、牙齿等疼痛,急性闭角型青光眼实则是因慢性闭角型青光眼反复迁延而来。

二、病因

引起急性闭角型青光眼的常见原因:眼球局部的解剖结构变异、瞳孔散大、遗传因素、血管神经因素、负性心理因素及过度疲劳等。

三、临床表现

急性闭角型青光眼有典型的临床症状和体征，发病急，患者反应强烈。短时间内对眼部的损害重，并可导致不可逆性损害。根据临床病程大致可分为六期。

1. 临床前期　无任何症状，常在有下列情况下诊断：①青光眼急性发作的另侧眼；②有急性闭角型青光眼家族史，在做其他眼病检查时或体检时发现具有前房浅、周边房角狭窄之眼，特别是在暗室 + 俯卧试验、散瞳后眼压升高者。

2. 先兆期　在劳累、精神刺激等诱因下多在晚上出现眉弓、鼻根酸胀，视物不清、虹视，甚至偏头痛、恶心等。此时检查有球结膜轻度充血，角膜雾状浑浊，前房浅，房角部分关闭，瞳孔轻度散大，眼压升高在 40mmHg（5.33kPa，1mmHg = 0.133kPa）以上，经休息后，症状消失或缓解，视力恢复如前，故常不能引起患者足够重视。间隔一段时间后遇诱因又可再发，以后发作越来越频繁，间隔期越来越短，发作持续时间越来越长。

3. 急性发作期　起病急骤，上述症状明显加重，视力可减至指数或手动，头痛、恶心、呕吐等全身症状甚至比眼局部症状更为突出。检查可见球结膜混合性充血，角膜水肿，角膜后有色素性 KP，前房甚浅，房水可有浑浊，重者有絮状渗出，瞳孔散大，呈竖椭圆形，对光反应消失。晶状体前囊可有乳白色斑点状浑浊（青光眼斑）。眼底看不清，眼压常在 50mmHg（6.67kPa）以上，房角关闭。如病情缓解，眼压下降，视力可不同程度恢复，角膜后留有色素性 KP，虹膜常有节段状萎缩及色素脱失，瞳孔难以恢复正常形态和大小，晶状体可见青光眼斑，房角留有不同范围的粘连关闭。

角膜后色素性 KP、虹膜节段状萎缩、晶状体青光眼斑被称为三联征。凡有三联征，表示患者曾经有过青光眼急性发作史。

4. 间歇期　发作后经药物治疗或自行缓解，房角大部分重新开放，不用药或用少量缩瞳剂后眼压恢复正常，自觉症状消失。

5. 慢性期　因房角广泛关闭，眼压持续增高，引起视功能损害，眼底 C/D 扩大，出现与开角型青光眼相似的视野改变及眼底改变。

6. 绝对期　慢性期或急性发作期未经治疗或治疗无效，高眼压持续过久，导致视神经严重损害，最终失明。该期有的患者眼压虽高但无明显自觉症状，有的患者因眼压过高或出现大疱性角膜炎等并发症而发生剧烈疼痛。

四、治疗

1. 临床前期、先兆期　用氩激光、Nd：YAG 激光或手术行虹膜周边切除术，解除瞳孔阻滞。暂时不愿手术者应给予预防性缩瞳剂，常用 1% 毛果芸香碱滴眼 2 ~ 3 次/日，并定期随访。

2. 急性发作期

（1）用药物及时缩小瞳孔，以期房角开放。1% 毛果芸香碱眼药水滴眼，每 10 ~ 15 分钟 1 次，眼压下降或瞳孔缩小后每 1 ~ 2 小时一次或每日 4 次。以后根据情况决定用药频度。

（2）高渗剂：增高血浆渗透压，使玻璃体脱水，眼内容积减少，不但可降低眼压，而且使晶状体虹膜隔后退，前房加深。常用 20% 甘露醇，1~1.5g/kg，静脉快速滴注，或 50% 甘油溶液，2~3ml/kg，口服（糖尿病患者禁用）。

（3）碳酸酐酶抑制药：减少房水生成，常用乙酰唑胺 250mg，2 次/日，口服，首次 500mg，配以碳酸氢钠 1.0g，以后酌情减量。

（4）如虹膜反应明显，应加用皮质类固醇类眼药点眼。

（5）其他：对症治疗，如服用镇静药、止吐药等。

3. 慢性期　行小梁切除术。

4. 绝对期　无症状者无须治疗，有剧痛者可行睫状体冷凝、睫状体光凝、睫状体透热、睫状前动脉结扎合并睫状后动脉透热术或氯丙嗪 25mg 球后注射等。

五、护理措施

1. 临床前期的护理

（1）为患者提供安静、舒适的治疗、休息环境。

（2）告知患者避免眼压升高的因素：保证充足的睡眠，养成良好作息习惯；睡眠时适当垫高枕头，不穿紧身的或领子过紧的上衣；不饮用咖啡、浓茶，戒烟酒，不在暗处过久停留，保持情绪稳定，以免交感神经兴奋，瞳孔散大，使房水循环障碍，引起眼压升高。

（3）指导患者日常用药知识，强调禁用阿托品类散瞳药点眼，全身慎用阿托品、颠茄类药物，如误用，应迅速用缩瞳药点服以降低对眼的损害。

（4）在患者的眼压及眼部感染得到控制后，配合医生行激光周边虹膜切除（开）术或白内障超声乳化摘除+人工晶体植入术。

（5）不愿手术者预防性用缩瞳药，教会患者正确按时滴眼药水，并定期随访。

（6）饮食要清淡、易消化，不食用刺激性食物，保持大便通畅。避免暴饮暴食，一次饮水量不超过 300ml。

（7）心理护理：针对青光眼患者的心理特点，应与患者接触沟通了解患者需求及顾虑，进行有效的心理疏导工作，及时满足要求。

（8）嘱患者定期来院复查。

2. 急性发作期

（1）遵医嘱迅速用药物降低眼压。

1）应用拟副交感神经药（缩瞳药）时，应观察患者有无眉弓疼痛、视物发暗、近视加深等，若使用高浓度制剂频繁滴眼，还应观察患者有无胃肠道反应、头痛、出汗等全身中毒症状。因此，每次点药后应压迫泪囊区数分钟，如出现上述症状应及时停药。

2）应用拟肾上腺素受体阻滞药，如 0.5% 噻吗洛尔滴眼液时，应密切监测患者的心率，心率每分钟低于 60 次时，应停药并及时通知医生给予正确处理。对心脏房室传导阻滞、窦性心动过缓和支气管哮喘者禁用。

3）应用碳酸酐酶抑制药，应先询问患者有无磺胺药物过敏史，并观察患者有无口麻、手麻情况，长期服用可引起酸中毒、尿路结石、肾绞痛，血尿及小便困难等不良反应，若发生上述症状，应停药，并及时通知医生。糖尿病患者慎用此药。

4）应用高渗药，如20%甘露醇注射液静脉输液时，应在30分钟内快速滴完。有心、脑、肾疾病的患者，要密切观察血压、脉搏、呼吸，以防意外；用药后因颅内压降低，部分患者可有头痛、恶心等症状，嘱其平卧1~2小时，症状可减轻或消失。

5）用药后，密切观察视力、眼压变化。

（2）手术治疗与护理：眼压得到有效控制后，可考虑手术治疗。

1）术前护理：①术前1小时滴缩瞳药，注意观察用药效果，眼压较高时遵医嘱术前给予降眼压药物；②白内障手术应先快速静脉滴注20%甘露醇注射液后再开始散瞳，预防眼压升高；③心理护理：向患者讲解青光眼的手术方法及目的，指导患者练习床上活动、呼吸调整、眼球下转，教会如何防治咳嗽及打喷嚏等，解除患者的恐惧和不安心理，有利于患者对手术的配合。

2）术后护理：①及时观察病情变化，术后如仍有头痛、眼胀、恶心等症状，及时通知医生给予处理；②若术后早期眼压偏低，为促进前房形成，可遵医嘱使用散瞳药点眼，并向患者讲解原因，消除其紧张情绪。

（于少棠）

第三节　眼化学性烧伤

一、概述

化学物品的溶液、粉尘或气体接触眼部所引起的眼部损伤称为化学性烧伤。常见的是酸性和碱性烧伤。多发生在工厂、实验室和施工场所。

化学物质作用于眼部组织造成损伤的轻重首先决定于化学物的种类、毒性、物理化学性能、作用方式、接触时间、接触面积、化学物的量及浓度、化学物质穿透眼组织的能力，以及伤后是否接受及时合理急救等因素。化学物的浓度与对组织的损伤的程度成正比，渗透力大和溶解度大者，其组织损害亦较重。化学物对组织的损伤主要是破坏机体的蛋白质的物理和化学状态，产生变性凝固坏死。组织接触到致伤性化学物后，引起的化学反应不同其结果也不相同，一般来说，气体对组织的损伤比液体轻，液体比固体轻。因为气体易被空气淡化，而液体易被泪液稀释及冲洗。

二、病因及发病机制

1. 酸性烧伤　酸性物质对眼的损伤称为酸烧伤。酸性物质基本上是水溶性的，不溶于脂肪。鉴于角膜结膜上皮是嗜脂性的，酸性物质易被角膜上皮所阻止。酸性物质与组织接触后，使组织蛋白凝固坏死，形成一凝固层，可阻止酸性物质继续向深层渗透，因此酸性物质向眼内组织渗入较慢，组织损伤相对较轻。但高浓度强酸不能轻视，也可引起严重后果。

2. 碱性烧伤　在眼部化学伤中，碱烧伤发展快，病程长，并发症多，预后不良。常见的碱性物质有氢氧化钾、氢氧化钠、氢氧化钙、氢氧化铵（氨水）和硅酸钠（泡花碱）等。碱能与组织细胞结构中的脂类发生皂化反应，形成的化合物具有双相溶解性，既能溶于水又能溶于脂，使碱类物质能很快穿透眼组织，故碱性物质极易渗入深部组织，在组织表面的碱性物质即使被冲洗干净或停止接触后，已渗入组织内的也可继续扩散，引起内眼组织的破坏。因此碱烧伤时，组织的破坏是持续性，后果严重。

三、临床表现

根据酸碱烧伤后的组织反应，可分为轻、中、重三种不同程度的烧伤。

1. 轻度　多由弱酸或稀释的弱碱引起。眼睑与结膜轻度充血水肿，角膜上皮有点状脱落或水肿。数日后痊愈，视力不受影响。

2. 中度　强酸或稀释的碱性物质引起。眼睑皮肤可有水泡或糜烂，结膜水肿，小片缺血坏死，角膜明显水肿浑浊，上皮脱落或形成白色凝固层。治愈后遗留角膜斑翳，影响视力。

3. 重度　大多为强碱引起。结膜广泛缺血性坏死，角膜全层浑浊，并可出现角膜基质溶解、溃疡形成或穿孔。巩膜可出现坏死。碱性物质渗入前房，引起葡萄膜炎、继发性青光眼、白内障等发生。遗留角膜白斑、睑球粘连、假性胬肉、角膜葡萄肿、眼球萎缩。眼睑、泪道的烧伤还导致瘢痕性睑外翻、睑闭合不全等。

四、治疗

1. 现场抢救　分秒必争，就地取材，进行彻底的冲洗（自来水、井水、河水均可），如有化学物质留在结膜囊中，应予彻底清除。然后立即送医院检查治疗。

2. 如角膜结膜损伤严重，可做球结膜放射状切开，结膜下冲洗，或切除坏死的球结膜。

3. 对严重烧伤、角膜明显浑浊者，可及时做前房穿刺，放出房水。

4. 结膜下中和剂注射疗法　碱烧伤常用维生素 C，$0.5 \sim 1ml$/次（$50 \sim 100mg/2ml$）。酸性烧伤用 SD（磺胺嘧啶钠）溶液，$0.5 \sim 1ml$/次（$100 \sim 200mg/2ml$），球结膜下注射，但中和治疗必须在伤后 1 小时内进行才有治疗意义。

5. 维生素 C 疗法　维生素 C 除中和一部分碱性物质外，同时对促进角膜内皮水肿的吸收和后弹力层皱褶的消退、预防角膜溃疡、促进组织修复有显著的意义。可球结膜下注射维生素 C，$0.5 \sim 1ml$/次，每日或隔日 1 次，共 $4 \sim 5$ 次。亦可配成 10% 维生素 C 溶液点眼。

6. 结膜移植　结膜广泛坏死者应早期切除坏死组织，用自身球结膜或唇黏膜移植，借以去除残留在结膜中的化学物质并改善眼组织的血液循环，对角膜提供营养。

7. 激素应用　可在初期（伤后第一周）和恢复期应用，可减轻初期角膜及虹膜睫状体炎症反应和刺激症状，减少渗出。角膜创面愈合药应用可减轻角膜浑浊及抑制新生血管生长，缩短病程。

8. 胶原酶抑制药的应用　在烧伤后 $2 \sim 3$ 周可用 2.5% EDTA - 2NaCa 溶液，0.2% 半胱氨酸溶液、0.1% 青霉胺溶液及 10% 或 20% N - 乙酰半胱氨酸溶液点眼，抑制角膜基质中的胶原酶，预防溃疡。主要用于石灰烧伤。

9. 肝素疏通微循环　肝素 375U，稀释至 0.3ml，结膜下注射，每日 1 次，对溶解角膜缘血栓、疏通和恢复血循环有一定效果。

10. 局部使用抗生素眼药水或眼膏，预防感染。

11. 1% 阿托品溶液每日滴眼 1～3 次，预防虹膜粘连。

12. 每次换药时用玻璃棒分离粘连或将环状睑球隔离器装入结膜囊，以防睑球粘连。

13. 可应用自血疗法（1ml/次）、妥拉苏啉球结膜下注射（12.5mg/次）及中药疗法。

五、护理措施

1. 心理护理　使患者情绪稳定，配合治疗。

2. 急救护理　立即用大量的生理盐水充分冲洗结膜囊，冲洗时应翻转眼睑，令患者转动眼球，并应充分暴露上、下穹隆部，将结膜病的化学物质彻底清除，必要时行前房穿刺术。

3. 治疗护理

（1）早期处理：阿托品散瞳，全身局部抗生素控制感染，糖皮质激素抑制感染反应和新生血管形成，胶原酶抑制药、自家血清等帮助角膜上皮生长。

（2）中期处理：清除坏死组织，预防睑球粘连。对坏死球结膜、角膜上皮做早期切除、羊膜移植、角膜板层移植等。

（3）晚期处理：针对并发症进行相应的治疗。

4. 病情观察

（1）结膜囊的 pH、眼压是否正常。

（2）观察眼各部位及视力的变化。

（3）观察是否有眼部并发症出现。

5. 健康教育

（1）指导患者及其家属遵医嘱正确用药。

（2）指导患者具备职业安全防护意识和知识。

（3）指导患者及家属掌握化学烧伤的急救知识，最关键的处理是现场急救。

（于少棠　王树云）

第十章 妇儿常见疾病

第一节 异位妊娠

一、概述

受精卵在子宫体腔以外着床称为异位妊娠（ectopic pregnancy），习称宫外孕（extrauterine pregnancy）。异位妊娠依受精卵在子宫体腔外种植部位不同而分为：输卵管妊娠、卵巢妊娠、腹腔妊娠、阔韧带妊娠、宫颈妊娠。此外，剖宫产瘢痕妊娠近年在国内明显增多。异位妊娠如发生在输卵管，则多于妊娠早期终止而发生输卵管流产或输卵管破裂，出现不同程度的腹腔出血。输卵管流产之孕卵偶尔再种植于盆腔，发展为继发性腹腔妊娠，也有极少数原发性腹腔妊娠者。卵巢妊娠则多于早孕时破裂出血。宫颈妊娠则罕见，易与流产相混。异位妊娠是妇产科常见的急腹症，发病率约2%，是孕产妇死亡原因之一。近年来，由于异位妊娠的更早诊断和处理，使患者的存活率和生育保留能力明显提高。

二、病因

输卵管感染、输卵管发育不全或畸形、输卵管功能异常、输卵管黏膜发生子宫内膜异位症、盆腔肿瘤压迫或牵拉、受精卵的外游走、各种节育措施后及子宫内膜和宫腔条件不适宜孕卵着床等，皆有可能发生异位妊娠。

三、临床表现

1. 症状

（1）有停经及早孕反应。大多都有 6~8 周的停经，但有 20%~30% 的患者无明显停经史。

（2）腹痛：突然发生下腹剧痛。如为输卵管流产，有时疼痛较弱或为反复出现之钝痛。如大量出血刺激腹膜及膈肌，可出现上腹疼痛、胃痛及肩胛部疼痛。

（3）内出血症状：面色苍白、出冷汗、打呵欠，并有恶心、呕吐、眩晕、四肢厥冷。有时发生休克、晕厥，程度与出血速度及量有关。如为输卵管流产或内出血量不甚多者，则内出血症状不十分明显，或于反复少量内出血后出现贫血症状。

（4）子宫出血：发生于孕卵破裂，妊娠终止后，子宫内膜剥脱而出血，有时排出蜕膜，如整块蜕膜排出，则可见到三角形之蜕膜管型，病检为蜕膜组织。

2. 体征

（1）一般情况：腹腔内出血较多时，呈贫血貌，如反复多次内出血，血液重吸收则出现黄疸。大量出血时，患者可出现面色苍白、脉快而细弱、血压下降等休克表现。

（2）腹部检查：下腹部有明显压痛及反跳痛，尤以患侧为甚，但腹肌紧张稍轻。出血多时，超过 300ml 则可叩出移动性浊音，有些患者下腹部可触到包块；系孕卵及盆腔积血所致。

（3）盆腔检查：①常有暗红色血液由子宫流出；②子宫较软且稍增大；③子宫颈与阴道黏膜软而稍紫蓝；④如异位妊娠破裂不久，内出血较多，阴道触诊感阴道内温度高，宫颈举痛明显，当摆动子宫颈向患侧时，下腹疼痛加剧，子宫有漂浮感，后穹隆饱满，子宫一侧及后方可触及肿块，其大小质地常有变化，边界多不清楚，触痛明显；⑤如妊娠终止较久，宫颈举痛逐渐减轻，宫体与周围血块粘连而活动度减弱，患侧输卵管有压痛及包块，后穹隆摸到如泥状软包块。如血块逐渐机化，则包块逐渐变硬。

（4）如为腹腔妊娠，超过 4 个月以上，可在腹部摸到胎体、胎位，听到胎心音及胎动。感觉胎儿在腹壁下而无明显之子宫轮廓，无子宫收缩感，必要时行子宫碘油造影以助诊断。

四、治疗

根据患者不同情况，采用手术治疗或非手术治疗。

1. 手术治疗

（1）指征：①进行性内出血，休克严重，虽经中西医治疗仍不能纠正者；②停经时间长（一般 2 个月以上）胚胎存活，或疑有输卵管间质部妊娠、残余宫角妊娠或腹腔妊娠者；③治疗过程中妊娠试验持续阳性，包块继续增大，考虑妊娠存活者；④经产、多胎、不要求保留生育功能者，可考虑手术同时绝育；⑤合并感染、完全性肠梗阻或肠扭转者。

（2）手术方式：一是切除患侧输卵管，必要时做部分卵巢切除；二是保留患侧输卵管（即保守性手术）。术中若腹腔出血量多，可做自血回输。

2. 非手术治疗

（1）中医中药治疗：病情稳定，内出血不多者，用中药治疗有很好疗效。本症属于少腹血瘀实证，以祛瘀、活血、止痛为主。血肿包块形成者，则应化瘀。

基本处方：丹参 9～15g，赤芍 6～9g，乳香 3～6g，没药 3～6g，桃仁 6～9g。

此外，按中医"寒者温之""热者清之""虚者补之""实者泻之"的理论辨证施治。应用少腹逐瘀汤或血府逐瘀汤祛瘀、止痛、活血。

（2）化学药物治疗：主要适用于早期异位妊娠，要求保存生育能力的年轻患者。符合下列条件者可采用此法：①输卵管妊娠直径不超过 3cm；②输卵管妊娠未破裂或流产；③无明显内出血或出血少于 100ml；④血 β – HCG < 3000U/L。化疗一般采用全身用药，亦可采用局部用药。

五、护理措施

1. 停经后腹痛的护理

（1）加强心理护理，减轻恐惧，增加信心，使其以最佳心理状态配合治疗。

（2）配合医生做好辅助检查，尽快明确诊断。

（3）明确诊断后，需手术治疗者，积极做好术前准备。

（4）做好非手术治疗的护理。

1）遵医嘱用药。

2）使用杀胚药时，应密切注意药物反应和病情变化，如腹痛、生命体征、hCG 水平等情况。

2. 阴道流血的护理

（1）注意观察阴道流血颜色及量，保持会阴清洁，每日会阴冲洗 2 次。

（2）观察患者的生命体征、阴道出血情况。

3. 出现晕厥与休克时的护理

（1）保持安静、取头低足高位，立即测血压、脉搏和呼吸，迅速建立静脉输液通道，必要时可用双管输液，快速补充血容量，维持生命需要；给氧、准备升压、止血、抗凝血等药物。积极配合医生纠正休克症状，同时做好术前准备。

（2）术后健康指导：加强营养，纠正贫血；注意性生活卫生；指导避孕，再次妊娠最好在术后 6 个月或 1 年后。

4. 典型检查及异常结果

（1）配合医生做好辅助检查：立即采血做血常规、凝血四项、血 hCG、血型、同时交叉配血；协助医生做妇科检查、阴道后穹隆穿刺术。

（2）每天密切监测生命体征，如经阴道后穹隆穿刺抽出不凝血时及时行术前准备。

（蔺香云　殷晓艳　刘　欢）

第二节　HELLP 综合征

一、概述

HELLP 综合征是以溶血、肝酶升高和血小板减少为主要临床表现的综合征，是妊娠期高血压疾病的严重并发症，如不及时诊治将严重威胁围生期母婴安全多数发生在产前。典型症状为全身不适，右上腹疼痛，体质量骤增，脉压增大。但少数患者高血压、蛋白尿临床表现不典型。其确诊主要依靠实验室检查。国内报道 HELLP 综合征的发病率占妊娠期高血压疾病的 2.7%。HELLP 综合征患者下次妊娠再次出现综合征的危险性为 19%～27%，发生子痫的危险性为 43%。

二、病因

本病的主要病理生理改变与妊娠期高血压疾病病理生理相似，但发展为 HELLP 综合征的确切病因和发病机制仍不清楚。研究认为重要的有：胎盘源性、自身免疫、凝血因子Ⅴ基因突变、脂肪酸氧化代谢缺陷等。

三、临床表现

HELLP 综合征患者的临床症状多不典型，可无任何体征或者子痫前期的表现。常见的主诉包括右上腹或上腹部疼痛、酸胀、恶心、呕吐、全身不适等症状，少数可有轻度黄疸，如凝血功能障碍严重可出现血尿、消化道出血。对近期出现黄疸、视物模糊者，保持高度警惕。HELLP 综合征患者一般均有不同程度的妊娠期高血压疾病的表现，但妊娠期高血压疾病的严重程度与 HELLP 综合征患者的发生无必然联系。

四、治疗

HELLP 综合征必须住院治疗。在按重度子痫前期治疗的基础上，其他治疗措施包括：

1. 有指征的输注血小板和使用肾上腺皮质激素　血小板计数：① $> 50 \times 10^9$/L 且不存在过度失血或者血小板功能异常时不建议预防性输注血小板或者剖宫产术前输注血小板；② $< 50 \times 10^9$/L 可考虑肾上腺皮质激素治疗；③ $< 50 \times 10^9$/L 且血小板数量迅速下降或者存在凝血功能障碍时应考虑备血，包括血小板；④ $< 20 \times 10^9$/L 时阴道分娩前强烈建议输注血小板，剖宫产前建议输注血小板。

2. 适时终止妊娠

（1）时机：绝大多数 HELLP 综合征患者应在积极治疗后终止妊娠。只有当胎儿不成熟且母胎病情稳定的情况下方可在三级医疗单位进行期待治疗。

（2）分娩方式：HELLP 综合征患者可酌情放宽剖宫产指征。

（3）麻醉：血小板计数 $> 75 \times 10^9$/L，如无凝血功能紊乱和进行性血小板下降，首选区域麻醉。

3. 其他治疗　目前尚无足够证据评估血浆置换或者血液透析在 HELLP 治疗中的价值。

五、护理措施

1. 绝对卧床休息，取左侧卧位，持续低流量吸氧，建立静脉通道。给予高蛋白、高维生素、高纤维素、低脂肪饮食，少量多餐，根据肾功能情况适当限制水分及盐的摄入，同时做好心理护理，解除心理压力。

2. 持续胎心监护，严密观察胎心率变化，定时测量宫高、腹围。尽量减少增加腹压的动作，避免突然变换体位，一切检查及护理操作动作应轻柔。若发现子宫板状并有压痛，胎心音胎位不清，提示病情严重应立即处理。

3. 严密观察病情变化，加强孕妇监测。

（1）持续心电监护。

（2）重视孕妇的主诉，如出现头痛头晕、恶心呕吐、上腹部不适等自觉症状，应及时报告医生。

（3）留置导尿管、注意观察尿量、尿色，留取尿标本监测尿蛋白。

（4）注意孕妇的腹痛部位、程度、性质，定时检查宫缩、宫口情况。

（5）观察有无牙龈出血、紫癜、消化道出血等征象。

（6）若心率＞120次/分，及时报告医生并控制输液速度。

4. 胎儿监测　注意观察胎心音，给予持续胎心音监护2次/日，听胎心音10次/日，孕妇宜左侧卧位，以增加子宫胎盘血液灌注。

5. 由于此类患者血小板减少，尽量减少活动，剪短指甲，避免搔抓，尽量避免肌内注射，建议使用静脉留置针，拔针时应适当延长按压时间，以免引起皮下出血或血肿。

6. 对意识障碍、精神高度紧张者，遵医嘱给予药物治疗的同时，做好心理护理，安定患者的情绪，消除紧张与不安。

7. 出现抽搐昏迷者，应保持呼吸道通畅，做好基础护理，防止压疮发生。

8. 配合医生做好辅助检查。

9. 发现异常变化，及时通知医生。

（蔺香云）

第三节　小儿肺炎

一、概述

肺炎（pneumonia）是由各种病原体感染或吸入油类以及过敏反应等所引起的肺部炎症，其临床的共同表现为发热、咳嗽、呼吸急促、呼吸困难和肺部固定湿啰音等，是儿童尤其是婴幼儿期重要的常见疾病。在我国小儿疾病总体发病率、病死率中，婴幼儿肺炎居第一位。

肺炎的分类尚无统一分法。

1. 按病理可分为支气管肺炎、大叶性肺炎和间质性肺炎等，支气管肺炎为小儿最常见肺炎，该病多见于3岁以下婴幼儿，一年四季均可发病，尤以冬春寒冷季节及气候骤变时多见。

2. 按病因可分为病毒性肺炎，如腺病毒、流感病毒、副流感病毒、合胞病毒等。细菌性肺炎，如肺炎链球菌、葡萄球菌、链球菌、革兰阴性杆菌，支原体肺炎、衣原体、真菌性肺炎等，非感染性因素引起的吸入性肺炎、坠积性肺炎等。

3. 按病程分为急性肺炎（1个月以内）、迁延性肺炎（1~3个月）及慢性肺炎（3个月以上）。

4. 按病情轻重可分为轻症肺炎和重症肺炎。

二、临床表现

1. 婴幼儿肺炎　一般为支气管肺炎。表现为：起病急，发热、咳嗽、气急、烦躁不安、面色苍白、食欲缺乏，有时可有呕吐、腹泻等。早期体征可不明显，婴幼儿可表现为拒奶、吐沫，而无咳嗽。

2. 年长儿肺炎 以大叶性肺炎和支原体肺炎为常见。

（1）大叶性肺炎：起病急，高热（39～40℃）、寒战、烦躁、谵妄、早期气促、胸痛、咳嗽不多，3～4 天后，出现咳铁锈色痰。

（2）支原体肺炎：起病急或缓，体温可高可低、咳嗽渐重、呈刺激性频咳、咳出黏痰、乏力、头痛或胸痛。

三、治疗

1. 抗生素 2001 年中华儿科学会呼吸学组制订了肺炎的抗生素治疗方案。抗生素使用原则为：①选用敏感抗生素；②早期用药；③重者联用 2 种；④足量、足疗程、静脉用药；⑤选用下呼吸道浓度高的药物。在病原学不明时，可根据 CAP（社区获得性肺炎）与 HAP（院内获得性肺炎）病原学、病情严重程度、年龄、X 线胸片、当地细菌流行病学资料来经验性选用抗生素；CAP 经验性治疗至少应覆盖肺炎链球菌、流感嗜血杆菌和葡萄球菌。在病原学明确时，按不同病原体药敏试验选择药物。

2. 抗病毒治疗 ①利巴韦林：每日 10mg/kg，肌内注射或静脉滴注，可超声雾化吸入；②干扰素：雾化吸入比肌内注射疗效好，疗程 3～5 日；③聚肌胞：为干扰素诱生剂，增强机体抗病毒能力。<2 岁者隔日肌内注射 1mg，>2 岁者隔日肌内注射 2mg，用 3～6 次。

3. 对症治疗

（1）氧疗：有喘憋、呼吸困难、发绀者，应立即吸氧。鼻前庭给氧，氧流量 0.5～1L/min，面罩给氧，氧流量 2～4L/min。有呼吸衰竭者应用人工呼吸器。

（2）祛痰剂：可选溴己新、沐舒坦、复方甘草合剂、小儿消积止咳糖浆、羚贝止咳糖浆等。

（3）雾化吸入：雾化液中加入糜蛋白酶、沐舒坦、庆大霉素、利巴韦林或干扰素等。

（4）支气管解痉剂：喘憋严重者选用氨茶碱、β 受体激动药或糖皮质激素。

（5）补液：保证每日液体摄入量，重症患儿每日总液量不超过 60～80ml/kg，液体张力 1/3～1/5，输液速度每小时 <5ml/kg。注意维持酸碱平衡和电解质平衡。

（6）糖皮质激素：重症肺炎伴喘憋及有中毒性脑病的患儿，可用糖皮质激素 3～5 日，常用地塞米松。

（7）心力衰竭治疗：镇静、吸氧，减轻心脏负荷，加强心肌收缩力。

四、护理措施

1. 改善呼吸功能

（1）环境：保持病室环境舒适，空气新鲜，室温维持在 18～22℃，湿度 55%～60% 为宜。病室应定时通风（避免对流），不同病原体的肺炎应分室收治，以防交叉感染。

（2）休息：患儿应卧床休息，各种操作应集中进行，避免哭闹，减少刺激，降低机体的氧耗。

（3）氧疗：凡有缺氧症状，如呼吸困难、发绀等情况应立即遵医嘱给氧。一般采用鼻前庭导管给氧，氧流量为 0.5~1L/min，氧浓度不超过 40%，氧气应湿化。缺氧明显者可用面罩给氧，氧流量为 2~4L/min，氧浓度为 50%~60%。若出现呼吸衰竭，应使用人工呼吸机。

（4）遵医嘱使用抗生素：以消除肺部感染，改善呼吸功能，并注意观察药物的疗效和不良反应。

2. 保持呼吸道通畅

（1）采取半卧位或高枕卧位，并经常更换体位，指导患儿进行有效的咳嗽，定时叩背辅助排痰，方法是五指并拢、稍向内合掌，呈空心状，（每日晨，晚间护理前应）由下向上、由外向内地轻叩背部，边拍边鼓励患儿咳嗽，借助重力和震动作用促使呼吸道分泌物排出。病情允许的情况下，可进行体位引流。

（2）及时清除患儿口鼻分泌物，痰液黏稠者使用超声雾化吸入，必要时给予吸痰，注意吸痰时不宜过频和过慢，以免损伤黏膜。

（3）遵医嘱给予祛痰剂、平喘剂。

（4）补充营养和水分：给予营养丰富、易消化的流质或半流质饮食，多饮水，少量多餐，避免过饱影响呼吸。喂哺时应耐心，以免呛入气管发生窒息。重症不能进食者，可遵医嘱给予静脉输液，输液时要严格控制输液量和滴注速度，最好使用输液泵，保持液体均匀滴入，以免发生心力衰竭。

3. 维持体温正常　观察患儿体温、热型及伴随症状。正确及时遵医嘱给予抗生素、退热剂或物理降温。出汗后及时给患儿擦汗，更换衣服，衣被薄厚适度。每日应温水清洁皮肤，保持床单位清洁干燥。

4. 密切观察病情

（1）当患儿出现烦躁不安、呼吸加快（＞60 次/分）、心率增快（＞160~180 次/分）、心音低钝、肝在短时间内迅速增大等心力衰竭的表现，应及时报告医生，给予吸氧并减慢输液速度，遵医嘱做好强心、利尿、镇静等药物的准备。若患儿出现咳粉红色泡沫样痰等肺水肿的表现，可给患儿吸入经 20%~30% 乙醇湿化的氧气，间歇吸入，每次吸入时间不宜超过 20 分钟。

（2）若患儿出现烦躁或嗜睡、惊厥、昏迷、呼吸不规则等中毒性脑病表现时，应立即报告医生，并积极配合抢救。

（3）若患儿病情突然加重，体温持续不降或退而复升，剧烈咳嗽，呼吸困难，面色发绀，烦躁不安，提示并发了脓胸或脓气胸，应立即报告医生，配合进行胸穿或胸腔闭式引流，并做好术后护理。

（4）观察有无腹胀、肠鸣音是否减弱或消失、呕吐的性质、是否有便血等，以便及时发现中毒性肠麻痹和胃肠道出血。

5. 预防心力衰竭的护理

（1）密切观察生命体征（体温、心率、心律、心音、呼吸频率）、瞳孔、神志变化及肝脏大小，准备好急救物品和药品。若出现呼吸加快、心率突然加速、肝脏短时间内迅速增大、心音低钝、颈静脉怒张等，应及时通知医生，并按心力衰竭进行护理。

（2）准确详细记录出入量，严格控制静脉输液速度，最好使用输液泵，保持液体均匀输入，以免发生心衰。

（3）保证患儿卧床休息，限制活动，可采取半卧位或抬高床头。各种处置应集中进行，尽量减少刺激，必要时按医嘱给予镇静药。

6. 健康教育　指导家长加强患儿的营养，增强体质，多进行户外活动，及时接种各种疫苗。有营养不良、佝偻病、贫血及先天性心脏病的患儿应积极治疗，增强抵抗力，减少呼吸道感染的发生。教会家长处理呼吸道感染的方法，使患儿在疾病早期能得到及时有效的控制。

（蔺香云　杨佳慧）

第四节　早产儿

一、概述

早产是指妊娠满 28 周至不满 37 足周之间分娩者，此时娩出的新生儿称早产儿，出生体重多小于 2500g，各器官发育尚不够成熟。早产占分娩总数的 5% ~ 15% 。据统计，早产儿中约有 15% 于新生儿期死亡，而且，围生儿死亡中与早产有关者占 75% ，因此防止早产是降低围生儿病死率的重要环节之一。近年来，由于早产儿治疗学的进步，其生存率明显提高。

二、病因

诱发早产的原因很多，常见原因有下几方面：①早产史；②晚期流产史；③年龄 <18 岁或 >40 岁；④患有躯体疾病和妊娠并发症；⑤体重过轻（体重指数 ≤18kg/m^2）；⑥无产前保健，经济状况差；⑦吸毒或酗酒者；⑧孕期长期站立，特别是每周站立超过 40 小时；⑨有生殖道感染或性传播感染高危史，或合并性传播疾病如梅毒等；⑩多胎妊娠；⑪助孕技术后妊娠；⑫生殖系统发育畸形。

三、早产儿护理

1. 改善呼吸　产时尽量少用镇静药、麻醉药，在送至早产儿室前应先做急救处理。

（1）娩出后应及时吸净口腔、气管内黏液。

（2）在发生青紫或呼吸困难及情况欠佳时予吸氧，但不宜长期持续使用。氧浓度为 30% ~40% 为宜（浓度过高或时间过长可刺激血管增生，容易引起晶体后纤维组织增生，导致视力障碍）。应尽量安静、少搬动，但可不时刺激耳垂或足底，让其啼哭，以助肺部扩张。

（3）反复发生呼吸暂停时可用氨茶碱，首剂 4mg/kg，静脉滴注，半小时滴完，以后予每次 1.5 ~ 2mg/kg 维持，1 次/12 小时，可维持 2 ~ 3 天。

2. 保暖

（1）结扎脐带后，不必全部擦尽胎脂，穿好预热过的绒布衣和尿布。做好早产儿标记，放入温箱后再做体检，或在早产儿室操作。

（2）早产儿室温恒定于 24 ~ 26℃，相对湿度 55% ~ 65%，凡体重在 2000g 以下者应放置暖箱内。暖箱温度根据体重而调节。测体温每 4 小时 1 次，保持体表温度在 36.5 ~ 37℃，24 小时温差 <1℃。体重 <1000g 者，暖箱温度宜在 34 ~ 36℃；体重 <1500g 者，暖箱温度宜在 32 ~ 34℃；1501 ~ 2000g 者，暖箱温度宜在 30 ~ 32℃；体重达 2000g 时可移出暖箱。如无暖箱设备，可因地制宜、采用其他方法保暖，但要注意避免烫伤。

（3）体重 2000g 以下者每日清水擦澡 1 次，2000g 以上者可酌情洗浴，注意皮肤清洁，尤其臀部保持干燥。

3. 严格隔离制度　为避免传染疾病，亲友不宜直接探视，护理人员应谨慎、细致、轻柔。护理前后须用肥皂洗手，加强早产儿室和用具的清洁、消毒、隔离，严格执行无菌操作。感染或带菌者应暂时调离早产儿室。早产儿有感染者及时治疗，有感染可疑者及早隔离。

4. 喂养及给药

（1）目前多主张早期、足量喂养。一般在生后 4 ~ 6 小时开始，喂奶前先喂 1 ~ 2 次葡萄糖水，每 2 ~ 3 小时 1 次，或用滴管，量可逐渐增加，如有呕吐，则每次喂量酌情增减。体重过低或一般情况差者可推迟喂养，但宜静脉补液。如口服热量每日达 377 ~ 418kJ/kg（90 ~ 100kcal/kg）可停静脉营养。尽量母乳喂养，如使用牛奶喂养者，应由 2:1 奶（2 份奶加 1 份水）逐渐过渡为全奶。

（2）不能吸吮者可用滴管授乳或鼻饲法。

（3）每日进食热卡可按 502kJ/（kg·d）供给，水分供应一般按 60 ~ 100ml/（kg·d）计算，至一周末可达 150ml/（kg·d）。

（4）早产儿生后每日应补充维生素 K_1 2.5mg 和维生素 C 100mg，共 3 天。以后给复合维生素 B 半片和维生素 C 50mg 口服，每日 2 次，维生素 E 25mg/d 直至体重达 1800g。生后半月可给浓缩鱼肝油滴剂，每日 1 滴，逐步增加到每日 3 ~ 4 滴。

（5）注意预防硬肿症和低血糖发生。

（蔺香云）

参考文献

[1] 陈志强，杨关林. 中西医结合内科学 [M]. 北京：中国中医药出版社，2016.

[2] 吴小玲，金洪，万群芳等. 畅呼吸临床实用指南 [M]. 成都：四川科学技术出版社，2014.

[3] 李书军，尤蔚. 肺炎 [M]. 北京：中国医药科技出版社，2016.

[4] Raja AS, Greenberg JO, Qaseem A, et al. Evaluation of Patients With Suspected Acute Pulmonary Embolism: Best Practice Advice From the Clinical Guidelines Committee of the American College of Physicians [J]. Ann Intern Med, 2015, 163 (9): 701 – 711.

[5] 高禹舜，陈骏. 肺癌临床多学科综合诊断与鉴别诊断 [M]. 北京：军事医学科学出版社，2015.

[6] Olschewski H, Kocacs G. ESC guidelines 2015 on pulmonary hypertension. Herz, 2015, 40 (80): 1055 – 1060.

[7] 林小田. 肺结核中西医诊断治疗学 [M]. 北京：军事医学科学出版社，2014.

[8] 何权瀛. 呼吸内科 [M]. 北京：中国医药科技出版社，2014.

[9] 李惠萍，费苛，张雷. 弥漫性肺疾病 [M]. 上海：同济大学出版社，2013.

[10] Hambly N, Granton J. Riociguat for the treatment of pulmonary hypertension. Expert Rev Respir Med, 2015, 9 (6): 679 – 695.

[11] 许光兰，陈平. 呼吸内科中西医结合诊疗手册 [M]. 北京：化学工业出版社，2014.

[12] Maeder MT, Kleiner R, Weilenmann D. Severely worsening dyspnea after initiation of macitentan therapy for pulmonary arterial hypertension [J]. Int J Cardiol, 2016, 202: 244 – 245.

[13] 林琳，张忠德. 呼吸科专病中医临床诊治 [M]. 北京：人民卫生出版社，2013.

[14] 张新日，胡晓芸，李爱民. 呼吸内科进修医师问答 [M]. 北京：军事医学科学出版社，2012.

[15] 徐燕，周兰姝. 现代护理学 [M]. 2版. 北京：人民军医出版社，2015.

[16] 黄振文. 心血管病诊疗手册 [M]. 郑州：郑州大学出版社，2015.

[17] 卢铀. 临床肿瘤学 [M]. 2版. 成都：四川大学出版社，2015.

[18] 袁雅冬，陈烨，王丽等. 2015年呼吸系统疾病研究进展 [J]. 临床荟萃，2016，31 (2): 143 – 150.

[19] 蔡柏蔷，李龙芸. 协和呼吸病学（下册）[M]. 北京：中国协和医科大学出版社，2011.

[20] 丁淑贞，张素. ICU护理学 [M]. 北京：中国协和医科大学出版社，2015.

[21] 徐华智. 中医呼吸系统疾病研究的现状及未来临床研究思路 [J]. 中医中药，2015，15 (20): 174.

[22] 黄贵华，陈国忠. 消化内科中西医结合诊疗手册 [M]. 北京：化学工业出版社，2014.

[23] 江杨清. 中西医结合临床内科学 [M]. 北京：人民卫生出版社，2012.

[24] 林梅英，朱启华. 内科护理 [M]. 北京：人民卫生出版社，2015.

[25] 张广清，林美珍. 中西医结合护理操作学 [M]. 北京：科学出版社，2017.